Orizons
Daniel Cohen éditeur

Universités — Domaine littéraire
Collection dirigée par Peter Schnyder

La collection « Universités / Domaine littéraire » poursuit notamment les buts suivants : *favoriser* la recherche universitaire et académique de qualité ; *valoriser* cette recherche par la publication régulière d'ouvrages ; *permettre* à des spécialistes, qu'ils soient chercheurs reconnus ou jeunes docteurs, de développer leurs points de vue ; *mettre* à portée de la main du public intéressé de grandes synthèses sur des thématiques littéraires générales.

Elle cherche à *accroître* l'échange des idées dans le domaine de la critique littéraire ; *promouvoir* la connaissance des écrivains anciens et modernes ; *familiariser* le public avec des auteurs peu connus ou pas encore connus.

La finalité de sa démarche est de contribuer à *dynamiser* la réflexion sur les littératures européennes et ainsi *témoigner* de la vitalité du domaine littéraire et de la transmission des savoirs par les chercheurs confirmés et les débutants encadrés.

ISBN : 978-2-296-06370-9

MAGIE ET GUÉRISON

LA RATIONALITÉ DE LA MÉDECINE MAGIQUE (XVIe-XVIIe)

Dans la même collection

- Sous la direction de PETER SCHNYDER :

  L'Homme-livre. Des hommes et des livres – de l'Antiquité au XXe siècle, 2007.

  Temps et Roman. Évolutions de la temporalité dans le roman européen du XXe siècle, 2007.

  Métamorphoses du mythe. Réécritures anciennes et modernes des mythes antiques, 2008.

- Sous la direction d'ANNE BANDRY-SCUBBI :

  Éducation – Culture – Littérature, 2008.

- Sous la direction de LUC FRAISSE, de GILBERT SCHRENCK et de MICHEL STANESCO† :

  Tradition et modernité en Littérature, 2009.

- Sous la direction de GEORGES FRÉDÉRIC MANCHE :

  Désirs énigmatiques, Attirances combattues, Répulsions douleureuses, Dédains fabriqués, 2009.

- ANNE PROUTEAU, *Albert Camus ou le présent impérissable*, 2008.
- ROBERTO POMA, *Magie et guérison*, 2009.
- FRÉDÉRIQUE TOUDOIRE-SURLAPIERRE – NICOLAS SURLAPIERRE *Edvard Munch – Francis Bacon, images du corps*, 2009.

Roberto Poma

MAGIE ET GUÉRISON
LA RATIONALITÉ DE LA MÉDECINE MAGIQUE
(XVIe-XVIIe)

Orizons
2009

Ouvrage publié avec le concours de l'EA 4395 (LIS) de
l'Université Paris 12 – Val de Marne (Paris Est).

Introduction

Aux XVIe et XVIIe siècles, tout comme aujourd'hui, une branche particulière de la chirurgie était spécialisée dans la cure des blessures provoquées par arme blanche. Les duels, les bagarres au poignard et les batailles étaient à l'ordre du jour et le risque de se couper en maniant un couteau de cuisine a toujours existé. Les remèdes proposés allaient de la suture à la cautérisation, de l'application d'une pommade — sur la partie affectée — au simple pansement. Les gravures représentant le *Wundmensch*, l'homme aux blessures, illustrent les instruments chirurgicaux traditionnels. À cette époque marquée par des révolutions et des contradictions profondes, on voit poindre un traitement nouveau. Il soigne les blessures *tuto, cito et jucunde*, sans danger, rapidement et agréablement. Son nom hellénisant et pompeux dissimule des origines modestes, s'enracinant dans l'art de guérir des charlatans de tout temps. Cette cure s'appelle *hopliatria* et sa dénomination dérive de *hoplon* (arme) et *iatreía* (cure), c'est-à-dire « cure de l'arme » dans le sens de « soigner l'arme » mais aussi de « guérison par l'arme ». Ce terme fait sa première apparition dans l'histoire savante en 1594, dans un traité de l'alchimiste allemand Andreas Libau, critiquant sévèrement les médecines empiriques de son temps[1]. En effet, l'*hopliatria* n'est pas une médecine vulnéraire comme les autres. Elle préconise l'utilisation d'un onguent dont la composition est, certes, originale mais, somme toute, conforme à la pharmacopée traditionnelle. Suivant les pays et le niveau culturel des praticiens, on parle d'*unguentum armarium* (lat.), *hoplochrisma* (gr.), *Waffensalbe* (all.), *weapon salve* (angl.) ou *unguento armario* (it.). Sa singularité réside dans le mode d'emploi, car l'onguent, dit « armaire » en français, doit être enduit sur l'arme ayant provoqué la plaie et non sur la blessure elle-même. Une telle posologie semblerait faite pour troubler l'esprit d'un médecin rationnel. Cependant, la logique de cette

1. A. Libavius, *Tractatus duo physici*, Franckfort, P. Kopf, 1594.

cure a séduit bien des esprits rationnels au siècle de la révolution scientifique. En évoquant son origine, son explication rationnelle et son développement historique nous espérons donner ainsi une contribution à l'histoire de la rationalité scientifique. Car cette cure rayonne dans l'Europe entière. Des professeurs de médecine, des chirurgiens, de savants philosophes, occultistes, théologiens, écrivains et polémistes — allemands, italiens, français ou anglais — s'y intéressent. Chacun tente de l'expliquer par la rhétorique propre à son secteur disciplinaire. Ils tirent leurs arguments d'un large éventail de *discours* allant du savoir médical le plus orthodoxe jusqu'aux accusations de charlatanerie et de superstition, en passant par des doctrines scientifiques anciennes ou modernes. Il s'agit de définir, probablement pour la première fois, la nature et le statut scientifique d'une thérapeutique qualifiée de *magnétique.*

Aux dires des auteurs que nous avons étudiés, le terme « magnétisme » renvoie, au sens large, à une cosmologie, une anthropologie et une thérapeutique fondées sur l'hypothèse de l'existence d'une substance matérielle et invisible circulant dans l'univers tout entier. Le style de pensée médicale qui découle de cette *Weltanschauung* vise à rechercher les lois physiques auxquelles cette substance serait soumise, afin d'en apprivoiser les bienfaits thérapeutiques. Auprès de ses partisans, l'hopliatria tient lieu de paradigme — dirions-nous — et de preuve de la *medicina magnetica.* Or, selon les époques, l'activité de la substance vectrice du « magnétisme » a été décrite par le biais de la métaphore du rayon, du fluide, de l'esprit (*spiritus*), du gaz ou de l'atome. Ainsi, les mystères de l'action à distance d'un corps sur un autre ont été éclaircis par l'idée qu'un corps invisible intermédiaire, un *medium* physique, est capable de transmettre les propriétés occultes d'un objet *actif* sur un objet *passif,* pourvu que ce dernier soit *bien disposé.* Cela se passe grâce à la force d'attraction que le premier exerce sur le second.

La création du substantif abstrait *magnetismus*, non attesté jusqu'au XVIe siècle, marque la naissance d'une véritable philosophie magnétique et rend ainsi plus explicite un paradigme scientifique qui charpentait certaines écoles de pensée du passé. Le stoïcisme ancien, puis le néoplatonisme, ont légué aux tenants du magnétisme le concept clef de *sympathie universelle*, qui permet de penser la relation entre les parties du Tout en termes de *liens* d'attraction ou de répulsion. L'analogie entre l'action de l'aimant sur le fer et une pléthore de phénomènes naturels d'attraction et de répulsion ne pouvait qu'accroître la force de persuasion de cette théorie de l'action à distance. L'exemple de l'aimant, l'observation de la nature et le bon sens même devaient mener tout être rationnel à se rendre à l'évidence pour voir, au-delà des apparences, un réseau de correspondances occultes disposant les végétaux, les animaux, les minéraux, les étoiles et les parties du corps humain à s'attirer ou à se repousser mutuellement. L'adjectif « magnétique » devient synonyme de « sympathique ». Ainsi, qualifiera-t-on progressivement de magnétique la médecine fondée sur la connaissance des liens sympathiques et antipathiques dans la nature. Il s'agit d'un modèle qui perdure et qui pendant plusieurs siècles a fait partie des évidences scientifiques, un système de métaphores que l'on retrouve à la fois dans la tradition médicale savante et populaire et qui impressionne puissamment l'imaginaire de chacun, indépendamment de son niveau culturel, par ses remarquables potentialités explicatives des phénomènes naturels. Le médecin suisse Paracelse est indubitablement l'inspirateur principal de cette approche de la nature chez tous les médecins ou guérisseurs non diplômés qui utilisent les principes du magnétisme dans leurs écrits et dans leurs pratiques.

Notre esprit critique ayant été formé en opposition constante à la pensée magique, l'étude de la littérature médicale concernant une thérapeutique aussi étrange pour un lecteur de notre temps nous donne l'occasion de réfléchir sur les continuités et discontinuités entre une tradition médicale *positive* et une tradition médicale *magique*, entre thérapeutiques *scientifiques* et thérapeutiques *sauvages*.

Sympathie et *magnétisme*, *spiritus* et *influentia*, *imagination efficace* et *influence à distance*, théories sur la relation *macrocosme / microcosme*, voilà quelques unes des notions principales qui sont en jeu dans notre recherche. Elles renvoient l'une à l'autre et s'expliquent les unes par les autres dans le système de la *philosophie magnétique de la nature*. Par quel point de vue aurait-il fallu commencer notre analyse historique ? Une perspective diachronique n'aurait sans doute pas permis d'ordonner les notions. Toute entrée en matière aurait été arbitraire, car il n'y a pas d'élément premier ou primordial dans la constellation de notions et de problématiques utiles pour décrire et définir la portée de la médecine magnétique.

Nous avons choisi de commencer notre parcours historique et philosophique en racontant une pièce de théâtre où l'onguent armaire n'est pas simplement cité mais occupe une place importante dans l'intrigue. Tandis que les savants composent en latin des pamphlets incendiaires, des dramaturges régalent leur public en écrivant des pièces de théâtre où le monde magique s'exprime dans l'exemple de cure magnétique le plus répandu et controversé de l'Europe moderne jusqu'à l'épopée de Mesmer dans la seconde moitié du XVIIIe siècle. Dans la foulée, nous allons dessiner à grands traits le cadre historique, culturel, politique et doctrinaire légitimant le principe de causalité magique sur lequel se fonde l'*hopliatria*.

Nous nous livrons ensuite à une étude analytique des recettes et des composants actifs de l'onguent armaire et de la *poudre de sympathie*, remède analogue à l'onguent armaire quant au mode d'emploi. En nous interrogeant sur les raisons historiques du passage de l'onguent armaire à la poudre de sympathie, il a été nécessaire d'étendre notre recherche à l'histoire de la pharmacopée et des mentalités scientifiques, du rapport à la mort et au macabre. Nous en avons conclu que la poudre se présente, d'une part, comme une thérapeutique magnétique qui correspond, mieux que l'onguent, aux exigences d'une rhétorique scientifique éprise de théories corpusculaires et mécanistes, d'autre part, comme un médicament propre, économique et relativement facile à trouver.

La grande controverse entre Goclenius le Jeune et le père jésuite Johannes Roberti (1615-21) assure à l'hopliatria un succès littéraire éclatant. C'est elle qui inaugure la série des disputes savantes, dont nous abordons l'étude historique dans le quatrième chapitre. Les controverses scientifiques sont un indice précieux de l'intérêt que le monde savant porte à la question, car la fin des affrontements et des polémiques à la fin des années 1650 marque aussi le début du divorce temporaire entre savoir officiel (institutionnel) et sciences occultes (secrètes) fondées sur les illuminations mystiques, les expériences merveilleuses et les visions d'individus exceptionnels. La popularité de l'hopliatria dans les traités savants en sera gravement entamée. Nous aboutissons ainsi à une relecture de l'envergure historique et idéologique des cures magnétiques dans le contexte de la science et de la médecine de l'âge classique. L'éclatement de l'affaire Mesmer sous la révolution, au XVIIIe siècle, pourra ainsi être compris à l'aune des théories scientifiques antérieures qui rendent acceptable l'idée d'un magnétisme de l'âme. Les contributions des jésuites aux débats sur la médecine magnétique révèlent les enjeux théologiques, portant sur la doctrine de la divine providence. Les thèses soutenues par les magnétistes découlent en effet d'une interprétation de l'activité de la substance spirituelle constituant le lien entre les parties du Tout, entre le ciel et la terre. S'agit-il d'un *Spiritus vector* sans intentionnalité, de démons ou du Saint-Esprit ?

Les aspects plus philosophiques et scientifiques de l'hopliatria sont examinés dans les deux derniers chapitres, où j'étudie les cinq familles de discours scientifiques ayant servi à rationaliser une thérapeutique qui s'enracine dans le terrain de la tradition médicale empirique ; l'idée de *natura medicatrix* et de la sympathie universelle, les théories corpusculaires de la matière (*effluvia* et atomes), la métaphore de la transplantation des maladies et la théorie de l'imagination efficace. Dans le contexte de la cosmologie et de l'anthropologie paracelsiennes, synthétisées dans la préface à la *Basylica Chimica* (1609) d'Oswald Croll, le fait d'imaginer le *spiritus* du monde comme un souffle vivifiant qui tient le monde et qui peut être dirigé ici et là par un rituel précis, provoquerait chez le blessé, *ipso facto*, un mouvement de son propre *pneuma/spiritus*. Il s'agit d'une émotion très particulière stimulant le principe d'autoguérison dont le corps humain est naturellement nanti. Cela n'étonnait aucun médecin de l'époque. En effet, il était facile de soutenir avec al-Kindī et Avicenne que, lorsqu'une image se renforce dans l'esprit, le corps humain réagit immédiatement en générant une chaleur et une émotion particulières. Les notions d'imagination efficace, d'influence à distance, de parole efficace, de magnétisme de l'âme, de *foi qui guérit* et de fascination sont ici centrales. En privilégiant une approche anthropologique dans l'analyse de l'hopliatria, nous proposons un modèle d'interprétation scandé en trois moments : *krisis*, *bona fides* et *krasis*. Lorsqu'un être humain vit sa maladie comme une expérience de *krisis* (crise) qui envahit l'organisme considéré dans sa totalité physique et psychique en provocant en lui un déséquilibre morbide, la confiance (*bona fides*) que le patient fait à son médecin et à la thérapeutique qu'il préconise deviennent l'humus idéal pour activer des mécanismes endogènes d'autoguérison tendant à rétablir un bon équilibre psychophysique (*krasis*). Cette dynamique fondamentale de l'acte médical nous semble particulièrement visible dans l'hopliatria.

La théorie des « trois degrés de l'énergie de représentation » comme théorie générale des pouvoirs de l'imagination, que nous exposons ici, s'est formée au fil de nos lectures. Bien qu'elle soit fondée rigoureusement sur les textes de magie naturelle et de médecine magnétique, elle n'a aucune existence historique en tant que telle et n'a jamais été thématisée par l'un des auteurs ici étudiés. La théorie des trois degrés d'intensité de l'imagination rend plus intelligible les discours médico-philosophiques sur les pouvoirs psychiques et permet d'étayer la thèse de Jean Baptiste van Helmont selon laquelle la médecine magnétique reposerait essentiellement sur la magie naturelle.

Les médecins « sympathiques » sont assez avertis du rôle capital joué par la bonne disposition du patient vis-à-vis de la médecine ainsi que de toute une série d'aspects culturels strictement liés à la guérison, car, en réalité, la blessure guérissait par elle-même pour peu qu'on la gardât propre par des ablutions quotidiennes. Le médecin sympathique est un charlatan, au sens noble du terme, ou un médecin rusé. Il profite du penchant que certains individus — les mélancoliques — ont à « croire pour vrai tout ce qu'ils songent »[2] et à diriger les humeurs là où il le faut en vertu d'un esprit très attentif, voire figé[3]. Par principe, le magnétiste modèle son savoir et ses pratiques sur le caractère du patient. C'est un artiste de la guérison, le maître du *kairos*. Ainsi, l'analyse des sources magiques des magnétistes nous oriente vers une région bien précise du vaste monde des relations humaines. Il s'agit de cette dimension très particulière de la vie humaine qui fait que, d'une certaine façon, nous ne sommes pas les mêmes dans toute situation. Nous partons de la constatation que notre conduite est souvent fonction des personnes dont nous sommes entourés et à qui nous parlons. Pensées et voix, attitude posturale et regard, salivation et pouls sont rarement identiques quand nous sommes seuls ou en présence de parents, amis, amants, inconnus, médecins ou examinateurs. Une relation de pouvoir plus ou moins secrète entraîne ici des changements comportementaux en vertu d'une chimie secrète, une *Wahlverwandtschaft*. Si nos dispositions physiologiques intérieures et nos comportements extérieurs sont susceptibles de changer sans cesse en fonction de la dimension relationnelle à laquelle nous sommes temporairement confrontés, alors la relation médecin-malade répond elle aussi à des logiques émotionnelles qui lui sont propres. Toutefois, des analogies importantes existent entre ces modes distincts d'être avec autrui. Au centre de tout, la notion d'*eros* : le lien des liens, le gage de notre enracinement au monde sensible, la preuve que nous ne sommes pas de purs esprits. Le modèle de la relation amoureuse, le lien de Venus, constitue le modèle par excellence, car il représente le lien d'une personne à une autre poussé à son paroxysme. De surcroît, dans le cas de la maladie d'amour, le corps se laisse affecter par les pires maux sans qu'aucun agent physique visible ne le touche.

L'approfondissement interdisciplinaire que nous avons tenté, en essayant de jongler entre érudition et vulgarisation, débouche sur une vision nouvelle et moins partielle du cadre culturel complexe auquel se rapporte la naissance des sciences modernes. Au lieu de réduire la médecine magnétique aux *paradigmes* de la médecine scientifique d'aujourd'hui, il est bien plus fécond pour l'historien de rechercher ailleurs les paradigmes scientifiques de l'hopliatria, de la comprendre de l'intérieur, en s'interrogeant sur le rapport entre les conceptions des médecins magnétiques et celles de leurs maîtres, de leurs contemporains et de leurs successeurs immédiats. À

2. Libavius (1594, 47).
3. Libavius (1594, § 128).

ce propos, il est utile de rappeler l'avertissement que Jacques Roger donne à ceux qui abordent l'étude de la médecine de cette époque. « Pour un médecin du XVIe siècle, l'anatomie est une science à part, dont la connaissance détaillée est peu utile à la médecine, c'est-à-dire à la connaissance et à la guérison des maladies. Si on cherche donc, non pas à montrer dans quelle mesure la médecine de la Renaissance a contribué à l'édification de la science moderne, mais à savoir ce qu'a été la médecine de la Renaissance, en elle-même et sans références à la médecine d'aujourd'hui, les perspectives changent du tout au tout. L'anatomie cesse d'être une science privilégiée, le seul domaine peut-être, avec la description de quelques maladies, où nous puissions établir un lien entre le passé et le présent. Elle n'occupe plus dans nos préoccupations que la place modeste qu'elle occupait dans la pensée d'un médecin moyen au XVIe siècle. D'autres disciplines s'imposent au contraire, par exemple l'astrologie »[4]. De même, les best-sellers du XVIIe restent la *Magia naturalis* (1589) de Giambattista Porta ou la *Philosophia occulta* (1510-33) d'Agrippa, en dépit des expériences de Galilée, des exploits de Vésale et d'Harvey.

Pourquoi rouvrir ce dossier aujourd'hui ? D'une part, les articles et les travaux monographiques sur la question ont trop partiellement utilisé les sources existantes. Deuxièmement, les partis pris des auteurs qui les ont interrogées nous ont semblé discutables. Un certain goût de l'insolite les invitant d'abord à redécouvrir une matière médicale curieuse, ils concluaient en insistant sur la naïveté de certaines pratiques en comparaison avec le caractère *positif* des conceptions contemporaines. Il ne serait pourtant pas difficile de montrer la filiation entre la médecine magnétique et la psychanalyse, en remontant la chaîne qui mène de l'hopliatria au magnétisme animal et au somnambulisme et de celui-ci à l'hypnose et à la psychanalyse, moments décisifs de la laïcisation progressive des « sciences de l'âme » dans la culture occidentale. Enfin, comme Feyerabend (1987, 33), nous croyons que des individus, des groupes et des civilisations entières peuvent tirer profit de l'étude de cultures, d'institutions et d'idées étrangères ou désuètes, quelle que soit la force des traditions et des raisonnements qui soutiennent leurs propres conceptions. Les catholiques romains peuvent tirer profit de l'étude du bouddhisme ; aux médecins il est utile d'étudier le *Nei Ching* ou d'avoir des contacts avec des sorciers africains ; les psychologues ont avantage à connaître les manières dont les romanciers et les acteurs construisent un personnage ; les scientifiques en général auraient intérêt à se pencher sur des méthodes et des conceptions non scientifiques ;

4. Roger (1960, 5-6).

enfin, la civilisation occidentale dans son ensemble aurait beaucoup à apprendre des croyances, habitudes et institutions de civilisations « autres ». Ce n'est pas l'objectivité d'expériences particulières qui est en question, mais celle d'un système de croyances. Seul un mirage scientiste nous autorise à inférer l'objectivité du système de celle des expériences, surtout dans le domaine des sciences du vivant. L'idée d'objectivité que les scientifiques nourrissent envers leur propre travail est en fait le résultat d'un processus d'identification qui se met en place quand une nation, une tribu ou une civilisation entière assimile sa propre manière de vivre avec les lois de l'univers, physique et morale. La revendication de l'objectivité devient capitale lorsque différentes cultures ou écoles de pensée, ayant différentes vues objectives, s'affrontent[5]. L'Europe des XVIe et XVIIe siècles est le théâtre de cet affrontement, qui se renouvelle sans cesse dans la culture occidentale. L'histoire de la médecine n'échappe pas à ces dynamiques.

La première étude historique et critique de l'hopliatria au XXe siècle est l'ouvrage d'Émile van Heurck (*L'Onguent armaire et la Poudre de Sympathie dans la Science et le Folklore*, 1915). En historien du folklore, van Heurck s'est penché sur l'hopliatria avec une approche étonnamment moderne si on la compare à celle adoptée par James Frazer dans le *Rameau d'or* (1911-15), que nous résumons et discutons plus loin. La fine analyse anthropologique de van Heurck aboutit grosso modo à des conclusions identiques aux notres, sans approfondir dans ses soixante-treize pages les enjeux historiques, philosophiques et historiographiques.

L'entre-deux guerres n'est pas une époque propice aux études sur la médecine magnétique. Dans l'immédiat après-guerre, la publication des deux derniers volumes de l'*Histoire de la magie et des sciences expérimentales* (1923-57) de Lynn Thorndike donne au lecteur cultivé d'amples repères bibliographiques mais il faut une patience de bénédictin et une détermination de fer pour découvrir toutes les occurrences du *weapon-salve*. L'analyse critique des sources y est à peine esquissée. Nous lui sommes néanmoins redevables de nombreuses trouvailles, malgré les quelques fautes de date que nous signalons et qui sont inévitables dans une œuvre d'une telle envergure. Comme l'auteur le regrette dans une note de bas de page, ni l'ouvrage de van Heurck (1915) ni celui de Robert Amadou (*Un chapitre de*

5. Cf. Feyerabend (1987, 12).

la médecine magnétique. La poudre de sympathie, 1953) n'ont pu être mis à profit, ayant été découverts alors que l'*Histoire de la magie* était déjà sous presse. Amadou avait dépouillé une bibliographie très importante sur le sujet. Tout en procurant encore un certain plaisir intellectuel, ce livre de 1953 est lourdement connoté par le parti pris de l'auteur, favorable aux sciences occultes. Il est d'ailleurs assez significatif de constater qu'il place au centre de son étude le *Discours sur la poudre de sympathie* (1657-8) de Kenelm Digby, et qu'il le considère, d'une part, comme un exemple de rationalisation réussie d'une pratique médicale côtoyant la magie naturelle et, de l'autre, comme preuve des intentions scientifiques, pures et modernes, animant les occultistes. L'approche anthropologique de van Heurck est ici presque absente.

L'article de Allen Debus sur l'influence du *De magnete* (1600) de William Gilbert dans les controverses sur l'onguent armaire, en 1964, inaugure une ère historiographique nouvelle. C'est en effet une étude historique et épistémologique exemplaire mais hélas trop courte pour que le lecteur réalise la portée réelle du sujet. Nous déconseillons la lecture de *Gabalia* (1966) de Will-Erich Peuckert, ouvrage ennuyeux et mal documenté pour ce qui a trait à l'hopliatria. Bien plus passionnante est en revanche la lecture du *paper* de Bynum sur l'onguent armaire dans le drame anglais du XVIIe, qui a été la source principale de notre premier chapitre. Plus récemment, les articles de Müller-Jahncke (1993) et de Camenietzki (2001) ont approfondi respectivement les rapports entre hopliatria et paracelsisme et entre hopliatria et controverses religieuses de la Contre-réforme. Les contributions de Figuier (*Histoire du merveilleux dans les temps modernes*, 1840, III, 105-123), Pettigrew (*On superstitions connected with the history and practice of medicine and surgery*, 1844, 157-167), Postel (*Étude philosophique, historique et critique sur le magnétisme des médecins spagiristes au XVIIe siècle*, 1860), Vergnes (*La poudre de sympathie*, 1911) et Robertson (*The powder of sympathy*, 1925, 387-93) n'ont d'intérêt que pour l'histoire de l'historiographie, les auteurs se rangeant trop explicitement du côté de l'occultisme ou du positivisme naïf sans approfondir de façon critique les sources, toujours très partielles, qu'ils évoquent.

Une cure spectaculaire à son début sur les scènes européennes

Le malheureux Artlesse, conseillé par sa femme, vend la taverne qu'il tenait dans la campagne anglaise pour tenter sa chance dans la ville de Londres. Ici, le couple ouvre un hôpital spécialisé dans les maladies des femmes. En réalité, il s'agit bien d'une sorte de maison close où hommes et femmes peuvent se fréquenter en toute discrétion pour s'abandonner aux plaisirs de Vénus. L'entreprise montée par Artlesse connaît un succès financier remarquable. Il arrive même à payer le diplôme lui octroyant le droit d'exercer la médecine, nonobstant les plaintes des autres docteurs, de son propre pharmacien, *Mixum*, et son homme à tout faire, *Urinall*. *Sconce*, un hollandais naturalisé, se fait accueillir dans la maison d'Artlesse sous prétexte de vouloir rencontrer des femmes « malades ». En fait, c'est le fameux onguent armaire qu'il veut obtenir. Artlesse est censé le posséder. Sconce compte faire fortune avec l'*hoplochrisma* en rentrant en Hollande. Voici la scène où Sconce essaie de convaincre Urinall de lui en procurer une petite quantité.

> *Sconce* : Mon cher Urinall, ton patron déclare posséder cet onguent rarissime...
>
> *Urinall* : L'onguent armaire, je vous le garantis.
>
> *Sconce* : ... qui pourrait me soigner sans l'aide d'un chirurgien si j'étais gravement blessé.
>
> *Urinall* : C'est bien ça que j'ai entendu.
>
> *Sconce* : Or, Urinall, [...] pourrais-tu me procurer ce baume précieux ? Je voudrais bien défier l'acier chatoyant, l'arme la plus tranchante.[1]

1. Glapthorne (1874 [1635], 87).

Un peu plus loin, les mêmes personnages abordent un sujet très délicat discutant la légitimité théorique et théologique de l'onguent.

> *Sconce* : Mais, es-tu certain, Urinall, que cet onguent armaire est orthodoxe ; puis-je le croire authentique sans pécher contre ma foi[2] ?
>
> *Urinall* : Absolument ! L'onguent armaire est sans faute, les simples qui le composent sont issus de la matière la plus sublime. C'est le riche antidote qui défie l'acier de l'épée et qui réconcilie le fer avec l'homme, ou qui se rouille : Aurelius Bombastus Paracelsus a été le premier inventeur de cet Onguent merveilleux.
>
> *Sconce* : C'était un campagnard et il était tenu pour un illusionniste errant.
>
> *Urinall* : Il était pris presque pour le diable : un excellent naturaliste dont la science était supérieure à mes connaissances, M. Sconce ; et sa pensée, Monsieur, pénètre dans les secrets des corps physiques, comme les herbes, les racines, les plantes végétales et radicales, hors de leur quintessence, mélangées avec des causes cachées, il extrait ce fameux onguent armaire, dont tu es maître à présent.
>
> *Sconce* : A ce qui se dit, il y a un docteur du Pays de Galles qui est particulièrement expert dans la préparation de celui-ci.[3]

Dans la suite de cette longue scène, avant de parler des nombreux cas de guérisons miraculeuses opérées par l'onguent armaire, Sconce et Urinall font mention d'un autre possesseur des secrets de l'onguent, le capitaine John Stiles.

> Il y a un chevalier résidant à Kent, un homme sensé, religieux et cultivé, nommé Nicholas Gilbourne, avec lequel je suis depuis longtemps dans une relation de grande familiarité, surtout depuis qu'il a épousé ma sœur. Ce chevalier étant en des bonnes relations avec un certain capitaine Stiles, son ancien locataire. Il fréquentait, avec le dit capitaine, de très bons religieux experts dans la préparation de l'onguent armaire. Ils récupéraient tous les ingrédients séparément et, dans un deuxième temps, ils allaient chez un pharmacien pour les combiner ensemble sans aucun type d'action superstitieuse et c'était considéré comme une forme de médecine légitime et aucunement superstitieuse ou diabolique.[4]

Urinall procure l'onguent à Sconce. Ce dernier s'en sert rapidement lorsqu'il est blessé par le mari jaloux d'une des femmes de la maison. Voilà donc « Sconce, seul, oignant son arme » dans une des scènes plus intéressantes de la pièce.

2. Dans le texte : « without error in my faith ».
3. Glapthorne, (1874 [1635], 93).
4. Fludd (1631, 108-109).

> Enfin, maintenant ça marche ; l'action n'est pas aussi subite que je le pensais, et ma blessure sent vite aussi fort que si j'avais passé une tête d'ail sur la rapière, ou si je l'avais lavée à l'*Aqua fortis* ; et cet onguent armaire, tellement vanté par les chevaliers de Twiball, recommandé par Mixum, déifié par Urinall, et adoré par *my believing self*, procure un effet pas plus miraculeux que l'*unguentum album*. Bien, je suis encore confiant, car l'onguent n'a pas de défauts ; mon sang, c'est mon sang qui est sûrement frappé d'anathème ; il porte en soi un obstacle maudit qui annule la vertu et la force incomparable de l'onguent divin.[5]

Dans la suite de notre drame, lorsque Sconce oppose à Artlesse le fait que l'onguent s'est révélé inefficace, Artlesse lui répond avec une réplique si serrée qu'il arrive presque à le convaincre de son efficacité. A ce moment-là, ils sont interrompus par *Freewit*, un sceptique prétendant discréditer les vertus de l'onguent. Ce dernier dit avoir déjà vu l'onguent armaire produire les miracles les plus étonnants. Néanmoins, il doute de l'action prétendument naturelle de l'onguent, car il suspecte l'influence diabolique.

> Malgré mon ingéniosité, je n'arrive pas à trouver une raison par laquelle il [l'onguent] pourrait soigner les blessures. Par conséquent cela transcende les causes naturelles et j'en conclus que son usage est illégal.[6]

Freewit continue de manifester sa méfiance à l'égard d'une médecine faite de charmes ou sortilèges (« made by charmes or subtle spells of witchcraft »). Il se pose le problème fascinant, mais très épineux, de l'action qu'un objet peut avoir sur un autre objet placé à une certaine distance :

> Sans passer par un moyen terme, le feu ne peut pas produire un autre feu jusqu'à ce qu'il soit appliqué à un sujet apte à recevoir sa forme flamboyante. Une cause naturelle ne peut pas agir dans un lieu inadapté, surtout si elle n'est pas appliquée sur la matière sur laquelle elle est censée agir. Et même à une distance aussi importante, une cure si grande et merveilleuse opère au-delà de la portée et des lois de la nature. Cependant tu lui attribues une cause efficiente naturelle et légitime. Quel esprit engourdi pourrait ajouter foi à cela ? [7]

Artlesse oppose à Freewit des arguments en faveur de l'onguent armaire. Par exemple, puisque la force attractive de l'aimant se transmet au fer auquel on le frotte et puisque l'aiguille d'une boussole indique toujours le pôle nord, alors deux sortes de phénomènes magnétiques sont bien possibles de façon générale : la transmission de la vertu attractive d'un

5. Glapthorne (1874 [1635], 109).
6. Glapthorne (1874 [1635], 116).
7. *Ibid.*

corps vers un autre par le simple frottement des deux corps et l'attraction agissant malgré la grande distance et les obstacles intermédiaires. Il en découle, selon Artlesse, que la sympathie naturelle entre le sang (« juice of life ») du blessé et le même sang enduit sur l'arme, ointe et pansée, sert de *medium* invisible apte à communiquer plus efficacement et sans douleur les vertus lénitives et cicatrisantes de l'onguent. Freewit n'est pas satisfait de cette réponse.

Cette scène marque la fin de l'intérêt porté à l'hoplochrisma et les deux derniers actes mettent en scène toute une série d'événements qui mènent Sconce à intégrer l'ordre des chevaliers du Twiball, un groupe d'ineptes qui se rencontrent pour boire et pour jouer des farces. Quatre couples vont s'unir en mariage et, enfin, le docteur Artlesse annonce qu'il s'est assez moqué du monde et qu'il entend mener une vie d'honnête homme.

Nous venons de présenter *The Hollander, or Love's Trial* (1635) du dramaturge anglais Henry Glapthorne (1610-1642/3). C'est la première pièce de l'histoire du théâtre où une cure magnétique, l'*hopliatria*, est au cœur du ressort narratif. Après son modeste succès, les dramaturges ne donneront plus à l'*hopliatria* une place aussi centrale dans leurs œuvres. John Dryden mentionnera l'*hopliatria* comme un simple élément de magie dans sa réadaptation de la *Tempête* de Shakespeare, publiée en 1667. Lorsque Shakespeare écrivait cette pièce, les controverses sur l'onguent armaire n'avaient pas encore atteint leur acmé et on ne retrouve aucune allusion à l'*hopliatria* dans son œuvre. Sensible à l'air du temps, Dryden rallonge la scène d'amour entre Ferdinand et Miranda. Pendant cette scène, il y a un combat entre les deux protagonistes masculins de la pièce, Ferdinand et Hippolito. Hippolito est grièvement blessé mais Ariel, l'esprit de l'air de Prospero, possède le secret de l'onguent armaire et il s'en sert pour soigner la blessure mortelle de Hippolito. L'atmosphère générale est imprégnée de rêve et de magie :

> Lorsque je fus réprimandé par mon puissant Seigneur pour avoir négligé le jeune Hippolito, j'allai voir son corps et je trouvai son âme presque sortie du corps. Ainsi ramassai-je les meilleurs simples sous la Lune, le meilleur des baumes et j'appliquai à la blessure le jus guérisseur d'herbes vulnéraires. Le seul danger était sa perte de sang. Mais il est réveillé, mon Seigneur, et à cette heure-ci il doit être à nouveau rhabillé comme je l'ai fait. Il oint l'épée qui le blessa avec cet onguent armaire [weapon salve] et il la panse hermétiquement jusqu'à ce que j'aie le temps de le visiter à nouveau.[8]

8. Dryden (1735, II, 251).

Le pouvoir de l'onguent est testé sur scène, car, par la suite, Miranda arrive avec l'arme ointe et pansée là où gît Hippolito :

> *Hippolito* : Oh ! La blessure me fait mal.
>
> *Miranda* : Je suis venue pour te soulager. (Elle défait le pansement de l'épée)
>
> *Hipp.* : Hélas ! Je sens arriver l'air froid sur moi, la douleur est plus lancinante que jamais. (Elle essuie et oint l'épée)
>
> *Mir.* : Cela t'afflige encore ?
>
> *Hipp.* : Maintenant j'ai une petite douleur juste sur la blessure.
>
> *Mir.* : N'as-tu aucun soulagement ?
>
> *Hipp.* : Oui, oui, soudainement la douleur disparaît : justes cieux, que je suis soulagé ![9]

Cet extrait de la *Tempête* de Dryden exalte un des aspects les plus surprenants de l'*hopliatria* : la communication de qualités sensibles élémentaires (froid, chaud, sec et humide) de l'arme ointe à la blessure. C'est un autre point difficile, susceptible d'être interprété de façon très différente en raison de sa proximité avec une des pratiques plus courantes de sorcellerie à cette époque : le maléfice. Ce style de pensée magnétique est tellement commun que certains dramaturges s'en octroient l'usage métaphorique. « La nature ne fournit pas d'onguent armaire pour l'amour », chante un vers de la pièce de Sir Robert Howard intitulée *Les femmes romaines*[10].

Au milieu du XVIIe siècle, le devenir des modes intellectuelles et des pratiques pharmaceutiques ayant produit un nouveau remède hopliatrique, les dramaturges auront recours à la poudre de sympathie lorsque l'inspiration poétique leur dicte des métaphores magiques. Toujours en Angleterre, dans *The Mulberry Garden* (1668), une comédie de Sir Charles Sedley, un des personnages, Sir Samuel Forecast, se tamponne avec un mouchoir le visage blessé lorsque un autre personnage, Estridge, lui propose de le soigner par la poudre de sympathie : « J'ai de la poudre de sympathie sur moi, si tu me donnes ton mouchoir tant que le sang est chaud, cela guérit immédiatement » (II, 1-2).

9. *Ibid.*, 253.
10. Howard, *The Roman Ladies*, 1663/4, V, I.

Dans cette foule de voix célébrant ou dénigrant les remèdes magnétiques, nous distinguons les paroles que Pierre Corneille met dans la bouche de Dorante, personnage du *Menteur*, en 1643.[11].

> *Dorante* : Alcippe te surprend, sa guérison t'étonne / L'état où je l'ai mis était fort périlleux, / Mais il est à présent des secrets merveilleux. / Ne t'a-t-on point parlé d'une source de vie / Que nomment nos guerriers poudre de sympathie ? /On en voit tous les jours des effets étonnants.
>
> *Cliton* : Encor ne sont-ils pas du tout si surprenants, / Et je n'ai pont appris qu'elle eût tant d'efficace, / Qu'un homme que pour mort on laisse sur place, / Qu'on a de deux grands coups percés de part à part, / Soit dès le lendemain si frais et si gaillard. /
>
> *Dorante* : La poudre que tu dis n'est que de la commune, / On en fait plus de cas…

La popularité du remède est donc telle que cela ne choque personne, « on en fait plus de cas », alors que « le savant mire » - sans doute Paracelse – évoqué dans *L'Astrée* d'Honoré d'Urfé soignait les blessures encore « contre l'opinion de tout le monde »[12].

L'émergence d'une idée philosophique et scientifique dans la littérature d'une période indique un certain degré d'acceptation de cette idée par la majorité du public. Quant à l'Angleterre, si l'on considère qu'au XVIIe une large portion de la population était analphabète, que les moyens de diffusion du savoir étaient très limités, que la poésie et le roman exigeaient une certaine érudition et que la seule forme littéraire atteignant la plus ample partie de la société était donc le drame, il en résulte que les idées que l'on peut y repérer manifestent un haut degré de familiarité du public avec cette forme de pensée et de pratique médicale que l'on qualifie de sympathique ou de magnétique. Il est tout aussi intéressant de remarquer que l'onguent armaire figure seulement dans la comédie ou dans les compositions à « vers libres », comme si le sujet n'était pas assez sérieux pour avoir une place dans la tragédie. En effet, même si le pouvoir et l'action de l'onguent armaire se prêtent à des controverses savantes, sa pratique et sa théorie sont sans doute trop proches de la magie pour être acceptées dans la tragédie.

11. Corneille, *Le Menteur*, IV, 3.
12. Urfé (1631, III, 3, 11, 581).

Rituels salutaires. La construction culturelle de l'imaginaire thérapeutique

[...] si les médecins avaient le vrai art de guérir, ils n'auraient que faire de bonnets carrés... Mais n'ayant que des sciences imaginaires, il faut qu'ils prennent ces vains instruments qui frappent l'imagination à laquelle ils ont affaire; et par là, en effet, ils s'attirent le respect[1].

Les remèdes sympathiques étaient de véritables « célébrités » longtemps avant leur début sur les scènes anglaises et françaises. Si l'histoire du folklore abonde d'exemples de cures à distance, on ne parle d'*hopliatria* qu'à partir de la deuxième moitié du XVIe siècle. L'onguent armaire relève initialement de la catégorie des remèdes empiriques, préconisés par des guérisseurs le plus souvent hors la loi et hors du galénisme universitaire. Néanmoins, de nombreux savants, en s'appuyant sur l'exemple de son mythique découvreur (Paracelse), tenteront de trouver des justifications rationnelles du type d'action sympathique opérant dans l'hopliatria. Plusieurs dissertations savantes commencent par signaler l'extrême popularité de l'onguent armaire auprès du *vulgus* analphabète et blasphémateur[2] mais aussi auprès de personnages prestigieux, pieux et dignes de confiance. Nombre d'exemples historiques nous mènent à croire que cet argument n'est pas une simple stratégie rhétorique, une sorte de *captatio benevolentiae* pour attirer l'attention et la confiance du lecteur sur le sujet proposé.

1. Pascal, Pensées, II, 82.
2. Cf. Goclenius (1613, 2) : « Et vulgi experimentum notius est, aculeos videlicet vel clavos pedum plantis infixos detrahere, lardoque elixo immittere, et ita partem sauciatam seu vulnus absque inflammatione et dolore consolidare. »

Les auteurs semblent sincèrement étonnés. Quand on pense que le comte de Shaftesbury se servit trois fois de la poudre de sympathie suivant la recommandation du médecin et philosophe John Locke[3], on peut avoir tout de suite une idée de l'envergure sociale et culturelle de l'hopliatria et, par conséquent, de son intérêt pour une sociologie médicale à l'âge classique.

Pour les raisons que nous venons d'évoquer et pour avoir une représentation plus complexe et nuancée de l'imaginaire médical entre les XVIe et XVIIe siècles, nous allons présenter un aperçu socio-anthropologique de l'hopliatria et des doctrines qui la confortent[4].

1. La fabuleuse médecine des charlatans. Clés de lecture anthropologiques

Les considérations de Keith Thomas relatives au contexte médical de l'Angleterre des Tudor et des Stuart pourraient valoir aussi pour l'Europe entière :

> Les insuffisances des services médicaux orthodoxes rendaient une large portion de la population [...] dépendante de la médecine populaire. Celle-ci était un mélange de remèdes dictés par le bon sens, basés sur l'expérience accumulée par les matrones et les sages femmes, unis au savoir transmis depuis des siècles sur les propriétés thérapeutiques de plantes et minéraux. Elle incluait aussi certaines formes de cure rituelle, dans lesquelles prières, enchantements ou formules magiques accompagnaient le médicament, ou constituaient le seul traitement. Des guérisons magiques de ce genre pouvaient parfois être tentées par le patient lui-même ou par un membre de sa famille. Le plus souvent, c'était une affaire confiée aux *charlatans*[5], auxquels les malades s'adressaient et qui étaient rémunérés de façon différente. Certains d'entre eux étaient spécialisés dans des affections particulières, d'autres prétendaient par contre pouvoir tout soigner.[6]

3. Cf. Petersson (1956, 272).
4. Nous allons nous appuyer abondamment, dans ce chapitre, sur les sources indirectes. Quelques anecdotes seront citées à partir des sources de première main. Il en ressortira en filigrane une chronologie critique des ouvrages traitant de l'hopliatria au XVIIe siècle.
5. Ce n'est pas sans réserve que nous traduisons *cunning men*, littéralement « hommes rusés » mais aussi « sages », par « charlatans ». Dépouillé de sa connotation négative, l'on doit entendre ici par charlatan un homme expérimenté capable de jouer sur les attentes de guérison des malades pour faciliter le recouvrement de la santé par des voies naturelles.
6. Thomas (1971, 179)

L'onguent armaire est un des remèdes utilisés par les *cunning men* (charlatans). Son mode d'application s'accorde parfaitement avec les principes théoriques qui justifient bien d'autres traitements traditionnels. Nous avons raison de croire même que l'hopliatria se confond parfois avec les anciennes croyances sur les pouvoirs thérapeutiques de l'église médiévale (reliques, bénédictions rituelles). Dans les formules médicales incantatoires, par exemple, la déformation d'épisodes de la vie du Christ ou des saints était courante. Les événements de l'histoire sacrée étaient chargés d'un pouvoir mystérieux en vertu de leur exemplarité. Dans ce contexte culturel, un enchantement sous forme de narration était utilisé comme remède pour les blessures :

> Il y avait autrefois un homme né à Bethléem de Judée qui s'appelait Christ. Baptisé dans le fleuve Jordan dans les eaux du déluge ; et l'enfant était aussi calme et bon ; et comme les eaux s'arrêtèrent, ainsi je *désire* pour toi que le sang [de la personne ou de l'animal] s'arrête dans le corps, dans le nom du Père, du Fils et du Saint Esprit[7].

Si on se demandait pourquoi certains guérisseurs déformaient des épisodes bibliques dans cette cure, nous pourrions donner au moins deux réponses relevant l'une de la psychologie sociale, l'autre de l'ethnopsychiatrie. Tout d'abord, la simple prononciation de noms et d'épisodes, considérés comme sacrés par des malades à la foi simple, pouvait disposer le patient dans un état de conscience caractérisé par l'exaltation de la foi, au détriment d'une certaine rigueur rationnelle. Cela n'est compréhensible que si on dénote par le mot de « foi » un état psychologique très particulier, souvent caractérisé par désintérêt ou négligence à l'égard des formes de pensée rationalistes[8]. Deuxièmement, des images de corps liquides s'arrêtant miraculeusement, rendues encore plus puissantes par le *désir* du thérapeute (« ainsi je désire pour toi que... »), peuvent *astreindre le blessé à penser à sa guérison*. Ce qui fait de la possible guérison magique une sorte de pensée actualisée grâce à la foi naturelle[9].

Cette cure magique des blessures s'appuierait donc sur l'*efficace symbolique* du rituel[10]. La séquence des épisodes décrit symboliquement le chemin vers la santé. L'identification du blessé avec le Christ est la condition nécessaire à la production d'une sorte de *fusion affective* entre le malade et le

7. *Ibid.*, 182.
8. Nous faisons allusion notamment au sentiment du sacré décrit par R. Otto (1917).
9. Nous analyserons mieux le rôle du désir, de la *ratio* et de la foi dans le dernier chapitre.
10. Je puise ici dans les analyses de Lévi-Strauss (1958, 183-226).

protagoniste de l'histoire racontée, ce qui est d'autant plus avantageux si on pense que l'image du Christ blessé préfigure déjà la résurrection/guérison. La première phrase tend à transporter la pensée du patient dans un horizon lointain où la douleur n'a pas lieu d'être. La deuxième présente un personnage baignant dans des eaux aussi agitées que le sang s'écoulant de la blessure, aussi troublées que l'état d'âme du blessé. C'est le début de l'identification, en vertu de laquelle la troisième phrase rendrait le blessé aussi « calme et bon » que l'enfant Jésus. Ainsi, son apaisement et le conséquent abaissement de sa tension sanguine ralentiraient l'hémorragie. Puis, les eaux « mythiques » du récit s'arrêtent. Dès lors, si l'identification et la « fusion affective » avec le personnage évoqué sont déjà en acte, le sang du blessé s'arrête. La dernière phrase donne à la narration la forme d'une prière et protège le rituel incantatoire de l'accusation possible de goétie.

2. Le drame analgésique de la confiance

Les trois composantes de la guérison primitive sont là : l'enchantement, le médicament et la qualité particulière du guérisseur[11]. Les clients des guérisseurs n'obéissent à aucune théorie cohérente. Le patient ignore souvent la formule employée. Des observations analogues sont valables pour la pratique de l'hopliatria. Dès lors, les remarques de Lévi-Strauss sur un rituel incantatoire qu'un chaman de la tribu des *Cuna* (Panama) utilisait pour assister une femme lors d'un accouchement difficile pourraient s'appliquer à la médecine magnétique :

> La cure consisterait donc à rendre pensable une situation donnée d'abord en termes affectifs : et acceptables pour l'esprit des douleurs que le corps se refuse à tolérer. Que la mythologie du chaman ne corresponde pas à une réalité objective n'a pas d'importance : la malade y croit, et elle est membre d'une société qui y croit. Les esprits protecteurs et les esprits malfaisants, les monstres surnaturels et les animaux magiques, font partie d'un système cohérent qui fonde la conception indigène de l'univers. La malade les accepte, ou plus exactement, elle ne les a jamais mis en doute. Ce qu'elle n'accepte pas, ce sont des douleurs incohérentes et arbitraires, qui, elles, constituent un élément étranger à son système, mais que, par l'appel au mythe, le chaman va replacer dans un ensemble où tout se tient[12].

Un système de croyance usurpe la place de la réalité objective lorsque nous sommes en difficulté, en danger, ou souffrons d'une douleur affreuse.

11. Cf. Geertz (1960, 94).
12. Lévi-Strauss (1958, 217-218).

La mythologique chamanique, la « mythologie chrétienne » de l'incantation rapportée par Keith Thomas (1971, 178) ainsi que le système des sympathies sous-jacent à l'hopliatria jouent le même rôle psychologique. La condition fondamentale à remplir pour que cette fonction thérapeutique soit activée consiste dans l'acceptation individuelle d'une conception reconnue par le groupe, par la culture dont le malade fait partie. On est devant un cas de « parole efficace » ou de « geste efficace ». Une réaction analogue se déclenche probablement chez un malade de notre société quand on lui explique que la cause de son désordre est à rechercher dans un microbe, un virus ou une lésion interne. À leur manière, le chaman, le cunning men et le médecin magnétique fournissent au malade un langage dans lequel il peut exprimer immédiatement des états informulés et autrement non formulables. C'est le passage à l'expression verbale qui provoque, selon Lévi-Strauss, le déblocage du processus physiologique ou, autrement dit, l'activation d'énergies endogènes d'autoguérison. L'écroulement des certitudes matérielles et spirituelles, qui tendent à produire une vague impression de sécurité dans la conscience individuelle, mène l'individu à demander une aide extérieure. Les charlatans ou cunning men savent entendre ce cri de douleur. Ils savent qu'ils représentent le dernier recours.

Il est difficile de croire qu'au niveau populaire l'usage des remèdes sympathiques était justifié par le recours aux argumentations subtiles des magnétistes. Car les cures en question ont continué d'occuper une place remarquable dans la médecine populaire jusqu'au XXe siècle, alors que les discours rationalistes élaborés entre les XVIe et XVIIe siècles étaient révolus. En effet, du point de vue du patient, toute prescription médicale qui transcende la compréhension est, d'une certaine façon, magique, puisqu'elle agit par des moyens occultes. Qu'il soit médecin ou charlatan, les gens simples en difficulté sont éminemment sensibles à sa renommée sociale et à son charisme personnel plutôt qu'à ses réelles compétences « scientifiques ».

L'exemple de magie incantatoire chrétienne relaté ci-dessus et d'autres exemples de paroles et gestes « efficaces » comme la célèbre guérison des écrouelles par les rois de France et d'Angleterre étudiée par Marc Bloch (1961) vont tous dans la même direction. *L'ancrage d'une stratégie thérapeutique dans les dogmes inébranlables de la foi religieuse, de la piété populaire ou d'un système de croyances socialement établies rend possible la conquête de la confiance* — la bona fides — *du malade par le thérapeute et favorise la guérison.* De façon analogue, dans l'hopliatria, les médicaments visibles et la vertu particulière du médecin sont censés orienter, parfois manipuler, la puissance de la *foi naturelle*, endormie dans l'état normal et exaltée dans l'état pathologique, lui permettant de recouvrer la santé par des voies naturelles[13]. C'est la puissance de « la foi qui guérit » — *faith-healing* — que Francis Bacon (1627, X) rationalise en démystifiant les formules évangéliques sur la guérison par la foi dans le Christ. La *faith-healing* sera encore au centre de l'étude de Charcot (1892) sur les traitements de l'hystérie, avant d'être sécularisée à travers la notion de placebo.

La médecine professionnelle a toujours abasourdi les profanes, qui ne tentaient pas de comprendre les raisons théoriques d'une thérapie. Dans la deuxième moitié du XVIIe, Samuel Butler écrivait, à propos d'un « consommateur de médicaments », que « celui-ci croit que le médecin n'est qu'une sorte d'évocateur capable de faire des choses bizarres et le médecin, de son côté, souhaite que le patient pense ainsi »[14]. Un autre contemporain fait remarquer que certains font appel au médecin comme à une personne capable de leur enlever toute souffrance alors même qu'ils demeurent totalement passifs[15]. Et si la différence entre un médecin et un charlatan ou enchanteur était claire même pour le plus simple des paysans, une petite prière n'était jamais de trop lors de l'application d'un remède standard.

3. Tradition magique et pratiques médicales.

Les pratiques magiques des médecins de campagne et des sorciers fondent leur succès sur le dispositif psychique de la *faith-healing*. Elles s'harmonisaient encore avec les constructions intellectuelles de nombreux savants de l'époque que nous étudions ici. L'existence et la légitimité de certains types de magie naturelle constituaient même la base empirique sur laquelle plusieurs philosophes et scientifiques fondaient, par induction, leur cosmologie.

Depuis le Moyen Âge, les spéculations platoniciennes des naturalistes perpétuaient l'idée d'une terre composée d'éléments soumis à l'influence des corps célestes. Cela suffisait à justifier la dérivation astrale des propriétés des plantes et des minéraux et induisait à croire dans la possibilité que le magicien était à même de discipliner l'influence des astres en la dirigeant vers d'autres corps[16]. La terre même, loin d'être vue comme une masse inanimée, était considérée comme un organisme vivant dans lequel se manifestaient

13. Cf. Paracelse (1531-2, 242), Crollius (1609, préface)
14. Cf. Thomas (1971, 192)
15. *Ibid.*
16. Cf. *Picatrix latinus* et Garin (1954, 150-169).

des influences et des « sympathies » occultes de toutes sortes[17]. Les théories néoplatoniciennes soulignaient aussi l'influence de l'imagination sur le corps, de l'esprit sur la matière, des paroles et des enchantements sur les objets physiques. Grâce à l'exercice de son imagination, l'initié peut transformer soi-même et autrui. Le monde étant une masse bouillonnante d'influences vitales et d'esprits invisibles, il suffit que le magicien sache élaborer la technique adéquate pour s'en emparer et accomplir ainsi des miracles. L'interprétation christianisante de la Kabbale hébraïque élaborée par Pic de la Mirandole (1463-1494) peu avant l'expulsion des Juifs d'Espagne en 1492 et poursuivie par Johannes Reuchlin (1455-1522) en Allemagne[18], où elle tisse ses liens avec la réforme allemande, contribue à relancer le thème de la *parole efficace*[19]. Ainsi, les médecins qui ne se reconnaissent pas dans l'approche galénique de la physiologie humaine, professée dans les facultés de médecine, s'adonnent à la lecture du *De verbo mirifico* (1494) — « la parole qui fait des miracles » — de Reuchlin ou, un siècle plus tard, de la *Magica et cabalistica morborum curandorum ratio* (1601) de Pistorius Niddanus[20].

L'étude intellectuelle de la magie est un phénomène européen initié par la Renaissance italienne. Dans la deuxième moitié du XVe siècle, Marsile Ficin (1433-1499) traduit en latin le corpus grec des dialogues de Platon, les *Ennéades* de Plotin, les ouvrages de Proclus (410/2-483 après J.C.), Porphyre (233/4-305), Jamblique (env. 245 - env. 325), Denis l'Aréopagite (Ve siècle après J.C.). Ficin assimile la tradition du platonisme à la *pia philosophia* ou *docta religio*. Il les fait converger sur la tradition chrétienne et les considère comme le fondement d'une nouvelle concorde entre les philosophies au nom de la *pax philosophica*. Un rôle clé est joué par sa traduction latine du *Corpus Hermeticum* (1463-64) qui, après avoir fait l'objet d'une circulation manuscrite très importante, compte seize éditions entre 1471 et la fin du XVIe siècle. Cet ensemble de traités était censé contenir les enseignements du dieu égyptien *Thoth*, ou « Hermès Trismégiste », fondateur de la religion des égyptiens, contemporain de Moïse et maître indirect de

17. Calcidius (1963 [1876], 26-27) : « Hac igitur reputatione intellectu in anima, porro anima in corpore locata, totum animantis mundi ambitum cum ueneranda inlustratione conposuit. Ex quo adparet sensibilem mundum animal intellegens esse diuinae prouidentiae sanctione. »
18. Reuchlin (1494 ; 1517).
19. Sur ce thème, cf. Rosier (1994 ; 2004).
20. *An verba sanent* (« Est-ce que les paroles soignent ? ») est une question discutée conjointement avec l'hopliatria dans nombre de dissertations de médecine théorique, comme dans le *Tractatus duo physici* (1594) d'Andrea Libau.

Pythagore et de Platon[21]. En réalité, ces textes ont été rédigés pendant les premiers siècles de l'ère chrétienne. On y retrouve, entre autres, l'idée que l'homme, à travers un processus de régénération mystique, peut récupérer la maîtrise de la nature qu'il a perdue après la chute[22]. En outre, les notions astrologiques et alchimiques qui y sont contenues contribuent à nourrir une atmosphère intellectuelle propice au mysticisme et aux pratiques magiques de toute sorte. Ces textes, unis à la vision du monde esquissée par Ficin dans la *Theologia platonica* (1468-74), donnent l'impulsion fondamentale au grand essor de la magie à la fin du Quattrocento et du Cinquecento. La survivance de l'hermétisme dans la culture européenne du XVIIe siècle y est tout aussi liée.

Une confirmation supplémentaire de ce style de raisonnement est donnée par la doctrine du magnétisme élaborée par William Gilbert (1554-1603), lui-même fermement convaincu du principe selon lequel le monde tout entier était vivant[23]. L'existence des phénomènes d'aimantation semble rendre possible la guérison magique et l'action à distance[24]. L'hopliatria, en particulier, s'accorde parfaitement avec cette vision d'un monde traversé par des effluves et des influences invisibles. Étaler l'onguent sur l'arme plutôt que sur la blessure ne choque personne, car les esprits vitaux du sang coagulé sur l'arme elle-même sont remis en circulation, dans l'air, jusqu'à atteindre le corps du blessé. Même la *Royal Society*, dans ses premières années, montre un intérêt considérable pour les cures magnétiques[25]. Aussi le recours à la baguette divinatoire du sourcier est-il justifié par les théories magnétiques, car l'instrument est vu comme une espèce d'aimant[26].

Tout l'héritage magico-astrologique de la pensée ancienne et médiévale trouve sa place dans un cadre platonicien, hermétique et kabbalistique très organique, où règne la tendance à saisir l'unité profonde qui résout les différences. Émousser les distinctions, ordonner l'univers par degrés de perfection, placer l'âme sur le chemin menant à la paix parfaite de l'Un-Tout, voici le distillat ultime du projet néoplatonicien.

21. Cf. Yates (1998 [1964], 13-76).
22. Cf. Yates (1998 [1964], 33-45).
23. Cf. Gilbert (1600).
24. Cf. Goclenius (1625).
25. Cf. Birch (1756-7, I, 25-9 et 31-3), Sprat (1667) et Thomas (1971, 224).
26. Cf. Birch (1756-7, I, 231-4 et 270).

4. Contextes idéologique, géopolitique et social

Les voies de diffusion de cette idéologie religieuse protéiforme varient selon les pays. Les « Italies » des XVe et XVIe siècles représentent le véritable berceau d'une philosophie de la nature appelée *magia naturalis*[27]. Les ouvrages de Pietro Pomponazzi (1462-1525), Giordano Bruno (1548-1600) et Tommaso Campanella (1568-1639) constituent les exemples plus raffinés de ce style de pensée. Dans les régions septentrionales de l'Europe, l'étude intellectuelle de la magie se diffuse à travers les ouvrages de Theophrast von Hohenheim, dit Paracelse (1493-1541), et d'Heinrich Cornelius Agrippa von Nettesheim (1486-1535). En Angleterre, la spéculation magique ésotérique dérive des écrits de l'Europe continentale. Si John Dee (1527-1608), William Gilbert (1554-1603) et Walter Raleigh (1552-1618) en sont profondément influencés, Francis Bacon (1561-1626) se montre sceptique envers les doctrines de la sympathie et de l'antipathie. Il soutient que les discours sur les vertus secrètes et les qualités occultes tiennent dans l'esprit de certains savants la place qui devrait être accordée à la réflexion attentive et à l'observation méthodique[28]. La traduction anglaise du premier traité du *Corpus hermeticum*, le *Pimander*, publiée en 1649, continue de diffuser la tradition hermétique, en dépit des études de l'érudit français Isaac Casaubon, qui situent désormais les écrits hermétiques aux premiers siècles de l'ère chrétienne[29]. Le traducteur anglais John Everard affirme encore dans la préface que l'ouvrage a été écrit plusieurs siècles avant Moïse, sans compter qu'astrologues, médecins et occultistes continuent de défendre l'antiquité et la divinité du « trois fois très grand ». Quant à la popularité de l'hermétisme en Angleterre, Keith Thomas signale que le nom de « Hermès Trismégiste » figure comme nom chrétien même dans un registre paroissial du Hampshire[30]. On traduit dans les mêmes années les ouvrages fondamentaux de Giambattista Della Porta (1535-1615) et Gabriel Naudé. On réédite Roger Bacon, John Dee, Elias Ashmole et Thomas Vaughan. Entre 1650 et 1680, on publie en Angleterre plus d'écrits alchimiques que ceux qui ont été édités avant et après cette période[31]. Si la magie naturelle n'est peut-être pas très estimée par certains de ces savants qui se réunissent à Londres et à Oxford et qui fondent la *Royal Society*[32], elle gagne plusieurs adeptes parmi les sectes radicales apparues pendant la Guerre Civile. Plusieurs membres de

27. Cf. Walker (1958).
28. Bacon, *Works*, (Sped.) II, 671-2.
29. Yates (1998 [1964], 429-34).
30. Cf. Thomas (1971, 225).
31. Thomas (1971, 227).
32. Cf. Sprat (1667) et Birch (1956).

ces sectes politiques et religieuses se battent aussi pour l'insertion des sciences occultes dans le *cursus studiorum*[33]. À l'époque de la restauration, par exemple, l'émigré politique Samuel Hartlib (1600-1662) est au centre d'un important mouvement hermétique, dit le « Hartlib Circle »[34]. Cependant, la fortune dont la pensée et les pratiques magiques jouissent pendant la Restauration a sans doute contribué, vers la fin du siècle, à son rejet catégorique de la part des scientifiques désireux de se débarrasser de toute connotation d'extrémisme sectaire[35].

Les spéculations érudites sur la magie naturelle prolifèrent indépendamment des pratiques médicales s'inspirant des mêmes conceptions, et vice-versa. En effet, lorsque l'autorité intellectuelle de la *Weltanschauung* animiste reliée à la *magia naturalis* sera ternie, dans certains milieux savants, par les conceptions mécanistes de l'univers de René Descartes (1596-1650), Marin Mersenne (1588-1648), Pierre Gassendi (1592-1655), Thomas Hobbes (1588-1679) et Robert Boyle (1627-1691), la médecine magique continuera cependant d'être pratiquée. Cours princières et milieux ruraux, toujours gourmands de merveilleux, ont peu d'intérêt pour les dogmes et les méthodes de la médecine universitaire et des académies.

De nombreuses études historiques ont démontré que les cours princières de la fin du XVIe siècle étaient un lieu privilégié à la fois pour l'éclosion de la révolution scientifique et pour la formation d'un nouveau savoir médical harmonisant la médecine des simples, l'alchimie et la médecine paracelsienne[36]. Profondément influencés par l'idéal ficinien du prince/prêtre, médecin et philosophe, les nouveaux régnants s'engagent dans le renouvellement de la médecine et de la pharmacopée. Ils font même préparer des médicaments inusités qu'ils envoient dans les autres cours européennes. Une nouvelle compréhension du monde, soucieuse de découvrir l'harmonie sous-jacente à la diversité apparente, était promise à ces princes qui s'intéressaient à la médecine paracelsienne. Y voyaient-ils le point de rencontre de toutes les traditions ésotériques allant de l'alchimie à l'astrologie, de l'hermétisme à la magie naturelle et à la kabbale ? Le prince sage et philosophe se perçoit sans doute comme l'héritier de ces longues traditions et, en suivant l'exemple de leur illustre prédécesseur Julien l'Apostat, il vise à allier la quête du savoir avec la quête du pouvoir en réunissant vertus héroïques et ambition politique en sa propre personne. Dans

33. Cf. Rattansi (1963).
34. Cf. Webster (1967) et Young (1998).
35. Cf. Rattansi (1968).
36. Cf. Akermann (1991), Bernès-Halleux (1995), Evans (1973), Moran (1991a ; 1991b), Perifano (1997), Weyer (1992).

une fameuse lettre datée du 26 juin 1503, adressée au prince Joachim de Brandebourg, Agrippa de Nettesheim souligne que la *magia naturalis* est un art « pur, [...] solide, stable, licite [...] et jamais interdit par l'église ni à interdire non plus, [...] aujourd'hui devenue confus, défiguré et malin, [...] et aussi haï qu'impénétrable, [...] car si la magie naturelle même pouvait être réduite à sa pureté primordiale, elle serait extrêmement appréciée par tous les princes comme étant très utile »[37].

Dans le cas de l'Allemagne, cette aspiration représente la dernière tentative de défendre désespérément un pouvoir miné par les luttes politico-religieuses. Il suffirait de penser au rôle politique joué par l'introduction en Allemagne de la médecine chimique dans les Universités contrôlées par les princes. La création de la première chaire de chimie à Marburg, par exemple, était le résultat de la pression politique très forte que Moritz von Hesse-Kassel exerçait sur les institutions pour faire reconnaître une discipline nouvelle et en encourager la diffusion[38]. Les efforts de promotion du paracelsisme de Petrus Severinus et de Johannes Pratensis, sous le patronage de Frédéric II de Danemark, répondent à la même aspiration d'auto-détermination.

L'onguent armaire, cité entre autres par le duc August de Braunschweig et Lüneburg dans un ouvrage publié en 1623[39], est un de ces nouveaux remèdes dont la réputation d'efficacité et de fiabilité est liée aussi à l'autorité princière du lieu d'origine[40]. C'est une des raisons de son succès éditorial et de l'intérêt général qu'il a suscité auprès des gens cultivés. La propagation d'onguents hopliatriques dans le milieu, socialement très élevé, des petits

37. Dans Trithemius, *Chronologia mystica de septem secundeis...*, Köln, 1567, 101 et 108-9 : « Pura [...], solida, stabilis et licita [...] nec unquam ad Ecclesia prohibita nec etiam jure prohibenda, [...] [hodie] confusa déturpata et infecta, [...] et non tam invisa quam impenetrabilis[...], quod si magia ipsa naturalis ad primam puritatem reduceretur, fieret cunctis denuo amabilis et maxime utilis Principibus » [cité par V. Perrone-Compagni dans Agrippa (1992 [1510-33], 1)].
38. Cf. Moran (1991a).
39. Je remercie M. Schneider de la Herzog August Bibliothek de m'avoir signalé l'existence de cet ouvrage.
40. Cabeo (1646, 31), jésuite et naturaliste de haute volée, traite de l'efficacité de l'hopliatria dans son commentaire aux *Metereologica d'Aristote*, lorsqu'il disserte sur la possibilité d'une action sans contact (*actio sine contactu*). Il dit avoir entendu parler souvent de l'onguent sympathique par des hommes dignes de foi et par les princes : « Dicunt enim si sumatur vitta intincta sanguine vulneris recentis, & huic applicetur remedium vulnus curatum iri in quacumque distantia sit vitta illa à vulnerato, cui remedium applicatur etiam si nihil vulneri applicetur. Hoc ego saepe audivi à viris fide dignissimis, & principibus, nec solum hoc contingere unguento illo sympathico, de quo mihi multa narrata fuerunt, tanquam experimenta saepe facta. »

princes territoriaux est sans doute le reflet de la ferme volonté de se forger une identité politique et culturelle bien distincte.

Nous comprenons ainsi le sens de l'ouvrage du jésuite Langenmantel, *Magnetismus sive disquisitio physio-theologica* (1673), consacré presque entièrement à l'examen de l'hopliatria, ou du *Theatrum Sympatheticum Auctum* (1662). Le premier est une tentative de rendre acceptables aux rejetons des têtes couronnées les principes de la sympathie universelle, dans un cadre théologique « orthodoxe », après les avoir dépouillés de toute implication cacomagique. La publication du second répond par contre à la curiosité, si largement répandue dans les cours savantes, sur cette pratique médicale apparemment très bizarre, considérée comme un abrégé de tous les secrets du savoir insondable des anciens. La fortune éditoriale tout à fait exceptionnelle de cette œuvre de sept cent vingt-deux pages in quarto, imprimée à Nürnberg et rassemblant vingt-six ouvrages sur l'onguent armaire, sur la poudre de sympathie et sur les sympathies dans la nature, nous oblige à réfléchir sur la diffusion théorique et pratique de l'hopliatria. Car on peut trouver au moins un exemplaire en parfait état du *Theatrum Sympatheticum Auctum*[41] (Nürnberg, 1662) ou de sa première version (Nürnberg, 1660 ; Amsterdam, 1661 [259 pages]) dans les principales bibliothèques européennes. Pour nous limiter aux bibliothèques municipales françaises, nous signalons que la bibliothèque de Dijon possède une copie de l'édition de 1660, Grenoble, Avignon, Lille, Besançon, Rennes celle de 1661, Nîmes, Amiens, Troyes et Lyon celle de 1662. L'Allemagne et l'Angleterre présentent un profil tout à fait semblable.

Dans les campagnes, cette médecine « alternative » avait aussi ses propres manuels : le *Grand Albert* et le *Petit Albert*[42], faussement attribués à Albert le Grand, en France, la compilation anonyme dite *Kräutermann* (1730)[43], le *Heldenschatz* (1615) de Staricius, le *Thesauriolus* (1637) de Martin Schmuck et bien d'autres en Allemagne, des abrégés en anglais de la *Occulta Philosophia* de Agrippa en Angleterre. La foisonnante littérature sur les *secrets de la nature* mérite un discours particulier[44]. Les *livres de secrets* sont, pour la majorité, des synthèses assez décousues et éclectiques de textes alchimiques, magiques et médicaux élaborés aux niveaux de culture les plus élevés de la fin du XVe siècle et du début du XVIIe. Ils dévoilent à la fois une « sagesse » et un « savoir faire ». En effet, grâce à l'essor de

41. Ferguson (1954 [1906], II, 440-1).
42. Cf. Seignolle (1998, 687-895).
43. Ce texte circulait en Allemagne déjà au XVIIe siècle.
44. Cf. Eamon (1994).

l'imprimerie, connaissances occultes et défendues, sagesse ésotérique et ingéniosité artisanale se trouvent désormais réunies dans des ouvrages de taille très variable par des compilateurs anonymes aussi bien que par des auteurs de renom. Ils révèlent les secrets de la nature et portent la promesse d'un renouvellement du savoir et des pratiques scientifiques. Les *secreta*, comme l'a bien montré William Eamon (1994), divulguent les *experimenta* de savants et artisans, en représentant un facteur très important dans l'élaboration des méthodes de la science expérimentale moderne. Bref, empirisme et pragmatisme populaires fournissent des exemples concrets. Philosophes et naturalistes unifient les expériences désordonnées des empiriques dans un système de pensée cohérent et rationnel. Enfin, les miettes de ces ruminations nourrissent l'intelligence de guérisseurs empiriques de plus en plus rationnels.

5. Hopliatria plurielle.
Niveaux de culture et traditions régionales

Si à présent nous portons notre attention sur l'hopliatria, la stratification sociale et intellectuelle qui se dégage de nos recherches est assez claire.
Au premier niveau, l'on retrouve la classe paysanne analphabète qui se sert de remèdes empiriques comme l'onguent armaire sans se poser trop de questions[45]. Un exemple, beaucoup plus tardif, révèle la simplicité intellectuelle qui caractérise généralement cette catégorie sociale aussi bien que la pénétration de notions clés de la « philosophie occulte ». Les paysans flamands, encore à la fin du XIXe siècle, déformaient le mot *sympathie* en *Sainte Pathie*[46]. La christianisation de la doctrine païenne de la sympathie universelle est évidente. Cela nous donne rétrospectivement un indice d'un certain mode de réception des « miettes » de la culture savante par la culture populaire.

Au deuxième niveau, nous avons la classe artisanale des villes, qui a recours aux chirurgiens et aux remèdes d'apothicaires à l'occasion d'un acci-

45. Hartmann/ Cardilucius (1677, 1003) : « Vidimus enim homines simplos et plebejos, qui post ingentem puncturam cultrum, quo punctum fuerat, manubriotenus in lardum pinguissimum infixere, atque infixum reliquere, donec vulnus peritus esset sanatum, nullum autem aliud remedium applicuerunt, quam folia herbae perfoliatae, quae macerabant in vulgari vino adusto, quo vulnus quotidie eluebant, foliolumque unicum ex dicto adusto vulneri imponebant, illudque deligabant, brevique funditus sanabatur. »
46. Heurck (1915, 63).

dent et notamment dans des cas de blessures. C'est une classe de gens aisés, parfois raffinés, qui fait confiance à des chirurgiens qui ne sont pas allés jusqu'au bout de leurs études médicales ou qui se sont formés sur le tas. Pendant leur période d'apprentissage, ils se familiarisent avec des traitements empiriques traditionnels connus par les paysans et lisent dans des ouvrages en langue vulgaire rédigés par les plus éclairés d'entre eux (Paré, Barbette, Purmann) la recette et le mode d'application de l'onguent armaire[47]. Les apothicaires, quant à eux, peuvent trouver la recette de l'onguent armaire dans la *Basilica Chymica* (1609) de Oswald Croll (1560-1609), dans une de ses innombrables réimpressions, ou dans des manuels moins lourdement connotés par les sulfureuses doctrines paracelsiennes comme ceux de Johannes Schröder[48], Hartmann-Cardilucius[49], Michaël Ettmüller[50] et de beaucoup d'autres.

On peut repérer aussi nombre de témoignages indirects prouvant la diffusion des remèdes hopliatriques auprès des gens d'armes. Les allusions à l'onguent armaire chez un chirurgien de l'armée brandebourgeoise comme Matthaeus Gothofredus Purmann[51] ou les références à la poudre de sympathie chez un chirurgien de l'armé française comme Guillaume Sauvageon[52] prouvent que l'hopliatria était largement pratiquée par les médecins militaires mais aussi par les militaires eux-mêmes[53]. L'ouvrage de Hans Friedrich Fleming (1670-1733), *Der vollkommene teutsche Soldat* (1726), nous en fait encore une description détaillée toujours dans un contexte militaire[54].

Le troisième niveau est celui des ouvrages écrits en latins par des savants, et à l'attention d'autres savants ou gens cultivés. Là aussi il faudrait faire un distinguo entre les propos des médecins « pratiques » et ceux des médecins « théoriques », naturalistes ou théologiens. À ce niveau-ci, le

47. Agricola (1643, II, 253), Purmann (1692, 354-68), Barbette (1675, 266), Marschalck, Gabelchover, Khunrath.
48. Schröder (1649, II, 87, 303).
49. Hartmann-Cardilucius (1677, 999).
50. Ettmüller (1696, I, 792).
51. Purmann (1692, 354-68).
52. Sauvageon (1644, 1-3).
53. Mohyus (TSA [1634], 167) : « Pulveris sympathetici energiam multoties expertus, inter alios qui eundem extollebant, OCTAVIUS GUASCO Legionis Germanicae Tribunus strenuus, plurimos a se hac arte sanatos asserebat. Redarguere virum tantum testes oculati, et ipsi fide dignissimi non sinebant : multa quoque, quae de eodem Pulvere inter milites passim jactabantur, nos impulerunt. »
54. Fleming (1726, 355-6) : « Wenn man gleich den Menschen nicht erreichen kan, sondern allein die Waffen hat, damit er blessirt ist, und nur die Waffen damit schmieret. »

panorama général se complique considérablement, grouillant de controverses théologiques aux implications politiques comme celle entre Goclenius le Jeune et le jésuite Johannes Roberti, de disputes philosophiques dissimulant une volonté de réforme du savoir, comme celle entre Libau et Croll, et de pamphlets polémiques dont nous allons faire état plus loin.

Si les controverses sur l'onguent armaire et la poudre de sympathie se déroulent le plus souvent aux marges des grands courants de pensée, il reste à éclaircir les conditions historiques qui ont fait que ces chercheurs des vertus et des correspondances occultes étaient parfois des acteurs importants pour la formation d'un esprit scientifique nouveau. L'œuvre alchimique et l'adhésion à l'hermétisme d'Isaac Newton (1642-1727) en est un exemple célèbre[55]. Contrairement à l'avis exprimé par Keith Thomas[56], nos recherches sur l'hopliatria montrent que l'approche mathématisante de la nature n'était que l'affaire de quelques individus et de communautés savantes restreintes encore dans la seconde moitié du XVIIe siècle[57]. La science de la nature s'émancipe beaucoup plus tard des charmes de la pensée hermétique. Les avancées techniques indubitables de la deuxième moitié du XVIIe siècle n'autorisent pas à croire en une révolution immédiate des mentalités. La conception organico-animiste du monde et les théories philosophiques sur la prééminence de l'homme au sein de la nature, de Pic de la Mirandole à Francis Bacon, s'accordent bien avec les recherches technologiques visant à dominer la nature par des machines[58]. Par ailleurs, la recherche scientifique et technologique peut aboutir à des résultats *utiles*, tout en baignant dans un paradigme scientifique *imprécis* tourné vers la transcendance. Autrement, il serait difficile de comprendre l'évolution intellectuelle de nombreux scientifiques de l'âge classique. Les cas de Paracelse pour la médecine, de Jean-Baptiste van Helmont (1579-1644) et Robert Boyle pour la chimie, de Thomas Willis (1621-1675) pour la physiologie du système nerveux et de Isaac Newton pour la physique, illustrent l'éclectisme et parfois le syncrétisme extraordinaire qui caractérise la

55. Cf. Dobbs (1975).
56. Thomas (1971, 226).
57. Cf. Webster (1984).
58. Cf. Rossi (1962).

science de l'époque que nous étudions ici. Éclectisme et syncrétisme font partie de la science « normale », dans le sens défini par Thomas Kuhn[59].

Tout au long du XVIIe siècle, une approche magico-naturaliste dans les recherches sur les phénomènes naturels est donc admise à tout niveau de culture, malgré les mises en garde constantes de clercs et savants par rapport aux dérapages vers la superstition et la sorcellerie. Même les esprits les plus brillants de la *Compagnie de Jésus* s'y intéressent vivement, dans le but de fédérer tous les champs du savoir sous la coupole de la foi chrétienne. Les pères Martin Del Rio (1551-1608), Nicola Cabeo (1596-1650), Juan Eusebio Nierenberg (1595-1658), Athanasius Kircher (1601-1680), Kaspar Schott (1608-1666), Francesco Terzi Lana (1631-1687), pour ne citer que les plus connus, étudient et synthétisent dans des sommes monumentales tous les domaines du savoir scientifique ancien et moderne. Ils ne négligeront pas l'hopliatria.

À cette époque, les étudiants des universités peuvent s'intéresser simultanément à la variété du monde naturel et à l'évocation d'esprits. Plusieurs jeunes déclaraient participer à des séances spiritistes et on connaît le nom de « magiciens » universitaires, notamment en Angleterre[60]. À Oxford, on discute publiquement de la force des filtres vénusiens en 1620, 1637, 1652 et 1669. D'autres disputes ont pour objet la puissance de la magie naturelle, l'existence de qualités occultes et la force des enchantements. Les étudiants en optique d'Oxford, en 1657, s'amusent encore à produire des illusions optiques qui étonnent le peuple. De plus, c'était dans l'opinion des illettrés du début du XVIIe siècle que des savants dignes de ce nom devaient être capables de formuler des horoscopes, de chasser les diables et d'exhiber des capacités divinatoires[61].

Dans la première moitié du siècle, l'accueil contrasté de l'hopliatria dans les milieux savants reflète la complexité des points de vue sur la magie. Nonobstant l'essor de la philosophie occulte et de la kabbale chrétienne à l'époque élisabéthaine[62], Robert Burton (1577-1640), dans la *Deuxième partition* de *l'Anatomie de la mélancolie* (1621), parle encore avec beaucoup de méfiance de ces traitements interdits à son époque. La médecine « recourant à des sorts, des formules kabbalistiques, des charmes, des symboles magiques, des images, des amulettes, des aiguillettes, des philtres, des incantations etc. » est sévèrement stigmatisée. Il souligne aussi

59. Kuhn (1970 [1962]).
60. Cf. Thomas (1971, 226).
61. Thomas (1971, 227).
62. Cf. Yates (1987 [1979]).

le caractère obscur et l'arrogance de la médecine chimique de Paracelse et de ses disciples. Il prend en considération les remèdes qui lui ont valu sa renommée de charlatan.

> Paracelse [...] se vante de pouvoir grâce à eux [les remèdes chimiques], faire vivre un homme jusqu'à l'âge de 160 ans ou jusqu'à la fin du monde, à l'aide de ses contrepoisons, de ses panacées, de ses momies, ses onguents sympathiques et autres traitements magico-magnétiques, lampes de vie et de mort, bains de Diane, baumes, électrum magico-physique, amulettes martiales, etc.[63] [...] En outre, il se vante d'être le *prince de la médecine* (Paracelse, *De tinctura philosophorum*, préface) et d'avoir effectué davantage de guérisons que tous les autres médecins d'Europe réunis, *une goutte de ses préparations est plus bénéfique qu'une drachme ou une once des leurs* (*Archidoxis magica*), toutes ces potions dégoûtantes, puantes [1096] et sales, leurs pilules hétéroclites (tel est le nom qu'il leur donne), remèdes de cheval, *à la vue desquels le cyclope Polyphème aurait frémi*. Et, bien que certains condamnent leur savoir-faire et leurs traitements magnétiques, lesquels tendent à la superstition magique, à la sorcellerie, aux charmes etc., cela ne les empêche pas de les admirer, de les soutenir et de les préférer de loin aux autres médecins.[64]

Si selon Robert Fludd (1623) la cure des blessures par onction de l'arme est une tentative hautement recommandable de soumettre les forces invisibles qui planent sans cesse dans le monde naturel, William Foster (1631), curé de Hedgerley dans le Buckinghamshire, lui répond que la pratique est diabolique et que son premier inventeur, Paracelse, est un nécromant redoutable qui brave les lois de la nature. Par ailleurs, Francis Bacon, dans sa *Sylva sylvarum* (1627), décrit minutieusement l'onction des armes comme exemple d'action efficace de l'imagination sur le corps de l'imaginant. Henry Glapthorne (1635/6) met en scène l'hopliatria en effleurant la plupart des enjeux théoriques auxquels le *weapon-salve* est mêlé. Le médecin de Cambridge Markus Bellwood (1636) en préconise l'usage, tandis que James Primerose (1651) l'inscrit sur la liste des erreurs populaires en en laissant pressentir la dérive inéluctable vers l'oubli.

Pourtant, un curieux destin attend notre cure magnétique des blessures. La vague de traductions anglaises des principaux ouvrages de magie naturelle, pendant la Guerre Civile (1642 - 1649) et le Commonwealth (1649-1660, et la conséquente « démocratisation » de la tradition magique font connaître à l'*hoplochrisma* une nouvelle jeunesse. En 1650, la publication de la traduction anglaise, par Walther Charleton, du célèbre traité de Van Helmont

63. Cf. Burgravius (1600 ; 1610 ; 1629).
64. Burton (1621, II, IV, 1, 4, 1095-6), trad. fr. B. Hoepffner et C. Goffaux.

sur la cure à distance des blessures (1621) ouvre triomphalement cette Renaissance de la médecine magique. Les secrets de la magie naturelle, céleste et cérémonielle d'Agrippa, autrefois inaccessibles au public non cultivé, sont disponibles en anglais dès 1651. Et voilà que, dans les années de plus grande incertitude politique de l'histoire anglaise, les traités de médecine magnétique fleurissent comme jamais auparavant. Dans la même année, Nathaniel Highmore donne une justification de l'efficacité « unquestionable » de la cure magnétique des blessures en faisant appel à la philosophie des atomes[65]. Puis Walter Charleton démentit l'efficace thérapeutique de l'onguent armaire[66]. Christopher Irvine (1656) fait figurer, pour la première fois dans l'histoire moderne, l'expression *Medicina Magnetica* dans le frontispice de son ouvrage et Samuel Bulton (1656) relate une multitude de remèdes magnétiques pour soigner toute sorte de maux du corps et de l'esprit. À la lecture de ces deux derniers ouvrages on retrouve plusieurs exemples tirés d'un manuel de médecine magnétique très répandu en Allemagne, la *Medicina diastatica* (1629) d'Andrea Tentzel, traduit en anglais par Ferdinand Parkhurst en 1653. Toujours en 1656, on publie la première traduction anglaise de l'ensemble des textes paracelsiens que Gerard Dorn avait réuni en 1570 sous le titre de « De medicina coelestis ». L'obscur Robert Turner en est le traducteur et on y trouve la description de *An admirable Oyntment for Wounds* et du *Weapon-oyntment*[67].

Le discours de Kenelm Digby (1603-1665) sur la poudre de sympathie (1658) paraît donc à l'apogée de cette nouvelle vague de retour des savants au monde magique, dans le cadre d'une nouvelle conciliation théorique des principes de la *philosophia perennis* avec les dogmes des églises réformées. On ne s'étonne pas de constater que Digby est aussi l'auteur d'un traité sur l'immortalité de l'âme amplement discuté par les savants de la *République des lettres*[68], et que Henry More (1659, 449-55) inclut aussi un long chapitre sur les cures magnétiques dans son *The Immortality of the Soul*[69]. L'auteur traite essentiellement de la cure à distance des blessures. Enfin, en Angleterre et dans la plupart des pays de l'Europe occidentale, *The art of curing sympathetically, or magnetically* (1700) de Henning Michael Her-

65. Highmore (1651, 113-141).
66. Charleton (1654, 380-1).
67. Turner (1656, 117 et 118). C'est un recueil factice des traités intitulés « Of the supreme mysteries of nature. Of the spirits of the planets. Of occult philosophy. The magical, sympathetical and antipathetical cure of wounds and diseases. The mysteries of twelve signs of the Zodiack ».
68. Digby (1669).
69. More (1659, 449-55).

wig amorce la migration temporaire des discours « scientifiques » sur l'hopliatria de l'officialité des universités, des académies et des cercles de savants vers le folklore et la médecine empirique des campagnes. Le passage au XVIIIe siècle marque le rétrécissement provisoire du champ métaphorique des discours élaborés sur les pratiques magnétiques. Défiant toute philosophie de l'incrédulité associée à une culture en voie de laïcisation, les cures magnétiques ne cessent pas d'être pratiquées avec beaucoup de succès par des guérisseurs voués au culte du secret. Des œuvres littéraires et philosophiques modernes, le plus souvent en langue allemande, leur confèreront plus tard dignité et crédibilité nouvelles[70].

Dans les pays germaniques, et notamment dans les Universités protestantes de Wittemberg, Marburg et Rostock, les sciences de la nature restent longtemps sous l'égide d'une *physica* très proche de la magie naturelle de Ficin[71]. On pourrait rappeler à titre indicatif que Giordano Bruno, dans une allocution faite à l'Université de Wittemberg en 1588, affirmait que « le temple de la sagesse ne se trouvait plus chez les Égyptiens, les Chaldéens, les Perses ou les Italiques, mais c'est chez eux, qu'on tenait pour des barbares, pour des paysans mal dégrossis, à savoir chez les Allemands », qu'il s'était déplacé[72].

C'est en Allemagne, ajoute-t-il, qu'on peut trouver des hommes de la trempe d'Albert le Grand, de Nicolas de Cuse, de Copernic et surtout de Paracelse, le « Luther de la médecine ». Toutefois, le « Ficin » des allemands, Paracelse, n'est pas un humaniste. C'est un médecin qui veut réformer la médecine par la même profonde inspiration qui anime l'entreprise de Martin Luther. D'où son « mysticisme de la nature » aspirant à concilier ses intuitions sur le *kosmos* avec les Écritures. Son influence se fait sentir chez tous les médecins et savants naturalistes insatisfaits du savoir scolastique, malgré les critiques féroces de Thomas Liebler, dit Erastus (1523-1583) et ses accusations de charlatanerie et de *démonomagie*[73]. Un indice de la diffusion de ses idées dans le domaine médical est fourni, par exemple, par le remplacement progressif, au XVIIe siècle, du mot « homme »

70. Cf. Schott (1998), Van Heurck (1915).
71. Cf. Neveux (1967) au sujet de l'atmosphère spirituelle régnant dans les Universités allemandes du XVIIe siècle.
72. Telle (1995, 35).
73. Cf. Pagel (1989 [1958], 240-269) et Müller-Jahncke (1995). Il est connu principalement pour ses idées radicales en faveur de la séparation de l'Église et l'État : idée contraire au caractère fusionnel de la tradition occultiste.

par celui de « microcosme »[74]. Héritier d'une longue tradition philosophique et théologique[75], « microcosme » est un terme récurrent dans l'œuvre de Paracelse. Il désigne le corps humain en tant qu'ensemble indivisible de matière et d'esprit en correspondance analogique avec le reste de l'univers. Enfin, il suffirait de parcourir les articles du *Zedler Lexicon* (1747) sur la médecine magnétique[76] pour avoir un court aperçu de l'intérêt très particulier que l'Allemagne a porté à l'onguent armaire. Andrea Libau nous signale que celui-ci était très répandu en Souabe, où, de surcroît, les paysans, à défaut d'hoplochrisma, s'empressaient d'enduire de graisse l'arme ayant frappé[77].

En France, l'hopliatria devient objet de disputes littéraires et philosophiques comme celle entre Charles Sorel et Jacques Gaffarel et on spécule sur son utilité et sur son mode d'action.

On s'y intéresse par curiosité plutôt que par envie de la prouver ou de la démentir expérimentalement. L'avis de Marin Mersenne et de René Descartes, les seuls philosophes qui s'intéressent à l'hopliatria, probablement à cause de l'amitié qui liait le premier à Van Helmont et Digby et le second à Digby, est résumé dans la réponse de Descartes à Mersenne du 9 février 1639 au sujet de l'efficacité de l'onguent armaire.

> Je n'ajoute aucune foi aux onguents sympathiques de Crollius ni des autres, mais je crois que la plus part des plaies se peuvent guérir dans un corps qui est d'ailleurs bien disposé, en les tenant seulement nettes et les couvrant d'un linge blanc.[78]

Parmi les hommes du métier, seuls des chirurgiens, comme Paul Barbette et Guillaume Sauvageon, connaissent et préconisent l'onguent armaire et la poudre de sympathie, sans doute en raison de leurs expériences en tant que médecins de l'armée, où les soldats appréciaient ce remède.

Les universités restent assez étanches à la nouvelle vague de remèdes spagiriques, car, comme le souligne Bernard Joly, « ce sont bien les facultés de médecine françaises dans leur ensemble qui sentirent leur autorité et leur utilité mises en cause par la propagation des idées paracelsiennes et par la diffusion de recettes pharmacologiques : elles ne pouvaient accepter sans

74. Au XVIIe siècle, le nombre d'ouvrages médicaux affichant le mot *microcosmus* ou ses dérivés dans le frontispice est tout à fait considérable.
75. Cf. Conger (1922), Allers (1944, 139-260), North (1995, 41-58).
76. Cf. les entrées « Waffensalbe », « Sympathetische Balsam », « Sympathetische Salbe », « Mumie » et « Moos ».
77. Libavius (1594, 44) : « Vulgus cultrum quo vulnus est factum, in panis micam, in terram, in lardum, vel alius pingue immergit, et persuasum habet, modo non exponatur aeri, sine suppuratione et dolore curatum iri vulnus ».
78. Lettre à Mersenne du 9 février 1639, dans Descartes, *Œuvres* (AT, II, 498).

réagir la diffusion de connaissances médicales qui ne s'enracinaient pas dans la lecture et le commentaire des auteurs au programme des universités, et qui semblaient favoriser une pratique médicale libérée de la contrainte de longues études préalables »[79].

79. Joly (1997, 303).

Révolutions culturelles et métamorphoses pharmaceutiques. De l'onguent armaire à la poudre de sympathie

L'homme est un si admirable edifice que iusques à ses débris ont leur usage.[1]

Notre recherche commence en Allemagne où, après la mort de ceux qu'on considérait comme des grands mages, à savoir l'abbé Trithème, Agrippa et Paracelse, savants et pieux en quelque sorte, on assiste à l'épanouissement d'une ample littérature d'anthologies apocryphes, comme l'*Archidoxis magica*, dans laquelle on peut lire la première version de la *Waffensalbe*. D'un autre côté, ces mêmes mages sont diabolisés jusqu'à devenir des personnages légendaires, liés au diable par un pacte de sang. Ce phénomène a été mis en relation par Müller-Jahncke (1995, 26) avec l'influence du *pandiabolisme* de Luther et avec l'orthodoxie protestante, qui sont à l'origine d'une riche littérature démonologique[2] visant à stigmatiser les auteurs accusés de magie démoniaque. Aussi la Contreréforme partageait-elle le même refus et contribuait à l'enracinement, en Allemagne, d'une interprétation démonologique de toute l'œuvre de Paracelse. Même les traités d'intérêt médical comme la *Philosophia sagax*, *Die Bergsucht* et *Die grosse Wundarznei* étaient interprétés comme le fruit d'un esprit inspiré par le malin. Entre 1589 et 1591, l'éditeur bâlois Johann Huser publie l'œuvre médicale complète de Paracelse. Les textes théologiques, éthiques et politiques seront publiés bien plus tard.

1. Renaudot (1666, I, XXX, 562).
2. C'est à Marburg, ville siège d'une Université protestante, en 1559, qu'on publie les premiers recueils apocryphes de type démonologique. Cette même ville sera le théâtre de l'allocution de Goclenius le Jeune sur la cure magnétique des blessures.

Au début du XVIIe siècle, quelques savants rosicruciens (Fludd, Goclenius, Eglinus) interprètent l'œuvre de Paracelse de façon partielle, à partir des *lexiques* de Dorn et de Ruland et des traductions latines de Dorn, le *De medicina coelestis* en particulier. Des citations de la *Philosophia occulta*, du *De causis*, ou de l'*Archidoxis magica*, isolées de leur contexte d'origine, accentuent les aspects ésotériques de la médecine paracelsienne. En revanche, d'autres médecins, suivant l'exemple d'Andrea Libavius, épurent les écrits paracelsiens de tout élément mystique. Résultat : confusion entre la théorie de Paracelse et celle de Galien, acceptation des seuls remèdes chimiques. Entre-temps, presque tous les médecins allemands adhèrent à la médecine spagirique[3]. Les écoles de visionnaires continuent à faire des adeptes[4].

En 1616, Daniel Sennert avait souligné la particularité de la science médicale paracelsienne. Il soutenait que l'usage de nouveaux remèdes ne doit pas impliquer l'abandon de la pharmacologie galénique. S'il est vrai que les ouvrages de Paracelse témoignent à plusieurs reprises d'une aversion pugnace pour la pharmacopée, la thérapeutique et les doctrines galéniques, il semble difficile de comprendre pourquoi de nombreux médecins ont tenté de concilier Hohenheim et Galien en matière de pharmacologie. Les études de Bernard Joly (1992 ; 1997) répondent brillamment à cette question. Si dans un premier temps la médecine paracelsienne est saluée, par certains galénistes et paracelsistes, comme un perfectionnement du galénisme qui aurait permis un élargissement des horizons doctrinaires et pharmacologiques, beaucoup de choses vont changer après la parution, en 1589, des œuvres de Paracelse en allemand. Au fur et à mesure que les imprimeries allemandes éditaient des lexiques, des synthèses rigoureuses et des traductions latines de la pensée de Hohenheim, l'espoir d'une transformation harmonieuse de la médecine ancienne se rétrécissait comme peau de chagrin. Les adversaires du paracelsisme se rendirent compte du caractère subversif de la philosophie chimique avant les médecins qui la pratiquaient partiellement[5].

Abandonner Galien alors que la chimie n'était encore que balbutiante, c'était se lancer dans une entreprise aussi dangereusement novatrice que celles des héliocentristes, des circulateurs ou des vacuistes qui allaient

3. Hornung (1611, 371) : « Les espagnols suivaient les arabes et les grecs comme les allemands Paracelse. »
4. Hornung (1611, 191 ; 200 ; 285).
5. Cf. Giglioni (1998, 51-76)

inutilement défrayer la chronique selon les uns, fonder la science moderne selon d'autres[6].

1. Quelle recette pour l'hoplochrisma ?

Il existe plusieurs manières de préparer l'onguent armaire. La version la plus ancienne de la recette et de son mode d'emploi se trouve dans la traduction latine des quatre premiers livres de l'*Archidoxis magica*, ouvrage faussement attribué à Paracelse (1493-1541). La version latine a été réalisée par Gerhard Dorn[7] et parut à Bâle en 1570 sous le titre de *De medicina coelestis*[8]. Aujourd'hui, nous savons avec certitude que l'*Archidoxis* est une œuvre apocryphe, mais sa conformité à la doctrine et à la pharmacopée de Paracelse a fait la fortune de ce livre et, par conséquent, de l'onguent armaire. L'auteur de l'*Archidoxis* distingue un onguent *vulnéraire* (*Ein Wundt Salb*) de l'onguent *armaire* (*Waffensalb*). La postérité aura tendance à assimiler les deux recettes en une seule. Dès les premières lignes, le caractère magnétique de cette thérapeutique est mis en évidence par le recours à la notion de sympathie.

> Onguent vulnéraire. La sympathie, ou compassion, joue un rôle important dans les choses humaines. Par exemple, prends deux onces de musc trouvé dans un crâne humain abandonné depuis quelque temps sous le ciel et ajoute à ceci une demi-once de mumia, deux onces de graisse humaine, une demi-once de sang humain, deux drachmes[9] d'huile de lin, une once d'huile de rose et une once de bol arménien.[10]

6. Cf. Joly (1997, 321).
7. Cf. Hirsch (1962, V, 351), Pardington (1961, II, 159-60), Thorndike (1923-58, V, 630-5), Multhauf (1966, 241-3 ; 288-9).
8. En 1571, paraît à Bâle la première édition de ce texte en allemand qui a été réimprimé à l'Appendice du volume X des *Oeuvres complètes* de Paracelse par Johannis Huser entre 1589 et 1591. Dans la préface au lecteur, Huser déclare n'avoir jamais vu les manuscrits autographes des livres qu'il publie. Bien que beaucoup doutent de l'authenticité de ces livres, Huser affirme néanmoins qu'ils ne sont pas dissemblables à la pensée de Paracelse. Comme beaucoup les tiennent pour authentiques, il se résigne à les publier jusqu'à ce qu'on soit éclairé sur leur véritable auteur. Nous rappelons, d'après Amadou (1953), qu'un manuscrit complet existe à Nürnberg (Musée Germanique, Codex 9829) qui a été écrit autour de 1570.
9. La *drachme*, l'une des unités de mesure de la pharmacopée ancienne, correspond à la huitième partie d'une once, à savoir 3,75 grammes.
10. Pseudo-Paracelse, *Archidoxis magica*, dans Huser (éd.), X, App., 81 ou Sudhoff (éd.), XIV, spuria, 448 : «*Ein wunt salb.* Die sympathia oder mitleidenheit bringt vil in den menschlichen dingen. als so du mies nimbst auf einem totenschedel, welcher am wetter gelegen ist, wechst, und darzu also. *Rec. des gemies unc. 2, mumiae*

Les ingrédients cités dans cette première partie de la recette forment le socle dur de la pharmacologie hopliatrique. Avec peu de modifications, sept ingrédients constitueront la base de l'onguent qui agit à distance. Le musc (lat. *usnea*, fr. *usnée*) trouvé dans un crâne humain, la *mumia*, la graisse humaine et le sang humain sont les composants qu'aujourd'hui on qualifierait d'actifs, tandis que l'huile de lin, de rose et le bol arménien sont les excipients, c'est-à-dire les éléments huileux aptes à préserver les principes actifs et à les réduire en un onguent maniable et agréablement odorant. Le commun dénominateur des composants actifs de l'onguent vulnéraire est le corps humain. Cela s'accorde avec un aspect relativement mineur de la médecine de Paracelse et présente une réelle continuité avec certaines prescriptions de la pharmacopée ancienne et médiévale. Cette composition n'était pas de nature à étonner les esprits des savants des XVIe et XVIIe siècles. Voilà pourquoi les détracteurs de l'hopliatria ne s'acharnent pas à

unc :semis, menschen schmalz unc. 2, blut von einem menschen unc. semis. leinöl drach. 2, rosenöl unc. 1, boli armeni. unc. 1. Dis alles tu in ein mörsel, stoss es so lang bis es ein rein subtil, alles pur lautere salbe wird, die mach in ein büchslein. und so dir ein wunde fürkompt, so mach allein in der wunde ein holz blutig, steck danach das blütig hölzlein in die salb, wan das blut zuvor daran trucken worden ist : und verbindt dem verwunten solche wunde alle tag am morgen mit einer neuen binden, die in seinem eignen harn genezt sei, so heilt die wunden, wie gross sie ist, on alle andere pflaster und wêtagen. und magst also einen heilen, der zehen oder zwenzig meil wegs von dir ist, wan du allein seines bluts hast. dis ist auch zu andern scheden als zanwê und in summa was es für scheden sein ,thut alles das blutig hölzlein in die salben gestossen und darin bleiben lassen. item so dir ein pferdt vernaglet wird, so mach das hölzlein blutig, stoss in die büchsen mit der salb, es schat im nichts. dis sind alles wunder und gaben gottes ». Gerard Dorn (1570, 127-129) : « Caput VII – *Unguentum ad vulnera mirabile.* Sympathia vel compassio plurimum potest in humanis rebus operari, prout si capias usneam super caput, vel os mortuum expositum aeri concretam, videlicet, Eius 3.ij. / Axungiae humanae 3.ij. / Mumiae 3.ij. / Sanguinis humani ana 3. b. / Olei lini 2.ij. / Olei rosarum / Boli armeni ana 3. I. Omnia simul in mortario terantur tam diu, donec subtilissimum inde fiat unguentum, quod in capsulam reponas, ut quum vulnus aliquod oblatum fuerit, lignum in sanguine vulneris intingas, ut sanguinolentum fiat, quod exiccatum unguento suprascripto prorsus intrudatur, et in eo relinquatur. Postmodum vulnus manet singulis diebus recenti lintea fascia, lotio proprio patientis madefacta ligetur, et sanabitur, quantumcumque magnum fuerit absque aliquo alio emplastro, sineque dolore. Poteris ad hunc modum curare distantem a te miliaribus decem aut viginti, quum sanguinem eius habueris. Prodest etiam ad alios dolores uti dentium, et quorumvis damnorum, sanguinolentum lignum hoc in unguentum trusum, et in eo relictum. Item si clavo pes equi per ferrarium fabrum laesus fuerit, ligno sanguine tincto, et in capsulam truso vel in unguentum, ibidemque relicto, curabitur. Haec sunt admiranda Dei dona hominum in usum et sanitem concessa. »

critiquer le caractère dégoûtant des ingrédients de l'onguent. Concevoir le corps humain comme un microcosme, comme un abrégé *réel* de l'univers, faisait de la substance corporelle humaine le plus puissant des remèdes. En effet, si certaines parties de l'univers entretiennent une relation « spirituelle » avec les parties du corps humain qui leur ressemblent, il s'ensuit que le sang, en tant que fluide baignant le corps tout entier, renferme la quintessence des qualités actives des parties de l'univers. C'est dans le sang que l'influence céleste se fixe et se concentre. La *mumia*, l'usnée et la graisse sont à considérer comme des dérivés du sang recelant ses qualités médicales à l'état pur. Elles sont un concentré actif des pouvoirs du sang au même titre que les excréments corporels. C'est la raison pour laquelle certains interprètes de l'hopliatria arriveront à l'assimiler à la médecine excrémentielle.

Conformément à la conception paracelsienne de l'influence des astres sur la terre, l'auteur de l'*Archidoxis* ne donne aucune indication astrologique sur le temps le plus propice pour la préparation de l'onguent ou sur la constellation sous laquelle il faut ramasser l'usnée et la *mumia*. D'autres le feront.

> Broie tout cela dans un mortier jusqu'à obtenir la consistance d'un onguent pur et fin, et tu l'enfermeras dans une boîte de bois. Si on te présente une blessure, enduis du sang de la plaie un morceau de bois, plante ce bois sanglant dans l'onguent, après que le sang aura séché d'abord sur le bois. Tous les matins, entoure la blessure d'une bandelette nouvelle, auparavant trempée dans l'urine du blessé.

Jusqu'ici notre onguent n'a rien d'armaire, puisqu'il est conseillé d'utiliser un morceau de bois, et non pas une arme, dans l'accomplissement de la cure. L'auteur recommande de garder bien fermée la boîte de *Wundt Salb* pour que les vertus de l'onguent ne s'échappent pas. Une précaution hygiénique s'avère très importante : l'application quotidienne d'un linge propre trempé dans l'urine du blessé. Cela constitue la seule intervention thérapeutique dont l'efficace mécanique et physique est *objective*. L'hopliatria n'est donc pas une cure opérant entièrement à distance, car cette indication sera constamment évoquée. Seule variante : le rinçage de la plaie à l'urine, avant de panser la blessure avec un linge. En revanche, l'efficacité *subjective* de la cure, tout en étant aussi réelle que l'efficacité objective, est bien plus aléatoire. Elle est strictement liée au degré de croyance du praticien et du blessé dans le rituel thérapeutique ici décrit. Les aspects subjectifs de l'hopliatria sont à mettre en relation avec pouvoirs de l'imagination, que nous approfondirons plus loin.

Un des arguments de propagande de l'onguent sera pendant longtemps l'absence de souffrance (*sine dolore*) chez le blessé, alors que les méthodes traditionnellement utilisées par les chirurgiens et les médecins de guerre étaient très douloureuses et provoquaient souvent des infections.

> Quelque grande que soit la dite blessure, elle sera guérie sans emplâtre, sans aucune douleur. De cette manière, tu pourras guérir des gens à dix ou vingt lieues de toi, à condition que tu puisses te procurer une certaine quantité du sang du malade. L'on peut appliquer ce remède à d'autres maladies, telles que les maux de dents. N'importe quelle douleur sera guérie, si tu plantes et laisses le bois sanglant dans cette pommade. Pareillement, si on te présente un cheval blessé par un clou, trempe le petit bois dans son sang, met-le dans la boîte remplie d'onguent et il ne souffrira plus. Tout cela est un miracle et don de Dieu.

Les occurrences du mot « douleur » et l'allusion au mal de dents font de l'onguent vulnéraire un remède contre la douleur lancinante suscitée par certaines maladies qui, quant à elles, guérissent par la *vis medicatrix naturae*. Il ne s'agit donc pas d'un médicament qui soigne directement le mal mais d'un simple analgésique agissant par des voies occultes, qu'il serait impie de vouloir porter au jour de la raison. Notons, en passant, que son action analgésique s'exerce aussi chez les animaux, ce qui atteste que les facultés rationnelles propres aux humains n'ont pas de place dans cette cure. Comme le signale Roselyne Rey dans son *Histoire de la douleur* (1993, 56), des emplâtres à base d'huile et de graisse, mélangés à de la mie de pain et à des œufs, faisaient partie des remèdes populaires contre la douleur en raison de la chaleur qu'ils dégageaient sur la partie affectée. De ces médicaments populaires, l'onguent armaire garde l'idée de la *graisse analgésique* en renversant cependant le principe de causalité.

Aucune allusion à la douleur et à la sympathie n'avait été faite lors de la première publication, dans le *De venenis* (1553) de Girolamo Cardano (1501-1576), de la recette d'un onguent agissant à distance sur les blessures à l'arme blanche[11]. En effet, Cardano avait rendu publique l'existence de

11. Cardano (1553, II, 4, 73) : « *Signa vulnerum venenatorum* – Vulgatum fama est, telo exposito aeri sub divo, aut ense, quo quis percussus est, vulneratum torqueri graviter, tamquam non satis sit, potuisse laedi nobis videntibus, aut saltem praesentibus. Et contra esse unguentum, quo si telo aut ensis, cum quibus vulnus illatum est, illinatur, non secus levari aegrum, quam si ipsi vulneri salutare imponatur medicamentum, et ut fidem faciant, rei descriptionem etiam addunt : constat autem thure, croco, myrrha, bdellio, moscho, humana pinguedine, aut saltem osse, sarcocola, aloe, centaurio, seu eius succo, lachrima abietis seu laricis, gummi elemi, styrace, paeoniae radice, panacis, pice liquida, iride Illyrica, verbena, betonica, croco, brassica rubra, ocymo, ulmi soliis, lachrima sycomori, sorde

ce remède vulnéraire déjà très populaire (*vulgatum fama est...*) une vingtaine d'années auparavant mais, faute d'un contexte culturel, religieux et médical propice à des pratiques médicales hétérodoxes, une plus grande notoriété de l'hopliatria n'était pas possible en Italie. Cardano n'évoque pas le même onguent vulnéraire que l'*Archidoxis magica*. Les prescriptions concernant son usage sont assez sommaires mais il s'agit ici d'un véritable onguent armaire, devant être appliqué sur l'arme plutôt que sur un bout de bois. Il est préparé en mélangeant une trentaine de *simples* différents issus de la pharmacopée vulnéraire du Moyen Âge. Aloès, myrrhe, graisse humaine, choux rouge, musc, verveine et miel, qui rentrent dans sa composition, étaient connus depuis quelques siècles pour leurs effets bénéfiques sur la peau. Si l'idée de la transmission de qualités médicamenteuses de l'arme ointe à la blessure demeure fondamentale, cette composition s'écarte sensiblement de la « sobriété » qui caractérisait la recette figurant à la suite de celle de l'onguent vulnéraire présenté ci-dessus. Mais revenons aux pages de l'*Archidoxis*.

> *Onguent armaire.* Tu peux faire aussi un onguent que tu passeras sur l'arme qui a frappé afin de soigner la blessure sans aucune douleur. Celui-ci est comme l'autre mais pour le préparer il faut ajouter trois onces de miel et deux onces de graisse de bœuf. Mais comme on ne peut disposer tout le temps de l'arme, il est préférable de procéder avec le bois.[12]

L'indication donnée dans la dernière phrase justifie l'amalgame très fréquent d'onguent *vulnéraire* et onguent *armaire*. Le terme *armaire* est certainement beaucoup plus connoté. Au XVIe siècle existait déjà pléthore d'onguents vulnéraires agissant par contact, comme ceux que Cesare Magati répertorie dans son *De rara curatione vulnerum* (1616). On peut supposer que l'adjonction du miel et de la graisse de bœuf, dans cette deuxième recette, servait à assurer une meilleure adhérence des substances médicinales sur le métal.

Une étape cruciale dans l'histoire de l'onguent armaire est marquée par la présentation que le savant napolitain Giambattista Porta (1535-1615) en a faite dans la *Magia Naturalis* (1589), partout présent dans les bibliothèques

balnei, vino, melle, sale : nec telum aut ense detersisse oportet. Sunt qui dicant, quatuordecim tantum constare medicamentis. Itaque haec ad signa, potius quam curationem pertinent, cum etiam absentem afficere liceat. »

12. Pseudo-Paracelse, *Archidoxis magica*, *ibid.* : « *Waffensalb.* Also magstu ein Salb machen / wann du dass Waffen / damit einer beschediget / mit der Salben bestreichest / so heilet die Wunden ohn allen Schmerzen. Dise ist wie die oben / allein das du darzu nemest 3j. Honigs / und 2j. Ochsen Fett. Dieweil man aber die Waffen nicht allzeit haben mag / ist die mit dem Holz desto besser. »

européennes de la fin du XVIe et du XVIIe siècle. En y rapportant la légende selon laquelle Paracelse aurait soigné par l'hopliatria l'Empereur Maximilien Ier, Porta devient le principal responsable de l'association de l'onguent armaire au nom de Hohenheim[13]. Quant à la description de la recette, il reste très fidèle à l'*Archidoxis magica*.

2. Le discours rationnel d'Andrea Libavius

Les deux termes d'origine grecque que nous avons utilisés jusqu'ici pour parler de l'onguent armaire, *hopliatria* et *hoplochrisma*, sont utilisés pour la première fois de manière systématique dans le *Tractatus duo physici* (1594) d'Andreas Libau (1550-1616). Si « hopliatria » met l'accent sur la notion de cure (*iatreia*), le mot *hoplochrisma*, qu'on a déjà repéré chez Porta, renvoie à la matière que l'on enduit sur l'arme : un onguent. *Hoplochrisma* signifie donc « onguent de l'arme », *chrisma* étant la forme substantive de *chríô* (« j'oins »).

Andreas Libau, ou Libavius dans sa forme latinisée, est l'un des plus célèbres chimistes allemands de la fin du seizième siècle. Il naît à Halle (1560 env.) où il reçoit sa première formation. Il intègre l'Université de Wittemberg en 1576, celle de Jena en 1577, où il est proclamé docteur en philosophie (Ph.D.) en 1581, puis celle de Bâle, où il est fait docteur en médecine (M.D.) en 1588. Il enseigne l'histoire et la poésie à Jena (1588-1591), dirige le *gymnasium* de Rotenbourg (1591-1607) et y exerce la médecine avant de s'installer à Cobourg en qualité de recteur du *Gymnasium Casimirianum Academicum* (1607-1616). Il entretient une relation épistolaire avec le Landgrave Moritz von Hessen, mécène passionné des savants versés dans les sciences occultes, auquel il dédie ses *Commentationum metallicorum libri* dans l'espoir

13. Della Porta (1589, VIII, 13). Nous citons d'après la traduction italienne de Giovanni de Rosa, Napoli, Carlino e Vitale, 1611, 378 : « *Delle stupende medicine. Di alcuni secreti alle ferite. Unguento delle armi.* Chiamato da Greci opochrisma, il qual fu dato da Paracelso a Massimiliano Imperadore, e da lui venutane l'esperienza, e avuto da lui molto honore mentre visse, e dopo la sua morte datomi da un gentiluomo della sua corte, se avete la spada col la quale è stata fatta la ferita, overo un legno bagnato del sangue della ferita, si sanarà l'infermo, anchor che di lontano si trovi. Piglia usnea, over quel mosco, che si trova sovra una calvatia di huomo morto, che sia stata all'aria, due once, altro tanto di grasso di huomo, muncia e sangue umano meza oncia olio di lino, di trementina, e bolo armeno una oncia, tutte queste cose pesterai in un mortaio, e si pongano in un barattolo stretto, e lungo, poni il ferro dentro l'unguento, e così si lasci, e l'infermo la mattina si bagni la sua ferita con la sua urina, e senza porvi altro. Si leghi, cesserà il dolore subito, e sanarà da se stessa. »

d'obtenir une place honorable à la cour. Il est aussi l'un des prétendants à la fameuse première chaire européenne de chimie à l'Université de Marburg qui, à la suite de bien des polémiques, fut attribuée à Johannes Hartmann en 1609 par Moritz von Hessen lui-même. Luthérien orthodoxe, Libau est l'ennemi juré des savants catholiques et calvinistes. En tant qu'alchimiste, il s'affranchit du langage volontairement obscur de ses prédécesseurs et publie un gros manuel intitulé *Alchemia* (1597), clair et détaillé. Dans cet ouvrage, il applique l'alchimie à l'industrie et aux arts. Il meurt à Cobourg en 1616[14].

Le *Tractatus duo physici* est le premier livre de l'histoire médicale entièrement consacré à l'analyse philosophique de l'*hopliatria*. L'attitude de l'auteur est éminemment critique et sa conclusion sans appel : imposture du diable, du praticien ou du patient, qui se trompe par lui-même sur la cause réelle de la guérison éventuelle. Se proclamant adversaire des *pravae phantasiae Paracelsicorum*[15] qui couvrent de honte la science médicale, il tente de saper les fondements du pseudo-système paracelsien à coups de thèses rigoureusement articulées, de syllogismes inattaquables et d'*exempla* imprégnés d'une ironie sournoise. Par ailleurs, c'est dans ses propos sarcastiques sur la composition de l'onguent, dont il dénonce le caractère aléatoire, qu'il rapporte une recette d'hoplochrisma qui n'avait pas vu le jour jusqu'alors. Ironie du sort, cette nouvelle mixture, tirée sans doute d'une tradition orale différente de celle de l'*Archidoxis*, introduit quatre ingrédients (la graisse d'ours, la poudre de vers de terre, de santal et d'hématite) qui seront repris par les magnétistes des générations suivantes.

> Un autre hoplochrisma : prends de la graisse de ce porc castré qu'on appelle verrat[16] et de la vielle graisse d'ours, car la plus vieille est la meilleure. Laisse-les fondre sur des braises et verse-les dans de l'eau froide. Une fois que le sel sera coulé au fond, récupère la graisse qui flotte. Prends ensuite un sextarium de vers de terre : pose-les dans une casserole, après avoir ajouté du sable ou du musc, pour les nettoyer. Retire-les et mets-les dans une autre casserole propre ; couvrir, agiter bien et mettre au four. Sinon, coupe-en les extrémités, presse-les et sèche-les comme avant. Ou, comme pour le pain, mets les vers dans le four en veillant à ce qu'il ne brûle pas. [...] ajoute de la poudre très fine de santal odorant, une demi-once de poudre d'hématite, deux drachmes de crâne humain (ce dernier n'est pas

14. Sur la place de l'œuvre de Libavius dans l'histoire de la chimie cf. Hannaway (1975 et 1986).
15. Libavius (1594, 4).
16. Dans le français d'aujourd'hui, le verrat est un porc mâle utilisé comme reproducteur.

indispensable). Mélange bien tout cela avec la graisse. L'onguent est prêt et il faut le garder dans un vase propre[17].

Ce mélange hopliatrique que Libavius fait connaître pour la première fois au public cultivé, si on fait confiance à ce qu'il écrit, atteste l'existence d'une autre tradition pharmacologique, parallèle à celle ressortissant à l'*Archidoxis magica*, qui préconise un onguent armaire sans mumia, ni usnea, ni sang, ni graisse humaine. Il s'agit de la tradition orale des empiriques, qui change de pays en pays, de région en région, d'individu en individu et qui ne garde que la forme logique tripartite de la cure par hoplochrisma : (1) une ou plusieurs substances *actives*, cicatrisantes ou tonifiantes, parmi celles que d'autres appliquent directement sur la blessure, (2) des substances parfumées et (3) des substances huileuses. Ce sont des substances *persuasives*. Les premières font croire au praticien qu'il y a dans l'onguent un agent bénéfique, par la force de la tradition médicale. Grâce à l'intensité des sensations olfactives, les secondes le persuadent du fait que le principe actif se répand dans l'air comme un parfum. Enfin, la présence de matières visqueuses incite à penser symboliquement que le principe actif s'attachera à la plaie comme l'onguent se fixe sur l'épée ou sur le morceau de bois. Mais le praticien a-t-il besoin de réfléchir de manière aussi analytique ? Ou peut-il avoir accès à cette dimension symbolique de la cure par une sorte d'intuition ? Nous allons essayer de répondre à ces questions dans la dernière partie de notre travail.

17. Libavius (1594, 44-5) : « *Aliud hoplochrisma :* recipe adipem porci castrati, quem vocant verrem, et veterem ursi adipem (nam quo vetustior, hoc melior) liquescant super prunis, funde in aquam frigidam, et sale ad fundum delapso, adeps innatabit, quem collige. Accipe postea sextarium lumbricorum, terrae : pone eos in olla, addita arena vel musco, ut repurgerentur. Exime, et in alia olla pura colloca : operculum insterne, et agita bene : immitte in clibanum ; vel ita praecisis extremis, exprime phlegma, exsicca eos, ut ante. Exemplo pane vel clibano vermes impone, cavens ne exurantur. Tostos tere : pulveris horum cape, quantum medio ovi putamine continetur, adde sandali beneolensis tenuissimum pollinem ; cum semuncia haematite lapidis pulverati ; drachmisque duabus cranei humani, quod tamen si haberi nequit, non multum refert. Omnia bene cum adipe commisce : et unguentum confectum est, seponendum servandumque vase mundo. »

3. Les étoiles dans la fiole : l'onguent « constellé » de Croll

Dans l'histoire savante de l'hopliatria, un énième tournant est marqué par l'introduction du paradigme astrologique dans les règles qui sont censées régir l'élaboration de l'onguent. Cette « innovation » ouvre la voie à de nouvelles interprétations de l'efficacité de l'hoplochrisma. On la retrouve dans le premier manuel de thérapeutique chimique du XVIIe siècle qui appliquait et développait de manière systématique certaines idées de Paracelse. Nous faisons allusion à la *Basilica Chymica* (1609) d'Oswald Croll (ca.1560-1609). Publié sans doute après la mort de son auteur, ce livre relate la pensée, les expériences — qui ne sont pas à confondre avec les expérimentations — et les illuminations d'un homme qui voyagea beaucoup pendant sa carrière de médecin, tuteur et diplomate. Il connaît au moins quinze éditions entre 1609 et 1658[18] et il est traduit en français par Marcel de Boulenc (*La royale chimie de Crollius*, Lyon, 1624 ; Paris, 1633 ; Rouen, 1634), en allemand en deux versions différentes (1623 et 1648) et en anglais (Londres, 1670)[19]. Les éditions de Genève contiennent un grand nombre de suppléments et commentaires de Johannes Hartmann. Considéré comme un des textes fondateurs de la pharmacie moderne, la *Basilica Chymica* répand, entre autres, l'usage médical du sulfate de potasse (*tartarus vitriolatus*), de l'antimoine diaphorétique et de plusieurs préparations à base de mercure.

Oswald Croll naît à Wetter, dans la Hesse. Il est le troisième fils du maire de son village natal, où il est éduqué dans la foi luthérienne avant d'aller faire ses études à l'Université de Marburg (immatriculé en 1576) puis à Strasbourg, Genève et Heidelberg. Après l'obtention du doctorat de médecine en 1582, à l'âge de 22 ans, il devient tuteur chez la famille Esnes de Lyon (1583-1590), ce qui lui permet de voyager souvent en France et en Italie et de maîtriser les langues de ces deux pays. À son retour dans la Hesse, à Tübingen, il est nommé tuteur chez le comte Maximilien de Pappenheim, qu'il quitte en 1593 pour voyager durant quatre ans dans l'Europe orientale en vivant de son art médical. De 1597 jusqu'à sa mort, il

18. Francfort : 1609, 1620, 1622, 1647, 1650 ; Cologne : 1610, 1620, 1628 ; Leipzig : 1634 ; Genève : 1630, 1631, 1635, 1638, 1643, 1658.
19. La *Praefatio admonitoria* avait déjà été traduite en anglais par H. Pinnell (*Philosophy Reformed and Improved in Four Profound Tractates*, Londres, 1657) pendant l'*Interregnum*.

vit entre Prague et Brno, en Moravie, et fréquente assidûment la cour de l'Empereur Rodolphe II, tout en étant entretenu par son adversaire politique, le prince calviniste Christian I d'Anhalt-Bernburg, dont il était le médecin personnel depuis qu'en 1598 il l'avait guéri d'une maladie mortelle. En échange de ses services dans les négociations diplomatiques visant à constituer une « Union évangélique des princes protestants » auprès de l'Empereur, Christian I finance les recherches de Croll ainsi que la publication de sa *Basilica chymica*, qui lui est dédiée[20].

Le chef-d'œuvre crollien se divise en trois parties sans aucune connexion apparente. La très longue introduction (*Praefatio admonitoria*) est une synthèse de théories paracelsiennes et hermétiques sur la médecine et sur le rôle du médecin. La partie centrale contient des indications pratiques pour la préparation de plusieurs remèdes. Un traité sur les *signatures* clôt le volume.

Croll fait mention de l'onguent armaire dans la deuxième partie. Il le présente sous le nom d'*Unguentum sympatheticum seu stellatum Paracelsi*[21]. La nouvelle dénomination met en évidence, d'une part, la référence à la sympathie universelle comme dans l'*Archidoxis magica*, d'autre part, l'influence des astres, ce qui est le premier corollaire du principe de sympathie. Ainsi, l'onguent de Croll est dit *constellé* puisque il faut le préparer lorsque le soleil est dans la constellation de la Balance. En outre, il recommande de ramasser l'usnée à la lune croissante et, de préférence, lorsqu'elle se trouve dans la maison de Vénus. Mars et Saturne sont à éviter.

20. Sur la vie et l'œuvre de Croll cf. Hannaway (1975, 1-3), Multhauf (1954, 101-25), Schröder (1959, 405-8 ; 1966, 1246-51), Ferguson (1954 [1906], I, 187), Vannier (1937, 91-108).

21. Croll (1609, 278) : « Recipe : Adipis Verris aprugni, Ursiniana lotones octo, Quo seniora animalia, eo melior adeps, Utriusque animalis adeps prius in vino rubro per dimidiam horam lento igne bulliat, postea effunditur super aquam frigidam et cochleari colligitur pinguedo innatans, quicquid fundum petit, abiiciatur. Postea recipe : Lumbricorum ex vino vel aqua lotorum sextarius duos, torrefiant in olla tecta in fornace pistoris, cavendum tamen ne adurantur, postea terantur in pulverem. Recipe : huius pulveris, Cerebri Aprugni siccati, Sandali rubri odoriferi, Mumiae, Haematit. Ana unciam unam : Demum accipe Usnea e Cranio Hominis violenta morte perempti, abrasae, Luna crescente, et in bona domo existente, Veneris si fieri possit, non Martis aut Saturni, ad pondus duarum avellanarum circiter. Ex omnibus tritis et invicem mixtis cum adipe secundum artem Unguentum fiat, in vitro clauso, vel pixide diligenter ad suos usus reservandum. Si forte lapsu temporis Unguentum exiccaretur, dicto adipe vel melle virgineo humectati et emolliri de novo poterit. Paretur Unguentum Sole in Libra existente. »

La composition qu'il donne mêle quelques indication de l'*Archidoxis* avec d'autres tirées de l'ouvrage de Libavius (1594, 44-5) : il faut mélanger graisse de sanglier et d'ours, la plus vieille possible, vers de terre séchés au four et broyés, cerveau de sanglier séché, santal rouge odorant, *mumia*, hématite et usnée en quantités variables[22].

Les cinq pages que Croll consacre à l'onguent armaire sont d'une importance remarquable aussi pour d'autres raisons. Elles contiennent la première tentative d'explication analytique de l'action de l'onguent, de la part d'un paracelsiste, en termes de *magnétisme,* même si les mots « magnetismus » ou « medicina magnetica » n'y figurent pas. On trouve de surcroît de nouvelles observations sur la manière de procéder, qui seront suivies et critiquées par plusieurs générations de guérisseurs, médecins et polémistes. Croll énumère les trois forces qui conspirent à la bonne réussite de l'hopliatria : (1) la sympathie de la nature, (2) l'influence des corps célestes sur les corps élémentaires, et (3) le *balsamum* présent dans la nature de tout homme et pourvu d'une vertu propice à la guérison[23]. Selon lui, grâce à la force magnétique attractive venant des étoiles (*per medicamenti huius vim magneticam attractivam a syderibus causatam*) et amenée par l'air jusqu'à la blessure (*mediante aëre vulneri adducitur*), il arrive ce qu'il nomme *Conjuctio Astralis et Elementalis.* Cela consiste dans la conjonction de la chaleur astrale avec la chaleur élémentaire présente dans les choses terrestres. Enfin, cette rencontre stimule l'activité de la substance corporelle présidant aux processus de régénération et d'autoguérison : le *balsamum.* Tout cela n'a rien d'exceptionnel, car cela se vérifie couramment dans l'action d'un *simple* comme la « persicaria ». En somme, *sympathia*, *influentia* et *balsamum* sont pour Croll les trois piliers du système de la médecine magnétique.

22. Il avait pu consulter peut-être des ouvrages comme l'*Oeconomia* (1593, XVII, 154) de Johann Coler, les *Germaniae medicorum consilia* (1604) de Johannes Wittich, la *Practica Germanica* de Wolffgang Gabelchover (ou Gaebelkhouer), le *De theriaca* (1607) de Franciscus Tidicaeus ou encore, peut-être, l'œuvre chimique de L. Marschalck, dont nous n'avons même pas les dates, qui donnent des compositions analogues. Nous n'avons malheureusement jamais consulté ces livres dans les principales bibliothèques européennes, mais les recettes qu'ils rapportent sont citées par Becker (1622, *TSA*, 516-8), Sennert (1632, *TSA*, 588-9), Purmann (1692, 361-3) et dans le *Zelder Lexicon* (1747) à l'article « Waffensalbe ».

23. Croll (1609, 279) : « Tria ergo sunt, quae causarum per hoc Unguentum tam mirabilem effectum : i) Sympathia naturae, ii) Influentia corporum celestium suas operationes per elementa perficiens, iii) Balsamum, quod sanandi virtute praeditum cuilibet homini naturaliter inditum est. »

L'onguent soigne de telle manière toute sorte de blessures provoquées par une arme qui frappe de près ou de loin. Il guérit indifféremment hommes et femmes, présents ou absents, en l'appliquant sur l'arme, à condition que ni les nerfs, ni les artères ni les trois organes vitaux (foie, cœur, cerveau) n'aient été atteints[24].

À la différence de ses prédécesseurs, Croll propose une série d'indications qui rendent plus sophistiqué le mode d'emploi de l'onguent. Tout d'abord, en cas de blessure particulièrement grave, il recommande d'oindre l'arme tous les jours, de la conserver dans un lieu tempéré, enveloppée d'un linge propre. Il faut la protéger du vent, du froid et de la poussière. Deuxièmement, si on ne veut pas faire souffrir le malade, mieux vaux oindre l'arme en commençant par la pointe si la blessure a été faite avec la pointe (*punctim*). En revanche, il est préférable de commencer par la lame si elle a été faite avec le tranchant et d'oindre l'arme toute entière si on ne sait pas par où l'arme a été introduite dans la chair. Mais attention ! Il ne faut pas coudre la blessure à la manière des barbiers. Il faut l'entourer (*circumligare*) quotidiennement avec un bandage propre imbibé de l'urine du patient. En outre, le malade doit s'abstenir des plaisirs vénériens tout au long du traitement et, avant de traiter l'arme, il faut que l'hémorragie ait cessé. En cas de fracture, on peut ajouter à l'onguent de la poudre de *symphytum* ou des racines d'ellébore noir[25].

24. *Ibid.* : « Hoc Unguento sanantur omnia vulnera, quocumque telo, ictu, jactu, cuicum etiam sexui inflicta (ita tamen ut nec nervi, arteriae, nec unum ex tribus principalioribus membris lausum sit) modo telum haberi possit, etiamsi patiens multis miliaribus a nobis absit. Et quia est conglutinantis, suppurantis et renovantis Naturae, non permittit, si debito modo applicetur, ullum noxium symptoma supervenire. »

25. *Ibid.*, 280 : « *Observationes :* 1) Ungatur telum, quo homo vulneratus est, singulis diebus semel, si necessitas urgeat, et vulnus sit ingens : alioquin secundo vel tertio die inunxisse sufficit, servetur in mundo linteolo et loco tepido non nimis calido, ne damnum inferatur patientis. Cavendum etiam ne pulvis desuper telum cadat, nec ventus afflet in loco frigido, alioquin patiens ad insaniam redigeretur. 2) Antequam telum ungas, consideras an punctim vulnus factum sit, quod si est, ungatur defensorium illud superius (et non inferius) descendendo, alioquin nocumentum adferretur aegrotanti. 3) Si vero non possis cognoscere, quam profunde, vel quomodo defensorium in carnem introiverit, poteris illud totum perungere, alioquin sufficit locum teli, quo aliquis laesus, inunxisse. 4) Non est necesse consuere vulnus, more barbitonsorum, sed saltem linteolo mundo cotidie circumligare, in patientis urina prius madefacto. 5) Quo die quis iniungat telum, abstineat a Venere. 6) Ante inunctionem teli, vulneratum etiam sistatur citissime sanguis. 7) In fracturis et ruptura ossium aliquid pulveris Symphyti maioris poteris addere unguento, vel de radicibus Ellebori nigri. »

Dès ces avertissements, il est possible de remarquer comment la description de Croll aide à rendre pensable la relation « spirituelle » entre l'arme et la blessure. Dans l'imaginaire, elles deviennent une seule chose par le truchement de l'onction, comme le montre l'exemple suivant. Pour savoir si le patient survivra, il faut réchauffer le fer sur des charbons pas trop ardents, l'asperger de poudre de santal rouge et d'hématite et en observer la réaction. Si l'arme produit des gouttes de sang, le patient mourra, sinon il échappera à la mort[26]. Croll propose aussi d'oindre un bout de bois de saule, si on ne dispose pas de l'arme, à condition qu'il soit préalablement imprégné du sang du blessé et laissé sécher à l'abri du soleil et du feu. Conformément à la recette de l'*Archidoxis*, il conseille de nettoyer la plaie tous les matins si la blessure est profonde et de suivre les mêmes indications en cas de douleurs de dents et de blessures d'animaux[27].

Dans l'histoire de l'hopliatria, la recette de Croll représente un des textes de référence en raison de sa richesse en précisions pratiques et de sa popularité. Mais de quelle *histoire* parlons-nous ? L'histoire savante et celle des traditions populaires s'inscrivent dans un horizon temporel très différent. Dans un certain sens, les traditions populaires n'ont d'histoire qu'événementielle. Elles tendent à se perpétuer égales à elles-mêmes, car les individus qui les véhiculent veillent à ne pas les mettre en question.

26. *Ibid.*, 280-1 : « Habeto telo, quo quis laesus, et cupias scire, utrum patiens sit moriturus vel supervicturus, sic experiêre. Si illi telo supra carbones calefacto in tantum, quod possis manum desuper tenere, subtilissimum pulverem e Sandalo rubro et Hematit. asperseris, si sudat guttas sanguinis, moratur patiens, si minus evadet. Si vero scire volumus, utrum patiens se recte gubernet in potu et aliis requisitis. Hoc cognoscitur, quando in defensorio maculae sanguinis apparent, sin minus, tum bene se gerit. »

27. *Ibid.*, 281-2 : « *Notandum insuper* : 1) Non habitis armis seu telo, nihilominus quamlibet cutis aperturam et laesionem violentam, per quam sanguis egreditur, hoc Unguento sanari posse, ita ut lignellum salicinetum in apertura cruenta madefiat, et postquam sanguis adhaeres siccatus est (non ad Solis vel Ignis calorem) sed sponte et per se, demum infigatur supradicto Unguento in pixide asservato, intus relinquendo. 2) Si vulnus forte magnum et profundum esset, singulis aurori mundificati potest et recenti linteolo ligari, sine omni alio usu extraneorum oleorum, unguentorum et similium : tunc sanatur hoc vulnus quocumque modo inflictum per se, et sufficit lignellum semel tanto in apertura seu vulnere cruento prius madefactum, unguento pixidis infixum manere, usque ad sanationem plenariam. 3) Attamen quotiens vulnus aliquod novum sanandum est, requiritur semper recens lignellum. 4) Si vero vulnus nollet sanguinem emittere, tamdiu lignello scarificandum, donec sanguis effluat : Sic etiam in dolore [282] dentium sanando, dens dolens tamdiu scarificetur scalpello, donec sanguinem emittat, scalpellum post exiccationem sanguinis ungatur hoc unguento, sic confestim sedatur dolor. Si aequus sit clavo transfixus in pede extrahatur prius clavus et inungatur, et cito curabitur pes equi, sine suppuratione. Eodem modo possunt omnia animalia carnem et ossa habentia curari. »

Dans ce domaine, l'exercice de l'esprit critique est banni ; il ne peut qu'être source d'altérations nuisibles et de corruption. Le bon sens seul peut inspirer des corrections, comme s'il ne pouvait y avoir d'évolution réelle après l'âge d'or des origines mythiques d'une pratique ! La synthèse réalisée par Croll marque ainsi l'apogée de l'histoire savante de l'onguent armaire, tandis que dans la littérature en langue vulgaire à l'usage d'apothicaires, d'empiriques et de guérisseurs de campagne il y a eu peu ou point d'évolution et on donne rarement de nom savant à une pratique thérapeutique[28].

4. Les secrets du linge compatissant

Les éditeurs de livres de secrets destinés aux *mages* de village n'ont pas passé sous silence une merveille comme l'hoplochrisma. Voilà donc que la recette de Croll commence à figurer dans des ouvrages comme la *Magia naturalis* (1614) de Wolfgang Hildebrandt, le *Thesauriolus* (1637) de Martin Schmunck ou le *Heldenschazt* (1615) de Staricius, édité au moins dix fois de 1615 à 1750[29]. Ce sont des livres qui circulent énormément en Allemagne et qui rassemblent, avec peu ou point d'originalité, des secrets pour la préparation de remèdes contre les maux les plus courants qui pouvaient affliger un paysan ou un soldat du XVIIe siècle : la podagre, la goutte, toutes sortes de douleurs et les blessures à l'arme blanche. L'onguent armaire n'est jamais le seul remède vulnéraire contenu dans ces recueils, mais il est toujours présenté avec une grande emphase : *unguentum mirabile* ou *die edle Waffensalbe*. En traduisant en allemand les pages de Croll, ces éditeurs s'empresseront surtout de mettre en valeur, voire d'exagérer, les aspects les plus étonnants de la cure magnétique des blessures. Or, parmi les observations de Croll, un détail avait retenu plus spécialement leur attention : la communication insensible de qualités sensibles (chaud et froid) de l'arme à la blessure.

En effet, en s'appuyant sur la traduction libre que Hildebrand fait du texte de Croll, Staricius[30] et Schmunck[31] insistent sur le fait que le « médecin peut provoquer des douleurs chez le malade aussi souvent qu'il le veut, et les faire partir de la même manière. Il suffit d'enduire sur l'arme de la

28. Cf. Heurck (1915, 9-16).
29. *Heldenschatz*, Franckfurt, Stenius, 1615 ; s.l., s.n. : 1616, 1647, 1670, 1685, 1690, 1706, 1730, 1769 ; Köln & Weimar, s.n., 1750.
30. Staricius (1615, 115-6).
31. Schmunck (1636, 60-2).

poudre provenant des poubelles ». Hildebrandt suggère même de la mettre à la poubelle[32]. Par contre, si on veut susciter chez le malade des sensations agréables, le médecin doit nettoyer soigneusement l'arme et la garder au chaud. Tels aspects de l'hopliatria, apparemment plus proches de la sorcellerie populaire que de la médecine, étaient de nature à attirer aussi les chimistes qui accumulaient dans leurs manuels toutes sortes d'expériences pouvant corroborer les postulats atomistiques de la science nouvelle.

5. Les manuels des chimistes œcuménistes

Si au Moyen Âge l'alchimie était le plus souvent un art caché ou interdit, vers la fin du XVIe siècle, sous l'influence de l'œuvre de Paracelse, elle commence à s'introduire dans des ouvrages imprimés et à sortir du jargon des initiés au moyen de manuels rédigés en langue vulgaire et truffés d'exemples pratiques. Il s'agit cependant de traités destinés principalement à l'usage des pharmaciens et des médecins, mélangeant des remèdes chimiques et orga-

32. Hildebrand (1614, 21) : « Eine andere wunderbarliche Waffensalbe. Nim Eberschmalz / je älter je besser / Beerenschmalz / Tarenschmalz / und zerlaß auff einem linden Feuer, / unnd geuß kalt Wasser drauff / so sinckt das Salz zu boden / und das Feist bleibt oben. Nim Regenwürm in Moß außpurgirt, seße sie in einen Backofen / brenne sie zu Pulver / und nim dessen eine Eierschall voll / und so viel roten Sandel / der schon pulverisirt sey/ Amethist j. Loth / Bohnenmehl einer Haselnuß groß / Moß von einem todten Haupt einer Erbes groß / und mache also ein Unguent. Wenn nun einer gestochen / gehawen / oder geschlagen wird / so nim diese Salbe / und salbe die Wehr oder das Waffen / damit einer geschlagen worden / außwarts damit / den Schaden darffst du nicht binden. Nim ein reines Tüchlein / binde den Schaden damit zu / und halt ihn rein / hebe das Waffen auff / thue es an einen heimlichen Ort / und verbinde es / wie eine Wunden / und seße es an einen Orth / nicht zu warm noch zu kalt / so heilt der Schaden von ihm selbst. Wilt du wissen / wie sich der Patient helt / so schaw die Wehr an / hat sie rote flecklein / so helt er sich nicht. Wilt du ihm wehe machen / so thue die Wehr in ein Köricht. Wilt du ihm wohl machen / so zeuch die Wehr durch ein frisch Fewr / mache sie laulich / und nicht zu heiß. Also heilt einer wenn er über 20. Meilwegs über Land ist / wenn einer nur die Waffen bey ihm tregt. Wilt du daß er bald heil werde / so schmire das Waffen alle Tage zwey mal. Wilt du aber daß er nicht bald Heil werde / so schmiere es selten. Eine Prob / ob ein Mensch wenn er gestochen / geschossen / oder sonsten verwundet ist / lebendig bleibe / oder nicht. So nim das jenige / damit er beschedigt / oder damit der Schade auffs new gegründet ist / menge des Pulvers von Sandel / und Blutstein / ana , untereinander / lege das jenige darein / damit der Schade geschehen / über das Feur / laß es warm werden / daß du eine Hand darauff erleiden kanst / unnd strewe dieses Pulvers darauff / schwißt das Waffen Blut / so stirbt der Verwundte / ist es aber nicht gefährlich / so bleibt das Pulver trucken darauff / wie du es auffgestrewet hast. »

niques. Nous qualifions leurs auteurs d'« œcuménistes » car, dans leurs prescriptions, ils dépassent les divergences théoriques, politiques et religieuses qui, au XVIe siècle, avaient tant opposé les galénistes aux paracelsistes. Peu importe qu'un ingrédient ou médicament relève de telle ou telle tradition, si son efficacité peut être prouvée par une expérience de laboratoire, il est digne de figurer dans un de ces nouveaux manuels d'alchimie. C'est ainsi qu'on comprend la coexistence de substances comme l'antimoine et le mercure à côté des explications sur la façon d'extraire l'*arcanum* secret du microcosme — la *mumia* — dans la *Succinta et brevis artis chemiae* (1605) de Joachim Tanckius, dans le *Tyrocinium chymicum* (1612) de Jean Beguin ou encore dans l'*Officina sanitatis sive praxis chymiatrica* (1633) de Johann Hartmann (1568-1631), le premier à occuper une chaire de chimie dans une Université européenne. C'est dans une édition postérieure de cet ouvrage, augmentée en 1677 par Cardilucius, que l'on peut encore repérer une recette de l'onguent[33] s'inspirant de la composition donnée par Croll[34] et ajoutant de la racine de consoude. Hartmann donne des indications très précises sur la façon de calciner les lombrics. Quant à l'usage de l'onguent, il recommande, comme ses prédécesseurs, de s'abstenir des plaisirs de Vénus pendant la cure hopliatrique et d'observer une diète très rigoureuse. Par ailleurs, l'on peut appliquer l'onguent sur n'importe quel objet ayant été en contact avec le sang du blessé, et cela sans porter préjudice à l'efficacité de la cure magnétique.

Un autre ouvrage représentatif de l'attitude œcuméniste des chimistes européens est la célèbre *Pharmacopoeia medico-chymica* (Ulm, 1641) de Johann Schröder (1600-1664), médecin principal (*Stadtarzt*) de Frankfurt-

33. Cf. Hartmann [éd. Cardilucius] 1677, 999-1003). Hartmann (1677, 999) : « Hoc unguentum etiam vocatur sympatheticum et stellatum, item hopliotricum [sic !] seu armarium nec non traumaticum, de quo hactenus a variis varie et acriter est disputatum, an et quomodo eius operatio naturaliter fieri possit, quod missum facimus, et solummodo parationem unguenti recensemus : accipe adipis verris aprugni et ursini ana ziii, liquescat super leni igne, liquata effunde in aquam frigidam, purum que innatabit superficiei aquae, impurum vero in aquam transit, purum ab aqua collige, illudque iterum super leni prunarum calore neque nimium excedente nec plus aequo remisso liquescere sine, et quando pinguedo tepide est soluta, recipe santali rubri et lapidis haematitae an. zi. lumbricorum terrestrium repurgatorum et in pulverem exsiccatorum zii. consolidae majoris siccatae et radendo vel limando in scobem redactae (tundendo enim pulverari nequit) zi. usneae seu musci cranii humani violenta morte enecti drachmas semptem, fiat ex his omnibus pulvis subtilissimus, quem paulatim liquatae pinguedini praefatae immitte, omniaque invicem cum spatula subige in unguentum, quod in pixide vel vitro mundo ad hunc usum recondatur. »

34. Cf. Hartmann (1677, 1001-2).

am-Main[35]. Nous avons consulté l'édition de 1649. Divisée en quatre livres, la *Pharmacopoeia* traite successivement de la confection de différents remèdes d'apothicaire comme les pilules, les teintures, les eaux, les clystères, etc., et des substances issues du monde minéral, végétal et animal. Des apologies de l'atomisme et de la théorie des *effluvia* côtoient la description de sympathies et de signatures naturelles nécessaires à la préparation d'amulettes. C'est à la fin du second livre, dans un chapitre présentant une longue série de baumes, onguents et électuaires, que l'on retrouve la recette de Croll assortie de toutes ses observations[36].

Sur le modèle du manuel de Schröder sont construits les traités pharmacologiques de Thomas Willis (*Pharmaceutice rationalis*, Oxford, 1674), de Paul Ammann (*Brevis... manuductio*, Leipzig, 1675), de Moyse Charas (*Pharmacopée royale*, 1676), de Walter Harris (*Pharmacologia anti-empirica*, Londres, 1683), de Pierre Pomet (*Histoire générale des drogues*, Paris, 1694) et de Michael Ettmüller (1696) jusqu'à la *Pharmacopée universelle* (Paris, 1697) de Nicolas Lemery, qui réalise la synthèse de tous les ouvrages précédents. Ils consacrent tous au moins un article à l'explication de l'origine et des vertus des ingrédients principaux de l'onguent armaire, tels le sang, la mumia, l'usnea et la graisse humaine et animale, en faisant régulièrement allusion à l'hopliatria et aux diatribes qu'elle a suscitées dans le monde savant.

35. Parmi ces autres éditions, Ulm : 1649, 1655, 1662 ; Francfort : 1669, 1679 ; Leyde : 1672.
36. Schröder (1649, II, 87, § 27, 309-10) : « *Unguentum Sympatheticum Crolli* : Recipe : Adip. Verris aprugn., Ursin. ana drachmae iv, Bulliant per horam dimidiam, in vino rubro, fundaturque super aquam frigidam, colligaturque pinguedo supernatans. Dein. [...] Nota 3 : « sunt qui omittunt Usneam et Mumiam ». *Usus.* Hoc Unguento sanantur monia Vulnera, (modo nervi, arteriae, &c. non sint laesae). Ungatur telum, quo vulnus inflictum, quotidie semel, si necessitas urgeat, & vulnus sit ingens, alioquin secundo vel tertio die inuxisse sufficit. N. 1. Telum sevetur in linteolo mundo, & loco non nimis calido, ne damnum infaratur patienti. Cavendum etiam ne pulvis super telum cadat, nec ventus afflet in loco frigido, alioquin Patiens mire affligeretur. N.2. Si vulnus punctim inflictum, ungatur telum versus mucronem descendendo. N.3. Si telum desit, sanguis ex vulnere lignello suspiciendus, quod dein ut de telo dictum, tractandum. Hac ratione dolor dentium mitigari quoque potest, si nimirum lignellum sanguine Gingivarum imbutum, eodem unguento inungatur. Operatio huius unguenti perficitur identitate Balsami, sive spiritus illius Balsamici, qui in homine et cruore idem est. Inter hos enim spiritus non alia est differentia, quam quod in homine Spiritus ille adhuc vitali actu vigeat, in cruore autem coagulatus sit. Quare cum experiamur, affinitatem sanguinis tantum posse, ut uno fratrea, vel consanguineo proximo, peste correpto, & alter etsi longo viae intervallo absit eadem afficiatur ; quid non fieri posse, autumabimus, sanguinis identitate ? ».

Ces manuels pratiques et théoriques, destinés aux apothicaires et aux médecins, rayonnent aussi auprès d'une catégorie d'hommes « pratiques » comme les chirurgiens, mêlés, au premier chef, aux affaires hopliatriques.

6. Le syncrétisme chirurgical de Paul Barbette et Matthäus Purmann

La catégorie de thérapeutes traditionnellement vouée à la cure des blessures était, à l'évidence, celle des chirurgiens. Bien que dans le discours des tenants de l'hopliatria de l'entre-deux siècles les chirurgiens-barbiers soient considérés comme des espèces de bouchers maladroits, insouciants de la douleur des blessés, au cours du XVIIe siècle leur image évolue de façon positive. Les hopliatres taisent les méfaits des chirurgiens et les manuels de chirurgie en langue vulgaire commencent à rapporter un ou plusieurs modes de préparation de l'onguent. Ils relatent aussi des anecdotes visant à renforcer la confiance générale à l'égard de l'hoplochrisma.

De ce point de vue, la *Praxis medica* de Paul Barbette est un ouvrage exemplaire. Né à Strasbourg en 1623, Barbette pratique la médecine et la chirurgie à Amsterdam dans la seconde moitié du XVIIe siècle. C'est dans cette ville qu'il se fait un nom. Ses ouvrages ont été édités plusieurs fois et traduits en français. Partisan des idées chimiatriques de Sylvius, il reste néanmoins ouvert, en homme pragmatique, à toute idéologie médicale. Son nom est resté attaché à quelques opérations chirurgicales. L'étude de ses ouvrages traitant de la cure des blessures en général nous est très précieuse, car elle permet de mieux définir, au moins pour la deuxième moitié du XVIIe siècle, la place de la cure magnétique des blessures dans le cadre de l'enseignement chirurgical dispensé aux futurs praticiens.

> *De la cure des plaies en général :* nous trouverons la méthode de guérir les plaies en suivant ces indications. (1) On conservera soigneusement la force de la partie blessée et sa chaleur naturelle, (2) on aura égard aux accidents, (3) on prendra garde qu'il ne s'arrête rien dans la plaie, (4) on fera joindre les bords de la plaie, et on les maintiendra conjoints.[37]

La ressemblance de ces indications avec les observations de Croll nous amène à conclure que, relativement aux précautions à avoir dans le traitement des blessures, le chirurgien et l'hopliatre se rejoignent, ou presque. En effet, aucun hopliatre n'avait jamais conseillé de faire joindre les bords

37. Barbette (1675, 243) et (1688, 263).

de la plaie ouverte, quoi que le bandage serré (*obligatio*) de la blessure, proposé dans les recettes, en implique le rapprochement mécanique. N'oublions pas cependant que Barbette affirmait que « ce serait pour le mieux que le chirurgien ne se servit jamais d'aiguille, car par ce moyen on exempterait le patient de douleur et d'inflammation, et le chirurgien se débarrasserait de plusieurs fâcheries »[38]. De plus, une de ses observations sur le traitement des blessures semble s'accorder parfaitement avec la troisième explication crollienne de l'action de son *onguent constellé* s'appuyant sur la notion de *balsamum*.

> *De la manière de conserver la force et la chaleur naturelle de la partie :* Le chirurgien écarte les empêchements de la cure, mais la nature guérit le mal. Or elle aura de la peine d'en venir à bout si la chaleur naturelle est débile, et si le sang est ou gâté, ou en trop grande quantité, ou trop petite. Quand il va trop de sang à la partie, il s'y fait inflammation, douleur, pourriture et autres symptômes. S'il n'y va pas en suffisante quantité, la plaie est privée de son baume naturel, sans lequel il est impossible que la plaie se consolide. On conserve premièrement la force et chaleur naturelle, par un bon régime, conforme en général au tempérament du patient, en spécial à celui de la partie blessée. Nous avons parlé ci-dessus du régime convenable au sanguin, bileux, pituiteux et mélancolique, quand nous avons parlé du phlegmon, érysipèle, œdème, et schirre. Il faut après avoir égard au sang, vu qu'il fait la matière du pus et sert à la conglutination de la plaie. S'il est corrompu, il est nécessaire de purger, s'il se jette sur la partie avec trop de véhémence, il le faut arrêter au passage, en révulsion et dérivation.[39]

La chirurgie de Barbette semble faire trésor des remarques issues de l'expérience des paracelsistes concernant les blessures. Toutefois, elle n'en retient que les aspects les plus rationnels et pratiques, ainsi que le vocabulaire associé, pour les couler dans le moule du galénisme et de sa théorie des tempéraments.

En tant que porte-parole des chirurgiens de son époque, Barbette propose trois sortes de médicaments utiles pour la cure des plaies : les *digestifs (digestiva)*, ou qui font venir le pus ; les *sarcotiques (sarcotica)* ou qui en-

38. Barbette (1675, 256 ; 1688, 269).
39. Barbette (1675, 244 ; 1688, 263) : « Chirurgia curationis impedimenta tollit, sed naturam malum curat : hoc autem aegre praestabit, si calor nativus debilior et sanguis vel vitiatus, vel copiosior aut parcior ad vulnus accedat. [...] Parcius debito si accesserit, balsamo naturali vulnus privatur, sine quo impossibile est vulnus consolidare. Robur naturale, et calor nativus primo conservatur Diaeta bona [...] ».

gendrent la chair ; les *épulotiques (epulotica)*, qui cicatrisent[40]. L'onguent armaire, appelé par Barbette « onguent de sympathie », fait partie de cette dernière catégorie de remèdes.

> Que si on désire la forme d'onguent, par le moyen duquel quelques uns se glorifient de pouvoir guérir une plaie, même le malade étant absent, en voici une très belle description. *Onguent de sympathie :* R. Usnea onc. ij, mumie onc. b, graisse humaine onc. ij, sang humain onc. ß, huile de lin drach ij, rosat, bol an. once j. M. F. un Onguent. Quelques uns se servent simplement de vitriol calciné au soleil, lequel ils louent au dernier point : mais servez vous en sans superstition, et je crois qu'alors vous expérimenterez avec moi que la méthode commune est la plus sûre de toutes. Car sans doute on attribue beaucoup de choses aux médicaments, qui sont un effet de la nature [*nam sine dubio medicamentis quaedam adscribuntur, quae naturae debentur*].[41]

Malgré l'apparition d'autres remèdes sympathiques pour la cure des blessures, la recette pseudo-paracelsienne remontant à l'*Archidoxis magica* demeure d'actualité encore un siècle après sa première publication.

L'œuvre d'un grand chirurgien allemand, Matthäus Gottfried Purmann (1648-1721), traite également de l'hopliatria. Né à Lüben, dans le Schlesien, après avoir reçu sa première formation aux côtés du chirurgien Paul Rumpelt, en Gross-Glogau, Purmann s'en va à Frankfurt sur Oder puis à Cüstrin, où il s'enrôle dans l'armée brandebourgeoise en qualité de *Compagnie-Feldscheer* pendant neuf ans. La guerre le mène en Allemagne de l'Ouest (Alsace, Westfalen), où il devient un chirurgien très apprécié aussi des civils et sa renommé se répand partout où il pratique, au nord de l'Allemagne et en Suède. La guerre lui permet de faire d'innombrables expériences dans la cure des blessés. De 1679 à 1685, il est le chirurgien de la ville de Halbertstadt. En 1685, il s'achète une officine à Breslau, ville dont il devient le *Stadtarzt*. Purmann est un de ces chirurgiens formés sur le tas qui, tout en n'ayant pas de véritable formation universitaire, fait preuve d'un grand bon sens dans ses écrits, édités plusieurs fois. Il consacre à l'étude de l'onguent armaire un long chapitre de son *Lorbeer-Krantz* (1692)[42], ouvrage représentatif de l'état de la chirurgie dans

40. Barbette (1675, 258 ; 1688, 270). Il s'agit d'une classification traditionnelle que l'on retrouve déjà chez A. Paré (1841, III, 543-46) mais sans la moindre allusion à l'onguent armaire.
41. Barbette (1675, 266 ; 1688, 275-6).
42. Purmann (1692, I, 51, 354-368) : « Von der Wunden-Cur abwesend verrichtet wird durch das *Unguentum Sympatheticum* oder Waffen-Salbe/ was darvon zu halten/ wie sie würcke/ und wie die Salbe recht zu zubereiten und zugebrauchen ; ingleichem wie der *Pulvis Sympatheticus* recht zu machen und nüzlich an zuwenden. »

l'Allemagne de la fin du XVIIe siècle. Il relate *in extenso*, dans un allemand très délié, les recettes de Paracelse, Croll, Schmuck (ou Schmunck), Gabelchover, Barbette et Coler ainsi que les critiques de Libavius et de Wittich. Sa contribution est remarquable en regard du syncrétisme théorique dont il fait preuve. Les effluves, les esprits animaux, les atomes, l'esprit universel, la sympathie, le magnétisme, la transplantation des maladies et l'action à distance se côtoient dans cette *Weltanschauung* marquant la fin du siècle de l'art baroque. Le caractère assimilateur des théories hopliatriques atteint ici son sommet et l'onguent armaire devient l'expression la plus pure et impressionnante d'un savoir *mythique* à la dérive. Cette science, sans doute peu accessible à la sensibilité actuelle, était comme imprimée dans des objets qui portaient dans leur apparence, leur texture et leur odeur toute une charge de significations aptes à convaincre subtilement le malade. Sang, *mumia*, *usnea* et graisse sont ainsi à entendre comme des *matières persuasives*. Ce sont des substances qui agissent sans même qu'on les ingurgite ou qu'on les absorbe. Leur aspect, uni au discours qui les accompagne, s'imprime puissamment dans l'esprit chancelant des blessés du XVIIe siècle, comme tous ceux qui, tel des enfants en bas âge, vivent dans un monde enchanté. Car le sentiment de fragilité physique et de précarité matérielle, doublé d'une conception ontologique de la maladie comme épreuve ou comme expiation, favorisent grandement une interprétation magique du monde. Laissant dominer la *fonction mythique* de leur conscience dans l'interprétation du réel, les blessés se focalisent sur l'invisible plutôt que sur le visible. Leur monde se peuple ainsi d'un réseau de forces efficaces qui ne cessent pas de causer des événements et d'engourdir une *fonction rationalisante* qui pourra éventuellement reprendre ses droits après la guérison. Là où règne la *fonction mythique*, la substance sanguine, creuset des autres matières persuasives (mumia et usnea), s'identifie avec la vie et l'âme, et devient ainsi le réceptacle du discours persuasif des guérisseurs.

7. Les vertus magnétiques du sang

Aux XVIe et XVIIe siècles, il est possible d'utiliser le mot « sang » dans nombre de *jeux de langage.* D'après les définitions qu'en donne Ludwig Wittgenstein dans ses *Philosophical Investigations* (1953), nous appelons *jeu de langage* tout acte linguistique se produisant dans un contexte donné, dans lequel on utilise des mots selon des règles bien déterminées qui en définissent l'horizon de sens[43]. En effet, tel un objet utilisé dans les jeux de table, de société ou dans un sport, le même mot peut être utilisé de manière très différente et dans des sens disparates suivant les groupes de personnes qui l'utilisent et en fonction de la discipline savante ou de la contingence dans laquelle le locuteur se trouve. « Le mot *jeu de langage* doit faire ressortir ici que le parler du langage fait partie d'une activité ou d'une forme de vie »[44]. Voilà pourquoi, avant d'analyser un des sens possibles qu'un système de croyances a donné au mot *sang*, il nous paraît important de parcourir brièvement des usages possibles du même mot dans les principaux *jeux de langage* de l'époque que nous étudions ici. Il y a au moins quatre contextes culturels différents dans lesquels on peut essayer de les regrouper : (1) les sciences naturelles et médicales, (2) la religion, (3) la science alimentaire, et (4) la science magique avec toute sa symbolique[45]. Dans le premier de ces contextes, le sang est considéré comme un « objet » dont on essaie d'étudier empiriquement la composition et le fonctionnement à l'intérieur du corps humain, sain ou malade et on ne s'intéresse presque pas aux implications du mot sur le plan symbolique. Walter Pagel a présenté magistralement les usages différents qu'on peut faire du mot « sang » dans le domaine médical, en étudiant l'*Historical Background* des idées biologiques de William Harvey[46]. Ici, les amples discussions savantes autour de la circulation du sang, du problème de la génération, de la formation du fœtus et de la pratique de la saignée en tracent le périmètre. Le symbolisme et les prodiges du sang, liés à la religion chrétienne catholique, avec les rêves des vierges en extase, le culte et l'imagerie autour des reliques et du sang glorieux et la sueur sanguine du Christ, les miracles des pluies, du soleil, des pierres et des vapeurs de sang[47] alimentent la deuxième catégorie

43. Wittgenstein (1961 [1953], § 7, 118).
44. Wittgenstein (1961 [1953], § 23, 125).
45. Nous utilisons ici le mot « science » au sens de « système de croyances justifiées ».
46. Pagel (1979 [1966]).
47. Cf. Starck (1676, 4-48). Cet ouvrage, édité plusieurs fois au XVIIe siècle, relate un grand nombre d'événements miraculeux autour du sang.

de jeux de langage auxquels participe le mot « sang ». La troisième se concrétise dans les boudins et dans toutes les préparations à base de sang de la gastronomie européenne. La quatrième comprend d'une part les maléfices et les potions magiques des sorciers réalisés à partir du sang humain ou animal[48], d'autre part les théories autour de la noblesse de sang[49], de la transmission de qualités particulières à la progéniture à travers le sang des parents et de la communication de propriétés occultes lors d'un échange symbolique (serments, alliances, etc.). Or, de même que chez certains philosophes du XXe siècle la métaphore du jeu s'est révélée assez utile pour parler du fonctionnement du « langage », nous allons tenter de montrer l'utilité de la même métaphore pour parler de la manière dont Paracelse et les *médecins spagiriques*, qui s'en sont inspirés, « jouaient avec le sang ». La sphère d'usage du mot « sang » se situe ici entre les contextes (1) et (4). Nous allons dégager les lignes de force principales de cette tradition en étudiant en particulier un ouvrage d'un obscur médecin spagirique du roi, Nicolas de Locques[50]. Il s'agit d'un livre qui n'a jamais été réédité ni étudié depuis sa première parution et qui affiche dans son titre des notions qui n'avaient jamais été mises ensemble dans un ouvrage savant : « sang » et « vertus magnétiques »[51]. Dans le corps de l'ouvrage, l'auteur fait référence deux fois à la poudre de sympathie en tant que remède magnétique dont il est désormais inutile de démontrer l'efficacité réelle.

> Je ne prétends pas ici parler des vertus célestes astrales, constellées et magiques du sang, par le moyen de la poudre et de l'onguent sympathique, dont a parlé assez amplement Paracelse et qui a été si fort en vogue en ces derniers temps, qu'il n'y a presque personne qui n'ait été convaincu de son effet.[52]

Tout en ayant une place apparemment marginale dans l'histoire de la médecine, en raison du manque d'originalité qui le caractérise, cet ouvrage marque le point culminant d'un courant spéculatif, d'inspiration paracelsienne, sur le « magnétisme du sang », qui parcourt la première moitié du

48. Ces quatre derniers usages de la notion de sang ont été étudiés de façon très suggestive par Camporesi (1988). Sur les superstitions relatives au sang, cf. Strack (1892).
49. Cf. Devyver (1973).
50. Cf. Debus (1991, 133), Partington (1961-70, III, 26), Ferguson (1906, II, 42), Thorndike (1923-58, VIII, 138-41), Metzger (1923, 161-2), Michaud (1843). Nous avons très peu d'informations sur sa vie et ses œuvres. Nous n'avons même pas ses dates et l'entrée « Locques » ne figure pas dans les dictionnaires biographiques des médecins de Jönchers (1961 [1750]) ou de Hirsch (1962).
51. Nicolas de Locques, *Les vertus magnétiques du sang, de son usage interne et externe, pour la guérison des maladies*, Paris, 1664. Avant Locques, R. Fludd s'était intéressé aux vertus magnétiques du sang mais sans jamais y consacrer un ouvrage.
52. Locques (1664, 38).

dix-septième siècle. En effet, au sein de cette tradition médicale, on parle du sang comme s'il était un aimant, autrement dit, on étend au mot « sang » le jeu de langage dont le mot « aimant » fait partie dans l'usage commun. D'où le premier étonnement qu'une telle théorie peut produire chez un lecteur non averti, car parler des « vertus magnétiques du sang » implique l'attribution à la chose dénotée par le mot « sang » des propriétés qu'on attribue couramment à la chose que l'on nomme « aimant ». La proposition axiomatique de cette théorie, « le sang est un aimant », prise au sens littéral et matériel est dépourvue de sens, sauf si on considère le mot « aimant » comme une façon métaphorique de parler de ces « propriétés magnétiques, attractives et répulsives », dont l'aimant est une exemplification. La proposition « le sang est un aimant » fonde ainsi un nouveau jeu de langage ou introduit plutôt un changement dans les règles d'un jeu déjà connu, en établissant une analogie de fonction. Autrement dit, une partie de l'univers de métaphores ressortissant à la chose « aimant » fusionne souvent avec une partie de l'univers de métaphores liées au sang. L'usage métaphorique de l'« aimant » dans l'explication de certaines propriétés physiques des parties d'un vivant avait pourtant des racines aussi lointaines qu'illustres. Galien s'en sert souvent et notamment pour expliquer l'attraction que les différents organes du corps humain exercent sur les substances nutritives contenues dans le sang.

> Cherchons donc semblablement comment l'aliment est attiré. Comment, si ce n'est de la même façon que le fer est attiré par la pierre aimantée, laquelle possède une faculté attractive d'une qualité semblable à elle ?[53]
>
> [...] Il en est de chacun des organes physiques comme de la pierre d'aimant qui renferme en elle la faculté par laquelle elle attire le fer, en sorte que si la substance de ces organes était immuable, ils n'auraient aucun besoin d'être nourris et de conserver l'équilibre de leur chaleur naturelle, pour cette raison ils ont aussi besoin de veines et d'artères.[54]

Ici se pose un problème d'ordre méthodologique. En effet, en passant de la sphère de la *praxis* à celle de la *theoria*, de la réflexion sur la langue parlée à la réflexion sur la langue écrite, avons-nous encore le droit d'utiliser les instruments d'analyse que la notion de *jeu de langage* met à notre disposition ? L'usage parlé et l'usage écrit d'une langue ne sont-ils pas peut-être deux activités humaines tout à fait distinctes, si on les considère dans leur

53. Daremberg (1994 [1854-56], II, 62) : *De nat. facult.* (Kühn, II, 1-214), II, 7.
54. Daremberg (1994 [1854-56], II, 163) : *De loc. aff.* (Kühn, VIII, 1-452), I, 7. Dans notre article sur Jean Fernel nous avons signalé les passages de sa *Physiologie* qui exploitent la métaphore de l'aimant.

totalité ? Il s'agit néanmoins de théories qui fondent des pratiques, des « pensées pratiques ». Comment pouvons-nous donc sortir de cette impasse ? Puisqu'il nous semble utile de garder la notion de « jeu » comme instrument d'analyse, nous nous limitons à remplacer la notion de langage par celle de « discours », au sens foucaldien du terme. Ainsi, préférons-nous parler de « jeux de discours ».

En prêtant au sang des propriétés attractives analogues à celle de l'aimant, Nicolas de Locques se range explicitement du côté de la rhétorique médicale de Paracelse qui, bien qu'il n'ait pas inventé la formule « medicina magnetica »[55], peut être considéré sans aucun doute comme le premier médecin occidental qui se distingue par un usage systématique et original de la métaphore de l'aimant dans l'explication de plusieurs aspects de la vie organique et psychique de l'homme. Nous allons suivre la parabole intellectuelle du magnétisme du sang de Paracelse à Nicolas de Locques en soulignant par conséquent la manière dont certains concepts sont déformés et comment les règles du *jeu de discours* autour du magnétisme du sang changent par ricochet.

8. L'anatomie mystique du sang[56]

À l'instar de tout corps terrestre, les qualités essentielles du sang ne sont pas perceptibles à l'œil nu. Car, pour Nicolas de Locques, la couleur, la chaleur et la texture du sang ne sont que le vêtement sensible d'un ensemble de qualités cachées qui ne peuvent être connues que par l'observation de leurs effets dans le temps et qui sont réunies dans la notion très particulière de « momie ». Il y a deux sortes de momie : la matérielle et la spirituelle. La première est constituée par l'ensemble des sucs et des humeurs du sang, qui sont corruptibles et « morbifiques »[57]. La deuxième est la quintessence du sang. Elle résulte de l'union des sucs et « renferme les trésors de la santé »[58].

> J'entends par momie spirituelle, où réside la vertu magnétique du sang, certaine substance incorruptible, qui résulte de l'union des sucs ou des humeurs

55. Pour la première occurrence de cette expression dans le titre d'un ouvrage il faudra attendre Irvine (1656) : *Medicina magnetica, or the rare and wonderful art of curing by sympathy, laid open in aphorismes, proved in conclusion, and digested into easy method.*
56. L'usage de cette expression remonte à Fludd (1623).
57. Locques (1664, 9).
58. *Ibid.* avant-propos au lecteur.

> du sang et, par conséquent, qui fait l'harmonie des quatre éléments ou des quatre humeurs. Que nous pouvons nommer la quinte essence du sang et que l'on peut dire diverse, à savoir aérienne, aqueuse, ignée, salée, sulfureuse, mercurielle, etc.[59]

S'il est vrai que « nous ne pouvons pas dire la momie spirituelle de nos corps sans admettre la corporelle, laquelle est comme le réceptacle, le vêtement et le domicile de la spirituelle »[60], toutefois seule la momie spirituelle peut être considérée comme l'« esprit balsamique du sang »[61], c'est-à-dire comme cette substance qui préserve de la pourriture[62]. Or, puisque Locques identifie l'énergie vitale de l'homme avec un certain *baume astral*, une *impression balsamique* qu'il faut approvisionner « quand il languit et qu'il semble s'éteindre », il va de soi que la momie balsamique peut être de la plus grande utilité en médecine. Car elle redonnerait au patient des forces vitales suffisantes pour guérir de certaines affections morbides qui l'ont débilité, mais surtout des plaies et des blessures. Néanmoins, pour comprendre comment l'énergie balsamique de la momie se transmet à un corps affaibli par la maladie, Locques recourt au modèle du magnétisme, si cher à Paracelse. En effet, la momie spirituelle possède aussi des vertus analogues à celles d'un « aimant » : elle attire ce qui lui est semblable. Tout d'abord, son action thérapeutique est d'attirer l'esprit balsamique du malade qui s'est enfui au centre du corps, de même que l'esprit balsamique des plantes, renfermé dans la sève, se retire vers l'intérieur en hiver et n'est attiré vers l'extérieur que par l'action d'un aimant plus puissant : le soleil du printemps et de l'été[63].

> Quoi que la manière par laquelle l'esprit magnétique, où la momie du sang passe en notre corps, ne soit pas sensible, neantmoins elle s'y communique et y passe en la manière que l'aimant se tourne au septentrion, ou comme la lumière du soleil va sans obstacle jusqu'au centre de la terre, pour y produire les métaux. [Semblablement à la vertu de l'aimant] la nature de l'esprit magnétique du sang est de pénétrer par sa subtilité et par son agilité, étant spirituel, vital et radieux, jusqu'à l'intime de toutes les parties du corps humain, pour s'unir, se mêler et se joindre à l'esprit et à la momie de nos corps, comme à son semblable[64].

59. *Ibid.,* 9.
60. *Ibid.*, 15.
61. *Ibid.*, 3, 7.
62. *Ibid.*, 15.
63. *Ibid.*, 22.
64. *Ibid.*, 21.

Après avoir exercé son action magnétique, la momie spirituelle opère son action balsamique en renforçant l'énergie vitale du malade de la même façon qu'un engrais fertilise un terrain appauvri[65] ou que la sève d'un arbre vivifie une greffe.

> L'opération des vertus de la momie ne peut être plus sensiblement connue, ni mieux établie que par l'exemple suivant. Car comme la vertu du tronc de l'arbre passe au sauvageon qu'on a enté ou greffé dessus, et qu'il se fait un commerce d'esprits, de vie et d'opérations du greffe qui se confond dans la souche où il est joint, on en peut dire de même du mutuel commerce des esprits magnétiques du sang, avec les nôtres[66].

Par l'autorité indiscutable dont jouit le raisonnement analogique, surtout s'il est établi à partir d'un phénomène naturel assez commun, l'exemple de la greffe éclaire et justifie la transmission des vertus balsamiques d'un remède élaboré avec de la momie vers le corps du malade. C'est ici que l'on trouve la deuxième référence à la poudre de sympathie, invoqué encore une fois pas seulement à titre d'exemple significatif mais en tant que véritable preuve.

> Cette vertu est encore d'autant plus sensible et puissante qu'elle agit dans un sujet absent, comme on prouve de la poudre de sympathie ou comme il se voit dans une infinité d'exemples, car si on jette du soufre sur la fiante de quelque animal, il souffrira des douleurs de ventre horribles et incroyables : *quod fit secreta spirituum magneticorum communicatione.* [Cela arrive par la communication secrète d'esprits magnétiques][67].

Pour résumer, la matière sanguine est imprégnée d'une substance spirituelle très puissante, que Locques appelle *momie spirituelle* pour la distinguer de la *momie corporelle*, composée par l'ensemble des sucs organiques. Beckher (1622) l'avait appelée « *mumia* vivante du microcosme » (*mumia vivens microcosmi*). Cette substance est un baume qui possède la double vertu de préserver la matière de la pourriture et de renforcer l'énergie vitale d'un corps. De plus, le lien et la transmission des vertus de cette substance spirituelle envers la matière élémentaire, qui lui est soumise, sont assurés par l'esprit magnétique du baume.

L'anatomie mystique du sang n'est qu'à son début. Car il faut répondre encore à plusieurs interrogations fondamentales : d'où vient le pouvoir balsamique de la momie spirituelle ? Quel est son « statut ontologique » ? Quelle est la différence entre la momie spirituelle de l'homme et

65. *Ibid.*, 38.
66. *Ibid.*, 29.
67. *Ibid.*

celle des animaux, des végétaux et des minéraux ? Comment justifier les différents degrés de puissance d'une momie ?

Comme nous l'avons montré, Locques considère le sang comme le siège de deux sortes de qualités, visibles et invisibles, manifestes et occultes. Conformément à la philosophie de la nature de Paracelse, il compare l'essence invisible des choses à une lumière (*Licht der Natur*), lumière naturelle et lumière de vie, puisque chaque objet naturel est animé par un esprit qui lui est propre. Cet esprit, « vital et radieux », agit à la fois sur la partie visible de son propre corps, en le créant, et sur les parties invisibles des corps qui l'entourent en influençant ainsi le développement de leur partie visible.

> Je ne parle pas de cette lumière de raison, qui est donnée d'en haut, dit Paracelse, à l'homme, pour se défendre de tous les accidents qui font les passions de l'âme et les maladies du corps. Mais c'est bien cette lumière, où l'esprit magnétique habite, et la céleste momie, qui fait la vie, que les cabalistes ont nommé le vêtement de l'âme, qui vient de la clarté des étoiles, douée des causes de végétation, d'animalité et de minéralité, et qui ne nous paraît revêtue que de la teinture du sang et des espèces de l'eau[68].

L'origine de cette substance spirituelle est maintenant assez claire. Elle est descendue des astres du ciel et, en descendant, elle s'est imprimée dans la matière froide, obscure et inerte, en lui conférant forme, lumière et chaleur. Voilà pourquoi Locques, en plagiant ouvertement Paracelse[69], rappelle que la vie de l'homme n'est « qu'un certain baume astral, une impression balsamique, un feu céleste, un esprit de sel, un nectar solaire, un mercure de vie, un air [...] toujours vivant ».

Le rapprochement de sang, momie, *balsamum* et lumière de vie, que l'on rencontre dans l'œuvre de Locques, remonte-t-il sans doute à un autre zélateur de l'onguent armaire, nommé Burgravius[70]. Ce dernier avait traité d'une lanterne de la vie et de la mort, dont le combustible était le sang humain et

68. *Ibid.*, avant-propos au lecteur.
69. Paracelse, *De vita rerum naturalium*, Bâle, 1589-91, VI, 276-277 (éd. Huser) : « Deshalben sollt ihr wissen dass der *Spiritus* eigentlich das Leben und der Balsam ist, aller corporalischen dingen... Nuhn ist das Leben des Menchen anders nichts, dann ein Astralischer Balsam, ein Balsamische Impression, ein himmlisches un unsichtbares Fewr, ein eingeschlossene Lufft und ein tingirender Salzgeist. Anders und deutlicher kann man es nicht nennen. [...] Das Leben aber *Argenti vivi* ist anders nichts als ein innerliche Hitz und ein ausserliche Kelte... und mag wol billig einem Belz vergleichet werden, der auch wie des *Mercurius*, beide wermet und keltet ». Cité par Koyré (1997 [1933], 19).
70. Burgravius (1611, 67-8) évoque les vertus de l'onguent armaire sans ajouter des explications.

dont la lueur durait autant que la vie de l'homme qui avait fourni la matière à brûler[71]. En outre, en vertu de la continuité secrète entre le *spiritus mumialis* du sang contenu dans la lanterne et le sang baignant l'homme en question, l'intensité et l'éclat de la flamme représentaient aussi l'état de l'énergie vitale de l'individu, ses émotions et ses affections. Au delà de ses espèces sensibles, la vie organique de l'homme est donc lumière qui s'alimente de la momie balsamique, lumière qui consomme chaque jour une goutte de ce combustible céleste.

> Nous ne tenons pas la vie seulement d'une façon surnaturelle et divine, mais de la semence des Astres et de nos pères, *en la manière que le feu sort du caillou et de l'acier, où il n'était pas.* Laquelle quoi qu'incorruptible prend néanmoins le caractère et la marque du feu élémentaire, de la teinture du sang, et des esprits, et pourtant qui *doit être entretenu à la manière que le feu l'est par le bois*[72].

Au fil des définitions que nous avons données jusqu'à présent, la *momie* demeure peut-être, pour un lecteur d'aujourd'hui, le lieu d'un paradoxe apparemment irrésolu. Elle est incorruptible puisqu'elle est de la même nature que les étoiles mais elle a étonnamment besoin d'être nourrie. À l'instar d'un corps vivant, elle tire son aliment de la momie des végétaux, des animaux et des minéraux mais, telle une essence immatérielle, elle n'est pas détruite ni corrompue par la mort de l'être vivant qu'elle habite. Bien au contraire, après le trépas de l'organisme qu'elle entretenait, la momie devient apte à préserver de la corruption la matière corporelle d'un autre vivant. Son statut ontologique est donc problématique car on ne sait pas s'il faut la ranger du côté du corps ou du côté de l'âme immatérielle, puisqu'elle est à considérer comme une *âme corporelle* ou un corps *animal*, car la momie de Locques vit aussi dans un corps *inanimé*.

> Et ainsi il veut que la Momie que nous prenons pour l'esprit magnétique du sang et des chairs, soit encore vivante, bien qu'il soit séparé et hors le corps de l'animal mort. Pourtant on est obligé de croire qu'il reste en l'un et l'autre après sa mort certain esprit principe d'animalité, vu qu'il s'en engendre en-

71. Burgravius (1611, 20-1) : « Ex hoc itaque fundo emersit quasi praeparatio Lampadis istius sive luminis, quod incensum semel, ardet jugiter, quoad homo ille, è cuius aptatur sanguine, vitalem ducit spiritum, atque eodem, quo eundem efflat ipse, horae sive momento sive punctistitio, simul cum eo extinguitur. Scito insuper : si flamma luculenta sit, elevata, tranquilla, et immota ; nihil homo iste, quod vel corpori vel animo grave sit aut molestum sentit : sin vero secus habeat, et assurgens flamma varie scintillet, aut depressior sit, aut nubilosa et torpida, indicium tibi anxietatis, tristitiae, caeterorumque pathemata esto. »
72. Locques (1664, avant propos au lecteur).

> core une infinité d'insectes doués des causes de sentiment et de mouvement[73].

L'idée de la génération spontanée des insectes corrobore l'hypothèse de l'existence d'un *esprit principe d'animalité* parsemé dans la nature. Le même principe justifie les expériences réalisées au XVIIIe siècle autour de l'écrevisse et des étoiles de mer, dont les pattes coupées repoussent tout naturellement[74]. En effet, lorsqu'un animal est tué violemment et qu'une plante est arrachée de la terre, le principe d'animalité ne fait que se retirer vers l'intérieur, car il n'est plus entretenu par la chaleur naturelle du corps.

> [...] bien que le sang de l'animal égorgé puisse être dit mort, toutefois l'esprit sympathique opère tant de merveilles. Cette momie a des vertus d'autant plus grandes qu'elle est d'un animal sain, fort et robuste, qu'elle est pleine d'esprits lucides, radieux et du vrai baume de la vie. Comme est le sang des taureaux, qu'il faut conserver en sa chaleur naturelle et tempérée, pour empêcher l'extinction de cet esprit ou baume de la vie, lequel ne peut pas à la vérité mourir, parce qu'il est incorruptible, mais ou s'absenter de la matière, ou se retirer de la circonférence au centre. Ainsi qu'il se voit dans les plantes durant l'hiver, dont l'esprit congelé et retiré de la superficie au centre, ne peut végéter ni croître, s'il n'est attiré par la force d'un plus puissant aimant, à savoir par le soleil, du dedans au dehors, de puissance à l'acte, et s'il n'est délié par la chaleur des liens de sa congélation[75].

La notion d'esprit « sympathique », ou « magnétique », principe d'animalité, fait sortir Locques de l'impasse théorique dans laquelle son discours était apparemment tombé. En effet, nous pouvons résoudre le *paradoxe de la momie* soit en admettant l'idée d'une instance intermédiaire, transcendantale, entre la sphère du matériel et la sphère de l'immatériel, soit en remplaçant cette vision dualiste par une conception néoplatonicienne des degrés de l'être, en abolissant, ou pas, la notion d'*immatériel*. Or, puisque, depuis les travaux de W. Pagel, nous n'avons pas à démontrer à quel point la philosophie et la médecine paracelsiennes sont imbues de néoplatonisme et d'hermétisme[76], nous ne sommes pas surpris de constater que Locques épouse cette vision de l'univers. En particulier, il manifeste sa foi dans l'« axiome que tout est en toute chose », « qu'il n'y a rien dans la plante qui ne soit dans l'animal » ou dans le minéral et inversement, « que ce qui est au ciel est semblable à ce qui est en la terre » et vice

73. *Ibid.*, 4-5.
74. Cf. Bonnet (1985 [1762], 217ss).
75. Locques (1664, 22).
76. Cf. Pagel (1958) et (1962).

versa[77], ou encore qu'il y a une « convenance établie qui fait la sympathie, le mariage, l'union, la liaison et l'enchaînure de toutes les créatures »[78].

Après cette véritable profession de foi paracelsienne et hermétique, la théorie de l'homme-microcosme vient justifier d'une part la convenance des *momies* naturelles avec le corps humain, d'autre part la puissance extraordinaire de la momie humaine.

> L'homme étant le centre du monde et l'abrégé de toute la nature, il est tout l'attrait et le centre de toutes les Vertus supérieures et inférieures, célestes et élémentaires, naturelles et surnaturelles, où elles sont attirées par une force et une inclinaison naturelle, comme par leur aimant magique[79].

L'identification de la notion de « vertu magnétique » avec celle de « momie » parcourt les pages du traité. Car nous constatons que toute chose, dans le monde végétal, animal et minéral, est douée de la vertu invisible d'attirer à soi autre chose qu'elle même. De plus, si on qualifie de « magnétique » cette vertu et si la vertu magnétique d'un corps est à rechercher dans ce qu'on appelle « momie », alors on peut dire de la momie qu'elle est l'aimant d'un corps naturel.

> [Ce livre] t'apprendra comme la précieuse momie du sang renferme cette vertu ou esprit magnétique et le rapport et la convenance de l'aimant animal, végétal et minéral[80].

Élaborer des raisonnements analogiques en prenant comme terme de comparaison les propriétés physiques de l'aimant est un exemple de style de pensée scientifique systématisé par Paracelse et ses disciples, bien qu'il soit déjà amplement utilisé par la science ancienne et médiévale[81].

> La division n'étant que dans la momie corporelle, et non pas dans la spirituelle, qui ne la peut être, ayant fait voir qu'elle est une en toute chose : en la manière que chacune des parties de l'aimant divisé ont toutes un semblable mouvement à leur pôle. Ce qui fait voir qu'elles n'ont toutes qu'un même esprit, qui est toujours un et dans leur masse, et dans leurs différentes parties. Ce qui nous apprend que l'esprit magnétique du sang est toujours un et semblable dans toutes les parties d'un seul, ou de plusieurs

77. Il s'agit d'une allusion évidente à l'*incipit* de la *Tabula Smaragdina*, texte emblématique de la tradition hermétique résumant la genèse de l'univers et le secret de la transmutation.
78. Locques (1664, 1).
79. *Ibid.*, 7.
80. *Ibid.*, avant propos au lecteur.
81. Cf. Radl (1988, passim) et Mottelay (1922).

> animaux, partant que son appétit et son inclination est de se rejoindre en un[82].

Comme un aimant, le sang possède son inclinaison, son étoile polaire, ses sympathies et ses antipathies, tout en étant séparé de sa source ou divisé en plusieurs parties. Un certain pouvoir attractif ou répulsif s'actualise toujours, secrètement et de manière moins apparente que dans le cas de l'aimant. Ainsi, de même que la vertu de l'aimant est augmentée et fortifiée par l'esprit de fer en la limaille, de sorte que même l'acier par son aimant est fait attractif au seul toucher, de même la momie de nos corps est rendue plus attractive et l'aimant d'une partie fortifiant l'autre fait une plus grande attraction et est plus susceptible d'extraire la momie et la vie des plantes, des animaux et des minéraux.

> Et comme l'esprit du grain de blé dissout en la terre semble être ressuscité de mort à la vie par l'esprit magnétique du soleil, ou bien comme la pâte passe en pain par le levain et le vin en aigreur par le vinaigre, ou bien que le petit vin est rendu meilleur et celui qui est altéré et corrompu est refait par l'esprit de vin et que la nouvelle bière est enfin rendue meilleure par la vieille. Ainsi l'esprit magnétique du corps humain est souvent ressuscité de mort à vie par l'esprit magnétique du sang des animaux, qui passe en notre substance comme la pâte en son levain et le vin en vinaigre[83].

Sur le plan épistémologique, le *magnétisme biologique* de Locques se présenterait peut-être comme une sorte de *vitalisme ordonné* ou de *mécanisme distendu*. Cela permet à l'explorateur des secrets de la nature d'étudier l'orientation des forces naturelles sans recourir à la notion de finalité, à une époque où le débat sur les raisons du mécanisme et du finalisme était particulièrement vivant. C'est dans la souplesse logique et dans le haut degré d'adaptabilité aux expériences les plus disparates, en dépit de toute approche quantitative, qu'il faut rechercher le succès de cette théorie scientifique. Les règles de ce *jeu de discours* autour des notions de *sang* et d'*aimant*, assimilant au *sang* la complexe structure métaphorique de l'*aimant*, font de l'idée du *magnétisme du sang* un terrain de jeu où tout élément nouveau est vite intégré grâce à la règle tacitement acceptée de l'*analogie*, d'un côté, et un usage très libéral du *principe d'induction*, de l'autre. La capacité à tout expliquer et à lire l'infiniment grand dans et par l'infiniment petit lui donne un pouvoir de séduction rassurant les esprits les plus simples, qui y accèdent aisément par une vive imagination. D'ailleurs, pour la réussite de ces pratiques, il faut avant tout une grande

82. *Ibid.*, 34-5.
83. *Ibid.*, 38.

propension à ne pas analyser les choses avec une rationalité scientifique rigoureuse et à agir plutôt comme si on était hors de soi, en proie à une sorte de *furor* qui, selon Pline (*HN*, XVIII, II, 4), justifie la croyance dans la transmission de vertus *animales* par le sang.

> Les épileptiques vont jusqu'à boire, comme à des coupes vivantes, le sang des gladiateurs, action qu'on ne peut, sans horreur, voir accomplir par les fauves dans cette même arène. Mais eux, ma foi, estiment très efficace d'absorber sur l'homme et sur les lèvres de la plaie son sang chaud et fumant, et son âme elle même vivante aussi, alors qu'on regarderait comme un trait de mœurs inhumain d'approcher la bouche des plaies même d'une bête sauvage[84].

Après avoir éclairci les fondements théoriques de sa *medicina magnetica*, consistant dans la définition de santé et maladie, physiologie et pathologie du corps humain, sur la base de la notion de « momie », Locques aborde la thérapeutique en préconisant « des bains artificiels faits de sucs d'herbes et sang d'animaux » contre les maladies et pour conserver le corps en santé. Ici, comme on aurait pu déjà soupçonner, la *medicina mumialis* semble embrasser plusieurs catégories pharmaceutiques de remèdes traditionnels, utilisés encore aujourd'hui, allant des « huiles essentielles » d'un nombre très important de végétaux aux « teintures mères », aux huiles de foie de nombreux poissons, aux poudres d'os de certains animaux, aux remèdes homéopathiques à base de métaux, etc.[85]

La continuité avec le présent de la *medicina mumialis* de Locques étant très vaguement indiquée, il nous reste maintenant à démêler l'écheveau des métaphores scientifiques qu'elle a hérité du passé et à montrer dans quelle mesure elles concourent à la construction logique de l'efficacité de l'onguent armaire.

9. La vie secrète des fluides corporels : la notion de *balsamum*

Pour comprendre comment Locques est arrivé à parler du sang en termes de *momie*, de *baume* et d'*aimant*, d'une part, et pour saisir la logique des re-

84. A. Ernout (Pline, *HN*, XXVIII, 1962, 119) rappelle que cet usage est déjà mentionné par Celse (III, 23, in fine), Scribonius Largus (17), Caelius Aurelianus (*Chron.* IV, 118) et Tertullien (*Apolog.* IX, 10).
85. L'usage thérapeutique du sang était déjà attesté dans le *Picatrix latinus* (1986, 162ss) : « Si videris infirmum qui non possit convalescere aliqua medicina, ablue eum cum aqua sanguinis ; et meliorabitur » (*Ibid.*, III, XI, 80, 162).

cettes de l'onguent armaire, il faudrait réunir les éléments théoriques, issus de l'histoire de la médecine et de la philosophie occidentale, qui ont probablement inspiré nos auteurs dans l'élaboration de leur propre *jeu de discours*. Nous allons en évoquer un certain nombre à partir de l'historique des notions paracelsiennes de *baume* et de *momie*, qui ont été très peu étudiées par les spécialistes.

La notion de *balsamum*, en médecine, a des racines très anciennes. En grec, le *balsamon* est le baumier, un arbre dont la sève possède des propriétés lénitives et cicatrisantes de première qualité, bien connues par la pharmacopée ancienne, grecque et latine[86]. La référence la plus importante concernant l'usage médical d'une substance dite *balsamum* est à rechercher sans doute dans le *De materia medica* (*Peri hylas iatrikas*) de Pedanos Dioscoride, médecin de l'armée romaine du premier siècle après J.-C. Son ouvrage décrit près de six cent plantes et un millier de médicaments. Il a été traduit en latin vers la fin du sixième siècle et en arabe, syriaque et hébreux au neuvième siècle. Dans l'école de médecine de Salerne, la plus célèbre du Moyen Âge, c'était un des manuels de base. Déjà en 1478, peu de temps après l'invention de l'imprimerie, une première édition apparaît en Toscane puis une autre à Lyon, en 1512. Il s'agit donc d'une œuvre qui a traversé et marqué profondément le discours des sciences médicales de l'antiquité jusqu'au seuil de la modernité. Dioscoride (1537, I, 18, 10b-11b) distingue l'arbre qui pousse en Égypte et en Judée (*Balsamum*), de sa sève (*Opobalsamum*), indispensable pour la préparation de nombre d'onguents, et du bois odoriférant (*Xylobalsamum*). Tous les trois ont des propriétés coagulantes. Au Moyen Âge, cette substance pharmaceutique est « mystifiée » par le discours religieux. La résine odorante du *balsamodendron opobalsamum*, un arbuste de la famille des Amyridacées d'environs deux mètres de hauteur, mélangée à l'huile d'olive, constitue la base du « Saint Chrême » (*chrisma*) de la liturgie chrétienne catholique. Sur le plan symbolique, le baume est la larme du baumier. Cette huile est utilisée dans l'administration des sacrements du baptême, de la confirmation, de l'extrême onction et de l'ordre. La présence du *balsamum* dans l'« huile sainte » dérive probablement de sa symbolique, de ses vertus médicales et ses occurrences dans les écrits bibliques, car l'ancien testament signale que le baume servait d'onguent pour le traitement des blessures (Jérémie 51, 8) et que la Palestine en était tellement riche qu'elle l'exportait (Genèse 37, 25 ; Ezéchiel 27,17). De plus, le terme « Christ » renvoie étymologiquement

86. D'après Rey (1992), le mot grec est lui-même probablement emprunté à une langue sémitique (hébreu *bâšâm*, arabe *bašâm*).

à l'onction, ce qui jette une lumière sur le fait que, pour rentrer dans la communauté chrétienne par le baptême, il faut être « oint » comme l'a été son mythique fondateur : le Christ, l'« oint du Seigneur ». De même que les onguents balsamiques, unissant les parties d'une blessure, donnent au malade un espoir de guérison, l'onction balsamique par le saint chrême unit symboliquement au Christ l'âme humaine et donne simultanément une espérance de salut.

Les traditions médicales juive et grecque, unies à la symbolique chrétienne catholique, forment une trame d'analogies et de métaphores qui auront une influence notable dans l'élaboration de la doctrine paracelsienne du *balsamum*. En effet, quand Locques définit la momie comme « esprit balsamique du sang »[87], il évoque implicitement la notion de « balsamum » dans le sens très particulier que Paracelse lui avait donné de « substatia corporalis a putredine conservans »[88]. Cette définition convient aussi à l'usage que Locques fait de l'adjectif « balsamique ». Gerard Dorn avait déjà essayé de définir le *balsamum* de la façon la plus proche de l'esprit paracelsien en soulignant son usage médical[89]. Le baume, dit-il, est une substance issue des corps et préservant de la putréfaction. Il est interne et externe. Celui qui se trouve à l'intérieur de l'homme est une substance très tempérée, ni amère, ni sucrée, ni acide, ni salée. C'est un sel liquoreux préservant convenablement les corps de la putréfaction. Il est dit *gluten* — substance collante — très tempéré de la nature du corps. Le baume externe est nommé *térébenthine* par Paracelse. Il supporte et digère la violence du feu. C'est aussi ce qui guérit vite. La langue allemande l'a adapté à la chirurgie par la formule en deux mots *bald samen*, c'est-à-dire « unir rapidement ». On le dit aussi d'une huile distillée de n'importe quel corps et portée au degré le plus haut de pureté. La reconstruction étymologique allemande du terme *balsamum* — *bald samen*[90] — est d'autant plus

87. Locques (1664, 3).
88. Ruland (1612, ad vocem).
89. Dorn (1573, 23) : « Balsamum est substantia corporum a putredine conservans, balsamus alias a nonnullis scribitur. Est internus et externus. Internus in humano corpore, temperatissima quaedam est substantia, non amara, non dulcis, non acerba, neque sal minerale, sed sal liquoris, quod a putrefactione validissime praeservat humana corpora : dicitur etiam naturae corporis gluten temperatissimum. Brevius sic definitur : Est satis interioris liquor, suum a corruptione corpus tutissime praeservans naturaliter. Externus vero terebinthina vocatur a Paracelso, nullam ignis violentiam passa, sed digesta. Item est omne quod celeriter sanat, a Germanico sermone ad chirurgiam adaptatum nomen duabus dictionibus *bald samen*, id est, celeriter coniunctum. Dicitur etiam oleum ex omni corpore destillatum, et ad summum gradum puritatis adductum. »
90. Dans l'allemand moderne il faudrait dire « bald sammeln ».

prégnante que, dans la pratique de l'*hopliatria*, l'onguent magnétique, composé entre autres de sang humain, de momie et d'huile de térébenthine — les baumes naturels — est censé accélérer la guérison de la blessure. Dorn définit aussi le « baume de momie » comme une substance tirée de la chair humaine et qui préserve de la pourriture (« Balsamum de mumiis, est balsamum de carne tractus »)[91].

On retrouve encore cette définition dans la majorité des textes médicaux du XVIIIe siècle bien qu'elle soit désormais bannie des manuels de médecine soit en tant que relique d'un discours médical obsolète « quando de humoribus et spiritibus in corpore humano occurrentibus dicitur »[92], soit en tant que terme chimique désignant une substance ayant une « singularem harmoniam cum corpore humano »[93], soit en tant qu'*aurum potabile* des alchimistes. Ainsi, la définition de « baume » dans *Le dictionnaire universel* (1690) d'Antoine Furetière révèle la survivance dynamique, bien que marginale, de cette tradition *balsamique*.

> Suivant quelques Chymistes, [le baume] n'est autre chose que l'âme du sel commun extraite par l'art. Ils le font dissoudre à l'humide, et ils mettent sa resolution bien clarifiée dans du fumier de cheval pour la putrifier pendant deux ou trois mois, et ensuite ils la font distiller fortement avec feu de sable ; il en monte une onctuosité précieuse dans laquelle mettant tremper les choses les plus corruptibles, elles demeureront éternellement entières. Ils disent que c'est par ce moyen que les Anciens les plus curieux ont conservés des corps entiers sans les réduire en mommies.

Mais revenons maintenant à l'époque où on étudie et célèbre l'essence et les vertus des *baumes*. L'*Idea medicinae philosophicae* (1571, 9-30) de Petrus Severinus pose la notion de *balsamum* au centre de sa théorie physique et de l'explication du processus alchimique de la *separatio*[94]. Le *balsamum* est un principe, un élément subtil et doué de multiples fonctions, sous-jacent à toute réalité naturelle. Dans chaque ordre des choses est contenue une nature radicale, principe de vie, source d'énergie, auteur de la fécondité, des générations, des transplantations et modérateur de toutes

91. Dorn (1573, 23). Une dernière entrée consacré au « *balsamum* externe de éléments » le définit comme « liquor mercurii externi, alias mumia elementorum externorum, et proprie rerum firmamentalis essentia, quam etiam nonnulli quintam vocant ». On voit bien à quel point les notions de *balsamum*, momie et *liquor* soient imbriquées les unes dans les autres.
92. Burgravius (1783, ad vocem).
93. N. N. Happelius, *Aphorismi Basiliani sive Canones Hermetici de Spiritu, Anima, et Corpore medio Majoris et Minoris Mundi*, dans *Theatrum chemicum* (1659, IV, 328).
94. Cf. Bianchi (1982, 239-248).

les énergies naturelles[95]. Severinus fait allusion à un certain soufre vital (*vitale Sulphur*), un *humidum radicale* : le *balsamum*. C'est le centre propulseur des énergies d'une faculté naturelle, au sens galénique du terme. Dans toute sorte de corps naturel, il est la cause originelle du mouvement dans les parties mobiles, du sens dans les parties sensibles, de la cuisson dans les parties qui cuisent, de la séparation dans les parties excrétantes[96]. Étant la cause agissante des manifestations vitales des organismes, il est aussi le terrain où les maladies s'ensemencent et se développent. Aussi, le *balsamum* possède-t-il la force de contraster les agents morbides et d'en neutraliser les effets. Il est donc le moteur secret qui mène à la guérison. Severinus (1571, 17) rappelle que l'idée d'une *quinta essentia* balsamique avait déjà été mise en évidence par Paracelse, pour qui la « *quinta essentia* est une matière qui peut être tirée de toute créature corporelle et de toute chose où est présente la vie »[97] et « la vie n'est autre chose qu'une *mumia balsamita*, préservant le corps mortel des vers et des *eschara* »[98]. Il remarque surtout que la quintessence balsamique des vivants est assimilable à ce *spiritus* que Jean Fernel avait déjà mis au cœur de sa médecine en le présentant comme une substance primordiale hors de la portée du médecin. Severinus amène ainsi au niveau du manifeste ce qui gisait au plus profond du vivant. À l'instar de tous les autres sels, soufres et mercures présents dans la nature, la quintessence du vivant — le *balsamum* — peut être séparée des corps qui la contiennent et sortir de la sphère de l'occulte[99]. L'*Idea medicinae philosophicae* dessine ainsi une doctrine rationnelle et cohérente du *balsamum* qui remplacera, chez les paracelsistes, la notion galénique de *spiritus vitalis*. Plus conforme aux exigences de la science moderne, l'idée d'un principe actif « manifeste », maîtrisable sur le plan théorique et pratique, supplante progressivement la fameuse notion de *qualité occulte* qui représentait un élément irrationnel, prodige caché et merveille incontrôlable dans l'expérience médicale. De surcroît, cette conception sévérinienne du *balsamum* fonde un discours nouveau dans le domaine thérapeutique. Sel, soufre et mercure, utilisés avec profit dans la cure d'affections locales, seront

95. Severinus (1571, 20-21).
96. Severinus (1571, 23-24).
97. Paracelse, *Decem libri Archidoxis* (*SW*, III, 118).
98. Paracelse, *Liber de vita longa* (*SW*, III, 249).
99. Severinus (1571, 27) : « Nihilominus affirmo, invisibilia vestimentis detractis, visibilia reddi posse, occulta manifesta, quieta mobilia, etc. Et quavis animale Balsamum, subtilitate spirituale antecellat, neque fundetur in materia actionibus Artificum subiecta, non sine summa Creatoris providentia : Plantarum tamen et Mineralium Balsamum tractari potest. »

remplacés de préférence par le *balsamum*, tiré des différents ordres de la nature, pour recouvrer une bonne santé[100]. Dès lors, le *balsamum* de Severinus s'identifie avec la panacée, le remède universel, le « principe vital, le *semen*, le baume des végétaux, des minéraux et des animaux »[101], source des fonctions vitales des êtres naturels. Dans la rédaction de sa *Basilica chymica*, Oswald Croll mettra à profit la leçon sévérinienne en utilisant de manière systématique la notion de *balsamum*. Le baume végétal, minéral et animal est une mine de vertus naturelles et de remèdes miraculeux que le nouveau chimiste est désormais à même de confectionner en observant les sympathies et les antipathies naturelles[102].

Parmi les auteurs les plus lus et cités en matière de vertus cachées dans le sang et dans le *balsamum*, Ioan Ernst Burgravius occupe une place significative pour nous, car il déduit les vertus de la momie des vertus du sang et il prend l'onguent armaire comme exemple probant des propriétés occultes du sang. Burgravius (1611, 46), en citant Paracelse (*Archidoxis*), relate que le sang est la quintessence et la vie de l'homme. En effet, de même que la quintessence d'une herbe comme la mélisse subsiste *insensibiliter* dans les feuilles de mélisse qui ont été arrachées et séchées, ainsi la quintessence du sang humain perdure après que le sang a coulé à l'extérieur du corps humain.

Le sang baignant le corps vivant est aussi l'*anima carnis*. Une fois séparé du corps (*ultra corpore*), le sang perd ses vertus *animales* pour ne garder que l'*esprit vital* constituant la matière subtile du *balsamum vitale*. Ce *balsamum* est l'*arcanum*, à savoir le principe actif bien caché des corps terrestres. Du point de vue logique et technique, le *balsamum vitale* contenu dans le sang humain correspond analogiquement aux *balsama* que l'on pourrait tirer de la mélisse, de l'aloès, ou de l'ellébore noir. À travers un procédé de *séparation* de l'essence de la matière et d'*union* de l'essence avec une autre matière — selon le principe du *solve et coagula* (« sépare et unit ») — le *balsamum* peut être intégré dans des préparations médicales. Le mot « spagyricus », qui renvoie étymologiquement au séparer (*spaô*) et au réunir (*ageirô*), apparaît plus d'une fois dans le texte.

Une définition analogue de *balsamum* se trouve dans les écrits de Goclenius le Jeune. Le *baume* est pour lui la substance apte à recevoir à la fois la vie, le *spiritus* et les influences célestes. Compte tenu de l'importance de cette notion dans l'explication de l'action de l'onguent armaire, elle fait

100. Severinus (1571, 343-4).
101. Severinus (1571, 30).
102. Croll (1609, 21-22 ; 102).

l'objet d'un discours à part dans son *Tractatus de magnetica vulnerum curatione* (Franckfurt, 1613). Comme le soutiendra aussi Locques cinquante ans plus tard, il est nécessaire, dit Goclenius, que dans la nature existe quelque chose en quoi, par exemple, la rose se cache en hiver tout en conservant les caractéristiques et la *signatura* de l'espèce. Si certains éléments peuvent se corrompre, il doit y avoir, selon Goclenius, quelque chose qui préserve la procréation de nouveaux individus, sinon les espèces ne pourraient pas se reproduire. Cette « chose » est le *balsamum*, « radical, vital, spirituel et céleste », principe de toute action naturelle. On lui reconduit toutes les propriétés qu'on admet dans les choses et qui ne peuvent pas être attribuées aux éléments pris séparément et aux qualités manifestes. Car ce principe ne disparaît pas en se consumant dans les choses corrompues, mais se garde intact même après la dissolution d'un agrégat d'éléments. Dans le *balsamum* radical subsiste la structure (*anatomia*) et la puissance (*potestas*) de la semence dans toute sa vigueur. Enfin, cette essence balsamique des choses, jaillissant dans le « théâtre du monde » par une métamorphose nouvelle, fabrique un corps nouveau capable d'accomplir les tâches fixées[103]. Il rappelle que d'autres auteurs nomment ce principe « baume universel de la nature », « soufre vital », « semence radicale », « matière première » ou encore « mumie balsamique ». Ce « baume (*balsamum*) animal » occupe l'anatomie entière du corps des êtres animés et des plantes. Ainsi, en vertu de ce baume, certaines plantes et certaines parties du corps d'un animal sont-elles « antipathiques » à des maladies.

103. Goclenius (1613, 25-8) : « Omnino enim necesse est, in rerum natura dari aliquid, in quo rosa latitet hieme, quod sciliscet elementis utcumque etiam modo corruptis, specierum signaturas inviolatas contineat, adque novorum individuorum procreationem servet incorruptas, alioquin novae rerum species produci non possent. Id vero nihil aliud est [26] quam balsamum radicale, vitale, spirituale, Coeleste, actionum omnium in natura principium cui uni et soli accepta sunt ferenda, quae nec crasi elementariae, nec sensui, nec manifestis qualitatibus assignari possunt et debent. Hoc enim in corruptibus rebus non interit, sed elementis et mixtis qualicumque etiam modo dissipatis, servantur. [...] radicale balsamum..., in quo totius seminis anatomia et potestas viget, novaque revolutione in mondanum theatrum progrediens novum fabricat corpus officis destinatis accomodatur. Hoc ipsum principium variis nominibus appellatur, ab aliis dicitur enim Balsamum universae naturae, sulphur vitale, radicale semen, materia prima, mumia balsamica. In animantibus et plantis universam corporis anatomiam animale hoc balsamum occupat. [27] Huius igitur balsami virtute plantae quaedam partesque animalium morbis quibusdam antipatheticae sunt, huius inquam balsami vi ac virtute, animalium quorundam partes, corporis humani partibus sunt sympatheticae, iuvando illa, corroborando atque in vigore radicali conservando [...] [28] Hoc igitur radicale principium, has inquam rerum signaturas qui neglexerit, nec intimius inspecserit atque cognoverit, medici nomen non meretur. »

Pareillement, les parties du corps d'un animal peuvent être « sympathiques » aux parties du corps humain, puisqu'elles le guérissent en renforçant et en conservant la vigueur primordiale. Goclenius ajoute que le *balsamum* tiré d'une certaine plante peut agir de façon bénéfique dans l'homme, en renforçant le *vigor radicalis* et balsamique affaibli par une maladie. Voilà pourquoi ceux qui ne reconnaissent pas l'existence de ce principe et qui ne sont pas attentifs aux signatures ne méritent même pas, selon lui, le nom de médecin.

La notion goclénienne de *balsamum* est en filiation directe avec la définition paracelsienne de *Balsam*, ou au moins de celles que Dorn résume dans les articles de son célèbre dictionnaire, et représente aussi un des vecteurs théoriques par lequel le magnétisme de la momie de Paracelse se transforme en magnétisme du sang chez Locques, tout en gardant des similitudes remarquables.

La notion paracelsiennes de *liquor vitae* achève le tableau des prémisses théoriques fondamentales du syncrétisme conceptuel réalisé par les paracelsistes européens du XVIIe siècle. Paracelse parlait aussi d'un liquide corporel omniprésent dans l'organisme, en rapport avec le sang mais ne s'identifiant pas avec celui-ci. De même que la terre possède deux systèmes d'eau, les eaux apparentes des fleuves et des ruisseaux d'un côté et les eaux souterraines de l'autre, ainsi le corps possède deux systèmes de fluides qui transportent le sel : le sang et le *liquor*. Ces deux systèmes se réunissent dans un « fleuve unique » : l'urine. Or, ce deuxième système de fluides (*liquor*) renferme, comme la *mumia*, « toute nature, propriété et essence et toute sorte de membres et d'esprits ». De même le *liquor vitae* est comparable à un homme caché dans l'homme visible, c'est-à-dire à l'homme intérieur et invisible, qui n'est rien d'autre que l'imagination[104]. Dorn distingue aussi le *liquor essentialis* — fluide attiré par les organes internes et transformé en chair et sang — du *liquor mercurii* — baume des choses dans lequel est enfermé tout leur pouvoir curatif — du *liquor salis* — siège du baume qui préserve de la pourriture[105].

En outre, on pourrait se demander si ce baume ou momie spirituelle du sang s'identifie avec l'*anima carnis* de l'ancien testament (*Levit.* 17, 14 :

104. Cf. Pagel (1979 [1966], 318-20).
105. Dorn, *Dictionarium*, 60-1 : « Liquor essentialis, est qui a membris interioribus attrahitur, ac in carnem et sanguinem transmutatur. Liquor mercurii, est balsamum rerum, in quo latet ac consistit omnis vis curationis, et persanandi virtus. Eiusmodi mercurius est vehementissimus in tereniabin, et in nostoch. Liquor mumiae, dicitur adeps humanus. Liquor mumie de gummi, est oleum gummi. Liquor salis, est balsamus naturae quo sustentatur corpus ne putrescat. »

« Anima enim omnis carnis in sanguine est »), comme le rappelle Burgravius[106], ou avec une sorte de *corps astral* logé dans le sang et enveloppant l'âme divine[107] ; ou alors, le baume serait-il une imprégnation sanguine de l'*esprit vital*, élaboré dans le cœur et soufflant invisiblement dans le sang, selon la tradition galénique. C'est à cause de ce genre d'arguments que la culture hébraïque édicte des prescriptions très minutieuses dans la préparation des viandes. Aussi, l'élaboration de la notion paracelsienne de *balsamum* et de *mumia* s'alimente-t-elle peut-être de l'idée d'une rosée primordiale (*ros primigenium*), fluide subtil qui transpire des vaisseaux sanguins pour nourrir et s'incorporer aux membres du corps, en passant, selon Avicenne et Arnauld de Villeneuve, de l'état de *ros* (rosée) à celui de *cambium* (substance transformée) et puis de *gluten* (colle)[108].

Pour finir, dans le *jeu de discours* des disciples de Paracelse, les qualités de la *mumia* et du *balsamum* sont transférées de la chair aux fluides corporels de l'homme et des animaux, aux sucs des plantes et aux préparations pharmaceutiques à bases de minéraux. Cela est sans doute rendu possible par le raisonnement suivant. Puisque tous les corps baignent dans une substance humide et puisque le sang est la substance humide qui traverse

106. Burgravius (1611, 42-45) « Documentis ab experientiâ rerum omnium praeceptrice solertissimâ deproptis luculenter constat, Vitam in sanguine, ceu propria ei sede à Natura omnium parente destinata, contineri. Ettenim si vel homini vel caeterarum animantium cuipiam vulnus inflictum sit, sanguis autem non sistatur. [43] Levit. 17, 11 : « Nam Anima cuiusque carnis in Sanguine est : ego vero destinavi eum vobis in Altari ad expiationem faciendam pro animabus vestris. Nam sanguis is est, qui pro anima expiationem facit. ». Levit. 17, 14 : « Est enim anima cuiusque carnis, sanguis eius pro anima eius est : Ideo edico Filiis Israëlis, Sanguinem ullius carnis ne comeditote : Nam cuiusque carnis anima Sanguis eius est. Comedentium eum quisque exscinditor ». [44] Quandoquidem Chymicarum machinarum solertia è sanguine subtilissimus ille, purissimus ac Vivacissimus Spiritus è corporeo quasi vinculo & compagis terreae remoris educitur, quo homini in morbis etiam deploratissimis singularem in modum subveniatur. Documento sit Arcanum Sanguinis Ciconiae, quod efficassimum Venenis imbibitis antidotum : tametsi Ciconia à serpentibus, bufonis, caeterisque infectis venenosis alimentum petat. Eiusdem generis est Sympatheticum ac specificum illud unguentum ad Podagram, cuius apationem Theophrast. Par. ex destillato aegri sanguine, caeterisque id genus [45] ingredientibus Pharmacis congruè pleneque describit. Eodem porro facit Sanguinis humani Arcanum, quo morbus Herculeus Epilepsia, Analepsia, Catalepsia extirpantur ac curantur sunditus ; caeteraque id genus medicamina, quae operatricem illam virtutem è Sympathia illa promunt. »

107. Sur l'histoire de ce que Marsile Ficin définit de façon exemplaire dans le *De vita coelitus comparanda*, comme « corpus tenuissimus, quasi non corpus, et quasi jam anima » Cf. Poma (2002, 112-7), Pagel (1979 [1966], 163-7 ; 313-4) ; Dodds (1963, 313-21) ; D. P. Walker (1958, 119-33).

108. Cf. De Castro (1621, 85) ; Pagel (1979 [1966], 106 ; 305-9).

le corps humain le nourrissant et le préservant de la pourriture, alors le sang doit bien être la substance la plus active et énergétique du corps. La notion de *momie spirituelle* du sang devient ainsi le réceptacle de tout ce qui d'une façon ou d'une autre, dans le système paracelsien et dans les théories médicales antérieures, était censé préserver un corps de la corruption et en garantir les fonctions *biologiques* : le corps astral, la rosée primordiale, le *balsamum* et le *liquor vitae*.

Pour comprendre l'entrelacs de baume et de momie dans les écrits des promoteurs de l'hopliatria et pour mieux cerner ainsi la complexité du discours des magnétistes, il est nécessaire de décortiquer la *momie* paracelsienne.

10. Mumia : le pouvoir du baume microcosmique

« La momie ne peut pas être considérée comme un cadavre humain, mais seulement comme un récipient dans lequel il est possible de transmettre le balsamum dans un mélange plus fin que celui que l'on peut fabriquer »[109].

La « momie » (*mumia* en latin) n'est surtout pas à confondre avec l'image d'un pharaon enveloppé dans des bandages blancs ou beiges, si populaire dans l'imaginaire des temps modernes. Ce terme a des origines persanes — *Mûmiya*, *mûm* — et désigne une substance liquide provenant des cadavres et utilisée comme une drogue. Elle était un des « simples » de la pharmacopée médiévale et moderne et figurait dans « les livres des simples médecines » au côté d'entrées comme « menthe », « mandragore », « margarita » et « myrrhe ».

Au Moyen Âge, on désignait par le terme *mumia* des résines végétales comme l'asphalte et le bitume, réduites parfois à la consistance de cire et connues depuis la plus haute antiquité pour leurs propriétés médicinales[110]. Cependant, plusieurs auteurs confondaient souvent ces définitions rigoureusement médicales de *mumia* avec la momie égyptienne, au point que certains médecins du XVIe siècle se sont mis à extraire la *mumia* non plus du sang mais des momies égyptiennes elles-mêmes, après les avoir réduites en poudre. Aux XVIe et XVIIe siècles, ce terme dénote des objets variables et se trouve chargé de connotations différentes en fonction du

109. Clauder (1679).
110. Bächtold-Stäubli (1927-41, VIII, 617-619).

contexte dans lequel il est utilisé[111]. Aussi dénonce-t-on parfois le recours aux momies de la part de charlatans[112]. Néanmoins, par le mot « momie » on peut entendre, encore à l'époque de Paracelse, six substances différentes[113] : (1) la véritable momie égyptienne (*Mumia vera Aegyptica*), à savoir un corps embaumé et enroulé dans un linge, (2) un cadavre séché à la chaleur du désert, (3) un baume de bitume (*pissasphaltos*) ou à base de bitume, (4) un cadavre d'homme noyé, pendu ou mort violemment, provenant de l'Europe occidentale ou centrale, volé dans un cimetière ou dans un hôpital, (5) un remède de la médecine populaire, préparé à partir des substances liquides qui coulent à l'extérieur d'une momie (1) ou (4), (6) une *teinture* de momie (1), (2) ou (4).

Depuis le premier siècle av. J.-C. et jusqu'à 1983 nous avons des témoignages officiels concernant la diffusion, en Europe, de momies égyptiennes, de préparations à base de momie et de succédanés de momie : cadavres humains ou animaux retrouvés dans des marais, corps de criminels exhumés et volés[114]. Distribuées par des colporteurs et des guérisseurs/charlatans, les « momies » étaient tenues pour un remède excellent dans beaucoup d'affections corporelles et notamment en tout ce qui concernait les blessures et les hémorragies en général. On en préconisait un usage externe et interne.

Dans son *Opera medica*, Michael Ettmüller (1696, 790), par exemple, présente une liste de remèdes, fabriqués avec des parties du corps humain, qui évoque les six sens principaux du mot « momie ». Il dit que, dans sa définition ancienne, la *mumia* désigne le corps embaumé de certains rois et princes orientaux. Néanmoins, à son époque, elle est considérée comme ce fluide coulant à l'extérieur des cadavres (*liquamen quod effluit ex cadaveribus*) et accommodé avec de l'aloès, de la myrrhe et du bitume. Il cite aussi la *mumia* de *pissasphaltum*, dite *nativa*, plus nuisible que bienfaisante ainsi que la *mumia sine* (sans) *mumia* ou le corps embaumé, desséché et endurci. Mais il y a aussi une *mumia* « artificielle », dite *mumia patibuli*, dont Paracelse a été le premier inventeur. A propos de cette la *momie artificielle* Ettmüller établit la distinction, d'après Schröder (1649, 293), entre momie corporelle et spirituelle. La *mumia corporalis* est constituée par les parties

111. Pour l'étymologie et l'histoire des *momies* cf. Camille (1999, 298-9). Nous avons consulté aussi Dieck (1984, 211-31), Dannenfeldt (1985, 163–80), Grabner (1985, 194-208), Bächtold-Stäubli (1927-41, VIII, 617-19), Wiedemann (1906, 1-38), Pettigrew (1834).
112. Cf. Paré (1582, 1-14).
113. Dieck (1984, 212).
114. Cf. Dieck (1984, 211).

du corps d'un homme ou d'un animal violemment arraché à la vie, alors que la *mumia spiritualis* est une substance très subtile présente dans le sang des hommes et des animaux, une sorte d'esprit vital qui est susceptible d'agir dans toutes les actions magnétiques et sympathiques[115].

Dans l'article de l'*Encyclopédie* de Diderot et d'Alembert (1779, ad vocem) consacré à la momie, on retrouve des observations qui font apparaître en filigrane la popularité remarquable de ce remède.

> Momie, ou Mumie, s.f. squelette, ou cadavre embaumé ou desséché à la manière des anciens Égyptiens. [...] Ménage, après Bochart, dérive ce mot du mot arabe *mumia*, qui vient de *muin*, cire. Saumause le tire d'*amomum*, sorte de parfum. [...] Cependant d'autres auteurs croient qu'en arabe, le mot *mumia* signifie un corps embaumé ou aromatisé. À proprement parler, la mumie n'est point le cadavre, mais la composition avec laquelle il est embaumé ; cependant ce mot se prend ordinairement pour signifier le cadavre même [...] Les momies, dit-on, ont été mises en usage pour la première fois dans la Médecine, par un médecin juif, qui prétendit que la chair des cadavres ainsi embaumés, était un excellent remède contre plusieurs sortes de maladies, principalement contre les contusions, pour prévenir l'amas et la coagulation du sang. Les Turcs empêchent autant qu'il leur est possible le transport des momies d'Égypte en Europe.
>
> Il y a deux sortes de corps qu'on appelle *momies*. Les premiers sont les squelettes desséchés par la chaleur du soleil, et préservés par ce moyen de la putréfaction. On en trouve fréquemment dans les déserts sablonneux de la Lybie. Quelques-uns prétendent que ce sont les squelettes de cadavres qui ont été enterrés dans ces déserts, afin de les pouvoir conserver en entier sans les embaumer ; d'autres, que ce sont des squelettes de voyageurs étouffés et accablés par les nuées de sable qu'élèvent dans ce désert de fréquents ouragans [...] Les momies de la seconde espèce sont des corps tirés des fosses ou catacombes qui se trouvent proche du grand Caire, et où les Égyptiens enfermaient les cadavres, après les avoir embaumés. Ce sont-là ces momies qu'on recherche avec tant de soin, et auxquelles on a attribué des vertus si extraordinaires. On assure que toutes les momies qui se vendent dans les boutiques des marchands, soit qu'elles viennent de Venise ou de Lyon, soit qu'elles viennent directement du Levant par Alexandrie, sont factices, et qu'elles sont l'ouvrage de certains juifs qui, sachant le cas que font les européens des vraies momies d'Égypte, les contrefont en desséchant des squelettes dans un four, après les avoir enduits d'une poudre de myrrhe, d'aloès - caballin, de poix noire, et d'autres drogues de vil prix et malsaines.

Cet article de l'*Encyclopédie* fait mention aussi d'un mode d'élaboration de la *momie* à partir des substances fluides sorties du corps d'un pendu

115. L'influence de l'œuvre pharmaceutique de Schröder sur Nicolas de Locques n'est pas indifférente.

en putréfaction ou d'un cadavre liquéfié dans son cercueil. Cet art de préparer la *momie* médicamenteuse est à relier avec la croyance très répandue que les parties ou les excrétions du corps d'un homme arraché à la vie à la fleur de l'âge renferment des vertus médicinales très bénéfiques. L'on pourrait voir en cela une forme dégradée de cannibalisme, une application du principe selon lequel un homme vivant peut acquérir des qualités morales ou intellectuelles, comme le courage ou la mémoire, rien qu'en se nourrissant de l'organe considéré comme le siège de telle qualité (le cœur ou le cerveau). Ce rapprochement, tout en étant utile pour la compréhension de la forte composante symbolique d'une telle pratique, ne doit pas nous autoriser à réduire toute utilisation de déchets organiques humains dans l'histoire de la pharmacopée occidentale à une sous-espèce de cannibalisme. En effet, il n'est pas facile de comprendre parfaitement la filiation historique des significations différentes que l'on rassemble au XVIIe siècle sous la dénomination de *mumia*. Une des prémisses théoriques à connaître pour pénétrer dans l'esprit des médecins magnétiques et dans la connaissance commune[116] de l'époque est la conviction qu'« il n'est chose ni aliment plus conforme au nutriment de l'homme que la chair humaine, si ce n'était l'abomination que la nature a pour elle »[117]. Un passage de Pline (*HN*, XXVIII, I, 1), naturaliste ancien et *auctoritas* des naturalistes de la Renaissance, soulignait le vif intérêt des anciens pour les vertus médicales du corps humain.

> Aurions-nous décrit les plantes, l'aspect des fleurs et tant d'herbes rares et difficiles à trouver, pour passer sous silence ce qui dans l'homme même est utile à l'homme et les autres sortes de remèdes vivant parmi nous … ?

Il faisait remarquer de surcroît que « nombre d'auteurs, chez les Grecs, ont décrit aussi la saveur de chacun des viscères et des membres ; ils ont tout passé en revue, jusqu'aux rognures d'ongles, comme si ce pouvait être recouvrer la santé que de se transformer d'homme en bête féroce et de rendre digne de la maladie par le remède même »[118]. L'apophtegme d'Ulysse Aldrovandi *homo homini salus* résume admirablement une des évidences métaphysiques formant la *matrice disciplinaire* de la *science médicale normale* à

116. Nous utilisons l'expression « connaissance commune » dans le sens où l'emploit par exemple K. Popper (1985 [1963], 319-69).
117. Manfredi (1588, 15), cité par Camporesi (1997 [1989], 23).
118. Pline (*HN*, XVIII, II, 5).

l'âge des magnétistes[119], comme Camporesi l'illustre dans son livre sur les baumes érotiques :

> Il est impossible de ne pas convenir avec les antiques physiciens que, puisque la chair humaine et ses dérivés excrémentiels sont la « chose » la plus similaire à l'homme tant en symbole, en proportion, en conformité qu'en analogie, rien ne pouvait donc remplacer l'efficacité thérapeutique et la saine nutrition offertes par le corps humain et ses sous-produits. Aucun ersatz n'atteignait l'excellence du sang, aucun succédané ne possédait l'éminent pouvoir curatif de la poudre de boîte crânienne, cet abrégé du microcosme en mouvement ; rien ne pouvait avoir une efficacité plus grande que l'emplâtre de peau humaine, ou que la « mumie » (chair de chrétien séchée et affinée, en général fumée dans la cheminée par les apothicaires)[120] ; ou que l'urine (de préférence d'enfant), les ongles, les cheveux, le cérumen, le smegma préputial, les déjections solides, le lait de femme (incomparablement nourricier), le liquide séminal ou sperme [...]. Mort ou vif, l'homme était un réservoir fertile en secrets salutaires.[121]

Dès lors, comme l'a déjà souligné Michael Camille[122], la clé pour comprendre pourquoi la *momie* était une drogue si puissante est à rechercher dans sa haute fonction symbolique, plutôt que dans l'action intrinsèque de sa substance matérielle. Le fait d'être le distillat naturel de ce microcosme qu'est le corps humain, que l'on croyait baignant dans la lumière divine de son âme, terrestre ou céleste qui soit, ne pouvait qu'intensifier la force de l'imagination d'un malade, en rendant pensable non seulement la guérison mais surtout les processus physiologiques y conduisant. Encore une fois, la laïcisation de la pensée européenne, dans tous les domaines proprement scientifiques, ne pourra qu'orienter les efforts intellectuels et les recherches des savants vers des médicaments dont l'efficacité est prouvable par des tests et des observations « microscopiques », au détriment des remèdes s'appuyant sur la foi naturelle ou religieuse ainsi que sur l'observation « macroscopique ».

Un « déplacement du regard médical » marque le développement de la médecine scientifique. Il culminera dans la révolution biologique de Louis Pasteur (1822-1895).

119. Les expressions « matrice disciplinaire » et « science normale » relèvent de l'épistémologie de Thomas Kuhn (1983 [1970]).
120. Cette définition de la « mumia » est évidemment très sommaire.
121. Camporesi (1997 [1989], 24-5).
122. Camille (1999, 317).

11. La *mumia* dans la tradition médicale occidentale

La mention la plus ancienne attestant l'usage médical de la *mumia*, dans une de ses formes principales, remonte à Dioscoride. Sans jamais utiliser le mot de *mumia*, Dioscoride fait mention du *pissasphaltum*, un mélange naturel de différentes résines de pin, allant du bitume (*bitumen*) à la poix (*pix*), produit d'abord dans les monts Cérauniens, transporté par les fleuves et s'arrêtant sur le bord de la mer, à Apollonie près d'Epidaure[123]. Il signale l'usage thérapeutique, interne et externe, de deux sortes de *bitumen*, l'un brillant, lourd et aromatique, l'autre opaque et léger. Il les recommande contre l'asthme, la toux, les prurits, l'eczéma, les douleurs de nerfs, membres et dents, la goutte, l'épilepsie, les fièvres, les troubles des menstruations, les douleurs d'accouchement, les inflammations, les ulcères, les suppurations, les hémorragies et pour fermer les blessures[124]. Il fait aussi mention du *bitumen iudaicum*, le plus précieux[125], mais il ne semble pas connaître la *mumia* humaine issue des cadavres.

Flavius Joseph rappelle les indications de Dioscorides sans originalité[126] et Vegetius, en 425, recommande la momie humaine et végétale dans les fumigations, pour soigner les maladies des hommes et des bêtes, pour chasser les démons, pour empêcher la grêle et pour purifier l'air[127]. Son usage commence ainsi à être connoté d'une valeur plus « spirituelle » et religieuse, car c'est la première fois que l'on préconise la momie dans le traitement de maux d'origine « démoniaque ».

Au Xe siècle, en cherchant probablement des trésors perdus, les arabes ouvrent les sarcophages de la vallée du Nil. Ils y trouvent des corps embaumés, depuis plusieurs siècles, avec de l'aloès, de la myrrhe et d'autres résines végétales[128]. Or, les substances embaumantes s'étaient préservées intactes au cours des siècles et avaient souvent conservé les corps dans un état excellent. À cette époque, un esprit scientifique formé à la polarité conceptuelle des causes occultes et manifestes, concevait assez aisément les innombrables vertus cachées de la matière embaumante. Si les propriétés cachées dans la matière balsamique freinent les processus de dégénérescence des tissus, c'est qu'il doit bien y avoir dans la *mumia* une énergie d'origine non élémentaire

123. Dioscoride (1537, I, 84, 33a).
124. Discoride (1537, I, 85, 33a). Cf. aussi Pline, *HN* XX, 140 ; XXII, 47 ; XXX, 106, 108 et 182, Celse, III, 27, 2 ; V, 3, 11.
125. Dioscoride (1537, I, 83, 32b).
126. Flavius Joseph (*De bello iudaico*, IV, 8, 4, 481).
127. Vegetius (*Ars veterinaria*, I, 20).
128. Dieck (1984, 215).

qui échappe à l'action transformatrice du temps. Est-ce que la *mumia*, à la différence de tous les corps élémentaires, n'est donc pas soumise à la loi terrestre de la génération et de la corruption ? Plusieurs expériences incitaient les savants anciens à le croire ou, du moins, à croire que l'âge de ces substances était extrêmement avancé.

L'utilisation de ces vertus mirifiques à des fins thérapeutiques connaît un nouvel essor grâce à la médecine arabe. Isaac de Judée (900 env.), Rhazès (850-930), Avicenne (980-1037), Sérapion (1050 env.), Abd Allatif (1150 env.) et Ibn Baithar (mort en 1248) désignent par les termes *Mûmiya* et *mûm* tantôt les résines de pin séchées au soleil (bitume, asphalte, pissasphalte), tantôt les restes de substance embaumante provenant des tombeaux, égyptiens ou pas[129]. Les deux matières présentent les mêmes qualités manifestes. Elles sont très odorantes, d'une couleur foncée, cireuses ou poudreuses. C'est ici que naît la confusion entre la *mumia* humaine et la *mumia* végétale. Cet amalgame perdurera dans les traités médicaux et pharmacologiques des siècles suivants et sera entretenu par ses enjeux économiques. En effet, les commerçants arabes et juifs s'enrichissent en faisant passer pour de précieuses « momies » égyptiennes leurs préparations à base de cadavres anonymes cuits dans le bitume et séchés au soleil.

À travers les observations des arabes, le rationalisme médical s'empare de la *mumia* et en fait l'objet d'un discours scientifique articulé. Par exemple, dans les manuscrits du *Livre des simples médecines*, un manuel de pharmacologie très répandu au Moyen Âge et attribué à un mystérieux personnage de l'école salernitaine dit Platéarius, la puissance médicinale de la momie est présentée en accord avec les principes de la physiologie humorale de Galien.

> La mumia est chaude et sèche au second degré selon l'opinion de Constantin. Certains disent qu'elle est froide puisqu'elle lie, mais cela n'est pas vrai, car plusieurs substances froides et sèches détendent tandis que nombre de substances chaudes et sèches lient. La mumia est une épice ou une préparation trouvée dans les tombes de gens qui ont été embaumés avec des épices, comme on faisait habituellement aux temps anciens, et comme les païens près de Babylone font encore. Cette mumia se trouve près du cerveau et de l'épine dorsale. Il faut choisir la plus noire et brillante, la plus ferme et puante. En revanche, la blanche est à rejeter. Elle est opaque, elle ne pique pas, elle n'est pas ferme et s'émiette facilement[130].

129. Camille (1999) et Dieck (1984, 215).
130. Opsomer (1980, 202), Dorveaux (*Livre des simples médecines*, Paris, 1913, 120-1).

Dans d'autres manuscrits latins la mumia est dite chaude et sèche au plus haut degré, c'est-à-dire le quatrième. En effet, en se fondant sur les théories de Galien, Constantinus Afer, dit l'Africain (mort en 1085), dans son *De gradibus simplicium*, avait classifié les médicaments en quatre niveaux d'intensité se rapportant aux quatre qualités premières (chaud, froid, sec, humide)[131]. Aussi introduit-il la *mumia* parmi les *simples* de plus grande utilité dans cet ouvrage de synthèse des traditions médicales grecques, arabes et latines[132]. S'inspirant de Constantin, Platéarius immortalise la *mumia*, au XIIe siècle, dans son *Livre des simples médecines*, en latin *De simplici medicina* ou *Circa Instans*. Les *simples* du quatrième degré étaient considérés comme trop forts pour être appliqués directement et en grande quantité.

Au XIIIe siècle, le médecin et botaniste Ibn al-Baytar (mort en 1248) établit une relation entre la *mumia*, le *bitumen iudaicum* dont Dioscoride avait parlé et la momie des tombes que l'on trouvait en Égypte et que les anciens grecs utilisaient pour embaumer les morts[133]. De façon générale, la *mumia* des botanistes, jusqu'au XVIe siècle, demeure une « exsudation de cadavres » produite par le mélange de plantes embaumantes et d'humidité corporelle[134].

Chaude et sèche selon Henri de Mondeville[135], la *mumia* était intégrée en petites quantités à des remèdes contre la dysenterie ou les menstruations excessives, c'est-à-dire contre des affections hautement humides. Cela explique pourquoi, même dans le cadre de la médecine humorale officielle, il était impensable qu'un médicament composé avec de grosses doses de *mumia*, comme l'onguent armaire, puisse être donné aux malades sous forme d'un comprimé à avaler ou d'une pommade à passer sur la partie affectée. De plus, la présence de la *mumia* dans un remède vulnéraire n'aurait pu choquer un contemporain de Paracelse parce qu'une des destinations principales de la poudre de *mumia*, dans la thérapeutique médiévale, était la cure des blessures. En effet, par le principe hippocratique du *similia similibus*, la sécheresse extrême de la *mumia* dessèche les plaies en accélérant la guérison. Pourtant personne, avant l'auteur de

131. Dans l'œuvre pharmacologique du médecin perse Abu Mansur Muwaffak (Xe siècle), la *mumia* / asphalte (*mûm*, *môm*) était déjà chaude et sèche au deuxième degré (Cf. Kobert, 1889, III, 277). Mélangée à des huiles, elle constituait un remède efficace contre les hémorragies en général.
132. Afer (1536, 372). Cf. aussi Du Cange (ad vocem), Jacquart / Micheau (1990, 124), García Ballester (1994, 28).
133. Ibn al Baytar (1883, 346-349).
134. Pour plus de précisions, voir Camille (1999, passim).
135. Mondeville (1893 [1306-1320], 571).

l'*Archidoxis magica*, n'avait encore pensé à l'appliquer sur la cause efficiente d'un traumatisme physique courant, c'est-à-dire sur l'arme et non sur la blessure. Un tel renversement de la logique médicale ne pourra se réaliser que par la rencontre, au sein d'un système de pensée, de deux points de vue sur la matière cadavérique : la théorie très ancienne considérant le corps humain comme un *microcosme*, un condensé du Tout, et la théorie, tout aussi ancienne, de la *sympathie universelle*, qui rend pensable l'action à distance.

Tout en s'en servant amplement, les contemporains de Paracelse ne font aucune allusion à l'onguent armaire ou à l'application « magnétique » de la momie. Antonio Brasavola (1500/6-1555), médecin du pape Paul III, l'utilisait fréquemment dans ses préparations médicinales[136]. Pierre Belon (1517-1564) raconte que François Ier portait toujours avec lui une préparation à base de momie qu'il utilisait comme une panacée[137]. Aussi Cardan, dans le *De subtilitate*, écrit-il que dans les temps passés « la *mumia* était du sang coagulé et fixe des Égyptiens, aromatisé de myrrhe, d'aloès et d'autres odeurs aromatiques, comme pour la cassie, dite *cassia* et l'*omomum*. Ce médicament était un souverain remède pour la partie d'où coulait le sang et pour les entrailles rompues et meurtries »[138]. Toutefois, l'usage que les empiriques et les paracelsistes en font est très particulier. En effet, chargé d'une si longue tradition médicale, allant des écoles empiriques aux écoles rationnelles, la *mumia* rejoint le sang, l'usnée et la graisse humaine ou animale dans la composition de l'onguent armaire après avoir été parée d'une nouvelle signification symbolique au sein de la médecine paracelsienne. La *mumia* sera ainsi assimilée au grand *jeu de discours* du magnétisme, cher à Paracelse. Par ricochet, le discours médical sur la cure à distance, jadis qualifié de magique et démoniaque, s'appuyant sur la notion « normale » de *mumia*, aspire à bâtir une nouvelle branche *normale* du savoir médical, qu'Andrea Tentzel nommera « médecine diastatique » (1629) et Irvine « médecine magnétique » (1656).

136. Cf. Partington (II, 94).
137. Belon (1553, 261).
138. Cardan (1556, XVIII, 358b).

12. La mumia de Paracelse ou « le baume qui guérit les blessures »

Même si nous savons aujourd'hui que la *Waffensalbe* n'avait pas été préconisée publiquement par Paracelse, malgré la légende rapportée par G. B. Porta, la présence de la *mumia* dans sa composition certifiait l'origine paracelsienne de la recette aux yeux des savants des XVIe et XVIIe siècles. Tout d'abord, outre la récurrence du mot *mumia* dans quelques uns de ses écrits les plus lus, Hohenheim explique dans le *Liber Paramirum* les raisons qui font de la *mumia* le meilleur remède contre les blessures.

> Que manque-t-il à une blessure ? Rien, sinon de la chair. Il faut donc que celle-ci naisse de l'intérieur, et non pas qu'elle soit ajoutée de l'extérieur. Et ainsi la guérison des blessures n'est autre chose qu'une protection (*defensio*, *ein Defensiff*) afin que la nature ne soit pas opprimée par aucune chose étrangère, mais puisse procéder, sans obstacle (*inoffensa, ungehindert*) à son action. Ainsi celle-ci guérit elle-même ; elle aplanit (*complanat*, *ebnet*) et dispose, elle-même, comme la chirurgie des médecins habiles l'enseigne. Car la Mumia est l'homme lui-même. La Mumia est le baume qui guérit les blessures. Le Mastic, les substances gommeuses et la Litharge ne concourent pas un tantinet à la génération de la chair ; sinon qu'ils défendent que la nature soit troublée dans son opération. Cette règle est la même dans les maladies internes. Si la nature se défend elle-même, alors elle guérit seule les maladies. Elle possède une industrie certaine pour les guérir, que le médecin ignore. Et c'est pourquoi il est seulement le ministre et défenseur de la nature.[139]

Pour Paracelse, les blessures guérissent d'elles-mêmes, conformément au principe thérapeutique du *similia similibus*. C'est avec de la chair humaine, soigneusement préparée, que l'on doit traiter les affections de la chair humaine. La *mumia* fait naître la chair « de l'intérieur » en favorisant l'action de la nature qui, comme l'aurait dit Hippocrate, est la seule médecine, le médecin n'étant qu'un médiateur. Les remèdes de la chirurgie traditionnelle se révèlent ainsi moins utiles à cet effet.

Dans la tradition paracelsienne, le mot *mumia* désigne une famille d'objets mais aussi un concept[140]. En tant qu'objet, elle est non seulement la chair humaine embaumée mais aussi celle d'un individu tué, arraché violemment à la vie, ayant une vertu médicale[141]. En tant que concept, c'est

139. Paracelse (*SW*, I, 205).
140. Marxer (1994, 32-34) ; Meyer-Hicken (1978, 126ss).
141. Dorn (1573, 69) : « Mumia, dicitur non solum humana caro, balsamo condita, sed etiam alia quaeque, non per se mortua, sed occisa, et medicata curativae

un aimant, même si d'autres usages du mot « momie » sont possibles au sein de la même tradition[142]. Il s'agit ici de la distinction entre *mumia corporalis* et *mumia spiritualis* qui sera valable au moins jusqu'à la fin du XVIIe siècle[143]. Paracelse lie la notion de « momie » à la chair (*Fleisch*) — non pas au sang — et propose une classification des momies fondée sur quatre modes de « mortification » : par l'eau ou par le feu, dans la terre ou dans l'air.

> Comme il y a plusieurs sortes de chairs, ainsi que nous l'avons dit, il y a plusieurs sortes de momie. Une momie de la terre, une momie de l'air, une momie de l'eau et une momie du feu. Est la momie de la terre celle qui sur ou dans la terre devient une momie. Autrement dit c'est le corps de l'homme qui perd sa vie sur la terre ou dans la terre et meurt de maladie ou de mort naturelle. C'est la mauvaise momie, celle qui n'est encore utile à rien qu'à être mise en terre et livrée aux vers. Telle est la momie de la terre et qui doit pourrir dans la terre et hormis cela n'est bonne à rien. Ainsi les corps embaumés des hommes ne sont-ils pas les vraies momies. La plus vraie et la plus forte vient du corps de l'homme qui n'est pas mort de mort naturelle mais de mort violente, avec un corps sain, sans maladies et sans souffrances. Cette momie-là est à louer hautement et il est nécessaire d'en parler ici[144].

Ce passage du traité *De la chair et de la momie* renforcera la conviction de plusieurs générations de paracelsistes que la momie d'un pendu est la plus efficace. En effet, chez quelqu'un qui meurt d'une maladie ou de mort naturelle, « le baume de son corps le quitte comme une herbe qu'on arrache de la terre »[145], alors que le *Lebensgeist* (l'esprit de vie) se préserve inaltéré dans la momie de l'air. Plus d'un siècle après Paracelse, pour mettre au point des remèdes bienfaisants ou un onguent armaire de qualité supérieure, il était indispensable d'avoir à portée de main de la « chair d'homme jeune et sain, tué de mort violente »[146]. Voilà pourquoi certains médecins d'inspiration paracelsienne continueront à « prendre le cadavre d'un homme de carnation et de poil tirant sur le roux, le sang étant chez eux plus subtil et par conséquent la chair meilleure que chez les autres ». En outre, le cadavre

facultatis ». Cette définition est reprise, sans modifications substantielles, par Ruland (1987 [1612], 340).

142. *Ibid.* : « Mumia medullae, vel de medullis, sunt ossium ipsae medullae. Mumia elementorum, est balsamus elementorum externorum. Mumia transmarina, Paracelso est manna. Mumia versa, pro conversa, liquor est mumiae. »
143. Ettmüller (1696, 790).
144. Paracelse (SW, XIII, 344). Nous citons d'après la traduction française de H. Hombourg et C. Le Brun, Paris, Dervy, 1992, 100-105.
145. *Ibid.*, 345 : « Der balsam seines leibes entgehet im wie einem kraut, das ausgerissen wird von der erde ».
146. De Sgobbis (1667, 95).

« doit être sans aucune pourriture et frais d'âge, de quinze à vingt ans environ, mort de mort violente et non d'infirmité aucune » et il faut l'exposer « un jour entier et toute une nuit par temps serein à l'air, aux rayons du soleil et de la lune »[147].

> En ce qui concerne les autres trois, vous devez comprendre que la plus noble, celle qui est à louer le plus, est la momie de l'air. Il s'agit du corps qui est devenu momie par l'air ou dans l'air ; l'homme qu'on a pendu, empalé ou roué. Car il meurt à l'air, et dans l'air est sa tombe et sa putréfaction. Ce sont les momies constellées que l'astre supérieur impressionne et influence puissamment. Et sitôt que le soleil et la lune brillent sur elle, elle (la momie) est dans sa plus grande exaltation et recèle des forces et des vertus merveilleuses. Et si les médecins ou quiconque savaient quoi faire avec cette momie ou à quoi elle est utile, alors nul malfaiteur ne resterait plus de trois jours au gibet ou sur la roue : il en serait enlevé, si toutefois c'était possible[148].

De la même manière, la « momie de l'eau », c'est-à-dire celle qui provient d'un noyé, ou de quelqu'un qu'on a noyé et qui a donc perdu sa vie dans l'eau, en pleine santé, peut être utilisée à des fins thérapeutiques. Il en va de même pour le corps qui a été exécuté ou tué par le feu, car il a perdu sa vie dans le feu sans être affecté par une maladie. Jusqu'ici Paracelse reconnaît donc l'utilité médicale des momies (2) et (4) en rejetant la *mumia vera ägyptiaca*. Mais il y a aussi une autre catégorie d'objets que recouvre le terme de « momie » et qui relève essentiellement de la tradition ancestrale de certains remèdes et philtres magiques typiques de la sorcellerie ancienne et médiévale : les parties mortes séparées du corps d'un homme vivant.

> À présent, afin d'en dire plus long sur les momies, vous devez savoir qu'il en existe encore une autre, à savoir celle qui est séparée et préparée d'un corps vivant. Car chaque homme peut transmuter son corps en momie sans dommage pour le corps et la vie ; puis prendre une part de son corps sans que cela soit visible. Pour faire ces momies-là, nombreux sont ceux qui ont pris beaucoup de peine, surtout les amoureux et amoureuses qui ont prêté à leur propre momie une parcelle de leur passion. Aussitôt, l'amour a pris naissance et s'est allumé, et ce corps, duquel avait été pris la momie, a attiré l'autre corps d'une telle manière et l'a tellement enflammé d'amour qu'il ne pouvait plus exister sans l'autre et le suivait toujours[149].

147. Pour toutes les citations de ce dernier paragraphe cf. Lancillotti (1679, III, 41-2), cité par Camporesi (1997 [1989], 25-6).
148. Paracelse (SW, XIII, 345).
149. Paracelse (SW, XIII, 346).

Amour et magnétisme sont réunis dans la momie. « En effet, chaque corps auquel une momie vivante est ajoutée par un homme, devient aussitôt un aimant. Il est à noter que la momie doit être prise de son corps sous l'influence de Venus car alors l'amour devient le plus fort »[150]. Au delà de tout symbolisme, l'attraction amoureuse, sexuelle ou pas, est décrite comme une attraction physique semblable à celle de l'aimant — irrésistible et naturelle — mais transposée à l'homme, en tant qu'être agissant et vivant au milieu des influences du ciel et de la terre. La momie, par sa charge énergétique particulière, joue ainsi son rôle de médiateur, de transfert et de polariseur de qualités occultes. Voilà pourquoi, dans l'histoire des cures magnétiques, elle peut être considérée comme le maillon intermédiaire de la chaîne qui relie la magie sympathique antique et médiévale aux thérapies plus sophistiquées de la fin du XVIIIe siècle, fondées sur les théories du « magnétisme animal » du docteur Franz Mesmer.

> De ces momies sont nées les cures magnétiques les plus secrètes et les plus occultes, comme l'ont compris quelques-uns qui ont eu connaissance et intelligence des pouvoirs et vertus de leur propre momie et de son grand effet magnétique. Ceux-là ont su qu'une toute petite dose attire à soi le corps entier comme un aimant le fer[151].

C'est aussi une constante de la magie sympathique étudiée par Frazer[152] que d'intervenir sur des parties du corps, détachées d'un homme vivant, pour agir à distance sur l'homme dont elles sont issues. Car l'idée d'une relation et d'une communication spirituelle ininterrompue entre les parties et le tout est commune aux pratiques magiques des sociétés répertoriées dans le *Rameau d'or* et aux traitements à base de momie dans la médecine spagirique.

La nature et les pouvoirs de la « momie » sont décrits aussi dans le *Traité des causes des maladies invisibles* (1531-2), ouvrage qui sera lu, relu et cité par des générations de paracelsistes à cause de l'étonnante clarté avec laquelle Hohenheim parle essentiellement de la relation entre médicaments, imagination et guérison[153].

> La momie contient toute la force des herbes, des arbres, non seulement celle des plantes terrestres, mais aussi des plantes aquatiques, toutes les propriétés des métaux, toute la nature des marcasites, toute l'essence des

150. *Ibid.*, 347.
151. *Ibid.*, 348.
152. Frazer (1911, 41ss). Cf. infra VI. 1. 4.
153. Paracelse (SW, IX, 251 – 367). Nous allons citer d'après la traduction française de B. Gorceix, dans Paracelse, *Œuvres médicales*, Paris, 1968, 193-259.

> pierres précieuses. [...] Leur présence en l'homme est, pour toutes, exactement aussi forte et aussi puissante que dans la momie. [...] Celui qui veut de la mélisse et de l'antimoine les trouve dans la momie qui contient tout ce qui existe dans la nature, ce qui n'a jamais été reconnu[154].

La momie humaine est donc le remède universel puisqu'elle provient de cet homme-microcosme qui enferme les propriétés de toutes choses. Elle est le « remède contre toutes sortes de poison »[155]. Pourtant tout son pouvoir, résultant de la somme des *arcana* (principes « actifs », « cachés ») des corps terrestres, aériens et aquatiques, est invisible ou, mieux, se cache dans la partie invisible de son corps.

> Car vous devez, dans les membres humains, distinguer une double nature, une force qui agit d'une manière palpable et une autre d'une manière impalpable, l'action naturelle du corps visible et celle également naturelle du corps invisible[156].

À la distinction entre homme visible et homme invisible correspond, chez Paracelse, la distinction entre la momie visible — chair d'un cadavre humain ou partie séparée d'un corps vivant — et momie invisible. Toutes les deux possèdent des qualités naturelles mais celles de la deuxième sont incomparablement supérieures à celles de la première.

> Le corps du microcosme possède également à l'état fixe un pouvoir qui permet à la momie de réaliser des grandes choses. [...] Car la vie ne fait disparaître que ce qui permet aux hommes de se reconnaître mutuellement. Mais ce d'où elle tire son origine demeure dans la momie. [...] De même que le corps visible parle et que personne ne voit ce qu'est la parole, de même que les yeux voient et que personne ne voit ce que c'est la vue, comprenez aussi que le corps visible devenu momie conserve encore auprès de lui le corps invisible et qu'il peut encore accomplir des miracles, comme s'il vivait[157].

La coexistence des deux momies en un seul corps est facilement compréhensible si on partage l'observation selon laquelle, dans l'anthropologie paracelsienne, « il n'y a pas une âme qui contemple ce monde et son propre corps d'un point de vue supramondial, une âme reposant en elle-même qui serait déjà là-haut, tandis que le corps demeurerait en bas : mais l'âme et le corps forment sur terre une inséparable communauté de sort »[158]. En né-

154. Paracelse (*SW*, IX, 309 ; trad. fr., 231).
155. Paracelse (*SW*, III, 375), *De mumia libellus* : « sola mumia est, quae praestantissimum remedium affert adversus omnia venenorum genera. »
156. Paracelse (*SW*, IX, 309-310 ; trad. fr., 231-2).
157 Paracelse (*SW*, IX, 310 ; trad. fr., 232).
158. Groethuysen (1931, 160 ; trad. fr., 217).

gligeant cette prémisse fondamentale, on ne pourrait comprendre non plus comment le corps accompagnerait son âme au moment du jugement dernier[159].

Pour une définition plus générale de la momie, il est indispensable d'évoquer le fragment *De mumiae arcanis*[160]. Le but de ce livre inachevé est de dévoiler les secrets et les forces cachées dans le corps de l'homme, l'âme et l'esprit étant eux-mêmes corporels[161]. Paracelse s'intéresse plus particulièrement à l'étude de l'*arcanum*[162] d'un corps dont l'esprit (*Geist*) s'est envolé, c'est à dire la momie. Après avoir répété que toutes les constellations et les propriétés de toute chose sont dans le corps de l'homme et que celui-ci garde les mêmes propriétés après la mort, il introduit la notion d'aimant (*Magnet*)[163]. La bouche est un aimant, parce qu'elle attire à soi les hommes. Les hommes, vivants et morts, sont des aimants. Que veut-il dire par là ? En réalité, ces passages contiennent implicitement l'idée que chaque corps, en raison de ses qualités naturelles, tend à réaliser un certain type d'actions et de faits. Cette tendance est ce qu'on pourrait appeler *penchant*, *inclination*, *caractéristique propre* ou encore *utilité* et *destination* d'un corps naturel. Le *talent* d'un homme, par exemple, est un aimant pour les autres hommes, puisqu'il les attire comme un aimant attire la limaille de fer. Or, nous avons déjà vu comment, à travers la métaphore de l'*aimant*, Paracelse entend exprimer aussi le caractère irrésistible et non intentionnel des actions *magnétiques*, comme si l'ensemble des possibilités d'action d'un corps était inscrit dans ses qualités occultes, dans sa « momie ». Dans le *De mumiae arcanis* il va plus loin, car la nature toute entière est considérée comme une

159. Ce thème est au centre du traité intitulé *De sanguine ultra mortem* dans Paracelse (*SW*, XIV, 101).

160. Paracelse (*SW*, XIV, 305-308).

161. Paracelse (*SW*, XIV, 305) : « Darauf weiter so wissent, das hie fürgenomben ist in disem buch zu volstrecken die leiplichen arcana des menchen, das ist die kraft unt eigenschaft, so der mensch hat, wan sein sêl sein geist vom leip ist. »

162. Dans le vocabulaire paracelsien, l'*arcanum* d'un corps est la substance énergétique la plus subtile et active qu'il enferme naturellement : « Arcanum in genere, ut accultissimum quid significat, Paracelso pariter occultam in rebus naturalibus virtutem incorpoream, et ceu vitae perpetuae ac immortalis e coelo in eam derivatae partecipem, quae multiplicari possit arte spagyrica supra priorem conditionem » (Dorn, 1573, 18).

163. Paracelse (*SW*, XIV, 305) : « Nun wiß, das das maul ein magnet ist, zeucht an sich die leut in der kraft. du findest ein mann, der will kriegen, dem laufen die leut zu, der ist nun auch ein magnet der krieger : solche magnet seind sichtbar und lebendig und menschen. aber wie du verstanden solt, so wiß auch, das der leib der maßen ist ein magnet, also so ein leib vergraben leg in einer erden, und der selbig leib wird ein magnet sein. »

momie, un ensemble d'aimants exerçant leurs propriétés attractives sur des sujets adaptés ou prédisposés à se laisser attirer. Dans cette véritable *philosophia mumialis*, le but du médecin/philosophe est de « décrire la nature comme une momie »[164]. Dire que l'aimant est un aimant pour le fer et non pas pour le cuivre, ou que le médecin est un aimant pour le malade et non pas pour celui qui est en bonne santé, n'a de sens que dans cette perspective herméneutique[165].Quant au domaine strictement médical, Paracelse affirme que non seulement le médecin est un aimant pour le malade mais que la momie aussi en est un. Si on reprend les paroles de Paracelse lui-même, « le malade a deux médecins : la foi et le médecin. Il guérit par la foi et non seulement par le médecin »[166], on pourrait peut-être conclure que, outre son action corporelle, la momie agit aussi en vertu de la foi naturelle qu'elle est capable de stimuler chez le malade. En effet, qui peut douter, dirions-nous non sans ironie, du fait qu'il faut une haute dose de *credulitas* pour se confier aux soins de la *medicina mumialis* ? Dans ce sens, les aspects psychologiques de la médecine spagirique pourraient être mieux développés si on les mettait en parallèle avec certains résultats de l'ethnopsychiatrie contemporaine[167].

S'il est vrai que Paracelse est le premier médecin du XVIe siècle qui parle très fréquemment de momie et d'aimant et qui construit là-dessus un véritable discours médical et philosophique auquel beaucoup de médecins et guérisseurs se sont accrochés par la suite comme à la pierre de touche de l'art médical tout entier[168], il serait néanmoins erroné de réduire la médecine paracelsienne à son aspect *mumialis*.

164. Paracelse (*SW*, XIV, 308) : « Dan so ist alein mein will, die natur zu beschreiben als ein mumia. »
165. Paracelse (*SW*, XIV, 305-6) : « Als das kupfer lauft zum magneten nit, alein das eisen, das stro zum augstein und nit zum magneten, das holz zum mastix und das blei nit. Also weiter un exempel. es ist ein arzt, der hat ein zu lauf, der ist nun nichts als ein magnet der kranken, die komen zu im. »
166. Paracelse (*SW*, XIV, 306) : « Nun merken aber, er [le malade] hat zwo arznei, der glauben und die arznei ; vil werden vom glauben gesund und nit von der arznei, vil von der arznei und nit vom glauben. also so ein mumia ist ein magnet der kranken, so hat er di arznei nit, aber den glauben behalt er. [...] die aber nit des glaubens seind, sonder der arznei ergeben, werden nit gesunt. »
167. Nous renvoyons ici aux ouvrages de G. Devereux, T. Nathan et de F. Laplantine et plus spécialement à Nathan (1995).
168. Cf. Becker (1622) ; Burgravius (1629) ; Tentzel (1629) [trad angl. Londres, 1653] ; Schumu(n)ck (1636) ; Boulton (1656) ; Grube (1673 ; 1674) ; Maxwell (1679) ; Lebenwald (1680-1681). Pour le XVIIIe, voir Santanelli (1723) [trad. all. Stuttgart, 1978]. Nous ne donnons ici qu'une bibliographie des ouvrages cités le plus souvent, où le discours général focalise sur l'approche paracelsienne de la momie. En effet, une bibliographie également sélective des traités de médecine basés sur l'emploi théra-

13. La momie dévoilée. Le discours d'Ambroise Paré

Les multiples citations et les remarques faites jusqu'à présent ne sauraient démontrer que les remèdes à base de *mumia* jouissaient de l'approbation universelle des médecins du XVIe siècle. Il en découlerait une vision trop simpliste d'une réalité historique bien plus enchevêtrée, car constamment soumise à l'influence de facteurs économiques et religieux. La *mumia* n'est pas seulement une drogue — un *simple* — mais aussi une *marchandise*. Sa diffusion et son usage se rapportent à sa dimension commerciale, à savoir sa production et ses conditions de vente. De surcroît, la *mumia* est issue d'un corps humain qui, selon les doctrines chrétiennes, se joindra à l'âme lors du jugement dernier. Ainsi, en élargissant notre regard épistémologique sur cette question, le *Discours sur la momie* (1575-82) d'Ambroise Paré acquiert tout son sens. Il dénonce la grande escroquerie économique, scientifique et religieuse liée à l'essor extraordinaire des médicaments composés à base de *mumia*[169]. En effet, la momie cache un triple mensonge. Premièrement, elle n'est pas le cadavre embaumé d'un ancien égyptien mais la dépouille d'un malheureux, séchée au four et astucieusement accommodée avec du bitume, pour qu'elle soit vendue au même prix, très élevé, que des vraies momies égyptiennes. Deuxièmement, elle n'est pas efficace. Son usage interne provoque même des brûlures d'estomac. Enfin, son usage, dont les médecins et les commerçants juifs sont responsables, est irréligieux, car elle soustrait à l'âme du décédé toute possibilité de salut. La première thèse est illustrée par deux histoires. La première est tirée de son expérience personnelle, la deuxième de celle de Gui de la Fontaine, médecin du roi de Navarre.

> Autres tiennent que la Mumie se fait et façonne en nostre France : et que l'on desrobe de nuict les corps aux gibets, puis on le cure ostant le cerueau et les entrailles, et les fait on seicher au four, puis on les trempe en poix

peutique de toutes les parties du corps de l'homme comme le sperme, les urines, les excréments, les cheveux, les ongles, la salive et le crâne, etc. serait bien plus étendue. Pour en avoir un aperçu général, il faut lire les livres scintillants de Piero Camporesi, sans oublier les précieuses références bibliographiques que l'on trouve chez Thorndike (1923-58, V-VIII, passim), et dans le numéro spécial de la revue *Micrologus*, 7 (1999).

169. Avant Paré, le médecin allemand Leonhart Fuchs (1566-7, III, 40, 74-5) avait critiqué l'usage de la *mumia* comme un forme de cannibalisme et en avait dénoncé les enjeux économiques.

> noire : aprés on les vend pour vraye et bonne Mumie, et dit-on les auoir achetés des marchands Portugais, et auoir esté apportés d'Egypte.[170]

Le vol de cadavres au gibet ou dans les cimetières à des fins médicales est connu et toléré en Europe depuis le Moyen Âge[171]. Paré dénonce cette coutume et n'approuve aucunement les pratiques médicales qui se servent de la momie, quelles qu'elles soient, pour soigner les hémorragies, d'autant plus que Gui de la Fontaine lui avait révélé avoir rencontré, en 1564 à Alexandrie, un commerçant juif ayant monté une entreprise très lucrative autour des momies. Il récupérait tous les cadavres qu'il trouvait, de vieux et de jeunes, d'hommes et de femmes, sans se soucier du fait qu'ils soient, ou non, atteints par la lèpre, la vérole ou la peste. « Il [le marchand] s'esmerueilloit grandement comme les Chrestiens estoient tant frians de manger les corps des morts »[172].

> Ledit de la Fontaine l'importunant de luy declarer la façon qu'il tenoit à les embaumer, dist qu'il vuidoit le cerveau et les entrailles, et faisoit de grandes incisions au profond des muscles, et après les remplissoit de poix de Iudée, appellée asphaltite, et prenoit des vieux linges trempés en ladite liqueur, et les posoit dans lesdites incisions, après bandoit chacune partie separément : et estans ainsi bandés, enueloppoit tout le corps d'un drap trempé semblablement en ladite liqueur : lesquels ainsi accoustrés, les mettoit en certains lieux, où il les laissoit pour confire deux ou trois mois.[173]

Les affaires concernant la momie sont encore plus déplorables si l'on pense que « ceste meschante drogue, que non seulement elle ne profite de rien aux malades, [...] ainsi leur cause grande douleur à l'estomach, avec puanteur de bouche, grand vomissement, qui est plustot cause d'esmouuoir le sang, et le faire d'auantage sortir hors de ses vaisseaux, que de l'arrester »[174]. Compte tenu de la renommée de Paré, il est fort probable que le *Discours sur la momie* ait été la source principale de l'article sur la *momie* dans le *Traité des drogues simples* de Nicolas Lemery.

> La momie que nous trouvons chez les droguistes vient des cadavres de diverses personnes que les juifs ou même les Chrétiens embaument après les avoir vidés de leurs entrailles et de leur cervelle, avec de la Myrrhe, de l'Aloès, de l'encens, du bitume de Judée et plusieurs autres drogues ; ils mettent sécher au four ces corps embaumés pour les priver de toute leur humidité phlegmatique, et pour y faire pénétrer les gommes afin qu'ils

170. Paré (1841 [1575-82], III, 7, 481).
171. Cf. Binski (1996, passim), Bidon et Treffort (1993, passim).
172. Paré (1841 [1575-82], III, 7, 482).
173. *Ibid.*
174. Paré (1841 [1575-82], III, 8, 482-3).

> puissent se conserver. Il faut choisir la mumie nette, belle, noire, luisante, d'une odeur assez forte et qui n'est point désagréable ; on en tire par la distillation chimique beaucoup d'huile et de sel volatil.[175]

Paré ne fait aucune allusion à l'onguent armaire et à Paracelse.

Un antisémitisme voilé traverse les pages du *Discours sur la momie*. En effet, non seulement la production et la vente des momies étaient aux mains des juifs, ce qui n'est pas étonnant à une époque où, pour un bon chrétien, le commerce était chargé d'impureté symbolique, mais l'institution même de cette matière comme remède remonterait à un médecin juif, alors que Paré aurait pu attribuer son invention, à l'instar de tous ses contemporains, à des sources classiques comme Dioscorides. Pourquoi insiste-t-il autant sur les juifs ? Pourquoi veut-il mettre en évidence leur manque de respect pour les morts et l'inutilité de leur médecine ? Nous ne sommes pas en mesure de répondre à cette question, ce qui d'ailleurs n'enrichirait pas notre recherche sur l'hopliatria d'arguments nouveaux. En revanche, il nous semble intéressant de remarquer que le texte d'Ambroise Paré souligne une des ambiguïtés fondamentales dans la composition de l'onguent armaire, liée à la double interprétation de la *mumia*. Si les théories et les pratiques médicales, païennes et traditionnelles, autour des *momies* provenant des cadavres humains, rendaient acceptable leur usage pharmaceutique, il n'en allait pas de même du point de vue de la religion, qui traite avec grand respect le corps des trépassés[176]. Cela fournissait aux adversaires de l'hopliatria un argument supplémentaire en faveur de l'impiété de ses défenseurs et utilisateurs qui, de leur côté, s'acharnaient à souligner le fait qu'ils n'employaient pas de *mumia* issue du cadavre d'un chrétien. De surcroît, le cannibalisme était admis par l'église chrétienne catholique en cas de nécessité extrême ou à des fins médicinales[177]. Les parties mortes du corps humain seront intégrées dans la préparation de remèdes reconstituants et d'électuaires[178] tonifiants exceptionnels au moins jusqu'à la fin du XVIIe siècle. Jusqu'au seuil de l'âge des Lumières, mais encore aux XVIIIe et XIXe siècles[179], magistères ou élixirs de mumie, teintures ou extraits de mumie, arcanes de chair humaine, huiles balsamiques vulnéraires de sang

175. Lemery (1727, 582).
176. Cf. Walker-Bynum (1991, 260).
177. Cf. Camille (1999, 316).
178. Préparation pharmaceutique de consistance molle, formée de poudres mélangées à du sirop, du miel, des pulpes végétales (Rey, 1993).
179. Cf. Camille (1999, 316).

humain et huiles de moelle de cerveau ou d'épine humaine[180] seront élaborés par des apothicaires à partir de cadavres bouillis, découpés ou séchés.

Quant à la perception qu'un lecteur du XXIe siècle pourrait avoir des aspects les plus excrémentiels de la *medicina mumialis,* nous soutenons, avec Camporesi (1997 [1989], 27) qu'il serait inopportun de jouer les dégoûtés face à ces procédures pharmaceutiques du passé. En effet, encore aujourd'hui, l'homme est une source fondamentale de vie et de santé pour l'homme et éprouver horreur et répulsion à l'égard de la culture thérapeutique prémoderne serait, avant tout, un manque de respect et le signe d'une incompréhension historique illégitime pour une société où la mort était vécue comme *humus* de la vie. De surcroît, à une époque où la réutilisation d'organes arrachés à la putréfaction et l'installation de pièces de rechange dans la machine d'un vivant sont considérées comme un devoir social et un hommage à la haute technologie scientifique dont nous pouvons être fiers, on ne voit pas pourquoi il ne faudrait pas regarder avec respect les distillations, les macérations et les potions que les alchimistes et les médecins magnétiques de jadis élaboraient avec les moyens technologiques dont ils disposaient.

14. La médecine diastatique d'Andreas Tentzel

En dépit de toute une tradition médicale l'inscrivant au rang des médicaments réglementaires — les *simples* — la plupart des savants du XVIIe siècle tient la *mumia* pour un remède strictement paracelsien, donc suspect, voire illicite. Le *Biolychnium* (1611) de Burgravius, en particulier, contribue à associer la *mumia* au nom de Paracelse et fait état d'un certain nombre de prescriptions à base de *mumia paracelsica* pour la cure à distance de la jaunisse, de la lèpre et de l'hydropisie. Après Burgravius, pléthore d'exemples semblables sera décrite par Andreas Tentzel dans un ouvrage de presque deux cent pages entièrement consacré aux momies paracelsiennes, dont il élargit néanmoins la définition et la destination thérapeutique. Il invente ainsi l'expression *Medicina diastatica*, à la fois pour donner un statut académique aux momies et pour polémiquer secrètement avec les méthodes quantitatives recommandées par la *Medicina statica* (1614) de Santorio Santorio. Après sa première édition en 1629, la *Medicina diastatica* connaît une traduction anglaise par Ferdinand Parkhurst (1653), une réimpression, en 1666, à Erfurt et une traduction

180. De Sgobbis (1667, 95), cité par Camporesi (1997 [1989], 166).

allemande de 1726, réimprimée en 1978. La systématisation de l'usage de la notion paracelsienne de *mumia* y est tellement bien réussie qu'après 1629, il est rare de trouver un auteur savant, paracelsiste ou non, traitant des momies sans citer Tentzel. Sa tentative de définir le statut de l'hopliatria dans le cadre de la *medicina diastatica* marque aussi le début d'une nouvelle interprétation de l'action de l'onguent armaire, dénommée *transplantatio morborum*. Peu de données existent sur la vie d'Andreas Tentzel[181]. On sait qu'il a été médecin municipal (*Stadtphysycus*) à Nordhausen en 1625 et médecin personnel (*Leibartzt*) du comte de Schwarzburg. Il est passé à l'histoire en tant que partisan des théories paracelsiennes et auteur du traité sur les « momies ». Il a rédigé aussi un traité sur la nature et la cure de la peste (*Von Natur und Cur des Pest*, Erfurt, 1627) et un manuel d'iatrochimie (*Exegesis chymiatrica*, Erfurt, 1628, 1630).

Auctoritas, révélation, connaissance de soi : l'attitude de recherche de Tentzel. La préface à son livre de 1629 est particulièrement significative quant aux limites de la recherche scientifique. Tentzel y mène une réflexion épistémologique sur les piliers de la *medicina mumialis*. Tout d'abord, il invoque la miséricorde de Dieu, car la matière qu'il s'apprête à traiter est difficile et profonde. En élève de Paracelse, il attribue à la foi (*fides*) un rôle primordial dans la démarche scientifique. La foi chrétienne est pour lui un instrument privilégié de connaissance, car c'est en acceptant comme absolument vraies certaines prémisses théoriques issues des Évangiles, qu'il est possible d'approfondir les mystères de la nature[182]. La foi religieuse s'avère être un moyen d'appréhension rationnelle de la réalité, comme le suggérait la devise augustinienne *credo ut intelligam*. Néanmoins, la vérité qui est au fond des choses ne peut pas être entièrement percée par l'homme. Tentzel dessine ici un cercle vicieux car, ajoute-t-il, s'il était donné à l'intellect humain de comprendre les causes de toutes choses, l'homme perdrait cette foi qui, d'une part, l'achemine vers la connaissance de la nature, de l'autre, lui confère tous ces pouvoirs qui rendent *efficaces* ses connaissances et ses *paroles*. Le chemin qui conduit à la connaissance de la nature est à rechercher de préférence dans le repli en soi. « Le seul impératif divin transmis à l'homme est la connaissance de soi-même ». Le

181. Cf. Hirsch (1962, V, 532).
182. Tentzel (1629, praefatio) : « Res profecto ardua est, et profundae considerationis, Lector amice, Deum misericordiae, et parentê omnis eius, quod Filii nomen meretur, divitem illam scientiarum gratiam, et inter illas etiam eius, quae naturae mysteria concernit, nobis Christianis, quibus tamen promissum dedit : quod si verbo suo fidem haberemus, eadem simus operaturi, quae ipsemet, dum inter homines versaretur Joh. 14. imo maiora, quo ipso antiquos philosophos multis parasangis antecelleremus ; penitus veluti derogare et intercipere. »

nosce te ipsum des latins, ou le « *gnôthi sautón* » [sic!] des grecs, qu'on disait inscrit dans le temple d'Apollon à Delphe, tracent la voie, une voie *humaine*, vers la connaissance de ce Dieu-nature qui est au fond des choses et qui met sur le chemin de la compréhension du mystère des *momies*[183]. Paracelse est considéré comme le philosophe *sagacissimus* qui s'est placé dans cette démarche cognitive. C'est bien lui la principale *auctoritas* de Tentzel et il se réfère toujours à lui par la formule « Author noster ». *Gnothi seauton* ne veut pas dire pour Tentzel la connaissance de la *exterior figura hominis*, objet de l'anatomie vulgaire, mais la connaissance du monde dans toutes ses parties, de l'Esprit du monde — *virtutum caelestium auriga* — de la « mens » régissant les actions humaines, de l'accord entre les astres, le microcosme et le macrocosme, c'est-à-dire des opérations et des causes invisibles qui disciplinent le monde visible. La compréhension profonde des causes cachées dans l'action de la *mumia*, vue comme *homo spiritualis*, ou de la transplantation des maladies, fait partie de ces mystères.

Le magnétisme de la mumia

Dans plusieurs cas, même les plus désespérés, il a eu preuve de l'efficacité des remèdes magnétiques. Dans le premier chapitre (*De mumia quid sit, itemque eius extructa transplantatio*), Tentzel rappelle la distinction classique entre plusieurs types de mumia : la mumia arabe, à base d'aloès, myrrhe, crocus et balsamum ; la mumia égyptienne, à base d'asphalte ; la mumia selon Dioscoride (pissasphalte), la mumia provenant de la région des hasmonéens (*ex Hammoniorum regione*), c'est-à-dire des cadavres trouvés dans le désert. Sa source principale est le *Consensu celebriorum medicorum...super mumia* (1574) de Joachim Strüppe[184].

183. *Ibid.*, préface : « Quod si enim Dei talem cognitionem haberemus : nec fides tantopere in nobis desideraretur ; nec fidei proprium ; Quin imo fructus fidem abunde declararent, inque obsequium duceremus omnes Creaturas, et nullo inveniretur morbo, tam contumax aut quomodocumque difficilis, quin extra praedestinationem illam divinam, vel ad paenam vel ad mortem, certis remediis veluti *chersin theôn* summa cum felicitate et *rizotomôs* averruncari posset. »

184. D'après Hirsch (1962, 5, 461), Joachim S. Struppe naît à Grünenberg in Hessen, le 6 avril 1530 et meurt à Darmstadt le 18 juin 1606. Après des études de médecine à Marburg (1545) et à Wittemberg (1548), il devient le précepteur de la femme du prince Moritz de Saxe, grâce à la recommandation de Melanchton. Il est fait docteur en médecine à Wittemberg en 1561, il pratique la médecine à Frieberg jusqu'à 1563 et à Frankfurt am Main jusqu'à 1575. Il devient médecin de la ville de Darmstadt, puis médecin personnel de la comtesse du Palatinat (Pfalz) et biblio-

Tentzel présente ensuite la *mumia* selon Paracelse en citant en allemand les passages issus de son traité sur la mumie et d'autres ouvrages. Il réunit étonnamment, dans ses explications, la distinction galénique entre les trois *spiritus* et les principes alchimiques de Paracelse pour aboutir à une nouvelle définition de la mumia :

> Ainsi, la Mumia proprement dite est une substance très fine, spirituelle et éthérée, qui continue à abonder d'une multitude d'influences et de vertus intrinsèques lors du décès et jusqu'à un certain point après la mort[185].

Dès lors, si on l'extrait en suivant opportunément le cours des influences astrales, elle devient un réceptacle de prodiges. Par le moyen de la *transplantation*, elle agit ainsi sur un sujet extérieur, en rétablissant ou en renforçant son état de santé[186]. En raison de ces propriétés, la momie est dite « balsamique ». Tentzel rappelle que la momie de l'air est la plus puissante et il en indique trois modes d'extraction : la putréfaction naturelle, la distillation chimique, la transplantation dans un végétal[187]. Elle agit de la façon suivante : appliquée sur la partie affectée du corps, elle a pour vertu d'attirer ce qui lui est semblable, c'est-à-dire le *balsamum vitale* intrinsèque au corps du malade. L'esprit de la mumia présent dans le corps de l'homme se dirige naturellement vers son semblable. Tout se fait selon le principe de l'attraction universelle du semblable par le semblable. Cette puissance balsamique est dite aussi *vis seminalis*, puisqu'elle est placée dans les couches les plus intimes du corps. Ceci est tout aussi valable pour

thécaire à Heidelberg et éducateur de Fréderique IV, prince du Palatinat. En 1576 il retourne à Darmstad, où il devient aveugle en 1587 et finit ses jours dans la misère. Il a laissé, entre autres, un petit traité de compilation sur les «momies», qui sera souvent cité jusqu'à la fin du XVIIe siècle : *Consensu celebriorum medicorum... super secretiss. ac preciosiss. quibusdam medicinis fere exoticis, primum super mumia ei cognatis*, Francofurti ad Moenum, 1574.

185. *Ibid.*, 13-4 : « Est ergo Mumia proprie sic dicta, substantia corporis tenuissima, spiritualis, aetherea, cuique pro natura ac specie sua ingenita, in morte & post mortem aliquatenus permanens, cum affectionum [14] tum virtutum ejusdem intimarum & propriissimarum plurimûm abundans. »
186. *Ibid.*, 14 : « Rite extructae Transplantationis constellatae medio mire prodiga & faecunda, ad eum finem ut vel in suo, vel in alieno subjecto natura seu dispositio vitiosa morbidave corrigatur, integra & sana conservetur & roboretur. »
187. *Ibid.*, 44-5 : « Primus perficitur per viam putrefactionis & separationis Elementorum, eorundemque combinationem, ita ut novum corpus inde consurgat, pro membrorum suorum differentia, extractione Mumiae inde peractâ similum quorumcumque proprietatibus gaudens, iisdemque propterea opitulari paratissimum. Secunda extractio Mumiae instituitur ad modum quintae essentiae, de qua in Exegesi nostra prima &c. Tertia per destructionem corporis, transplantando postea Spiritum [45] Mumiae in aliud corpus vegetabile. Trinas has extractiones pro majori cujusvis explicatione seu *exêgêsei* singulatim in sequentibus accipe ! »

les plantes, contenant elles-mêmes une force balsamique, ces vertus ayant été insufflées par le ciel lors de la création. Cependant, Tentzel n'étend pas qu'aux plantes la notion de mumia. Si le traité paracelsien *De la chair et de la mumia* semblait faire référence aux seuls animaux, l'œuvre de Tentzel développe en revanche la proposition du fragment *De mumiae arcanis* ouvrant la possibilité de « décrire la nature comme une mumia » (*SW*, XIV, 308). Nicolas de Locques doit beaucoup à Tentzel. De même que dans le traité sur le magnétisme du sang de 1664, la momie spirituelle est ici définie comme la cause primordiale, architecte merveilleux de très grands secrets[188]. La mumia est aussi le siège de ce qui détermine les sympathies et les antipathies avec d'autres corps. Elle est conjointe à un *Astrum* particulier qui lui confère toute sa puissance, car l'univers même « conspire », de haut en bas, grâce à l'action de l'Esprit universel, *vector qualitatum*, qui assure les actions magnétiques de toute sorte.

Jusqu'ici la mumia est assimilée à l'essence vitale ou esprit vital, à la substance active contenue dans la matière s'écoulant naturellement d'un corps arraché à la source sidérale de sa vie : l'*astrum*. Mais il existe aussi une autre mumia, dont il traite dans le quatrième chapitre : celle provenant d'un corps vivant et qu'il appelle « aimant du microcosme ». Ce sont les ongles, les poils, le pus et les déjections qui, séparés de l'énergie vitale, se trouvent dans une condition analogue à celle d'un cadavre. Comme la mumia « cadavérique », ils ont déjà baigné dans l'« astre individuel » et en gardent pendant un certain temps la puissance vivifiante. L'*Astrum* est le principe vital *lumineux* de la vie de l'homme. Il correspond au soufre de la doctrine physique paracelsienne et constitue la partie invisible de l'être humain[189]. À la différence des autres, la mumia excrémentielle est vue

188. *Ibid.*, 22 : « Mumia Spiritualis, primaria causa, insuper secretissimarum rerum mirifica architectrix. »

189. *Ibid.*, 68 : « Omnium rerum naturam & vim magneticam, attractoriam, tamque sympatheticam quam antipatheticam in virtute solum Balsami Sulphurei spiritusve vitalis consistere. Unde inferendum : Magnetem Microcosmi per [69] eiusdem Spiritum Sulphureum tanquam formam activam *energetikôs* extrahi debere ; Nec non etiam : Magnetem Microcosmi, Mercurio seu materiae passivae haud obscure cognatum, à Magnete Martiali proprie sic dicto, non absimilem generationem agnoscere. Jam vero in confesso est, Spiritum Microcosmi Sulphureum in excrementis contineri. Non solum enim Aristoteles lib. 2 de generatione animal. cap. 3 docet : Quod solis calor & animalium... ; et Fernel. 2. de abd. rer. caus. c.18. Et partes & excrementa tum stirpium, tum animantium è vivis illis, tacitas vires habere multo efficaciores, quam quae è mortuis eximuntur. Sed & noster Author cui propter [70] variam Experientiam abstrusamque rerum scientiam fides in hoc tutissime habenda lib. 1. de Tartaro tract. 2. *to perittoma tês koilias* nihil aliud esse nisi Sulphur dictitat ; Et alibi passim : Sulphur Microcosmicum in excrementis alvi,

comme un « aimant du microcosme » puisqu'elle « attire » sa force de l'astre qui l'a fécondée. De même que le véritable aimant, elle maintient un *lien spirituel* avec l'*astrum* du corps dont elle est issue. C'est grâce à lui que les cures à distance sont possibles, puisque ce lien assure le *transfert spirituel* d'une substance à l'autre. La mort de l'individu marque la fin de la vitalité de la mumia excrémentielle et tout ce qu'on fait à celle-ci se répercute sur l'autre. Ici, et dans la littérature hopliatrique en général, cette forme de pensée est illustrée le plus souvent par le *topos* de l'opération de rhinoplastie dite « de Tagliacozzi », car le décès de la personne ayant fourni la quantité de peau nécessaire à refaire le nez du patient entraînait immédiatement la pourriture de la prothèse[190].

Les propriétés de la *mumia* varient selon la nature particulière du corps dont elle est tirée[191]. Suivant la logique des paracelsistes, elle est bien plus puissante quand elle est issue du corps d'un jeune de vingt-quatre ans, décédé de manière violente. Dans cet âge, le corps d'un homme en pleine vigueur, sorti de sa jeunesse, s'apprête à suivre les évolutions de son

Sal in urina delitescere, partem quidem egredi etiam ; Mercurium vero ejusdem minime egredi, sed instar nutrimenti retineri. [...] Nutrimenta siquidem singulariter naturae nostrae familiaria ingesta indeque ab Archeo in primam materiam [71] liquidam illam & Mercurialem substantiam redacta, cui alii commodius comparanda veniunt, quam Mercurio praedicto lapideo ? Quippe quae Spiritus Microcosmi sulphureus, quamdiu liquida in superiorum intestinorum complexu haerent, subinde pervagatur, sibique licet diversa associat, non aliter ac forma materiam, perque monoculum denique simul deducenda. Hoc ideoque inito conjugio cum vires & facultates ipsius Sulphuri Microcosmici magneticas hauserint, haut secus ac Mercurius lapideus supra Spiritus Martialis, non Mercurius solum ad illius lapidei in Magneti proprie sic dicti historia analogiam, sed & ipse Magnes Microcosmicus dici & esse optimo iure meretur. Quae ipsa sententia quod minime fictitia aut erronea, ex eo cuilibet aestimandum : quod Mercurius [72] Microcosmicus praedicto Spiritu instructus Magneticam illam naturam dignitatem & usum uti variis ita certe miris modis, demonstret. »

190. Cf. Fludd (1631, 132-3) et Bruno (2002, 25).

191. *Ibid.*, 32-3 : « Affirmat enim Theophrastus fieri Mumiae *hékkrisin* [séparation, excrétion] & transplantationem absque rei aut formae substantialis ipsius diminutione. Sit ergo oportet accidens, quod extrahitur, quodque pro medio transplantationis sumitur, idque proprium [33], & nullo modo salvâ eius essentia & substantia rei prorsuus dividuum, quod cum rei Spiritu ad extrema ipsius ductum, mox cum Magnetis Microcosmici praesentis proprietate mutuo occursu unitum, & denique mediantibus astris terrenis, Spiritibus & Astris coelestibus accomodatum, eorundem aspiratione & consortio, vi quadam caeca cuique pro modo tamen constitutionis suae, tantum praedae utilissime & efficacissime reportat, quantum ipsi antea ad perfectionem defuit. Est ideoque Transplantatio, nihil aliud, quam mutua unius rei in aliam propagatio, beneficio proprietatis Mumiae essentialis debitô Magnete extractae, indeque ex utriusque cum Astris rerum cognatione, in singularem utilitatem & fortitudinem ipsius promotae. »

propre astre qui l'amèneront à la maturité. Outre l'activité biologique fondamentale, l'énergie de l'*astre* produit, par une sorte d'émanation, les sentiments, les passions, les désirs, les pensées, les instincts, les besoins profonds, les émotions, les talents, l'imagination et l'intelligence d'un homme. Il est vrai que ceux-ci peuvent devenir visibles, d'une certaine manière. Pourtant on ne peut les voir, les toucher et les mesurer comme on le fait avec un nez, un bras, un mollet ou encore avec un cerveau, un cœur et un foie. De surcroît, les évolutions de l'*astre* individuel suivent l'orbite inéluctable du destin. Cela signifie que l'émergence en nous d'un sentiment, d'une peur ou d'un besoin répond à une certaine nécessité enregistrée dans les mailles du tissu de la vie. L'activité de l'astre précède et produit ses manifestations : chez l'homme elle cause la peur et les réactions physiques qui s'en suivent et dans un arbuste elle régit la sécrétion de sève et le mûrissement du fruit. Les yeux s'écarquillant de peur répondent, sur le plan humain, à la même nécessité qui fait éclore les fleurs au soleil levant et qui fait fuir les bêtes devant le feu. Pour les mêmes raisons, un corps tué violemment est arraché simultanément à sa vie, à son destin et au projet que son astre avait pour lui. Il enferme encore une potentialité vitale. La force de la mumia consiste donc en ce « potentiel biologique » inexprimé, qui peut être séparé par l'art spagirique. Plus riche est le potentiel, plus puissante en sera la momie[192]. On ne s'étonne pas de constater que la théorie des effluves s'harmonise avec le magnétisme de la mumia, car son efficacité s'exerce à distance et par contagion[193]. Y a-t-il ici une polémique sournoise

192. *Ibid.*, 41-3 : « Quod nempe huiusmodi corpora in portiones dissecta contra suam naturam, (Spiritus enim pariter diffusos non habent, sed cellulatos) hinc inde motibus aliis atque aliis subsultent, ut vulgo propterea insontes, & ante solis occasum non mori potuisse credantur. [...] Propterea corpore seu domicilio Spiritus sive Balsami vitalis integro illaesoque permanente ; Balsamus etiam ab ipso discedere non necessum habet, quousque ita in sua elementa irresolutum illud, perstiterit. Ideoque nihil hic derelinquitur, aut separatur, praeter animam animantem rationalem seu formam hominis informantem, cuius praesentiâ specifica cujusvis differentia erat constituta. Homo enim vitâ defunctus, & in Mumiam redactus, homo amplius, nisi aequivoce, non est. Spiritus vero vitalis, vegetabilis, Balsamus naturalis. symphytos & cum eo occultarum virium exuberantia in tali corpore nullam jacturam patitur. Ideoque Mumia duntaxat aërea [43] Microcosmi ad tuendam hominis valetudinem aliosque infra memorandos usus extrahenda separandaque ita tamen ut persona, seu subjectum in vivis, accurrata integritate & sanitate praeditum, vel ad minimum nullo difficilis passionis aut in ipsa partium essentiali constitutione, facultatisve per se laesae organo, adeoque mumiali quodam morbo detentum fuerit, secum enim antipathetica prorsus actio inde in promtu, conceditur. »
193. *Ibid.*, 20 : « Qualis enim hominis constitutio, talis quoque Mumia istius, talis insuper expiratio, talisque denique in alio secundum analogiam, receptio &

contre Aristote (*Problemata*, VII, 4, 886b) qui soutenait que seule la maladie est contagieuse ? Pour Aristote la santé est un état de repos (*êremía*) et la maladie est un mouvement (*kínêsis*). En revanche, pour Tentzel tout est contagieux, y compris l'état de santé (*omnes etiam esse contagiosos, imo ipsissima etiam sanitatem*). L'idée que la santé est aussi contagieuse que la peste fonde ainsi la notion de *transplantatio morborum* justifiant l'efficacité de l'onguent armaire.

L'apothéose de l'onguent sympathique

Les vertus de l'onguent sympathique rentrent dans la grille d'interprétation des phénomènes naturels proposée par Tentzel dans son projet de faire de la « diastatica » une branche à part entière de la médecine. En effet, c'est le même *Spiritus megalocosmicus* qui agit dans la guérison des blessures et dans les *transplantations des maladies* opérées par la mumia ; ce qui fait de l'hopliatria une thérapeutique strictement naturelle[194]. De plus, l'hoplochrisma réunit de manière paradigmatique les multiples facettes de la médecine *diastatique*[195] : le sang du malade contient l' « aimant du microcosme », la mumia proprement dite renferme le *balsamum* et l'usnée réunit tous les *spiritus influentes*.

Si les vertus de l'usnée s'expliquent aussi par le recours à la notion paracelsienne de mumia, c'est surtout à des auteurs comme Van Helmont, Daniel Becker et Hieronimus Wecker qu'on doit une description plus détaillée du « musc hémostatique ».

transplantatio. Ais, omnes morbos ita contagiosos fore, cum singulis sua Mumia subsit ? Respondeo : omnes etiam esse contagiosos, imo ipsissima etiam sanitatem, si secundum activam propriam duntaxat potentiam perpendantur, seu ut philosophi loquuntur, *kat'enteléc̄heian.* »

194. *Ibid.*, 22 : « Hoc apparet ex unguento illo sympathetico minime impostorio ; qui enim non causas naturales habeat. [...] Ut sanatio parti Mumiae in ipso instrumento hac ratione sit redintegratio totius mumiae in ipsa parte offensa, & econtra afflictio seu aegrotatio ipsius in instrumento haerentis, aegritudo ejusdem in ipso homine. »

195. *Ibid.*, 71 : « Cuius rei exempla maxime conspicua elucescunt, in unguento illo Sympathetico extemporaneo quod multis magna cum utilitate, inprimis quod scio militari vitae deditis, (nullibi enim paratissimum habetur,) innotuit, quo instrumentum duntaxat, quo vulnus inflictum est, debite inunctum miram eiusdem, nec non ulcerum etiam mitigationem & sanationem praestat ; In Magnete Microcosmi ipso, quod alio atque alio modo habitus, jam nimias alvi solutiones & inter illas etiam Dysenteriam, [...]. »

15. Usnea, un musc aux vertus hémostatiques

Dans le *Traité universel des drogues simples* (1727), Nicolas Lemery (1675-1730) donne une définition pharmaceutique de l'usnée humaine qui résume plusieurs siècles de médecine microcosmique. Il raconte qu'à son époque, en Irlande, on récupère l'excroissance végétale qui se forme sur les crânes des criminels laissés pendre au gibet.

> L'usnée humaine est une petite mousse verdâtre, haute de deux ou trois lignes, sans odeur, d'un goût un peu salé, qui naît sur les crânes des cadavres d'hommes ou de femmes qui ont été fort longtemps exposés à l'air ; on trouve cette petite plante principalement en Angleterre, en Irlande, sur les crânes des hommes qui ont été pendus et attachés à des gibets, car on a soin d'y faire si bien tenir leurs membres avec du fil d'Archal, que leurs os y demeurent plusieurs années après que la chair en a été entièrement consumée par la pourriture et par l'air. Il naît aussi quelquefois de l'usnée sur les os des cadavres humains qui ont demeuré longtemps exposés à l'air, mais elle n'est pas estimée si bonne que celle du crâne.[196]

Même si la substance demeure identique, la présentation que Lemery fait d'un remède en vogue chez les paracelsistes est beaucoup moins poétique. Nous sommes désormais loins de l'attitude mythopoïétique de Libavius qui, dans son *Alchimia*, appelait *Flos cranii* (fleur de crâne)[197] la même matière spongieuse que Van Helmont nommera *sperma siderum*[198] *:* l'usnea. Dans la première moitié du XVIIe siècle, la lutte entre la médecine des anciens (*veteres*) et celle des modernes (*neoterici*) était encore trop violente pour pouvoir se passer de nomenclatures et de définitions originales. Cela était d'autant plus valable pour une drogue comme l'*usnée humaine* qui avait été introduite par les *néotériques.* Dans la *Medicina coelestis* (1571), Gerard Dorn utilise, le premier, le terme *usnea* pour désigner le musc croissant dans un crâne laissé en plein air. Il traduit ainsi le terme *mies* dont l'auteur de l'*Archidoxis magica* s'était servi pour indiquer la même substance. En réalité, « usnea » et « muscus » sont synonymes, « usnea » étant le terme emprunté à la médecine arabe (de *ushnah*, mousse) pour désigner certains *lichens.* Grâce aux ouvrages de Sérapion et d'Avicenne, l'usnée est introduite dans la pharmacopée savante pour indiquer une typologie particulière de « muscus » : le *muscus arboreus* poussant sur des arbustes à épices. Tandis que Dioscorides (I, 12) exalte les vertus astringentes du « muscus »

196. Lemery (1727, 582).
197. Libavius (1597, II, 185).
198. Van Helmont (*TSA* [1621], 475] : « Siquidem usneae semen de coelo cadit in agrum calvariae, interdum enim spuma pluit, quae aurora dicitur : subinde mucilago tenacior, quae sperma sperma siderum vocatur, cecidit. »

qui pousse sur l'arbre de cèdre ou d'opium, les médecins arabes célèbrent les qualités sédatives et cordiales de l'*usnea* croissant sur les arbres à épices.

> Si on boit de l'usnée, infusée pendant quelques jours dans le vin, on plonge dans un sommeil très profond. Elle parfume l'estomac, réprime le vomissement et rétrécit le flux corporel. L'usnea est aussi un médicament cordial, selon ce que dit Avicenne dans son traité sur les vertus du cœur.[199]

D'autre part, le monde antique connaissait aussi les bienfaits de la poudre de boîte crânienne. Pline disait que le crâne d'un malfaiteur, arraché violemment à la vie, était un remède puissant.

> Il subsiste des traités de Démocrite où il est dit que pour certaines maladies les os de la tête d'un malfaiteur sont plus utiles, et pour d'autres ceux de la tête d'un ami ou d'un hôte. [...] Artémon faisait boire aux épileptiques de l'eau puisée la nuit à une fontaine, dans le crâne d'un homme tué et non incinéré. Du crâne aussi, mais de celui d'un pendu, Antaeus a fait des pilules contre les morsures des chiens enragés.[200]

L'*usnea* des hopliatres naît d'un jeu de discours entre ces deux traditions. Nous pourrions cependant être surpris de constater qu'à la fin du XVIe siècle l'usnée est simultanément un des *simples* de la pharmacologie des *veteres* et une des composantes actives d'un remède célébré par les *neoterici*. Pourtant, en compulsant l'œuvre de Paracelse et les lexiques paracelsiens réalisés par Dorn, Bodenstein et Ruland, on ne trouve aucune occurrence du terme, alors que *mumia*, sang et graisse humaine y sont répertoriés. Après tout, un raisonnement analogue serait valable pour ces trois derniers remèdes, car nous aurions pu nous étonner bien auparavant de la relative continuité terminologique entre la pharmacologie classique et celle des paracelsistes. Pour comprendre cette apparente désinvolture des tenants de l'hopliatria, il faut remarquer qu'au XVIIe siècle on ne peut réduire la *pharmacopée paracelsienne* à la *pharmacopée chimique*, la première étant extrêmement variée et complexe. Pourtant, si l'historiographie moderne a insisté sur l'apport de la médecine paracelsienne à la constitution de la pharmacopée *scientifique* d'aujourd'hui, toutefois, comme l'a montré Allen Debus (1965, 1991, 1973-4), l'univers du paracelsisme au XVIIe siècle était aussi complexe que les raisons qui pouvaient amener à la *philosophie chimique* les savants déçus de l'aristotélisme et du galénisme. Dans la reconstruction historique de la pharmacologie occidentale, on a souvent oublié cette frange rebelle du paracelsisme que nous pourrions qualifier de

199. Mattiolus (1578, 59).
200. Pline (*HN*, XVIII, II, 7).

médecine microcosmique, c'est-à-dire « médecine issue du corps humain, vivant ou mort »[201]. À côté des expériences chimiques sur les métaux et les minéraux, nous avons montré que des paracelsistes comme Tentzel, Burgravius et Beckher s'intéressaient à la façon de séparer le sel, le soufre et le mercure présents dans la matière organique humaine. Ils développent ainsi une voie de recherche expérimentale, déjà esquissée par le médecin d'Einsiedeln, qui débouche sur cette *médecine microcosmique*, dont la *medicina magnetica* proprement dite pourrait représenter la branche *sympathique*. Par ailleurs, la substitution du mot « sympathique », lourdement connoté, par le terme « magnétique » est due à la convergence singulière entre la « philosophie magnétique » de William Gilbert[202], l'auteur du *De Magnete* (1600), et ce qu'on pourrait nommer « philosophie de l'aimant », ressortissant aux traités paracelsiens que nous avons examinés. Gilbert et Paracelse étant allègrement assimilés l'un à l'autre en vertu de leur anti-aristotélisme notoire, un exemple de cure à distance pseudo-paracelsienne comme l'hopliatria ne tardera pas à devenir la « cura magnetica » par excellence de la première moitié du XVIIe siècle. L'imagination syncrétique de Burgravius (1611) a joué sans doute un rôle non négligeable dans cette histoire. C'est en effet dans ce contexte qu'on comprend la définition d'*usnea* donnée par Daniel Beckher dans le *Medicus Microcosmus*, une des œuvres les plus représentatives de la *médecine microcosmique*, éditée pour la première fois à Rostock en 1622, puis à Leyden en 1633 et encore une fois à Londres en 1660.

> L'*usnea microcosmi* n'est rien d'autre que ce musc qui naît dans un crâne humain et dont on dit qu'elle se trouve effectivement dans des lieux destinés aux sépultures[203].

On la recommande dans la cure de toute forme d'hémorragie, interne et externe, la dysenterie, le prolapsus de l'utérus et les menstruations trop abondantes. Enfin, pour les affections humides de la médecine hippocrati-

201. Par l'influence des théories anthropologiques de Paracelse, le terme de *microcosme* désignait couramment, dans la médecine du XVIIe siècle, l'homme, en tant que mélange d'âme et de corps. Même si la fréquence des occurrences du terme *microcosmus* dans les intitulés d'ouvrages médicaux du XVIIe siècle reste encore à étudier, il suffirait de parcourir les deux derniers volumes de l'*History of Magic and Experimental Sciences* (1958) de Lynn Thorndike pour avoir un aperçu de sa récurrence notable.
202. Cf. Pumfrey (1987), Debus (1964, 389-417).
203. Beckher (1660 [1633], 237) : « Usnea microcosmi, nil aliud est, quam muscus ille, qui calvariae humanae adnascitur : hancque revera dari vel loca sepulchris destinata, docent. »

co-galénique. *Medicus Microcosmus* est une *summula* de médecine microcosmique. Le premier livre est consacré aux remèdes tirés du corps humain vivant, le deuxième traite de ceux qu'on tire du cadavre de l'homme. La première catégorie inclut les poils, les ongles, la salive, le cérumen, la sueur, le lait, le sang menstruel, le placenta, l'urine, les selles, les poux, les lombrics, le sperme, le sang, les calculs de la vessie. Le troisième traite de la peau, la graisse, le cerveau, le crâne, l'usnée, les os et les dents et, pour finir, de la *mumia*.

Beckher entend présenter la pharmacopée organique selon les *Veteres* et les *Neoterici* et, contrairement à Tentzel, il cite régulièrement les auteurs dont il emprunte les informations. Dans un chapitre intitulé *De usnea sive musco cranii humani, et simul de Unguento Hopliatrico sive Armario* et réimprimé dans le *Theatrum Sympatheticum Auctum* (1662), il associe strictement l'onguent armaire à l'*usnea* mais il ne l'attribue pas à Paracelse, car selon Bartholomaeus Keckermann[204] l'inventeur de l'hoplochrisma était Anselme de Parme, un moine italien du XIVe siècle[205]. Il répète les recettes qui sont en circulation à son époque (*Archidoxis magica*, *De Theriaca* de Tidicaeus, Croll, *Synarthrosis magnetica* de Goclenius, Hartmann). L'usnée tire ses forces occultes de la communion de deux « influences » : celles provenant du corps humain (*microcosmus*) et celles dérivant de la pluie, du vent, de la grêle et des rayons de soleil. La meilleure provient des crânes de ceux qui sont morts étranglés, surtout au gibet. Beckher rapporte aussi les opinions de Hartmann, de Tidicaeus et de Goclenius. Sa propre explication de l'efficacité de l'onguent repose sur l'usnea, considérée comme une « coagulation crânienne » des esprits animaux, qui sont transportés au crâne lors de l'étranglement. Quand on oint l'arme, l'esprit de sel présent dans le sang attire les esprits animaux de l'onguent et tous deux sont unis par l'esprit du monde. De telle manière, tout ce qu'on fait à l'esprit sorti des artères et coagulé sur l'arme est communiqué à son semblable, résidant à l'intérieur des artères. C'est une explication qui sera souvent mise au pilori par les critiques des cures magnétiques.

En 1630, Hieronymus Wecker, auteur célèbre d'un *livre de secrets*, examine l'affaire *unguentum armarium paracelsistarum* en cinquante thèses[206]. Comme Beckher, il voit dans l'usnea le propulseur spirituel de la cure magnétique mais approfondit les arguments selon lesquelles il faut préférer le

204. Keckermann (1610, I, 9).
205. Cf. Thorndike (IV, 242-46 ; 677-79).
206. *TSA*, 705-22.

crâne d'un pendu à celui d'un homme décédé de façon naturelle[207]. L'histoire de ce remède microcosmique se poursuivra, parallèlement à la médecine officielle, dans des ouvrages comme le *Scrutinium amuletorum* de Jacob Wolff, qui traite encore longuement des propriétés hémostatiques de la *fleur de crâne* ou comme la *Dissertatio inauguralis...de usnea, seu musco cranii humani* d'August F. Coeler, publiée en 1723.

Malgré la renommé des trois remèdes microcosmiques que nous avons examinés jusque là, le sang, la mumia et l'usnea, des raisons théoriques et pratiques inciteront certains praticiens de l'hopliatria à en changer radicalement la recette pour la rendre plus conforme aux modes intellectuelles et au changement progressif de la sensibilité des européens du XVIIe siècle. C'est une poudre, dite « de sympathie » ou « pulvis sympatheticus », qui flattera davantage les sens de ceux qui auront besoin d'un remède vulnéraire moins cher, inaltérable, facile à manier et qui, de plus, rend plus facilement pensable la transmission d'*atomes médicinaux* du sang coagulé au sang fluide du blessé.

16. Onguent ou poudre ?

C'était sous la forme d'un onguent, que le pseudo-Paracelse préconisait la cure sympathique. Ses successeurs en modifient légèrement la composition, sans jamais songer à prescrire sous une autre forme le principal remède de la *medicina magnetica.* Au moment où on invente la poudre de sympathie, personne ne met en doute la filiation directe des deux produits. Pourquoi change-t-on de composition sans changer le mode d'application

207. Wecker (*TSA*, 715) : « Dicuntur igitur nonnulli, unguenti Martialis basin esse usneam, quae se concentratum habet spiritum naturalem, vitalem et animalem, atque ex strangulati potius quam alterius cujusdam capite petenda sit. Cum enim strangulantur homines, spiritus naturales, inprimis vero vitales ob praesentiam mali praesentis sursum in caput et cerebrum refugientes ferri, ibidemque, cum nec regressus ad principium suum, ob violentam illam constrictionem, nec exitus propter solidam cranii duritiem ullus pateat, remanare atque inter suffocandum una cum spiritibus animalibus balsamoque capitis ac cerebri mixtos et confusos includi, et quasi carceris quibusdam circumscribi, ita ut, licet omnes functiones animales intereant, calor tamen ille in ossibus, nervis, aliisque partibus similaribus elementaris maneat, donec temporis progressu in unum coalescant, et foras ad cranii circumferentiam erumpant : hinc cooperante coeli influxu et accedente Mercurio seu spiritu mundi a Neptuno per pluvias, rorem, nivem, pruinas, tanquam externa vehicula, in haec inferiora effuso, ceu vegetabili quadam vi et virtute, in calvaria tandem firi usneam, basin scilicet huius medicamenti, quae in se contineat omnes virtutes animales, naturales et vitales, quas eodem modo postea ipsi unguento comunicet. »

du remède ? À quoi bon inventer un nouveau remède pour soigner à distance les blessures à l'arme blanche si les mêmes raisons justifient l'action de l'onguent et de la poudre ? Plusieurs théologiens se contenteront, afin de montrer le caractère illicite de la poudre de sympathie, de la rapprocher de l'onguent de Paracelse, œuvre évidente de magie diabolique. Mais, dans la pratique, la nouvelle médication ne supplantera jamais l'ancienne[208]. Emile van Heurck a montré que son souvenir perdure jusqu'au début du XXe siècle, dans certaines pratiques de la médecine populaire en Allemagne, en Autriche et en Hongrie[209]. On ne passe donc pas abruptement de l'onguent à la poudre. Il faut voir les choses autrement. La médecine magnétique, après des siècles d'empirisme, réussit à se faire accepter dans le monde des savants et des lettrés grâce à Paracelse et essentiellement à travers l'œuvre de ses disciples. La tradition médiévale lui a légué la recette d'un onguent composé de substances organiques. Au milieu du XVIIe siècle, les principaux ingrédients de l'hoplochrisma sont plus rares. Pour les savants prônant un retour à l'expérience directe, la formule de l'onguent semble lourdement chargée de connotations magiques. Il est temps de la rénover en la mettant au goût du jour. La mentalité scientifique de certaines élites se tournant vers le paradigme corpusculaire, il fallait créer un remède magnétique qui rende pensable l'action à distance par la théorie des atomes. C'est ainsi que la poussière très fine de vitriol vient répondre à une exigence nouvelle de l'imaginaire scientifique.

Le vitriol

La poudre de sympathie est essentiellement du vitriol, c'est-à-dire du sulfate de fer, de cuivre ou zinc. Le mot dérive du bas-latin *vitriolum*, de *vitrum* (verre), à cause de l'apparence vitreuse de ces sulfates. Les chimistes lui attribuent traditionnellement un sens ésotérique en y voyant l'acrostiche des mots suivants : Visitabis Interiora Terrae, Rectificando Invenies Optimum Lapidem Veram Medicinam (visite l'intérieur de la terre et en te rectifiant tu trouveras la pierre cachée)[210]. Le vitriol avait été vraisemblablement préféré à toute autre substance puisque, depuis des siècles, on lui reconnaissait la propriété de modifier les plaies et les ulcères et de les guérir. Le fameux manuscrit connu sous le nom de *Papyrus de*

208. Robert Amadou (1953, 38) soutient que la poudre remplace définitivement l'onguent.
209. Heurck (1915, 29).
210. Je ne connais pas la source de cette formule qu'on trouve dans les emblèmes de plusieurs livres d'alchimie du XVIIe siècle. Cf. Chevalier et Gheerbrant (1997).

Berlin, remontant au dix-septième siècle avant J-C, mentionne le sulfate de cuivre au nombre des substances en usage dans la pharmacopée des Égyptiens. Pline l'Ancien signale que l'*Aerugo* — sulfate de cuivre — était utilisé en médecine pour faire des collyres et des emplâtres[211]. Les anciens chirurgiens préconisaient la couperose verte — sulfate de fer — pour le lavage des plaies. Paul Dubé, dans *Le médecin des pauvres*[212], recommande à ceux qui souffrent d'ulcères les eaux minérales artificielles et particulièrement celles « qui sont composées de vitriol, car si vous lavez les ulcères virulents des fondrilles des dites eaux artificielles, vous en tirerez un grand effet ». Nicolas Lemery, dans son *Dictionnaire des drogues simples* (1727, 576), dit du vitriol vert qu'il est employé extérieurement pour arrêter le sang, et du vitriol bleu qu'on s'en sert pour consumer les chairs baveuses, pour guérir les aphtes ou petits ulcères qui naissent dans la bouche. Madame Fouquet dit de prendre « Couperose blanche : 2 gros ; Verd de gris : 1 gros » pour préparer une « eau pour les yeux, galles, gratelles, dartres, héresypelles, vieilles playes et ulcères, la teigne, la lèpre et pour empêcher qu'on ne soit marqué de la petite vérole »[213]. Les propriétés thérapeutiques des sulfates étaient donc bien connues au XVIIe siècle et le choix de l'un d'entre eux comme agent principal dans le traitement des blessures semblait donc parfaitement indiqué.

La plupart des auteurs qui ont décrit la préparation de la poudre de sympathie ont recommandé l'emploi du vitriol romain (sulfate de fer), moins facile à fondre que celui d'Angleterre et celui d'Allemagne[214]. Pour Papin et Digby, ce vitriol doit être calciné par l'exposition au soleil, quand celui-ci est dans le signe du Lion, c'est-à-dire au mois de juillet. Le vitriol calciné est dissout une première fois dans l'eau commune. L'eau de pluie est à préférer. Après avoir filtré cette solution, il faut la laisser s'évaporer dans un vase de faïence. Le lendemain, on ramasse les petits cristaux verts au fond du vase, on les expose aux rayons du soleil en les remuant avec une spatule de bois. Le fer disperserait une grande partie des esprits volatils du vitriol et toute la vertu de la poudre de sympathie se communiquerait au métal. Seule la partie volatile est emportée par le soleil, se répand dans l'air et atteint la blessure. On réitère trois fois la calcination, la dissolution, le filtrage et l'évaporation. On obtiendra ainsi une poudre pure et homogène. Si on désire que la poudre soit *composée*, il suffit d'y ajouter de la gomme adragante ou arabique, réduite en poudre impalpable, qui de-

211. Pline, *HN*, XXXIV, 27.
212. Dubé (1678, 61).
213. Fouquet (1676, 31).
214. Cf. Papin (*TSA* [1647]), Digby (1658).

vrait aider à consolider la plaie. Cette poudre sera conservée dans une fiole de verre, dans un lieu bien sec. La moindre humidité de l'air est capable de la dissoudre et de lui faire perdre ses vertus sympathiques. Les uns ne faisaient que pulvériser le vitriol commun pour obtenir leur poudre de sympathie ; d'autres, d'après Lemery (1730, 492), y mêlaient un peu d'usnée humaine. D'après un réceptaire manuscrit wallon, datant de la fin du XVIIe siècle, il faut s'abstenir « de boire (eau) pure, (de manger) aile [ail] et ognont », pendant la préparation de la poudre de sympathie[215]. Digby fait dissoudre le vitriol dans de l'eau en telle quantité qu'en y trempant du fer poli il sorte tout chargé de couleur, comme s'il était changé en cuivre. Dans cette eau, il fait tremper quelque linge taché du sang de la blessure, s'il est sec. S'il est encore frais, il le saupoudre avec de la poudre déliée de vitriol. À chaque fois que l'on met une nouvelle eau vitriolique ou une nouvelle poudre, sur un nouveau linge ou une autre étoffe ensanglantée, la personne ressent un nouveau soulagement.

Il existe cependant une autre méthode, celle que Digby considère comme la méthode actuelle : « Ceux qui maintenant se servent du remède de sympathie se procurent du vitriol romain ou de Cypre, ils le calcinent à blancheur au soleil, parfois ils ajoutent de la gomme tragaganthe ». Cette méthode possède, par rapport à l'ancienne, plusieurs avantages. Un vitriol de meilleure qualité doit avoir des meilleurs effets. En premier lieu, la calcination modérée, opérée par le soleil, ôte l'humidité superflue du vitriol, sans l'altérer. Deuxièmement, l'exposition du vitriol au soleil dispose les esprits à se laisser dans l'air par le soleil. Enfin, les rayons solaires, « corporifiés » avec le vitriol, peuvent lui communiquer encore une vertu supérieure. Pour finir, la gomme tragaganthe, ayant une faculté glutinante, peut aider à consolider la plaie.

Quelles sont donc les formes et l'essence du vitriol ? Les chimistes assurent que « ce n'est autre chose qu'une corporification de l'esprit universel qui anime et perfectionne tout ce qui existe en ce monde sublunaire, lequel est abondamment attiré par un aimant approprié ; par le moyen duquel j'ai moi-même en peu de temps, par la seule exposition de celui-ci à l'air, fait attraction de plus de dix fois son poids d'un vitriol céleste, merveilleux en pureté et vertu »[216]. Digby conclut son *Discours* en soulignant que « tout ce mystère se gouverne par voie et circonstances naturelles ; quoique par des esprits et ressorts très subtils »[217]. Dans cette thérapeutique, il n'est pas

215. Heurck (1915, 48).
216. Digby (1658)
217. *Ibid.*, 177.

nécessaire de supposer « une action par un agent distant du patient ». Il y a en effet « une réelle communication de l'un à l'autre ». La substance balsamique se mêle corporellement avec la plaie. Ce ne serait que par « une crasse ignorance d'entendement » qu'on invoquerait les effets de magie ou de charme. Il est tout aussi insensé de « limiter toutes les actions de la nature à la grossièreté de nos sens ».

La première occurrence

Les circonstances qui mènent de l'onguent à la poudre sont mystérieuses et contradictoires. Kenelm Digby affirme en 1658 avoir le premier fait usage de cette poudre depuis 1625. Il s'attribue le mérite de son « invention » puis de la diffusion. Pourtant, nulle trace de cette poudre n'apparaît dans les œuvres de Digby antérieures à 1658, nul auteur ne transmet l'écho des revendications de Digby avant que lui-même ne les ait formulées. En effet, si on accordait foi aux témoignages d'auteurs savants, on pourrait reculer encore de vingt-trois ans, par rapport aux dires de Digby, la date de la première utilisation de la poudre. Car dans *La physique réformée* (1648), ouvrage soutenant les théories iatrochimiques de la matière contre la physique des qualités des aristotéliciens, Henry de Rochas d'Ayglun dit avoir préparé une poudre à base de vitriol en 1602.

> La poudre de Sympathie que j'ai faite en l'année 1602 à la présence de Monsieur le Duc de Savoie qui fut curieux d'en voir quelques effets, comme aussi Messieurs Charpe et Ranchin, Professeurs en Médecine à Montpellier, avec lesquels je la fis aussi en 1608. Cette poudre, dis-je, qui est maintenant en vogue, a fait véritablement plusieurs opérations très louables, non par sympathie, dont elle porte le faux titre, mais par la vertu du vitriol, dequoy elle est principalement composée. Lequel agissant sur la matière, ou le sang de la plaie, en fait évaporer la plus subtile partie, laquelle emporte aussi quelque petite portion de l'esprit minéral ou vitriolé fort fixatif, qui étant excité ou poussé de cette manière, et attiré par la plaie ou par la nature, veut toujours réparer la perte de la matière perdue. Cet esprit du sang accompagné de l'autre ne manque pas de fixer, et d'arrêter le sang, et conforter la Nature, parce qu'elle demande en cette rencontre quelque remède astringent, afin d'être aidée à retenir ce Baume qui lui est si absolument nécessaire. Car ces deux sortes de remèdes ne s'appliquent point sur la plaie, mais sur les armes qui ont blessé, ou bien sur ses linges, ou autre chose qui sont teintes de la matière, ou du sang de la plaie.[218]

218. Rochas (1648, 125-6).

D'après Amadou (1953, 38), c'est en 1643 que nous trouvons la première étude imprimée sur la poudre qui, sous un nouvel aspect, revendique les vertus de la sympathie et de l'antipathie. En réalité, nous pouvons antidater de dix ans la parution de la première étude systématique sur la poudre de sympathie, car un médecin de Rondchamp (près de Liège), Henry de Mohy, publiait en 1634 un traité dans lequel il vantait les bienfaits de la poudre. Grâce à une note inédite que Heurck (1915, 38-40) dit avoir reçue par les descendants d'un médecin de Middelbourg, Monsieur De Man, on sait que Jean Baptiste van Helmont possédait la formule de la poudre de sympathie, qu'on le considérait comme l'inventeur de cette poudre et qu'au XVIIIe siècle on pouvait trouver dans chaque pharmacie une grande bouteille avec l'inscription : « Vitriolum viride ad albedinem calcinatum » ou encore « Pulvis sympatheticus Helmontii ». Pourtant, rien ne vient confirmer que le savant belge pouvait être considéré comme l'inventeur de cette poudre. Dans son livre sur la cure magnétique des blessures on ne trouve aucune allusion à la poudre, même si de son temps elle n'était pas inconnue en Belgique. Néanmoins, l'emploi de la poudre de sympathie était encore ignoré du grand public et il a fallu la publication du fameux *Discours* du chevalier Kenelm Digby pour la faire connaître au monde savant.

Henry de Mohy ne prétend pas avoir inventé la poudre de sympathie. Il en a testé plusieurs fois l'action (*pulveris sympathetici energiam multoties expertus*) et souhaite la défendre, dans son court traité, de toute accusation possible de superstition[219]. Martin Del Rio et Daniel Sennert sont les deux interlocuteurs virtuels auxquels il s'oppose. Mohy met en relief un trait d'ordre sociologique : les utilisateurs du remède sympathique sont surtout des hommes d'armes (*inter milites passim iactabantur*). Sur ce même aspect de la cure à distance insistera aussi le premier médecin français y consacrant un long propos en langue vulgaire : Guillame Sauvageon.

Dans une préface à la *Chirurgie* (1643) de Jacques de Marque, le médecin lyonnais Guillaume Sauvageon annonce aux lecteurs son intention de rédiger un texte sur la poudre de sympathie, dessein qu'il réalise seulement quelques semaines plus tard en publiant en 1644 son *Discours de la Poudre de sympathie*. Dans cet opuscule, Sauvageon s'efforce d'abord « d'établir le droit sur le fait ». Or le fait est le suivant :

219. Mohy (*TSA* [1634], 168) : « Pulvis hic simplex medicamen est, [...] quod sine ullo verborum susurro, aliave ceremonia panno inspergitur, sanguine vulneris, vel sanie ulceris illito, plaga interea diligenter ab omni sorditie detersa, linteis mundis custoditur, et ligaturis, ubi opus fuerit, firmatur. »

> Il y a quelques deux ou trois ans que cette poudre commence d'avoir cours en ce royaume. Mais elle se donna ouvertement à connaître en l'année 1642, en l'armée de Roussillon. Où ayant par sa nouveauté et manière inusitée d'application, non sur la plaie et partie blessée, mais sur un linge imbibé du sang de la plaie et ayant été suivi d'un succès apparemment favorable, elle gagna une si non pareille et avantageuse admiration, que la communication de la recette en fut achetée par un des Généraux de la dite armée, dont je n'ai pu encore apprendre le nom, une cinquantaine de pistoles d'Espagne [...] Après cette première et si chère communication, elle fut mise au rabais par beaucoup d'autres chefs curieux de la dite armée et est enfin devenue si commune qu'on entend retentir partout l'usage et les vertus de cette poudre.[220]

Sauvageon soutient cependant qu'« il n'a point encore paru d'écrivains (que je sache) qui aient donné quelques éclaircissements des fondements de cette invention ». Il va donc se livrer à cette tâche en rapportant d'abord la façon de préparer la poudre. La formule qu'il transcrit ne diffère pas des recettes que nous trouverons plus loin. Notons cependant que Sauvageon parle aussi de vitriol vert (sulfate de cuivre). Il distingue déjà deux poudres.

> Elle est simple ou composée. La simple se fait avec le Vitriol blanc exposé au soleil durant les jours caniculaires. Puis à la fin desdits jours (ce que dessus observé) se fera la composée, ajoutant à une partie de la susdite poudre simple, autant de gomme adragan bien sèche et subtilement pulvérisée, la tenant en lieu bien sec, pour s'en servir au besoin.[221]

On applique ensuite la poudre sur le linge imbibé du sang de la blessure. On le plie pour le placer dans une boîte et on le garde au chaud ou au froid selon l'état de la plaie.

> Et la manière de l'usage de la dite poudre requiert en toutes sortes de plaies, les bandages convenables à la partie blessée et le soin et aide de la Nature, autant qu'il se pourra. La méthode est qu'il faut prendre deux linges de pareille grandeur qu'est la plaie, et l'essuyer. Puis après prendre un de ces deux linges et l'imbiber du sang qui en sort, et mettre sur ledit linge de cette Poudre, puis le plier bien menu, et le tenir enfermé dans une boîte. L'autre linge sera mis purement et simplement sur la plaie, faisant le bandage nécessaire pour l'agglutination, et laissant le premier appareil vingt-quatre heures. Puis panser la plaie deux fois le jour, en ôtant le linge qui est sur la plaie, et le jeter là. Puis continuer de le panser comme au premier appareil, jusqu'à parfaite guérison. Et s'il arrivait qu'il y survint inflammation, il faudrait prendre le linge où est appliquée cette poudre, et la mettre avec la boîte où il est enfermé, en lieu fort frais. Au contraire, si la

220. Sauvageon (1644, 1-3).
221. Sauvageon (1644, 3).

> plaie ou partie blessée requiert de la chaleur, il faut tenir le dit linge, sinapiser la dite poudre, sur soi, ou en tel lieu et degré de chaleur que la plaie requerra.[222]

Que faut-il penser de ce médicament inédit ? La position de Sauvageon est simple : ou bien la poudre est inefficace et c'est une pure supercherie, ou bien elle guérit les blessures et, aucune explication naturelle ne pouvant être fournie du phénomène, le diable lui-même lui confère d'incroyables propriétés. Sauvageon semble admettre les deux interprétations sont possibles dans la thérapeutique sympathique. Il montre avec assez de verve que bien des plaies, réputées guéries par la poudre, se cicatrisent naturellement. Elles se seraient fort bien passées de la cure sympathique ! Mais Sauvageon attaque surtout les explications rationnelles de la poudre. En connaissant les querelles sur l'onguent armaire, il devine aisément quelles seront les armes des futurs défenseurs de la poudre. « Si on en peut imaginer aucuns [fondements de la poudre] ils ne sauraient être plus spécieux, que ceux dont on s'est servi pour autoriser l'onguent de sympathie ». Sauvageon réduit ces arguments à « deux principaux ». Et nous voici entraînés au cœur de la première des nouvelles polémiques antimagnétiques, dans lesquelles on parlera de la poudre comme jadis de l'onguent des armes, assimilant souvent les deux thérapeutiques jumelles, dans lesquelles se manifesteront, de plus en plus vivement, chez les adversaires comme chez les partisans, le goût de la science et de l'argumentation rationnelle et le désir d'être fidèle à ses exigences.

Sauvageon démolit méthodiquement les interprétations magnétiques de la cure à distance. Une telle cure lui semble impossible.

> Comment est-ce donc que la vertu de cette poudre pourra être parfois portée si loin, qu'elle ne puisse être empêchée par l'opposition des maisons, des montagnes, des mers, des vents ? Pour le moins à mesure que le sujet est plus éloigné, sa vertu en sera moindre, et par conséquent l'effet de la guérison ne devra pas être égal. Quel subterfuge restera-t-il donc maintenant aux approbateurs et maquignons de ce médicament pour autoriser le transport de sa vertu, et lui donner le vol jusque au lieu et terme de sa destination ? J'estime qu'ils auront recours avec les auteurs de l'onguent de sympathie, à l'Esprit du Monde, lequel nous reste à combattre, en cas que les effets qui suivent l'application exorbitante de la dite poudre surpassent ou l'artifice humain ou la puissance de la nature et qu'il faille les imputer à ce spectre ou Esprit du Monde (j'entend le diable) lequel comme un passe-volant et messager aérien, sous ombre de porter la vertu imaginaire de ce médicament, réduira la partie blessée à un tel degré de température, que la santé s'en fuira. Ce sera (dis-je)

222. Sauvageon (1644, 3-5).

plutôt une singerie et souplesse de cet esprit du monde raffiné qu'une cure véritablement sympathique.[223]

Ainsi, lorsque l'onguent armaire se mue en poudre de sympathie, une nouvelle phase de la cure magnétique s'ouvre et les positions des adversaires du magnétisme, et sans doute de l'occultisme en général, se manifestent sans ambiguïté : les théories magnétiques sont « de spécieux prétextes pour couvrir une invention évidemment suspecte et d'impiété et de magie ».

Dans la même année que le *Discours* de Sauvageon, un autre petit traité de vingt et une pages consacré à la poudre de sympathie est imprimé près de Marseille (*Aqui sexti*) par un obscur médecin français dénommé Joseph Broglia. Après une brève introduction sur la notion de sympathie et sur la poudre de sympathie, présentée clairement comme l'*Ersatz* de l'onguent armaire[224], il soutient que la *vis* de la poudre de sympathie lui paraît naturelle[225]. Il affirme que les conditions qui régissent les actions humaines et divines sont bien différentes, puisque dans les premières il n'y a rien de caché et, une fois connues, on peut les mettre à profit assez aisément[226]. En revanche, la poudre de sympathie, qu'il entend défendre, fait partie de la deuxième catégorie d'actions. Il décrit une recette à base de vitriol romain, calciné ou additionné de gomme de Tragacathe. Il s'est avéré, dit-il, que ce remède marche mieux que l'intervention d'un chirurgien. Toutefois, il est préférable d'intervenir avec un morceau de bois ou de verre à cause de l'antipathie entre le fer et la blessure. De plus, ce remède est utilisé quotidiennement par les soldats et célébré, entre autres, par le docteur Loysel, médecin du roi[227]. Ne croyant pas que les démons interviennent dans cette cure, il en expose les trois fondements rationnels, en se fondant sur la *Basilica Chimica* (1609) d'Oswald Croll : la sympathie, le *spiritus* et les substances fines. La première est une propension intrinsèque à la nature des

223. Sauvageon (1644, 26-8).
224. Broglia (1644, 3) : « Explosis varijs Chymiatrorum confectionibus ex humano sanguine, usneaque suspensi paratis. »
225. Broglia (1644, 6) : « Quare dico, pulveris sympathici vim mihi probabiliter naturalem videri. »
226. Broglia (1644, 6) : « Longe dispar est humanarum Divinarumque actionum conditio (V.P.) Quippe in illis nihil abstrusum nihil reconditum est, obviae sunt, patent, ac semel auditae nusquam non facili negotio capiuntur. »
227. Broglia (1644, 5) : « Attestatur et mirabiles hos effectus etiam ante notra tempora, non vulgari in re Medica eruditione praediti Doctores, D. etenim Loysel, inter caeteros, Henrici III. Perlustris medicus, fidem facit se Engolismarum oppido hominem sanasse Parisijs existentem, illum applicando pulverem eius cruentato linteo ». Cf. Barbette (1675), Purmann (1692), Fleming (1724) sur l'utilisation de la poudre de sympathie par les gens d'armes.

choses qui les pousse à attirer le semblable et à fuir le dissemblable[228]. Le second est un vecteur (*spiritus*) qui agit *citra visibilem contactum* (« sans contact visible »), par la lumière, par l'air et tout ce qu'il transporte d'animé et d'inanimé. Le même principe vaut aussi pour les amulettes, dont certaines ont même la vertu de freiner une hémorragie. Le troisième est constitué par ces substances fines qui se détachent continuellement des corps et qui conservent les mêmes sympathies ou antipathies que les corps d'où elles proviennent[229].

De la même façon agit, selon Broglia, l'onguent dit armaire, sympathique, magnétique ou constellé de Paracelse, Crollius, Goclenius et Fludd, dont tout le monde connaît les rudes controverses dans lesquelles ils ont été impliqués. Il dégage aussi les arguments classiques sur les vertus balsamiques de l'usnée et de la *mumia* s'exerçant sur le sang du blessé. Des corpuscules de sang, unis aux substances balsamiques, planent vers le corps qui possède un lien sympathique avec le sang, c'est-à-dire celui du blessé, par le truchement du *spiritus*. La cure est naturelle puisqu'on se sert de matières naturelles qui produisent un écoulement constant de particules invisibles. La direction de l'écoulement est donnée par la loi de la sympathie, car ces corpuscules sont attirés par des corps qui ont une certaine « convenance » avec le corps dont ils se sont séparés. Au contraire, ils sont repoussés par les corps « antipathiques » et par les effluves qu'ils dégagent. Il est ensuite question du sang coagulé et de ses vertus. Si on admet que le sang coulant à l'intérieur des veines baigne dans le *spiritus* vital, pourquoi serions-nous induits à croire que le *cruor* — le sang séché — n'est pas imprégné d'esprits vitaux ? L'analogie avec les vertus de certaines plantes médicinales desséchées, comme la rhubarbe ou le séné, fournit un argument, qui avait été aussi celui de Tentzel, en faveur de la permanence de vertus balsamiques dans le sang cruenté. Broglia évoque ensuite le problème épineux de la distance nécessaire entre la blessure et l'arme soignée. Il prend l'exemple des

228. Broglia (1644, 6) : « Et primo quidem sympathiam seu consensum, nihil aliud esse quam propensionem quandam naturalem rebus naturalibus insitam, ut mutuum sibi concilient bonum ; quia autem bonum omne conveniens est, necesse est ut res sympathicae convenientiam in eo reperiant versus quod ita inclinantur : et quia omnis convenientia perfectio quaedam est, postulant uniri rei, vel ut primam conferat perfectionem, vel ut augeat iam possessam. Sic ferrum inclinat versus magnetem, quia ab illo recipit perfectionem attractivam, vel magnes versus ferrum, quia ab illo virtutem magis attractivam adipiscitur. »

229. Broglia (1644, 8) : « Tertium fundamentum est, praetenues has continuo è corporibus erumpentes substantias, aut saltem earundem qualitates vel species sympathiae aut antipathiae parentes huc illucve perenniter velut agitata Numina Troiae vagari. »

vautours et des corbeaux, capables de sentir l'odeur de leurs proies à deux cent lieues de distance[230]. Le cas de la perdrix qui entend le chant du mâle même en survolant la mer et d'autres exemples tirés du monde animal visent tous à prouver que la distance n'est pas un obstacle pour la transmission de vibrations sonores ou de corpuscules invisibles. Cela permet d'expliquer l'influence que le temps météorologique peut avoir sur les corps humains et sur l'ensemble de la nature[231]. Pour Broglia, la sympathie est aussi une expression de la tendance des corps naturels à atteindre leur perfection, penchant inscrit dans le *spiritus insitus* de tout être animé et soutenu par l'esprit du monde.

Un discours rationnel nuancé bien structuré caractérise les premières apologies de la poudre de sympathie. Cependant, bien que chez Broglia le modèle corpusculaire commence d'intervenir dans l'explication de l'action à distance, c'est surtout à Kenelm Digby que l'on doit le premier exposé, systématique et documenté, de l'action du *pulvis sympatheticus*.

17. La poudre de sympathie du chevalier Digby

Introduite en France probablement par Théodore Turquet de Mayerne (1573-1655), premier médecin des rois Jacques I et Charles I d'Angleterre,

230. Cf. aussi Helmont (*TSA* [1621], 494-5) et Strauss (*TSA*, 128).
231. Broglia (1644, 18-19) : « Ergo cum sanguis sit quasi alter homo vulneratus, est enim pars illius hominis, et quidem foeta, ac redundans multis illius spiritibus, qui valde congenei et conformes sunt cum aliis in vulnerato corpore superstitibus. Inde declaratur quod Sol, verbi gratia, in cuius lumine Numine, ut in ipso Numine lumen veneramur, veluti quidam mundi spiritus cum reliquis astris agens uniformiter in utrumque sanguinem, ac deprehendens spiritus qui ex cruore imbutis linteis prodeunt, ut sauciato corpori uniantur, cuius medellam intendunt, tam per se quam pulveris Sympathici iure cuius sunt delatores, cuive haec proprie sanandi vulnere demandata est provincia. Taliter, inquam, influens astrum ab illa tamen determinatum concausa, ut in omnibus aliis Physicis rebus, causisque particularibus, contingit : quae diverso modo applicatae, diverso quoque modo virtutem illam causae universalis modificant. Proculdubio, inquam, Sydus illud sanativam quam deprehendit facultatem primum hauriet, tum distribuet, in sauciatum corpum transfundet, imo ipsius promovebit operationem, maxime cum idem repererit subiectum, id est, aliam massae sanguineae ac spirituosae partem. Non secus etenim ac plerumque sanando aegrotantis pedes affecto medemur capiti, quia remedii virtus ad utramque partem propagatur, quando in una parte primum recepta est, desultorio quodam naturae beneficio in aliam migrat. Ita Sympathici Pulveris facultas primum sanguinem in linteo existentem afficit ; demum in vulneratum corpus ductore Sole assignata prosilit actione, ibique proprium uniendi ac sanandi munus adimplet. »

la poudre de sympathie connaît son heure de gloire grâce au médecin français Nicolas Papin (mort en 1653), oncle de Denis Papin, l'inventeur de la machine à vapeur, puis par Kenelm Digby, lors des conférences faites dans une société savante de Montpellier. La faculté de médecine de cette ville encourageait les innovations s'appuyant sur des recherches et des expériences pratiques. La vie de Kenelm Digby (1603-1665) débute sous de tristes auspices, car son père, Everard Digby, un des meneurs catholiques de la conspiration dite des poudres, est décapité le 31 janvier 1606[232]. Kenelm, élevé dans la religion catholique à laquelle son père s'était converti, naît à Gothurst, dans le Buckingamshire, le 11 juillet 1603. À quatorze ans, en compagnie de son neveu John Digby, il part pour Madrid. Dès l'année suivante il suit à l'université d'Oxford les leçons du célèbre mathématicien Thomas Allen. Bien qu'extraordinairement doué du point de vue intellectuel, il quitte après deux ans l'université sans le moindre diplôme. Il parcourt la France, l'Italie et retourne à Madrid au printemps 1623. Ses brillantes qualités, sa grande intelligence lui ont valu les plus hautes distinctions. Adoubé chevalier par Jacques I en 1623, il est nommé intendant général de la marine et entreprend en 1627, à la tête d'une escadre, une expédition contre les Algériens et les Vénitiens. En 1625, Digby épouse secrètement Venetia Anastasia, fille de Sir Edward Stanley of Tongle Castle, femme d'une beauté extraordinaire mais d'une vertu douteuse, qui meurt brusquement, en 1633, victime des essais diététiques de son mari. Celui-ci, pendant un certain temps, ne lui avait fait manger que des chapons nourris avec des vipères, en imaginant que cette nourriture avait la vertu de conserver jeunesse et beauté.

Au cours de la même année, il se convertit au protestantisme, mais vers la fin de 1635, pendant un séjour en France, il revient vers le catholicisme. Il se consacre à cette époque à la rédaction de quelques controverses. En 1642, au cours d'une lutte entre Charles Ier et le Parlement, sa fidélité aux Stuarts le mène en prison. Dès l'année suivante il est de retour en France, où la reine Henriette, femme de Charles Ier, le choisit comme chancelier. À deux reprises, cette reine l'envoie à la cour du pape Innocent X pour lui demander de secourir les catholiques anglais. En février 1649, après la décapitation de Charles Ier, il rentre en Angleterre pour entretenir Cromwell des intérêts de ses coreligionnaires. Non seulement ses efforts échouent, mais il est interdit de séjour dans sa patrie. Au bannissement suit la confiscation de ses biens. En 1654, il lui est permis de rentrer en Angleterre. Quelques mois plus tard, gravement malade, il veut se rendre en France

232. Cf. Heurck (1915, 40-45), Thorndike (1953, VII, 502-3), Amadou (1953, 74ss), Petersson (1956), Dobbs (1971, 1-25), Henry (1982, 211-239), Krook (1993).

pour y chercher la guérison. Au moment de se mettre en route, ses forces le trahissent. Il meurt à Covent Garden le 11 juin 1665.

Accueilli en France avec une bienveillance extrême, il se fait remarquer par l'étendue et la variété de ses connaissances. Il jouit aussi de l'amitié de Descartes. C'est ainsi que Baillet, dans la *Vie de Monsieur Descartes* (II, 244), parle de lui :

> Ce fut ainsi en ce temps [octobre 1644] qu'il [Descartes] vit le Lord Kenelme comte d'Igby seigneur anglais, catholique, chevalier de la Jarretière, chancelier de la Reine d'Angleterre et son résident à Rome très connu en France, par ses habitudes et ses écrits. Le Chevalier d'Igby venait d'achever son grand livre de l'âme et il eut de longues et fréquentes conférences avec M. Descartes au collège de Boncourt, où ils s'étaient donné rendez-vous. Quoi qu'ils ne pussent pas s'accorder sur certains points de la métaphysique, touchant la nature et l'état de l'âme, ils ne laissaient pas de s'estimer beaucoup l'un de l'autre. Ils se traitaient avec des honnêtetés et des déférences réciproques qui charmaient les témoins de leurs conférences.

Ses opinions en matière de médecine magnétique lui ont néanmoins valu plusieurs critiques. Voici un fragment satirique de Samuel Butler, adressé à la *Royal Society* dont Digby était membre :

> Voilà donc leurs spéculations savantes, / Voyez toutes leurs occupations constantes, / Peser l'air et mesurer le vent, / Et cercles en carrés aller transformant ; / Fabriquer une poudre avec le Soleil, / Pour que les docteurs crient à la merveille.[233]

Comme le montrent certains passages de *Hudibras* (1663-1678), Butler connaissait très bien les œuvres de Digby et Fludd et il associait l'usage des remèdes sympathiques à ces puritains dont il fait la satire dans son ouvrage[234]. Amadou (1953, 73) cite un ouvrage de J.F. Helvetius contre la

233. *The Works of the English Poets*, A. Chalmers (éd.), Londres, Johnson, 1810, VIII, 195, cité par Bynum (1966, 10). Nous nous sommes octroyés quelques licences poétiques afin de garder les rimes : « These were their learned speculations, / And all their constant occupations, / To mesure wind, and weight the air, / And turn the cercle to a square ; / To make a powder of the Sun, / By which all doctors should b'undone ».

234. Les passages en question, cités par Bynum (1966, 14-15), sont les suivants : « 'Tis true, a scorpio's oil is said / To cure the wounds the vermin made ; / And weapons dress'd with salves, restore / And heal the hurts they gave before : / But whether *Presbyterians* have / So much good nature as the salve, / Or virtue in them as the vermin, / Those who have try'd them can determine », dans Butler (1799 [1663-78], III, II, 1029-1036) ; « Learned he was in med'c'nal lore, / For by his side a pouch he wore, / Replete with strange hermetick powder, that wounds nine miles point-blank wou'd solder, / By skilful *chymist* with great cost / Extracted from a rotten post ; / But of a heav'nlier influence / Than that which mountebanks dispense ;

poudre de sympathie de Digby[235]. Le *Dictionnaire infernal* de Collin de Plancy (1825, II, 376-377) contribuera à perpétuer sa réputation d'imposteur et de vulgarisateur de superstitions :

> Fou et imposteur connu sous le nom de Docteur sympathique. Il avait le secret d'une poudre sympathique avec laquelle il guérissait les maladies sans les voir et donnait la fièvre aux arbres. Cette poudre composée de rognures d'ongles, d'urine ou de cheveux du malade placée dans un arbre communiquait, disait-il, la maladie à l'arbre.

Nous ne commenterons pas les erreurs historiques évidentes de cet article. Remarquons néanmoins que l'expression *Docteur sympathique* sera reprise à la fin du XVIIIe siècle à propos de Franz Mesmer[236].

La découverte de la poudre

C'est à Florence que le Chevalier Digby déclare avoir reçu le secret de la poudre de sympathie : « Un religieux Carme, nouvellement venu des Indes et de la Perse à Florence — même il avait été en Chine » pratiquait dans la ville la cure sympathique. Le Duc de Toscane entendant merveilles du traitement, fait venir le moine et lui demande de l'instruire en sa pratique. Mais le Carme répond à Cosme II que « c'était un secret qu'il avait appris en Orient et qu'il croyait qu'il n'y avait que lui qui le sût en Europe, et qu'il méritait qu'il ne fût pas divulgué, ce qui ne se pourrait faire si son Altesse se mettait à l'exercer ». Quelques mois plus tard, Digby rend à ce religieux un grand service sur la nature duquel il reste muet — mais « qui fut cause » précise-t-il « qu'il ne me voulut pas refuser son secret ; et la même année il s'en retourna en Perse ; de sorte que je crois être maintenant le seul en toute Europe qui sache ce secret ». On a vu que le remède sympathique, depuis Paracelse, mais singulièrement dans les années immédiatement antérieures à 1657, jouissait d'une large clientèle. Or, affirme Digby, la formule de la poudre de sympathie avait déjà été expérimentée, notamment sur « la personne d'un homme qui était illustre, tant pour ses belles lettres que pour son emploi : toutes les circonstances ont été exami-

Tho' by *Promethean* fire made, / As they do quack that drive that trade. For, as when slovens to amiss / At other doors, by stool or piss, / The learned write, a red-hot spit / B'ing prudently apply'd to it, Will convey mischief from the dung / Unto the part that did the wrong : / So this did healing, and as sure / As that did mischief, this would cure », dans Butler (1799 [1663-78], I, II, 223-240).

235. Cette polémique est relatée par Sherwood Taylor (1951, 179-189).

236. Cf. Schott (1998).

nées et épluchées à fond par un des plus grands et des plus savants rois de son temps : le Roi Jacques d'Angleterre [...] par son fils, le défunt Charles, par le défunt duc de Bouquingan, leur premier ministre ; et enfin le tout a été enregistré dans les mémoires du grand chancelier Bacon pour ajouter en forme d'appendice à son *Histoire Naturelle* ». Le haut personnage s'appelait Jacques Howell et était secrétaire particulier du duc de Buckingham[237].

> Il survint un jour comme deux de ses meilleurs amis se battaient en duel. Il se mit aussitôt en devoir de les séparer : il se jette entre eux deux et de la main gauche saisit les gardes de l'épée de l'un des combattants pendant que de la main droite nue, il empoigne la lame de l'autre ; et l'un tirant brusquement son épée, qui ne pouvait pas être retenue par la lame, coupe jusqu'à l'os, tous les nerfs, muscles et tendons du dedans de la main de M. Howell ; et en même temps l'autre dégage sa garde, et porte un coup d'estramaçon à la tête de son adversaire qui va fondre sur celle de son ami, lequel pour parer le coup, hausse la main déjà blessée, qui par ce moyen fut coupée autant par le dehors, comme elle était au dedans.[238]

Les duellistes alors interrompent leur combat et bandent la plaie de Jacques Howell « avec l'une de ses jarretières, pour tenir closes les veines qui étaient toutes coupées et saignaient abondamment ». Des chirurgiens sont mandés ; parmi eux, le chirurgien de sa majesté « qui affectionnait beaucoup le dit sieur Howell » et qui, après avoir examiné la blessure, redoute la gangrène. Quatre ou cinq jours après l'accident, Howell, souffrant de « douleurs insupportables, avec une inflammation extrême » s'adresse à Digby, dont il a entendu parler et qui, de plus, est son voisin. « Je lui répondis, rapporte le Chevalier, que je le servirais volontiers : mais que, quand il saurait de quelle façon je pansais les blessés sans avoir besoin de les toucher ou de les voir, peut-être il ne le voudrait plus, parce qu'il croirait cette manière de guérir ou superstitieuse ou inefficace »[239]. Howell, cependant, réitère sa demande. Digby lui réclame alors « quelque pièce d'étoffe ou de linge, sur laquelle il y aurait du sang de ses plaies. Il envoya incontinent quérir la jarretière qui lui avait servi de premier bandage ; et cependant — poursuit Digby — je demandai un bassin d'eau, comme si je me voulais laver les mains et pris une poignée de poudre de vitriol que je tenais en un cabinet sur ma table et l'y fis promptement dissoudre. Aussitôt la jarretière me fut apportée, je la mis dans le bassin, remarquant bien ce

237. Howell est l'auteur d'une *Dendrologie* (Paris, Courbé, 1641), traduite en français par Baudouin, muette sur la poudre de sympathie.
238. Digby (1666 [1658], 16-7).
239. *Ibid.*, 19.

que faisait cependant M. Howell. Il parlait à un gentilhomme en un coin de ma chambre, sans prendre garde à ce que je faisais et, tout à l'heure, il tressaillit et fit une action, comme s'il sentait en lui quelque grande émotion ; je lui demandai ce qu'il avait et ce qu'il sentait ; je ne sais, dit-il, ce que j'ai, mais je sais bien que ne sens plus de douleur ; il me semble qu'une fraîcheur agréable, comme si c'était une serviette mouillée et froide, s'épand sur ma main, ce qui m'a ôté tout inflammation que je sentais »[240]. Digby conseille alors à Howell de retirer tous les emplâtres, « et tenant seulement la plaie nette, et en un état modéré et tempéré de chaud et de froid ».

> [...] Après dîner j'ôtais la jarretière hors de l'eau et la mis à sécher à un grand feu. À peine était-elle bien sèche que voilà le laquais de M. Howell qui me vint dire que son maître sentait depuis fort peu de temps autant de douleur que jamais... Je lui répondis que, quoique cela fût arrivé à présent, il ne laisserait pas de se bien porter dans fort peu de temps... Avec cela, il s'en va, et à l'instant je remets la jarretière dans l'eau ; sur quoi, encore qu'il n'y eût que deux pas chez son maître, il le trouve tout à fait sans douleur.[241]

Pour faire court, conclut Digby, il n'y eut plus de douleur, et cinq jours plus tard, la plaie fut cicatrisée et entièrement guérie. Arrêtons-nous un instant. La logique la plus élémentaire nous oblige à constater que le récit de Digby n'est confirmé par aucun autre auteur. Jacques Howell, sujet de la cure miraculeuse que nous venons de rapporter, selon la version du Chevalier, est bien connu par ses *Familiar Letters*[242] dans lesquelles il parle fréquemment de Kenelm Digby, auquel il voue d'ailleurs un grand respect, mais il ne mentionne nulle part sa guérison ni même la poudre de sympathie. Enfin, on remarquera encore que le récit de Digby est postérieur de plus de trente ans aux événements rapportés, puisque le chevalier aurait connu la poudre à Florence vers 1625. Seul Walter Charleton, dans son introduction à la traduction anglaise de quelques textes de van Helmont, publiée en 1650, affirme que Digby lui raconta l'histoire de la guérison de Howell, « avant son dernier exil ». On peut admettre que l'exil auquel se réfère Charleton est celui de 1643. Fût-ce celui de 1649, nous aurions encore ici la mention la plus ancienne de la connaissance de la poudre de sympathie par Digby avant la publication du *Discours*[243]. Le même Charleton remarque que Sir Gilbert Talbot aurait appliqué ce remède avec succès à

240. *Ibid.*, 20-1.
241. *Ibid.*, 21.
242. J. Howell, *Epistolae Ho-Elianae, familiars letters*, Londres, Moseley, 1650^2. (?)
243. Charleton (1650, Prolegomena 10).

des blessés de guerre[244]. C'est à ce même Talbot que Nathaniel Highmore attribue la paternité de la poudre[245]. George Hartmann, ancien aide de laboratoire de Digby, publiera en 1668 et en 1683 deux livres de recettes parmi lesquelles on trouvera celle de la poudre de sympathie, mais Hartmann ne semble pas en attribuer la paternité à son maître le chevalier Digby[246]. Robert Boyle, qui connut bien Digby, mentionne la poudre de sympathie sans référence particulière au chevalier. Quant à la cure elle-même, il affirme que son succès est « irrégulier et incertain »[247]. En 1661, l'éditeur Brookes inséra dans l'ouvrage *Wit and Drollery* une feuille publicitaire par laquelle il informait sa clientèle qu'elle trouverait en sa boutique la poudre de sympathie. Mais la notice de Brookes ne fait nulle allusion au chevalier Digby.

Poursuivons de nouveau le récit du chevalier Digby. Le roi Jacques, affirme le *Discours*, eut vent du miracle accompli sur Jacques Howell. Il « se faisait ponctuellement informer de tout ce qui se passait en cette cure et après qu'elle fut achevée et parfaite, il voulut savoir de moi, comment elle s'était faite, m'ayant premièrement raillé de magicien et de sorcier ». Digby commence par refuser de transmettre au roi son secret. Il lui apprend comment il l'acquit à Florence et manifeste, vis-à-vis du roi Jacques, les mêmes scrupules que le moine avait éprouvés devant le duc de Toscane. Digby finit néanmoins par donner le secret à Sa Majesté « qui en fit plusieurs épreuves en toutes lesquelles Elle eut une singulière satisfaction ». Mais le secret du religieux Carme, confié par Digby au roi Jacques, devait bientôt être connu de tous, en Angleterre et en France. Théodore Turquet de Mayerne (1573-1655), premier médecin du roi, avait surveillé Sa Majesté et découvert qu'il se servait de vitriol au cours des traitements sympathiques. Mayerne prie Digby de compléter son information et de lui apprendre « toutes les circonstances de ce qu'il fallait faire ». Digby les lui indique « car, entre ses mains, pensa-t-il, il n'y avait pas de danger qu'un tel secret se prostituât ». Mais Mayerne va en France et donne la recette au Duc de Mayenne. « Le duc en fit plusieurs expériences qui, en toutes autres mains que d'un

244. *Ibid.*
245. Highmore (1651, 113-41).
246. Hartmann, *Chymical secrets and rare experiments in Physick and philosophy,... containing many... Medicines, Menstruum and Alkahests ; the philosophical Arcanum of Flamel, Artesius, Poutanus and Zachary*, Londres, 1683.
247. Boyle, Robert, *The usefullness of Natural Philosophy,* in *The Works of the Hon. R. Boyle*, Londres, 1772, I, 166. Cf. *The Works of Robert Boyle*, Michael Hunter et Edward B. Davis (éds), Londres, Pickering et Chatto, où Boyle cite l'onguent armaire aux livres II (73-4 ; 244 ; 257), III (367 ; 410 ; 430-1 ; 435), VIII (136-42 ; 204-5 ; 266 ; 275-7 ; 399 ; 501-8) et XIII (142).

prince si pieux et religieux, auraient passé pour effet de magie et d'enchantement ». Après la mort du duc de Mayenne, son chirurgien vend « pour des sommes considérables ce secret à plusieurs personnes de condition ». Peu à peu, la chose est à ce point divulguée « qu'à peine y a-t-il aujourd'hui un barbier de village qui ne la sache ».

L'élégance et la verve du style de Digby ont fortement contribué à assurer le rayonnement de la poudre de sympathie en Europe et à relancer le débat sur les cures magnétiques. L'époque des grandes controverses étant désormais révolue, la poudre de sympathie entre, par la médiation du *Discours* de Digby, dans le panthéon des remèdes chimiques. Si le halo de magie qui enveloppait l'hopliatria semble se dissiper, cela ne se produit pas grâce à l'objectivité de preuves expérimentales rigoureuses. La démystification et le succès des cures magnétiques découlent de la force persuasive d'*exempla*, c'est-à-dire de récits, comme celui de Digby, mettant en scène de nobles personnages aux prises avec une cure étrange mais efficace. Le pouvoir de séduction du merveilleux et l'autorité des élites sociales ont encore un grand rôle à jouer dans l'histoire des stratégies de santé. Les savants chimistes de la seconde moitié du XVIIe siècle seront formés à partir de manuels comme l'*Officina sanitatis* (1672) de Hartmann, qui consacrera encore un chapitre au *famigeratissimus pulvis sympatheticus*[248]. Aussi, le célèbre *Lexicon medicum* (1683) de Blankardus cite-t-il la poudre de sympathie avec grand respect[249]. La publication d'un ouvrage comme l'*Irenicum* (2e éd. 1648) du puritain Edward Stillingfleet, ayant comme sous-titre *a weapon-salve for the Churches Wounds* (« un onguent armaire pour les blessures de l'Église »), montre aussi que l'hopliatria faisait partie de l'imaginaire de certaines collectivités savantes et religieuses. Elle devient le symbole de la paix religieuse et médicale à la fois : concorde entre les sectes protestantes et les catholiques, concorde entre les nouvelles sectes médicales et le galénisme. Une telle attitude intellectuelle à l'égard de l'hopliatria s'enracine dans un terrain de disputes savantes, dont nous allons essayer de mieux saisir les enjeux dans le prochain chapitre.

248. Hartmann (1672, 997).
249. Blankardus (1683, ad vocem) : « Sympatheticus pulvis est vitriolum ad albedinem in sole calcinatum, quod sanguini calido inspersum non tantum sanguinem sistit, sed etiam in distans consolidare dicitur. »

Controverses, disputes, polémiques

Les grandes controverses sur l'onguent armaire sont précédées par des contributions critiques mineures contribuant à associer strictement l'hopliatria au nom de Paracelse. Martin Biermann évoque rapidement l'hopliatria dans son traité sur les effets magiques de l'extase (1590), adressé à Jean Bodin, en voyant dans la guérison par onguent armaire l'effet de causes naturelles stimulées par la force de l'imagination. Joan Godelmann rapporte la recette de Paracelse et traite amplement du mode d'action magnétique dans le *Tractatus de Magis, Veneficis et Lamiis* (1591)[1]. Il la juge entièrement diabolique, même s'il ne néglige pas les effets extraordinaires d'une imagination exacerbée par la maladie. Aussi Michael Döring (1611)[2] et Tobias Tandler (1613 [1606], 34) réduisent-ils les guérisons magnétiques aux conséquences naturelles d'une imagination exaltée par la confiance en

1. Godelmann (1591, 75–106). Sur l'onguent armaire (p. 87), « fortis imaginatio et fides » (p. 101ss).
2. Michael Döringius (1611, 108-11) « Caput VIII – *De unguento armario.* Ad superstitiosam et magicam curandi rationem Guilielmus Fabricius, amicus noster observandus, in Epistola, Tractatus de Combustione, dedicatoria, Ambrosium Pareum in Introduct. ad Chirurgiam c.24 Martinum Biermannum disp. de actionibus magicis thesi 62. Hyeronymum Niemannum I.c. Libavium tract. de unguento armario, et alios nonnullos sequutus, illam etiam, quae per unguentum, ut appellant, armarium, instituitur, pertinere existimat. Verum posset fortassis quispiam non sine caussa hanc ex precedentium numero eximere ; Magiae quidem, sed Naturali, nam autem Diabolicae adscribere. Illam Joh. Picus Mirandula disput. de Magia Naturali, et Cabala, partem pratica scientiae Naturalis vocat : cum nihil aliud doceat, quam facere opera mirabilia mediantibus virtutibus naturalibus, per applicationem earum ad invicem, et ad sua passa naturalia. Applicatio autem illa ut corporalis semper sit, necessarium non est. [...] Etsi vero Paracelsus Archidox. Magic. l. 1. Joh. Bapt. Porta Magiae naturalis l. 8. c. 12. Libavius loco alleg. Crollius inter Basilica chymica diversas et operosas unguenti armarii descriptiones proponant ; minus tamen necessariae esse videntur : cum res compendiosiore, et minus sumptuoso medio, ubivis obivio, et nemini non notissimo, aeque feliciter expediri possit. »

le médecin. Que la guérison soit provoquée par la *vis medicatrix naturae* corroborée par l'imagination du patient, ou par l'influence d'un démon s'insinuant dans l'imagination du malade, la causalité imaginative est tenue pour centrale.

Avant la publication de l'*Oratio* (1608) de Goclenius, seul le livre d'Andrea Libau propose un examen détaillé de l'hopliatria. Dès la préface au *Tractatus duo physici* (1594), Libau présente l'onguent armaire comme une imposture des paracelsistes (*hoplochrisma impostorium paracelsistarum*) mais aussi comme un remède à la mode[3]. Il relate même qu'un personnage très illustre, dont il tait le nom, s'était rendu à l'Université de Jena pour savoir s'il fallait rechercher dans la nature la cause de l'action merveilleuse de l'onguent armaire ou bien si c'était une imposture. Le *vir clarissimus* apportait des arguments contre la superstition en signalant qu'en Souabe des hommes très religieux s'en servaient. Par conséquent, cela ne pouvait être impie (*alienum a pietate*). Libau répond en soutenant que la réussite du traitement repose sur le commun accord entre le blesseur et le blessé (*insuper quod naturae quaedam subesse videatur consensio vulnerati et vulnerantis*)[4]. Puis, il ajoute que les cérémonies sont nécessaires pour ranimer le blessé (*ad animandum vulneratum*), pour gagner sa confiance et pour diriger, par l'imagination, les forces naturelles jusqu'à la partie affectée (*ipsi quadam fiducia conciliata, dirigendum per imaginatione, vires naturaliter ad ipsum locum affectum*). Ainsi, le pouvoir thérapeutique de l'hopliatria reposerait totalement sur le malade lui-même[5]. Bien qu'il n'ait

3. Cf. Müller-Jahncke (1995, 29-32).
4. Libavius (1594) : « Vulnus ipsum quidem naturaliter curari, ceremonias vero istas vel magicas esse, vel impostorias, vel ad speciem confictas ». Goclenius (1613) : "*Alii astruunt, vulnus quidem ipsum naturaliter curari, ceremonias a magica esse, impostorias, ludicras et ad speciem confictas*". Goclenius (1613) cite Libavius (1594) en d'autres endroits du traité sans jamais en faire mention.
5. Libavius (1594, 96) : « *Sanativum principium* – Diximus saepe sanativum principium esse in subiecto ipso sanabili, quodque sanitas non inducatur ab externo agente sed in ipso educatur : quia erat in potentia eius, et proclivitate naturali : Educatur autem a movente externo ad id comparato. Si ergo sanatur vulnus naturaliter, vis tota est subiecti eius, unionem sui requirentis, et motu ad hoc, quod sibi naturale est, tendentis. Extrinsecum quod est, illud tantum motus causam praebet primam, si habile ad hoc est. Telum obligatum et distans, omnino est indispositum. Itaque tantum impostorum est ad pecuniam aucupandam illusio : nisi magicum sit instrumentum, in quo diabolus non vulnera sanat, sed suos satellites confirmat, alios autem ad suum famulicium allicit. Nam ipse aliis modis curat saucium, si potest. Huc pertinet sententia Paraei ex lib. 23. de monstris cap. 17. Non est miraculosum, inquit remedium hoc, ut plaerique putant, quae verba supra [97] citavimus. Cur ergo Theophrastus praecipit vulneris obligationem et elutionem cum urina. Item

pas traité sérieusement la question de l'influence à distance, Libau fournit ici une précieuse série d'arguments à tous les détracteurs de l'hopliatria.

1. La controverse Goclenius – Roberti

Au mois d'avril 1608, l'éditeur Hutwelcker de Marburg fait imprimer un traité d'environ cent pages intitulé : « Discours soutenant que, tout en n'utilisant aucun remède, une blessure peut être soignée naturellement sans aucune douleur, si l'on oint d'un onguent particulier et si l'on panse l'outil ou l'arme ayant frappé, ou mieux ayant provoqué la blessure »[6]. L'*Oratio* renferme la leçon inaugurale que Rudolf Gockel, ou Rodolphus Goclenius (1572-1621), dit le Jeune, a prononcée lors de l'obtention de la chaire de *physica* à l'Université protestante de Marburg. L'auteur de cet ouvrage est né à Wittemberg et a été formé à l'Université de Marburg et Copenhague. À l'époque de la soutenance de son *Oratio*, il avait déjà obtenu le grade de docteur en médecine de l'université de Padoue (1601). Son père, Rodolphus Goclenius (1547-1628), dit le Père, est une personnalité éminente du milieu philosophique et religieux de la Hesse[7]. Ecrivain fécond, Goclenius le Père est encore cité aujourd'hui en tant qu'auteur d'un important *Lexicon philosophicum*[8] ; on lui doit également de nombreux traités philosophiques et médicaux auxquels s'ajoutent quelques textes littéraires. Il a dirigé de très nombreuses *Disputationes*, un exercice académique assez répandu à l'époque, portant sur des questions théologiques et philosophiques. Tout cela lui avait valu le surnom d'« Aristote de la Hesse »[9]. Le fils, bien qu'il ait écrit un traité de macrobiotique[10] d'inspiration ficinienne[11], ne survit pas au père. En revanche, son œuvre jouira d'une fortune remarquable tout au long du XVIIe siècle, avant de tomber dans les oubliettes les siècles suivants.

haemorrhagiae ablationem, dioetam bonam, et alia : his vulnus sanescit administris, non unguento illito telis absentibus. Sed haec hactenus».

6. Rodolphus Goclenius, dit le Jeune, *Oratio qua defenditur vulnus non applicato etiam remedio, citra ullum dolorem curari naturaliter posse, si instrumentum tantum vel telum quod sauciavit, seu quo vulnus est inflictum, peculiari unguento inunctum, obligetur*, Marpurgi, Hutwelckerus, 1608.
7. Pagel (1982, 8-17) confond curieusement Rodolphus Goclenius le père, professeur de philosophie à Marburg, avec le fils, professeur de médecine dans la même ville.
8. Rodolphus Goclenius, *Lexicon philosophicum*, Franckfurt, Becker, 1613.
9. Pour un aperçu détaillé du contexte culturel, politique et religieux de la controverse Goclenius-Roberti, cf. Moran (1991a) et Camenietzki (2001, 83-101).
10. Goclenius (1608).
11. Ficin (1489).

L'*Oratio* de 1608 est à l'origine de la première controverse sur la « médecine magnétique »[12] touchant la *république des lettres :* la dispute Goclenius-Roberti sur l'*unguentum armarium.* Elle inaugure une série de controverses savantes qui s'étaleront jusqu'en 1651. En 1608, avant d'être élu professeur, Goclenius le Jeune rédige une *professio physica,* c'est-à-dire l'exposé des principes de la science de la nature qu'il se propose d'enseigner. Il fait choix d'un sujet médical délicat, sur lequel certains médecins commençaient d'exprimer leurs opinions depuis presque deux décennies. On pourrait se demander pour quelle raison Goclenius choisit un tel sujet. Son élection avait été habilement pilotée par Moritz de Hesse, dans son projet de répandre les sciences *occultes* (hermétisme, paracelsisme et kabbale) à la faculté de philosophie de Marburg. En poursuivant la même politique universitaire, Moritz avait déjà placé Raphaël Eglinus, en 1606, à la faculté de théologie et imposera Johannes Hartmann, en 1609, à la faculté de médecine[13]. L'*Oratio* de Goclenius n'avait qu'à se conformer aux principes de l'alchimie vitaliste de Paracelse et du mysticisme hermétique et néoplatonicien de Ficin et Agrippa pour atteindre son but.

Si Biermann (1590), Godelmann (1591), Nymann (1593) et Libau (1594) tenaient l'onguent armaire pour une pratique de magie populaire s'expliquant par un modèle démonologique ou hippocratique et prétendant s'élever, sans espoir, à la hauteur de la médecine savante, Goclenius fait de l'hoplochrisma l'épitomé d'une médecine occulte désormais dévoilée. Goclenius explique l'action de l'onguent par le recours à la notion de sympathie universelle dont parlaient les auteurs classiques, tels que Lucrèce, Cicéron, Galien et Pline. Il conclut que l'hoplochrisma guérit naturellement et sans superstition, car il opère comme les *imagines seu characteres* d'Arnaud de Villeneuve, Thetel, Chael, Salomon, Hermes et Ragaël, c'est-à-dire comme des « talismans », des images sculptées sur une pierre « sympathique » sous l'influence d'une constellation[14]. Ces images visant à produire des effets magiques de toutes sortes, il les décrit minutieusement et longuement au sein de son ouvrage, sans changer un iota au *Speculum lapidum* (1502) de Camillo Leonardi. Il s'agit donc d'un mélange assez décousu de citations, classiques et modernes, que Goclenius rassemble hâtivement en vue de sa nouvelle promotion ; ses critiques futurs ne manqueront pas de lui reprocher le défaut d'unité rhétorique de son œuvre.

12. La première occurrence de cette expression date de 1656.
13. Cf. Moran (1991a, 36).
14. Sur la justification du pouvoir des talismans au Moyen Âge, cf. Weil-Parrot (2000).

Quelques années plus tard, après la publication de la *Basilica Chymica* (1609) de Croll, Goclenius reprend en main le sujet pour l'étoffer de nouveaux arguments. Résultat : en 1613, une deuxième édition légèrement remaniée et augmentée du *Discours* de 1608 est publiée avec un nouveau titre. L'auteur, ou peut-être l'éditeur, y laisse entrevoir une envergure « cosmologique » insoupçonnée en l'intitulant *Nouveau traité sur la cure magnétique des blessures, sans aucune douleur, ni application de remède, ni superstition, dévoilant les causes des choses cachées et merveilleuses dans la majesté de la nature*[15]. Le titre évolue vers un sens où la référence à la tradition magique et néoplatonicienne s'accentue, car il prétend « dévoiler les causes des choses cachées... dans la majesté de la nature ». De nouveaux mots clefs apparaissent : *magnetica*, *superstitione*, *causas.* Le contenu du *Tractatus* demeure presque identique à celui de l'*Oratio*, mais c'est entre autres le soupçon supplémentaire de savoir gnostique, qui caractérise ce nouveau titre, qui chatouille la verve polémique du père jésuite Johannes Roberti (1569-1651)[16]. L'époque dans laquelle Goclenius compose son premier texte sur l'onguent armaire était marquée par un dur affrontement entre l'église catholique et les mouvements hérétiques et réformateurs. Les années à cheval entre le XVIe et le XVIIe avaient salué les six livres des *Disquisitionum Magicarum* (1599-1600) de Martin del Rio (s.j.), un véritable monument d'érudition ordonnant et expliquant l'orthodoxie catholique en matière de pouvoirs magiques et de miracles. Les raisons de la ferme réprimande de Roberti sont à ramener par conséquent à ce contexte de durcissement général des positions anti-magiques de l'église catholique, visant à délimiter nettement sa propre doctrine.

15. Rodolphus Goclenius, *Tractatus novus de magnetica vulnerum curatione, citra ullum et dolorem et remedii applicationem, mirandarum et in naturae maiestate abditarum rerum causas patefaciens*, Francofurti, Musculi et Pistorii, 1613. Moran (1991a, 37) et d'autres font allusion à une édition augmentée de l'*Oratio* (1608) publiée à Marburg en 1609 et contenant le texte intégrale du *Tractatus* (1613). Nous n'avons trouvé aucune trace d'une *Oratio* ou *Tractatus* de 1609. Nous croyons qu'il s'agit d'une erreur répandue par Ferguson (1906, I, 333).
16. Jean Roberti naît à St Hubert, dans les Ardennes. Il fait ses études à Liège et à Cologne. Il suit la carrière de l'enseignement, est proclamé docteur à la faculté de Mayence puis professe la théologie à Douai et dans différents collèges d'Allemagne. Homme actif et savant, il devient recteur du collège de Paderborn pour finir ses jours à Namur, âgé de 82 ans. Dans son *Historia sancti Huberti* (1621) il plaide en faveur des guérisons opérées par l'intercession de St Hubert. La faculté de théologie de Paris condamne son livre car elle considère ces guérisons comme des restes d'anciennes superstitions ; au contraire, la faculté de Louvain le soutien (Michaud).

La vie du père Roberti est marquée par des querelles sur le problème de la guérison magique. En effet, c'est en 1615 qu'il publie à Louvain une réfutation brève et impitoyable des thèses du traité goclénien, intitulée *Tractatus novus de magnetica vulnerum curatione anatome*. Ce pamphlet est souvent cité sous le titre abrégé d'*Anatome*, c'est-à-dire « démembrement d'un bout à l'autre » du traité sur la cure magnétique des blessures. Roberti y qualifie le *Tractatus* d'« idolomagico-goëticum » et « idolomagico-maniacum », interprète la cure magnétique en termes de divination, prestidigitation, nécromancie et blasphème, et conclut que le plus grand ennemi du genre humain, à savoir le diable, intervient dans la cure magnétique des blessures[17]. Roberti suggère aussi que l'œuvre de Calvin, en interprétant les démons comme une expression de la puissance divine, constitue la source théologique de la croyance goclénienne dans le pouvoir des talismans[18]. « Les calvinistes ne peuvent produire de miracles » et « son maître Calvin et les confrères calvinistes » sont les propositions de l'*Anatome* qui excitent Goclenius et ses contemporains. Voilà le point névralgique de la controverse, car la réponse du philosophe de Marburg, publiée deux ans plus tard, s'ouvre avec la réfutation péremptoire d'affiliation calviniste de l'hoplochrisma.

Ainsi, dans sa *Synarthrosis magnetica opposita infaustae anatomiae Jo. Roberti, jesuitae, pro defensione Tractatus de magnetica vulnerum curatione* (1617) Goclenius oppose au « démembrement » de Roberti une « suturation magnétique » de son propre *Tractatus*. Trois motivations incitent Goclenius à répondre à l'*infausta anatomia* de Roberti. Premièrement, celui-ci a couvert de calomnie Calvin et ses disciples, sans aucun fondement et avec beaucoup de malice. En second lieu, il se sent en devoir de couper court aux mensonges infamants qui courent désormais sur les lèvres de tout le monde. Enfin, il veut réfuter les sophismes du jésuite. Goclenius ajoute que Roberti a eu tort de s'en prendre à l'auteur au lieu de critiquer ses théories, soutenues par d'illustres prédécesseurs, tel Homère, Platon, Théophraste, Cicéron et Pline. Le jésuite aurait plutôt à se tourner vers les fondements théologiques des sacrements de la confession et de l'Eucharistie, vers le culte des saints, des images et des reliques qui, en revanche, sont un modèle incontestable d'idolâtrie, si on s'en tient à la Bible[19]. À propos de l'onguent, la *Synarthrosis* ne prétend corroborer les thèses du traité de 1613 qu'en enrichissant

17. Roberti (*TSA* [1615], 235-6) : « Sic ego tibi audaciter dico, vulnera nunquam devorari et sanari a tuo unguento (quod non tam remedium censeam, quam remedii idolum et vanum simulacrum) sed ab huius Idoli Mysta, id est, (audi fortiter, libere vera enunciantem) id est, inquam a Diabolo. »
18. Roberti (*TSA* [1615], 229).
19. Goclenius (*TSA* [1617], 132-3).

la liste des références historiques de son discours et donc par des arguments *ex auctoritate*. On y trouve aussi une allusion au magnétisme décrit par William Gilbert, « qui erudite de viribus Magnetis scripsit et prolixe »[20]. Goclenius révèle derechef son incapacité à développer une pensée personnelle et à construire une argumentation rationnelle. Il se laisse bercer par la conviction que le simple rappel de quelques unes des théories anciennes sur la sympathie universelle suffit à expliquer et prouver les pouvoirs de l'onguent. Il met en relief, par exemple, la puissance d'un véhicule subtil, un *vector spiritus*, qui plane entre ciel et terre et communique les vertus de l'onguent à la blessure par l'intercession des étoiles. Il n'explique pas comment cela arrive. Qui meut ? Qui est mu ? Comment cela se meut ? Quelles opérations, quels éléments sont en jeu ? Voici les questions qui, selon Roberti, ne trouvent pas de réponse dans l'œuvre de Goclenius[21]. Au dogmatisme « magique » de la *Synathrosis*, Roberti oppose ainsi ses *stigmata*[22] en publiant, en 1618, l'ouvrage le mieux structuré de toute la controverse : *Goclenius Heautontimoroumenos : id est curationi magneticae et unguenti armarii ruina*. Il démonte ligne par ligne les ouvrages de Goclenius de 1613 et de 1617, sans ajouter d'arguments nouveaux mais en fournissant nombre de références cachées dans le discours goclénien. Il montre ainsi sa dette à l'égard de Paracelse — présenté ici comme un sorcier ivrogne — et de ses disciples. Il l'accuse notamment de faire partie de la confrérie de la Rose-Croix, un véritable danger pour la propaganda fidei. Aux critiques gocleniennes concernant l'incompétence du jésuite à juger un phénomène relevant de la physica, Roberti répond avec un chapitre entier consacré à la différence entre *magnes*, *magnetica actio* et *magnetica curatio*[23]. Il montre que, s'il y a un imposteur en matière de physica, c'est Goclenius et non Roberti. L'aimant est en effet un corps naturel, tandis que l'onguent magnétique est un produit artificiel[24]. Le premier agit directement et à des distances très modestes, alors que les hopliatres prétendent que l'*unguentum armarium* agit jusqu'à vingt lieues et comparent ses émanations à

20. Goclenius (*TSA* [1617], 301).
21. Roberti (*TSA* (1615), XVIII, 231) : « Hic iterum desidero, et expecto, ut dicas mihi, quae aut cuiusmodi illa sit influentia ? quales operationes ? quae elementa ? Taces, ac me frustra hiantem destituis. »
22. Roberti, *Goclenius Heautontimoroumenos*, Luxembourgi, 1618, 1 : « Haec dogmata atque haec stigmata Compendio Lector vide. Sunt ista, de Magnetica Curatione Vulnerum Gocleniana Dogmata, absurda, vana et impia. Sunt illa de Magnetica Curatione Vulnerum Robertiana Stigmata, acuta, docta et pia. Quid foedius? quid pulchrius? Sunt digna Averno Dogmata, Sunt digna Coelo Stigmata. »
23. Roberti (1618, 265).
24. Roberti (1618, 267).

celles de certains parfums[25]. De surcroît, l'application de l'hoplochrisma exige des cérémonies et des procédés douteux. Enfin, on rapproche l'aimant du fer pour que le premier attire le second mais, dans l'hopliatria, on applique l'onguent sur l'arme sanglante pour que le premier agisse sur un troisième élément : la blessure. Pour finir, le magnétisme prêché par Goclenius, d'inspiration paracelsienne, est un *discours* fallacieux dissimulant une pratique de magie démoniaque.

Dans la même année, Roberti oppose à Goclenius un autre pamphlet, consacré uniquement à l'analyse des présupposés calvinistes de la physique de Goclenius : la *Métamorphose magnétique calvino-goclenienne* (1618).

Goclenius fait sortir un an plus tard sa dernière contribution à la controverse, intitulée *Morosophia Johannis Roberti...* (1619)[26], où il se défend contre les accusations infamantes du jésuite. Roberti, dans son mélange de sagesse et de folie (*moria* et *sophia*), a saisi en effet les références de son argumentation mais il les interprète l'esprit borné. Goclenius lui reproche à plusieurs reprises de mésestimer son discours, car un théologien comme lui ne peut pas se prononcer sur des questions de physique[27]. Dans la *Dedicatio*, Goclenius rappelle, non sans fierté, la dérivation néoplatonicienne de la théorie sur laquelle repose l'hopliatria : la sympathie universelle, dont les expressions directes sont le magnétisme et le théamédisme (de *theamedes*, la pierre qui selon Pline — XXXVI, 130 — repousse le fer)[28]. Il résume

25. Roberti (1618, 267).
26. *...in refutatione synarthroseos goclenianae anno 1618, Luxemburgi excusa,..., in qua criminis falsi et apertorum mendaciorum convincitur.*
27. C'est pourquoi dans les éditions postérieures de *Goclenius Heautontimoroumenos*, Roberti cite les jugements défavorables de certains médecins et physiciens de l'université de Louvain à propos de l'onguent armaire et de la médecine magnétique en général.
28. Goclenius (1619, dedicatio) : « Occultarum ac spiritualium proprietatum qualitatumque ope et efficacia amicitias exercere et inimicitias naturas rerum, nemo, nisi nudiustertius natus, vel omnium plane rerum ignarus, ignorat. Proprietates quoque illas occultas rerum non ab elementis harumque qualitatibus, sed coelitus provenire ac inseri per Spiritum mundi Stellatum, experientia abunde testatur. Leo cunctis animalibus tremendus, qui nec Tygrim metuit nec ursum, gallo tamen his longe inferiorem expavescit. Sensuales Philosophi, hoc est, qui sensibus, primisque ac manifestis qualitatibus omnia diiudicant atque metiuntur, hic haerent, nec causam ullam in medium proferre ex sua philosophia valent. Si didicissent ac intelligerent, quid sit astralismus, Sympathismus, Antipathismus, magnetismus ac Theamedismus, facile se expedirent. Sed haec illis sunt portenta. Quidam putant, in oculis galli esse quadam vim Leonis oculis contrariam. Sed concedatur hoc ita esse. Quod si vero porro quaeratur, quae sit huius contrarietatis causa, et origo, nihil respondetur praeter *panta mia konis*, omnia idem pulvis. Proclus L. *De Magia* hanc affert rationem ex Philosophia occulta et Magnetica : Sunt, inquit, animalia solaria multa, ut Leones, galli, luminis cuiusdam Solaris participes. Gallum igitur timet

ensuite la controverse avec Roberti pour le lecteur non averti[29] sans tarder à récuser le qualificatif de paracelsiste dont il a été affublé[30]. Le lecteur méfiant est renvoyé au texte de sa *Disputatio*, rédigée pour la soutenance de sa thèse de doctorat, en 1600, dans laquelle il affirme avoir toujours méprisé les dogmes paracelsiens[31].

Sa vive intention de prendre ses distances par rapport à Paracelse est probablement due aux déformations démonologisantes de l'œuvre du médecin suisse, sollicitée par le pandiabolisme des luthériens. Goclenius lui-même, par sa naissance et sa formation intellectuelle, était luthérien[32]. Pour-

Leo, quia praesentia luminis Solaris magis convenit Gallo quam Leoni, quod vel inde apparet, quod gallus quibusdam qui hymnis applaudit surgenti Soli : quandoque etiam visi sunt daemones Solares leonina fronte, quibus cum obiiceretur gallus, repente disparuerunt : quod quidem inde procedit quia semper, quae in eodem ordine constituta inferiora sunt, cedant superioribus. Haec Proclus. Unde apparet, haec et similia ad superni ordinis spectare contemplationem. Per Sympathismus enim et Magnetismus cohaerent et connectuntur res naturales, mutuoque se afficiunt citra ullum etiam visibile contactum, per antipathismum et theamedismum se invicem aversantur. Quapropter Magnetis mirandae vires atque proprietates, rerum in natura abditarum indagatori non debet esse incognitae. »

29. Goclenius (1619, dedicatio) : « Anni sunt plus minus 9. Cum primo tractatus meus de Magnetica vulnerum curatione publicis typis demanderetur. Ab eo tempore stylum adhuc nemo in eum, licet ter renovatum, strinxit, praeter Infatuatum Iesuitam repente factum ex Theologo Anatomicum. Infaustae ipsius et ineptae Anatomiae, anno 1617. Opposui Synarthrosin Magneticam ; huic responso circa finem annexam. Hanc anno 1618 nundinis autumnalibus francofurtensibus, deartuandam tam vesana cum rabie est adortus, ut omnes infernales furias in caput eius conmigrasse quis iuraverit, qui alternatis illud feriant ictibus. Demo igitur contra itum oportuit, sed durioribus longe cothurnis, et scuticis. Ilico namque sensi, quales lactucas talia labra petant, ita ut non dubitem, quin hoc ipso toti mundo reddar purgatissimus, Iesuitaeque Crocodilinum ac Sathanicum ingenium innotescat. [...] »

30. Goclenius (1619, 6), cf. : « Mendacium primum omnium pinguissimum et impudentissimum habetur. Ubi haec leguntur, Tu (Gocleni) gratulabundus eius (Paracelsi) doctrinam amplecteris, sequeris, vulgas, iactas, pro mysteriis habes. Theophrastus autem iste fuit magus, Necromanticus, veneficus, imo triveneficus, ut habet. »

31. Goclenius (1619, 55) : « Vides amice lector disputationis meae theses anno 1600. Pro gradu Doctoratus defensas ac ingenii tunc vigentioris viribus, et ita quidem, ut ab eo tempore nihil sit publice contra regestum vel dictum, luceque meridiana clarius appareat, me corde, ore, confessione et moribus, semper impia Paracelsi dogmata odisse, aliisque etiam contra ringentibus exprobasse».

32. Goclenius (1619, 34-5) : « Adhuc de fratibus Ros. C. quibus valere in praesentiarum iussis, ad Theophrastum Paracelsum venio, quem illicitis artibus et Magiae daemoniacae fuisse addictissimum, blasphemum in Deum, et in naturam iniurium, supra me demostraturum promisi, idque faciam nunc tam clare et evidenter ex illius scriptis, praesertim anno 1589. Basileae editis, ut habiturum me assensores eruditos, non reprehensores imperiti animi tumore fascinatos, omnino sim certus. »

tant, être opposé à la médecine de Paracelse33 ne signifie pas cautionner Galien, car Goclenius manifeste à plusieurs reprises sa sympathie à l'égard des rosicruciens, parmi lesquels Paracelse était tenu pour un maître. Il en vient même à affirmer que, sans les frères de la Rose-Croix, la science toute entière est comme le monde sans le soleil, comme un règne sans roi, comme une république sans lois[34].

Selon Goclenius, les principes de la médecine paracelsienne sont à interpréter de façon symbolique. Sel, soufre et mercure sont donc des symboles, car les corps sont formés d'humeurs et d'éléments. Son orientation idéologique est néanmoins assez ambiguë, car il nomme Paracelse « luminis naturae mirandus investigator ». En effet, il fait preuve de la double attitude critique envers Paracelse, typique des savants de l'entre-deux siècles, de stigmatisation — sur le plan théologique — et d'éloge — du point de vue gnoséologique[35]. Sa théorie selon laquelle les phénomènes observés à la lumière du soleil sont insaisissables dans leur essence véritable si on ne les soumet pas à la « lumière de la nature » (*Licht der Natur*), venant de l'intérieur de l'homme, séduisait tout scientifique désireux de fonder son savoir sur des assises nouvelles. C'est un avatar du dicton augustinien « la vérité réside dans l'homme intérieur »[36]. Dans la *lumière de la nature*, les termes de Sel, Soufre et Mercure, empruntés au vocabulaire ordinaire, sont à interpréter de manière symbolique, précise Goclenius, à savoir

33. Goclenius (1619, 43) : « Quaestiones mixtas in utramque partem controversas, cum adiuncta disputatione de Principiis Medicinae Paracelsicae, quod in arte medendi non habeant fundamentum. Aspirante Deo et natura EX DECRETO AMPLISSIMI COLLEGI MEDICI in illustri Cattorum Academia pro Doctura in Med. Fac. Consequenda, publice sub veritatis triumpho propono Rodolphus Goclenius Iun. Wittembergensis. »
34. Goclenius (1619, 7) : « Oratio publice recitata et habita in solenni promotionis actu, anno 1618, 25 Augusti [...]. Quod enim mundus est sine sole, regnum sine rege, respublica sine lege, hoc sunt omnes facultates et scientiae sine Ros. Cr. Fratrum institutione [...]. Unum quod praeterire non possum, Fraternitatem reddit suspectam, quod Theophrastum Paracelsum non tantum allegat, sed etiam institutum et conatus suos ex illius scriptis comprobate annititur, cum tamen plus quam notum sit, illum malis et illi itis artibus fuisse deditissimum, contumeliosum in naturam, iniurium in homines, et in Deum blasphemum, quod ab oculo ad pedem paulo post demonstrabitur. »
35. Cf. Giglioni (1991, 51-55).
36. Augustin, *De vera rel.* 39, 72 : « Noli foras ire, in teipsum redi, *in interiore homine habitat veritas*. Et si tuam naturam mutabilem inveneris, trascende et teipsum. Illuc ergo tende, unde ipsum lumen rationis accenditur. »

comme des propriétés non manifestes des corps[37]. Ils ne sont par pour autant les trois principes (*tria prima*) de toutes les choses, comme le croyait Paracelse. Enfin, quant à la *materia medica*, le médecin de Marburg prône les remèdes galéniques et hippocratiques, car il se méfie encore des médicaments chimiques et métalliques prescrits par Paracelse[38].

L'affaire est ainsi réglée. Les six ouvrages cités — le *Tractatus* de 1613, l'*Anatome* de 1615, la *Synarthrosis* de 1617, l'*Heautontimoroumenos* de 1618, la *Metamorphosis* de 1618 et la *Morosophia* de 1619 — font l'ossature d'une controverse dont le véritable objet est moins l'hoplochrisma de (pseudo)Paracelse que l'éclaircissement de questions théologiques. Car, malgré la multiplicité des sujets sur lesquels les parties adverses s'affrontent, le nœud de la dispute reste l'établissement d'une ligne de démarcation claire entre magie naturelle et magie démoniaque et, à titre de corollaire, la définition de la superstition[39]. Le médecin philosophique et le jésuite conviennent sur le *quid facti* — l'efficacité réelle de la guérison magnétique — et divergent sur le *quid iuris* — le mode, naturel ou surnaturel, dont l'efficacité se réalise. Mais Goclenius n'a pas assez d'étoffe polémique pour défendre la cause d'un médicament qui, d'autre part, a été inventé par un personnage très sulfureux. Il préfère tirer ses références de la tradition philosophique classique. Voilà pourquoi, il fallait attendre la plume d'un interprète paracelsien convaincu pour défendre savamment un remède paracelsien. De plus, la controverse Goclenius-Roberti est désormais une affaire du domaine public et la médecine paracelsienne risquerait ainsi d'être dépréciée, faute d'un tenant de valeur. Tout cela incite Jean Baptiste Van Helmont à donner sa contribution à l'hopliatria, par un livre étonnamment moderne, dont les circonstances qui l'ont mené à la publication méritent d'être rappelées.

37. Goclenius (1619, 46) « Quicquid flammam concipit Sulphur est, quicquid in fumum Mercurius, in cineres vero transiens Sal dicitur [...] SULPHUR (oleus, anima), MERCURIUS (liquor, spiritus), SAL (foecis, corpus). »
38. Goclenius (1619, 55) : « Ex his omnibus firmiter concludo et pro rato habeo, Paracelsici medicinis uti periculosum esse, iisque parum fidendum, Galenicis et Hippocraticis multum, quae absque laesione et virium iactura tuto possunt adhiberi : ipsum vero Paracelsum artis Vulcaniae amore ductum principiis istis, Sale, Sulphure et Mercurio abusum ad omnia esse, eaque ex observatione rerum metallicarum spirituum praesidio in artem medendi transtulisse, ex veterum autem doctrina arripuisse, quae sincerius et verius, vel natura duce, vel a spiritu derelictus, paucis tamen in locis archidoxorum, exposuit, de quibus alio loco et tempore ». Goclenius propose à nouveau le texte de la *Synarthrosis* de la page 115 jusqu'à la fin (p. 208).
39. Pour Camenietzki (2001, 93-4) le problème central de la controverse touche au statut de la divine providence dans les actions humaines.

2. Le péché de jeunesse de Van Helmont

Jean Baptiste Van Helmont[40], seigneur de Mérode, de Royenborch, d'Oirschot et de Pellines, naît à Bruxelles en 1578/9 et meurt à Vilvorde le 30 décembre 1644. Par sa mère, Marie de Stassart, il appartenait à une des plus illustres familles belges. Ayant très tôt perdu son père, il est élevé au collège de Louvain[41]. À dix-sept ans, il achève si remarquablement ses études philosophiques que le titre de M.A. (*magister artium*) lui est offert. Cependant il le refuse, car il méprise ce qu'on lui a enseigné. « Je n'ai guère appris que des mots » dit-il « je voudrais arriver aux choses ». Ainsi, il reprend ses études à Louvain, chez les jésuites. Il suit les cours du père Martin del Rio sur la magie. À vingt-deux ans, Dioscoride, Fuchs et Fernel lui étaient familiers, il connaissait par cœur les aphorismes d'Hippocrate et maîtrisait les œuvres de Galien, d'Avicenne et d'autres auteurs grecs et arabes. Élu professeur de chirurgie à Louvain il abandonne vite sa chaire, parce que, de son propre aveu, « pour enseigner cet art il ne fallait pas l'avoir appris dans les livres mais bien dans la pratique »[42]. Cherchant à acquérir des connaissances plus fécondes, il parcourt la Suisse et l'Italie de 1600 à 1602. Ses séjours dans les universités étrangères lui apprennent à se défier davantage des théories médicales. Atteint de la gale, il se confie d'abord à des médecins qui ne parviennent pas à le guérir. Il recourt ensuite à un empirique qui le débarrasse de son mal par le soufre et le mercure, les nouveaux remèdes chimiques. Il voyage de nouveau à travers l'Europe, visitant l'Espagne, la France, l'Angleterre, l'Allemagne et la Hollande. Admirateur passionné de la chimie, il s'applique avec ardeur à l'étude des livres de Paracelse. En 1614, il épouse Marguerite van Ranst, de la famille de Mérode, et se retire à Vilvorde, où il partage son temps entre ses recherches chimiques et la rédaction des traités qui ont immortalisé son nom.

Sollicité par son frère Remacle pour écrire un mémoire en faveur de l'hoplochrisma et contre le père Roberti, Van Helmont compose son traité *De magnetica vulnerum curatione* en 1617, paraît-il, sans l'intention de le publier. Néanmoins, le père Roberti incite Van Helmont à le faire imprimer, mais la censure ecclésiastique, à qui celui-ci l'avait soumis, retire l'approbation qu'elle avait d'abord donnée parce que l'illustre chimiste osait attribuer au magnétisme la vertu de l'étole de saint Hubert et les guérisons aux

40. La vie et l'œuvre de Van Helmont ont été étudiées de façon approfondie par Pagel (1979, 169-211 ; 1982), Halleux (1979, 217-27 ; 1983, 35-63), Heinecke (1990).

41. Martin Del Rio et Thomas Feyens enseignaient à Louvain pendant les années de formation de Van Helmont.

42. Heurck (1915, 35).

reliques[43]. Van Helmont, qui avait attaqué avec violence Galien, oracle et idole de la majorité des médecins de son temps, comptait beaucoup d'adversaires. L'un d'eux, ayant pris furtivement une copie de son manuscrit, le fait imprimer à l'insu de l'auteur chez Victor Le Roy, à Paris, en 1621. Le manuscrit avait obtenu un succès considérable mais seulement quelques exemplaires du livre entrent en circulation. Dans un de ses interrogatoires, Van Helmont soutiendra qu'il n'avait eu qu'une vingtaine d'exemplaires de son traité qu'un inconnu avait donnés à sa femme et déclarera aussi qu'il croyait qu'il n'en existait pas d'autres à cause d'un meurtre commis par l'imprimeur parisien Le Roy. Ce dernier s'étant enfui à Naples, les agents de la police avaient saccagé sa maison et tous les exemplaires de son traité qui, sauf vingt, n'étaient pas encore brochés et avaient été ensuite dispersés et vendus comme papier d'emballage. Treize ans après sa première impression, en 1634, paraît une brochure (*in quarto*) de vingt pages, contenant non seulement la réimpression des censures de vingt-quatre propositions du livre *De magnetica vulnerum curatione* par la faculté de théologie de Louvain, les professeurs de la faculté de médecine de Douai, les médecins de Cologne et de Liège, déjà publiées en brochure en 1624, mais aussi celle de la plupart des facultés de théologie et de médecine d'Europe. C'est alors que l'Officialité de Malines, qui avait déjà été saisie de poursuites contre Van Helmont en 1630 au moment de la censure des propositions par la faculté de théologie de Louvain, mais qui avait repoussé la requête *sine die*, ordonna le 3 mars 1634 de saisir la personne de Van Helmont, ses papiers et tous ses livres. Cette arrestation a lieu le lendemain. L'accusé, après avoir obtenu pour prison, sous caution de 6000 florins, le couvent des Frères Mineurs de Bruxelles, demanda à pouvoir quitter ce couvent et à obtenir sa maison pour prison. On l'y autorisa. Cet emprisonnement préventif à domicile durait encore en 1638. Deux ans après la mort du savant médecin, à la demande de sa veuve, l'archevêque de Malines consentit à porter un décret de réhabilitation[44].

43. Helmont (*TSA* [1621], 476) : « In Ardenna D. Hubertus colitur, quo omnes a cane rabido demorsi, tendunt (prout ad sancti Donini, et Bellini sacella alii confluunt) flocculus ibidem de stola D. Huberti, intra frontis cutem, demorsi a rabido, solidatur, et in posterum, a nulla fera rabida, feriri potest, dentesque arcet flocculus. »

44. Cf. Broeckx (1838, 84-96 ; 174-175 ; 283-284), (1852, 277-327 ; 341-367), (1856, 306-350) et Heurck (1915, 35-38). Broeckx fait un usage abusif de l'expression « magnétisme animal » à propos de van Helmont, car la théorie du *magnétisme animal* proprement dite a été inventée par Mesmer plus d'un siècle plus tard, même si une notion de *magnétisme* analogue à celle Mesmer est repérable déjà chez van Helmont.

Le *kairos* du traité helmontien sur la cure magnétique des blessures est la publication de l'*Oratio* (1608) de Goclenius, puis du *Tractatus* (1613)[45]. C'est à juste titre que le galimatias du docteur luthérien a attiré sur soi les injures vétilleuses du jésuite. Il a commis sept erreurs fondamentales. Premièrement, il a utilisé abusivement ses sources. En outre, il a confondu la sympathie avec le magnétisme et avec le *fascinum* (ensorcellement). Aussi a-t-il disserté inutilement sur les talismans, en assimilant l'onguent sympathique et l'onguent armaire, qui sont pourtant décrits séparément dans l'*Archidoxis magica*. Pour finir, il n'est pas assez précis dans l'explication de l'origine de l'*usnea* et de la *mumia* et il ne montre aucune finesse dans l'argumentation.

À propos de la controverse, il affirme qu'entre le théologien et le médecin il n'y a qu'une *quaestio facti*[46], car tous deux s'accordent sur l'efficacité de l'onguent. La seule différence est que le théologien qualifie de satanique une action que le médecin estime naturelle[47]. Au cœur de la diatribe il y a aussi un enchevêtrement d'erreurs conceptuelles. Contrairement aux cures superstitieuses, les véritables cures magnétiques se passent aisément de rites, d'incantations ou d'images sacrées aussi bien que de l'imagination, de la confiance ou de la foi du patient[48]. Quant à la façon d'administrer les cures magnétiques, le modèle à suivre serait plutôt à rechercher dans un écrit de Burgravius, le *Lampas vitae* (1611), où le magnétisme des composants excrémentiels regagne sa place primordiale dans l'explication de l'action de l'onguent. La thèse de Van Helmont figure dans la deuxième partie du traité[49]. Il y expose sa théorie sur l'action magnétique. Chez le blessé, les esprits vitaux sont excités par une sorte de fureur, une *extase* propre à l'état morbide. Cette agitation d'esprits renforce l'énergie vitale du corps et favorise la guérison. L'hopliatria se situe ainsi dans un horizon anthropologique et cosmologique paracelsien.

45. Helmont (*TSA* [1621], 463).
46. Helmont (*TSA* [1621], 465).
47. Helmont (*TSA* [1621], 465) : « In eo tantum lis est, quod medicus eiusmodi sanationem astruat naturalem ; theologus vero velit esse satanicam, idque ex pacto primi inventoris. »
48. Helmont (*TSA* [1621], 467) : « Hoc remedium magneticum, nullatenus suspectum reddi potest : cum nullos ritus habeat, nulla verba, nullos characteres aut sigilla poscat, ceremonias nullas admistas, aut vana observantias : non praesupponat horas, non profanet res sacras, imo quod amplius est, ne quidem praeexigat imaginationem, confidentiam aut fidem, neque veniam a vulnerato petendam : quae cuncta curis superstitiosis annexa sunt. »
49 Helmont (*TSA* [1621], 486-507) : « Rationes positivas magnetismi propinquius per metaphysicam et magicam deductae. »

La riposte de Roberti est publiée au Luxembourg dans la même année que le *De magnetica vulnerum curatione* (1621) de Van Helmont, scellée par la condamnation officielle de Thomas Feyens et Gérard de Vilers, de la faculté de médecine de Louvain et de Martin Remy, Philippe Becquet, Du Gardin et Éric Southemius, médecins de l'Académie royale de Douai. Le ton de la diatribe est très différent de celui que Roberti tenait contre Goclenius, car Van Helmont est un médecin catholique, vivant dans un pays catholique et donc soumis à la juridiction de l'église romaine. Il est à considérer comme une pauvre brebis égarée nécessitant une correction. Il invoque sa punition dans sa dédicace à l'archevêque de Malines mais il l'obtiendra seulement treize années plus tard, en 1634. Si, comme il le souligne, la question concernant l'onguent peut être abordée selon trois points de vue différents — médical, physique et théologique — il est évident que, dans la perspective des « chiens de l'église », le troisième point de vue doit primer sur les deux autres.

3. La controverse Fludd / Foster / Hart (1631-1638)

Nous retrouvons une autre querelle, semblable à celle entre Goclenius et Roberti, autour de Robert Fludd, le célèbre rosicrucien anglais du XVIIe siècle[50]. Il est le héraut de l'onguent armaire pendant la première moitié du XVIIe. Médecin et physicien de renommée internationale, Fludd était très critiqué à cause de ses théories et ses notions scientifiques imprégnées de mysticisme. Tantôt jugées d'inspiration diabolique, tantôt estimées tout simplement fausses, les théories exposées dans ses écrits étaient bien connues par un très grand nombre de savants européens. Membre du *Collège Royal de Médecins* (*Royal College of Physicians*), Fludd pouvait compter William Harvey parmi ses meilleurs amis. Il a été le premier à citer les expériences exposées dans le *De motu cordis* (1628) comme une preuve de la circulation sanguine[51]. En 1651, N. Highmore fera encore l'éloge de Fludd dans son propre ouvrage sur l'hoplochrisma[52]. Comme la plupart

50. Cf. Debus (1962, 389-417). Sur Fludd, cf. Hutin (1971), Yates (1972) et Huffman (1988).
51. Fludd (1633, 33). Fludd avait déjà soutenu la théorie « circulationiste » en 1623, avant la publication des expériences de Harvey. Ses convictions se fondaient sur l'intuition de la correspondance micro-macrocosmique entre les cercles dessinés par les orbites planétaires et les « cercles » microcosmiques correspondants, supposés exister à l'intérieur du corps humain. Sur ce sujet, voir Boas (1973 [1962]), Debus (1961, 374-393) et Pagel (1935, 277-8).
52. Highmore (1651, 113-141).

des magnétistes de la première moitié du XVIIe siècle, Robert Fludd conçoit dans son système la possibilité d'une action à distance, justifiée par la « sympathie » universelle et par le *spiritus mundi*[53]. Il évite pendant longtemps les critiques de ses compatriotes en publiant ses ouvrages en Allemagne, sous prétexte que les imprimeurs anglais étaient trop onéreux.

Incité à l'observation de la nature par la leçon paracelsienne, Fludd connaît et reconnaît la valeur des recherches expérimentales. Toutefois, il n'attribue pas au terme « expérience » (*experimentum*) le même sens qu'on lui attribue aujourd'hui[54]. Il privilégie l'approche mystique. Ce n'est qu'à titre de preuve secondaire, par exemple, qu'il évoque des explications mécanistes, les dissections de Harvey ou les expérimentations de Gilbert et Ridley sur l'aimant. Sa démarche est clairement exposée dans la *Philosophia mosayca* (1638), où il affirme que la base de la vraie philosophie est le christianisme, dans son interprétation néoplatonicienne et hermétique, et que l'expérience est la mère des idiots (« experience is the mother of fools »)[55]. Sa première description de l'hopliatria remonte à l'*Anatomiae amphitheatrum* (1623), dans une section consacrée à « l'anatomie mystique du sang », dans le but d'illustrer les pouvoirs « sympathiques » du sang. Il rapporte la recette de l'*Archidoxis magica*, des citations du *Pimander*, quelques exemples de sympathie et un *exemplum* de guérison magnétique par l'onguent armaire, administré par le chevalier Nicolas Gilbourne. Si ses théories cosmologiques reçoivent l'approbation des iatrochimistes, elles soulèvent tout de suite d'âpres polémiques parmi des savants du calibre de Kepler, Mersenne et Gassendi. Il est d'ailleurs assez étonnant de voir qu'il a pris le temps de répondre à William Foster, un pasteur anglican de Hedgly dans le Buckinghamshire, qui s'oppose à la cure sympathique. Foster publie en 1631 un ouvrage chargé de verve polémique : *Une éponge pour nettoyer l'onguent armaire, traité dans lequel il est prouvé que la cure récemment pratiquée parmi nous est magique et illégale*. Le véritable mobile de sa critique est à rechercher dans l'alliance, indûment établie par Roberti, entre calvinistes et praticiens de l'onguent armaire. Cependant, il n'en reprend pas moins les raisons de Roberti, qu'il développe avec une remarquable intelligence. Encore une fois, l'enjeu du texte est principalement théologique. Parcourons rapidement les pages de ce court volume.

53. Fludd (1623 [I, 3, 3, 2, 9], 236-9).
54. Cf. l'article « Expérience » de Robert Halleux dans Blay / Halleux (1998, 511-23).
55. Fludd (1659 [1638], 200), cité par Debus (1962, 394). La philosophie magnétique de R. Fludd et la controverse avec Foster sont résumées par Paulet (1980 [1784], 24-31).

Foster accuse d'abord Fludd d'incompétence, car il est piètre théologien. Il se propose de prouver, de plusieurs manières, que la cure sympathique est l'œuvre du démon et qu'elle met en danger les pauvres gens d'Angleterre. Il recourt à l'autorité de l'Aristote latin — *nullum agens agit in distans* — pour prouver que l'action de l'onguent est diabolique[56]. Au contraire, dans l'univers néoplatonicien de Fludd, le mouvement est l'indice d'une force vitale et la grande vitesse des étoiles signifie un degré de proximité au divin plus élevé que tout autre corps terrestre[57]. Il est donc possible d'imaginer que les astres, étant de la même substance que le *balsamum* naturel, transportent les vertus du *balsamum* de l'onguent vers le *balsamum* du blessé[58]. Pour Fludd, l'efficacité de la cure repose au premier chef sur ses composants sanguins. Le sang est le siège de la puissance de la vie (*sanguis... in quo sita est vis vitae*). La *humani corporis pinguedo* et l'*usnea seu muscus* reçoivent leur force balsamique du fait qu'elles ont baigné dans le sang (*cum his omnibus in sanguis permiscetur*)[59]. Le même discours est valable pour la mumia. Foster cite les auteurs qui ont admis que cette cure était magique et invoque leur autorité. Parmi les adversaires de l'hopliatria il nomme, à tort, Cardan qui pourtant resta neutre, mais aussi Andrea Libavius, Tidicaeus, Keckermann et Roberti, qui avaient attaqué violemment les remèdes magnétiques. Il compare ensuite l'hoplochrisma avec d'autres onguents tenus unanimement pour magiques et découvre sans peine leur similitude. Enfin, le pasteur anglais use d'un argument *ad hominem* en soutenant la perversité de Paracelse, qu'il considère comme l'inventeur de la cure. Ses qualités de magicien sont par ailleurs bien connues[60]. De la même façon, Foster discrédite les avocats du traitement magnétique comme Porta, Burgravius, Goclenius, Francis Bacon, van Helmont et Fludd lui-même, qui sont tous, dit-il, « suppôts du diable »[61]. Le rosicrucien anglais est pour lui particulièrement dangereux, car il diffuse l'hopliatria en Angleterre. Quant aux blessures à l'arme blanche, elles guérissent toutes seules en gardant la plaie constamment propre. Le pamphlet de Foster est un excellent témoignage de la position

56. Foster (1631, 5). Thomas d'Aquin, *Quaestiones disputatae De anima*, XI, 2 : « Nullum agens finitum agit sua uirtute nisi secundum determinatam distantiam, ut patet in motu proiectionis : proiciens enim usque ad locum determinatum proicit secundum modum sue uirtutis. »
57. Foster (1631, 26).
58. Foster (1631, 20-1).
59. Fludd (*TSA* [1623], 508) et Foster (1631, 40-1).
60. Foster (1631, 5).
61. Foster (1631, 33-4).

si difficile de certains magiciens et occultistes de la Renaissance et du XVIIe siècle, sincèrement opposés à la magie démoniaque et à l'occultisme qu'on leur reproche, s'efforçant néanmoins de défendre une magie et un occultisme rajeunis et mis au goût du jour.

Peu après sa publication, quelqu'un accroche deux pages de l'*Hoplochrisma-spongus* de Foster sur la porte du domicile de Robert Fludd, qui réplique avec un pamphlet intitulé *Dr. Fludds answer unto Mr Foster on the squeesing of Parson Fosters sponge ordained by him for the wiping away of the weapon salve.* Fludd se plaint de ne pas être apprécié en Angleterre en rappelant les paroles du Christ : *nemo est Propheta in sua patria*[62]. Par ailleurs, il est convaincu que la vive récrimination de Foster a été causée par son alliance avec la faction de ces chirurgien-barbiers à laquelle sa famille est affiliée[63]. Fludd rapporte ensuite des témoignages de l'action bénéfique de l'onguent qui, pour lui, coule de source. Il évoque des causes naturelles comme la sympathie et l'harmonie de l'univers[64] et fonde l'action à distance de l'hoplochrisma sur le même principe que l'irradiation du soleil. Toujours en 1631, un médecin galénique du Northampton, James Hart, dépose chez un imprimeur londonien un long traité de médecine clinique, dans lequel il évoque la controverse Fludd/Foster. L'ouvrage s'intitule *KLINIKH* (*Klinikê*). Il apparaît deux années plus tard, après avoir été approuvé par le *Royal College of Physicians*[65]. Fludd est décrié bien qu'il n'y figure que par la périphrase « le savant médecin du Collège de Londres » (*learned Physician of the Colledge of London*). Hart dénonce ouvertement le weapon-salve. Il souligne, entre autre, que compte tenu de la variété des recettes hopliatriques, il était impossible d'établir une théorie satisfaisante expliquant l'action de l'onguent. Par exemple, le sang humain est considéré comme l'ingrédient capital par certains — voici qu'il fait allusion à Fludd — tandis qu'il est omis par Croll. De plus, un médecin traditionaliste comme Hart ne pouvait voir favorablement l'action à distance, bannie de la physique aristotélicienne. Là où il semblerait y avoir action à distance, comme dans les émanations odorantes des fleurs et l'attraction de l'aimant, il se produit en réalité un simple contact physique invisible, toujours à des distances limitées[66]. Enfin, bien qu'il manifeste son admiration pour les nouveaux remèdes chimiques paracelsiens, qui « produce

62. Luc, IV, 24, dans Fludd (1631, 24).
63. Fludd (1631, 127).
64. Fludd (1631, 98-9).
65. Hart (1633, 361-80).
66. Hart (1633, 368).

very laudable and desired effects »[67], il rejette les théories qui les fondent, en tant qu'œuvre d'un illuminé comme Paracelse. En effet, le *weapon-salve* exprime un aspect peu commode de la médecine paracelsienne : une forme de magnétisme s'exerçant à des distances extraordinaires. Les médecins galéniques en ont assez de l'*aurum potabile* et de ces remèdes qui prolongent indéfiniment la vie humaine[68]. Ils veulent des médicaments ordinaires, élaborés selon raison et méthode, procédant de principes théoriques prouvés par l'expérience[69]. Son point de vue concernant l'onguent se résume en trois lignes : « rince une blessure ordinaire et garde-la proprement. Je te garantis qu'elle guérira sans cet onguent bizarre, qui est absolument inutile, surtout lorsqu'on s'en sert »[70].

Dans cette dense controverse, durée une année entière, le dernier mot est à Robert Fludd. Après avoir aiguisé ses armes dialectiques à la meule du magnétisme théorisé par William Gilbert, Robert Fludd défend à nouveau l'*unguentum armarium* dans son dernier grand ouvrage, la *Philosophia moysaica*, publié de façon posthume en 1638. Fludd cite le *De magnete* (1600) presque quarante fois et rapporte les observations de Gilbert en les tournant en faveur de ses propres théories sur le magnétisme. Encore une fois, sympathie et antipathie sont pour Fludd les clefs pour la compréhension de l'harmonie universelle. La première serait l'expression de la *voluntas* divine, qui se réfléchit dans la lumière infinie de la Création et se concrétise dans la chaleur naturelle, la vie et l'expansion. À l'opposé, l'antipathie exprime la *noluntas* divine, rayonnant en elle-même, mère d'obscurité, froideur, contraction et mort[71]. De plus, dans un système comme celui de Fludd, où le macrocosme se reflète dans le microcosme, l'aimant est considéré comme l'illustration parfaite d'une telle dynamique universelle[72]. Le sang est pour l'homme ce que l'aimant est pour la terre. Loin de relever du domaine du simple exercice expérimental et méthodique, l'étude de l'aimant fournit la clef d'accès à la contemplation des mystères divins. Toutefois, ses *arcana* ne sont pas si faciles à percer. Paracelse a été le premier à examiner l'aimant dans sa juste lumière[73], en tant qu'expression de la dualité naturelle des choses et comme preuve de l'attraction du semblable par le semblable. Gilbert a beau corroborer les

67. Hart (1633, 380).
68. Hart (1633, 6).
69. Hart (1633, 372).
70. Hart (1633, 366).
71. Fludd (1659 [1638], 129-133).
72. Fludd (1659 [1638], 199-200).
73. Fludd (1659 [1638], 202-3).

théories de Hohenheim par la force de la démonstration empirique, la légitimation fondamentale du magnétisme, pour Fludd, est à rechercher dans les Écritures, car le Christ lui-même en évoque le principe fondamental dans un passage de l'Évangile de Jean (XII, 32) : « quand j'aurai été élevé de terre, j'attirerai à moi tous les hommes. »

Aux arguments du pasteur anglican, Fludd oppose une véritable batterie conceptuelle où la « magneticall Mummy », défiant toute distance spatiale et tout obstacle matériel, joue un rôle fondamental[74]. En tant que dérivé du sang, la « momie magnétique », dont Paracelse a illustré pour la première fois les vertus cachées, fonde aussi l'efficacité *naturelle et sans superstition* de l'onguent armaire.

4. Si cela n'était qu'un talisman ?

La deuxième décennie du XVIIe siècle salue deux séries d'événements cruciaux pour l'histoire de l'hopliatria : la grande controverse Goclenius-Roberti (1613-19) et la publication des manifestes rosicruciens (1614-6)[75]. La première donne à l'onguent armaire un certain éclat international et la deuxième marque l'alliance historique entre l'idéologie rosicrucienne et le paracelsisme. Puis, en vertu du lien entre Paracelse et *Waffensalbe*, le trinôme « Rose-Croix, Paracelse, hoplochrisma » s'impose. De surcroît, pendant la troisième décennie, le monde savant est témoin de la mise en place d'un modèle *médical* d'action magnétique s'inspirant de l'anthropologie et de la mystique de la nature de Paracelse, unies aux théories gilbertiennes sur le magnétisme terrestre. Les cinq acteurs principaux de cette « grande instauration » sont Van Helmont (1621), qui approfondit la causalité « imaginative » — le magnétisme de l'imagination — et la dimension rituelle et relationnelle de la cure, Beckher (1622), qui étudie l'efficacité empirique de la *medicina mumialis*, Fludd (1623), qui élabore tout un système sur le magnétisme du sang et Tentzel (1929), qui met l'accent sur la transplantation des maladies. Pour finir, Jacques Gaffarel redonne notoriété à une interprétation talismanique de l'hopliatria que Goclenius avait soutenue une vingtaine d'années auparavant. Orientaliste français très accrédité à l'étranger, Gaffarel publie à Paris en 1629 ses *Curiosités Inouyes sur la sculpture talismanique des persans, horoscope des patriarches et lecture des estoiles* qui connaîtront un retentissement important et de nombreuses rééditions.

74. Cf. Debus (1962, 407-415).
75. Nous faisons allusion à la *Fama fraternitatis* (1614), la *Confessio fraternitatis* (1615) et les *Noces chymiques de Christian Rosencreutz* (1616).

Entraînée par la mode des sciences occultes, l'hopliatria devient elle aussi une véritable vogue intellectuelle. Elle est désormais digne de figurer à côté des arcanes de la tradition kabbaliste, car l'onguent armaire, de la même manière que les talismans des anciens hébreux, tire tous ses pouvoirs du ciel. Au sujet de l'hoplochrisma, Gaffarel (1629, 335) écrit :

> Je passe l'opération merveilleuse de l'onguent qui guarit le blessé, fust-il à cent lieues loin, pourveu qu'il soit appliqué sur l'espée qui a fait la playe, et qu'on la pense comme on feroit le malade, ainsi qu'ils ont soustenu Rhodolphe Gochlen et Baptiste Helmont. Si je me fusse servi de cest exemple, on ne m'eut pas laissé sans me battre de ceste importune redite, que l'operation de cest onguent magnetique est supersticieuse et diabolique. C'est le refrain des ignorans, qui ne voyent rien de merveilleux qu'ils ne le rapportent aux demons, quoyque M. Loysel [au livre de ses Observations], médecin du Roy deffunct, ait asseuré que ceste mesme operation estoit naturelle, et qu'il s'en estoit servy heureusement et en homme de bien.

La hardiesse du rapprochement entre hoplochrisma et talismans, déjà stigmatisé par Roberti (1618) et Van Helmont (1621), est de nature à attiser de vives polémiques au sein de la *république des lettres* et notamment chez Marin Mersenne.

Dans ses *Quaestiones in Genesim*, Mersenne avait combattu diverses théories relatives à la science des rabbins et à l'art cabalistique. Ces dernières feront l'objet d'une controverse avec Gaffarel[76]. Après avoir recueilli sur l'ouvrage de Gaffarel les avis de Gassendi et de Descartes[77], Mersenne sollicite celui de Van Helmont. Les idées de ce dernier s'accordaient avec celles de Gaffarel sur plusieurs points et, comme Gaffarel, il attachait beaucoup d'importance aux sciences occultes. Son jugement n'en est pas moins assez sévère[78]. Van Helmont répond longuement à propos des *Curiosités inouyes* de Gaffarel en faisant plus d'une fois référence à l'hopliatria.

> Il est vray que nous luy devons sa grande doctrine, son invention ignée et son hardiesse de nous avoir communiqué hors les Rabins ce qu'il en ait appris. Mais comme il a été jecté le premier les fondements, et traicté le premier de ceste matiere, il ne peult que meriter grace, s'il n'a pesché au fond de l'affaire[79].

76. Cf. Mersenne, *Correspondance*, I, 224-232 et 304-307.
77. Cf. Mersenne, *Correspondance*, II, 303 et 309.
78. Broeckx (1856, 317) : « Putat dictam artem Cabalae esse fabulas et inanes mentis cruciatus. »
79. Mersenne, *Correspondances*, II, 531. Jean-Baptiste Van Helmont, à Bruxelles, à Mersenne (en voyage ?), 26 septembre 1630.

Conformément à ce qu'il avait soutenu dans son traité *De magnetica vulnerum curatione*, Van Helmont rappelle le rôle capital de l'imagination et de la confiance dans ce genre de cures et ajoute, non sans amertume, que dans son siècle il est devenu dangereux d'expliquer quoi que ce soit par le recours à une cause astrale, qui est à la fois le fondement de la kabbale et de la magie naturelle.

> Quand à la sculpture talismanique[80], il en faict rapsodie du superstitieux et de ce qui ne l'est pas. Et surtout il parle de lecture seulement, et partant sans fondement, *quod unicum consistit in imaginatione et confidentiâ. Quae duo, ceu aliae, excitant magicam potestatem animae (quae ex congressu voluntatis et intellectûs agenti suis stantis resultat), cui subjecit Deus pisces maris, volucres coeli, pecora campi, adeoque etiam astra ipsa : quippe quibus Sapiens dominabitur.* Cest puissance est icelle qui tire la generalissime *influence* des astres dedans le *medium* ou object, et sans laquelle nulle sculpture, quoyque faite estroictement à ses heures et moments, ne vault un obole, combien qu'au contraire le Sr Gaffarel l'attribue le tout à la *position* des astres[81]. Mais estant cette puissance de notre ame trop esloignée de la capacité des philosophes vulgaires, c'est pourquoy ils n'y ont osé en faire aucune mention. En verité, icelle puissance est la source et fondement de la magie naturelle et da la cabale (qui, à mon jugement, n'est point fondée sur la delineature de l'alphabet hebreu, comme les Juifs nous veulent persuader, mais est la *magie celeste* ou *celeste astrologie*, qui lit les evenements dans les astres, et ce sans aucune supputation astrologale, mais d'une façon cogneue aux Adeptes) et de toutes les sciences qu'on acquiert de la lation superieure, dont j'en ay faict quelque touche et petite chanterelle, au livret *de Magnetismo*, mais encore plus que cest ulceré siecle permet.[82]

Malgré leur affinité fondamentale dans l'approche du monde naturel et de l'action magique, Van Helmont insiste sur la divergence d'idées. En effet, Gaffarel attribue des vertus sidérales *ex opere operato* à tous les talismans fabriqués dans le respect scrupuleux du temps astrologique alors que Van Helmont, comme Marsile Ficin dans le *De vita cœlitus comparanda* (1489, XXI), met l'accent sur la disposition intérieure de l'officiant (*Olympus novus*) et établit une distinction entre talismans (*gamaheu*) naturels et talismans artificiels. « Les gamaheu naturels[83], nous raportons *ad spiritus ascendentales astrorum*, et les artificiels, « comme dict est, ad potentissimum

80. La seconde partie de l'ouvrage de Gaffarel s'intitule : « De la sculpture talismanique des Persans, ou fabrique des figures ou images sous certaines constellations » (chap. III, 94-128).
81. Tout en croyant à l'influence des astres sur le corps humain, Van Helmont ne croyait pas à l'astrologie.
82. Mersenne, *Correspondances*, II, 532, ligne 40 – 533, ligne 66.
83. Cf. Gaffarel (1629, V, 149-222).

influxum Olympi novi, qui in confirmamento microcosmi nutualiter (sic dicam) consistit, et formatur »[84].

Pour les mêmes raisons, Van Helmont reproche à Gaffarel de ne pas avoir considéré l'influence de la parole, car elle tire son pouvoir de l'*Olympus novus.*

> De mesme il n'a entendu la source des puissances qui sont les paroles[85]. *Constellatio in Olympo novo, ubi verbum primarium sedet, cujus verbum externum ac prolatum non est visi signatura ac figura ex instituto, prout et scriptura vel character aut sigillum. Quae omnia pendent ex intimo verbo constellato.* Aultrement les paroles sont toutes superstitieuses et diaboliques. Aussi l'influence du ciel, plus sur des choses arficieles que natureles, est une niaiserie, si l'on admect ladite puissance *Olympi novi*, qui soit comme gouvernante et moderatrice des influences, comme dict est.[86]

Il conclut que, n'ayant pas compris que les paroles et les figures gravées tirent leur énergie de l'imagination humaine, Gaffarel (1629, 311) se trouve à nier la force des paroles dans la cure des blessures[87]. Van Helmont reviendra ailleurs sur l'ouvrage de Gaffarel[88]. Il n'est pas le seul à le critiquer, car le père Roberti puis Charles Sorel, sous le pseudonyme de Sieur de l'Isle et enfin Jean-Baptiste Morin, dans un livre posthume[89], écriront contre lui. Il trouve par contre un défenseur en la personne de Jacques Gauffridi, qui fut plus tard principal ministre du duc de Parme[90].

5. Charles Sorel ou la force du bon sens

Dans le grand vacarme suscité par les *Curiosités inouyes*, une voix se lève contre l'interprétation talismanique de l'hopliatria. C'est la voix d'un homme de lettres, un personnage qui n'a jamais fait d'expérience directe

84. Mersenne, *Correspondances*, II, 534, lignes 70-4. Cf. Helmont (*TSA*, [1621], 504) : « Quomodo parantur sigilla efficacia. Sed constellatio, quae influxit in chalybem (et omne fortassis sigillum) ex coelo microcosmico, id est ex Olympo nostro, fluit ; irrita fuerunt idcirco sigilla, quae non a mago, in phantasiâ suâ exaltato, cuderentur ; interiores nempe entitates et phantasiae, cedere coguntur nostrae, per quam *sapiens dominabitur astris ;* imperio cujus subjecit rerum parens, quidquid coelo conclusum est. »
85. Cf. Gaffarel (1629, XV, 304-379).
86. *Ibid.*, 534, lignes 84-94.
87. Mersenne, *Correspondances*, II, 535, lignes 112-9.
88. Helmont, *Tumulus pestis* [1644], dans *Ortus medicinae* (Amsterdam, 1652, 873-874).
89. *Astrologia Gallica*, Hagae-Comitum, 1661, 493-494.
90. Jacques Gauffridi, *Paraphrasis enconomastica pro Curiositatibus inauditis Jacobi Gaffarelli*, Parme, 1634, 30.

de l'*hopliatria* mais qui, ayant lu une large partie de la littérature médicale à ce sujet, estime pouvoir formuler un jugement personnel. Charles Sorel, sieur de Souvigny, occupe en effet une place singulière dans l'histoire des querelles sur les cures sympathiques[91]. Bien que son approche de l'hopliatria soit assez superficielle, c'est l'un des premiers à porter son attention sur le style argumentatif des traités en faveur de l'hopliatria et en particulier sur leur manque de rigueur dans l'usage du raisonnement analogique. Son traité *Des Talismans* (1636) propose un aperçu historique de l'onguent armaire. Son propos est bien lucide. Il approfondit l'interprétation talismanique de l'action de l'onguent. Placée à la fin d'un long traité critique sur le pouvoir des talismans et présentée dans une section de quatre-vingt pages constituant un traité en soi, l'hopliatria constitue pour lui l'exemple le plus risible de talisman que le siècle précédent ait inventé et sur lequel ses contemporains continuent de disserter et de polémiquer. En tant qu'homme de lettres, Sorel en offre une vision presque entièrement dépouillée de ses atours médicaux. C'est une source précieuse, car son traité *Des Talismans* reflète une des façons possibles dont un homme cultivé du XVIIe siècle pouvait percevoir la médecine sympathique. L'analyse de ce traité permet de démontrer d'abord que, même si l'importance de la causalité imaginaire n'est pas très visible, certains indices dessinent un parcours interprétatif s'y rattachant. Il en découle que « *la force d'une imagination bien dirigée* » est dans cet ouvrage, comme dans d'autres, le tronc commun de la critique que les savants laïcs opposent à l'argument de l'influence astrale. C'est sur ces bases que Sorel développe la métaphore du talisman. Comme il est dit par lui-même :

> Or ce traité de l'onguent sympathique a esté joint à celuy des Talismans, parce qu'en effet cet unguent doit estre un veritable Talisman, puisqu'il est fait sous une certaine constellation, et que l'on veut qu'il opère par sympathie sur des choses dont il est esloigné, ainsi que l'on prétend que les Talismans ayent du pouvoir sur beaucoup de choses qu'ils ne touchent point. Or puis que Monsieur Gaffarel appuye ses Talismans de l'exemple de la cure magnétique de cet onguent, il a été à propos d'en faire des recherches pour joindre aux observations qui ont été faites sur son livre.[92]

La médecine officielle préconise ordinairement des remèdes pour la guérison des plaies dont l'efficacité ne fait pas de doute. Pourquoi donc faudrait-il faire appel à des remèdes extraordinaires ? Dans certains pays, il y a des herbes ou des sucs avec lesquels on compose des onguents qui ont un effet plus prompt que les autres. Tout cela se fait cependant dans le

91. Sorel (1636, 337 – 417).
92. *Ibid.*, 416-7.

respect de l'ordre causal classique, qui est d'appliquer le remède sur le mal. Toute autre manière de soigner des blessures est qualifiée de déraisonnable et de surnaturelle dès les premières pages du traité. Toutefois, ajoute-t-il, en ces derniers siècles quelqu'un a inventé la composition d'un onguent qui prétend guérir les plaies en l'appliquant sur l'épée qui les a faites ou sur un bâton ensanglanté.

Il rapporte ensuite la recette de l'*Archidoxis magica* mais sans en citer la source bibliographique. Il présente aussi celle de Croll[93], complétée avec les observations du chimiste sur les différentes manières de traiter la plaie. Il souligne qu'il ne faut pas coudre la blessure et qu'il suffit de la bander et de changer tous les jours le linge en y mettant une compresse trempée dans l'urine du malade. Il demeure néanmoins interrogatif sur la destinée du sang resté sur l'épée de l'ennemi, au cas où on n'a pas pu se la procurer. En effet, cette portion de sang continue d'avoir une sorte de relation spirituelle avec le sang et le corps tout entier du blessé. Pourquoi cela ne devrait pas porter une mauvaise ou bonne influence sur la santé du blessé ? Tout se passerait-il dans l'espace psychique formé par l'intentionnalité de l'officiant et la croyance du blessé, finement manipulée par l'officiant ? Sorel connaît pourtant la pensée des maîtres de l'*hopliatria* qui ont affirmé qu'il suffisait d'avoir un petit bâton et de le fourrer dans la plaie jusqu'à ce qu'il soit teint de son sang et ainsi de suite. Il objecte cependant que l'application de l'onguent sur l'arme est inutile et qu'il vaudrait mieux tourner sa propre attention vers le corps du blessé pour étudier les merveilleux effets de la nature. Il attaque aussi les tenants de l'onguent des armes qui expliquent toute chose par la correspondance entre microcosme et macrocosme et, plus spécialement, à travers les sympathies imprimées par la puissance des astres. Il évoque des exemples classiques de sympathie

93. Sorel (1636, 340) : « Il faut prendre de la graisse de sanglier et d'ours autant de l'une que de l'autre, la faire bouillir pendant une demi-heure dans du vin avec un feu lent, ensuite y verser de l'eau froide et recueillir la graisse qui nagera au dessus, laissant le reste. Puis, il faut prendre encore des vers de terre, les laver dans du vin et les faire sécher au feu dans un pot bien couvert. Il faut, avec cela, du cerveau de sanglier, du santal rouge, de la mumie, de l'hématite, une once de chacun. Et enfin il faut avoir de l'usnée, au poids de deux noisettes, prise du corps d'un homme qui ait souffert une mort violente. Il faut aussi avoir raclé le crâne lorsque la lune est en son croissant et qu'elle se trouve en une bonne constellation, spécialement si elle est jointe à Vénus et fort éloignée de Mars et de Saturne. Ayant amassé toutes ces choses et broyé ce qui est sec, il y faut mêler les graisses pour composer l'onguent que l'on désire, et cela doit se faire lorsque le soleil est au signe des Balances. Cet onguent doit être gardé soigneusement dans une boîte et s'il vient à se sécher par succession de temps, il le faut ramollir avec les mêmes graisses de sanglier et d'ours, ou bien avec du miel vierge. »

comme celle entre l'aimant et le fer, l'ambre et la paille, l'héliotrope et le soleil, le vin des caves et les vignes en fleur.

Cet onguent, sympathique par sa propre composition et par son mode d'application, est dit aussi « constellé » par son mode de préparation, d'autant qu'il emprunte ses forces à l'influence des astres qui engendrent et régissent les correspondances du monde. Sorel évoque ainsi la question de la « sphère d'activité », car l'ambre, préalablement frottée, attire la paille seulement si elle est mise toute proche et l'aimant attire le fer toujours dans un certain espace, par ailleurs assez proche. C'est pourquoi il soutient que cet exemple ne rend pas compte de la vertu de l'onguent « sympathétique que l'on ne prétend pas seulement faire opérer du bout d'une chambre à l'autre, ou d'une à l'autre maison, mais jusqu'à plus de vingt lieues. Et si l'aimant, que l'on croit être le corps le plus pourvu de sympathie ne peut le faire, comment le fera cet onguent que l'on croit seulement luy estre semblable en quelque chose ? »[94].

De plus, les autres phénomènes paradigmatiques de sympathie cachent des impostures ou sont invérifiables. Le vin se trouble dans les fûts au printemps à cause de la saison et non par une sorte de sympathie secrète entre l'un et l'autre, semblables par nature. Il est intéressant de remarquer que Sorel a le courage de sortir des schémas habituels des arguments d'autorité, sans doute en raison de sa formation. Nous le constatons à plusieurs endroits. Par exemple, dans la première partie de son essai sur l'onguent armaire, lorsqu'il présente l'hopliatria, il ne cite aucun auteur. Il ne parle que de « tenants » et de « ceux qui objectent ». Son recul vis-à-vis des *auctoritates* répandues dans les Universités est particulièrement lisible lorsqu'il doute des observations les plus établies de l'histoire naturelle.

À propos des vignes qui sympathisent avec le vin dans les caves, par exemple, il remarque avec le bon sens le plus terre-à-terre : « Mais où a-t-on fait ces observations ? Fait-on des voyages pour aller remarquer si les vignes sont en fleur à cent lieues loin, lorsque le vin est agité, ou bien en cherche-t-on des nouvelles? »[95]. Cette objection serait difficilement venue à l'esprit d'un magnétiste, soucieux de convaincre le lecteur par sa rhétorique plutôt qu'en vertu d'un *experimentum*. L'exigence de preuves expérimentales et la nécessité de tout passer au crible de la critique sont plus sensibles chez un « touriste » comme Sorel, sans doute bien informé des méthodes de Galilée et de Descartes, que dans la littérature proprement médicale se cramponnant encore aux *auctoritates* anciennes.

94. Sorel (1636, 354).
95. *Ibid.*, 360.

Néanmoins, si on admet que le principe, reconnu par les magnétistes, selon lequel « chaque chose obéit à une autre qui est supérieure et dont elle dépend », découle de l'observation de phénomènes de sympathie naturelle, comme la relation entre le soleil et certaines plantes, les vignes et le vin, l'aimant et le fer, dans le cas de l'onguent armaire le rapport de forces se trouve inversé. Dire que l'onguent appliqué sur le sang peut guérir la plaie, c'est vouloir que le sang agit sur le lieu dont il est extrait et qu'à mesure que l'onguent produise un changement, il en arrive aussi à la plaie dont il provient. Pourtant, personne n'a jamais vu que le fer fait mouvoir l'aimant, que l'aimant agit sur le Pôle, l'héliotrope sur le soleil et le vin sur la vigne. Comment donc le sang qui est séparé du corps aurait-il un pouvoir quelconque sur la plaie dont il est sorti, ou sur le reste de la masse du sang ? Le contraire serait plus plausible. La masse de sang du blessé ou de la plaie devrait faire changer le sang coulé à l'extérieur. « Nous connaissons maintenant que l'on s'est servi de preuves qui n'ont aucun rapport, puis qu'elles sont toutes contraires ». Voilà un autre argument dans l'histoire de nos querelles hopliatriques. Puis, à propos de la sympathie, Sorel relate la croyance que le sang coule des plaies d'un mort au passage du meurtrier (la *cruentatio cadaveris*), les effets de l'imagination de la mère sur le fœtus, l'histoire de celui qui perdit le nez qu'on lui avait fait croître par artifice[96] et d'autres exemples de sympathie naturelle des plantes et des animaux tirés de Fracastor[97]. Sorel met aussi en relief l'usage abusif que les magnétistes font du principe d'induction.

> Quand il y aura encore au monde d'autres sympathies très véritables, serait-ce à dire qu'il y en devrait avoir entre le sang qui est sur l'épée et les plaies dont il est sorti ? Quoy pour ce qu'il est vrai qu'il se trouve des convenances entre certaines choses, un nouveau Docteur nous pensera-t-il prouver qu'il s'en doit rencontrer aussi entre toutes les choses qu'il lui plaira choisir. L'on remplit tout entiers d'exemples de sympathie qui la plus part sont faux, mais quand ils seraient vrais, l'on n'a encore rien gagné. S'il y a de la sympathie entre ces choses, il n'y a point entre celles dont nous

96. Sorel (1636, 369-70) : « Pour ce qui est du premier point de donner à la chair et au sang séparés une vie semblable à celle du corps dont ils procèdent, l'on rapporte l'exemple d'un gentilhomme qui, ayant la moitié du né coupée, loua un pauvre homme à prix d'argent pour permettre qu'on lui fît une incision dans le bras où le Chirurgien fourra sa moitié de nez qui repris chair et fut après fort bien formée ; mais à quelques années de là ce bout de nez tomba en pourriture et l'on sut que c'était qu'en même temps celui qui avait prêté son bras était mort. L'on pense que cela arriva par sympathie et que la chair de ce nez ne pouvait subsister après que le corps dont elle avait été tiré n'était plus vivant ». Cf. Tagliacozzi (1597).
97. Sur les flammes qui se joignent, les gouttes d'eau qui s'unissent et les corps qui s'attirent mutuellement par leurs qualités communes.

> parlons. Ce qu'il y a répliqué : c'est que si l'on rencontre de la sympathie entre quelque chose semblable, il y en doit avoir en toutes. Nos adversaires étant poursuivis de si près sont contraints de déclarer la meilleure partie de leur secret : les cérémonies nécessaires pour ranimer les choses mortes séparées du corps comme le sang et la chair.[98]

Tout en ne mettant pas en cause le système des sympathies et antipathies naturelles, Sorel remarque que les généralisations s'appyant sur le raisonnement inductif tendent à dissimuler la composante irrationnelle et magique de la cure. La multiplication exponentielle des sympathies tend à éluder les vrais problèmes. En effet, dans les écrits des magnétistes, toute *similitude* rend possible une *sympathie*. Il montre ainsi qu'en utilisant leurs mêmes stratégies rhétoriques il n'est pas très difficile d'en dénicher les aberrations.

> Pour moi, je dirai que ce bout de nez, n'étant pas d'une chair fort naturelle, ne devait pas toujours durer, et que par hasard il était arrivé qu'il était tombé au même temps que cet homme était trépassé. C'est au cas que cela soit vrai, mais je ne crois pas que l'on puisse faire croître ainsi un nez par artifice, et quand cela serait, s'il était fort bien venu, je tiens qu'il ne périrait pas, encore que le corps, qui lui aurait donné la naissance et l'aliment, mourût. Par cette raison les enfants devraient mourir lorsque leur mère mourrait. Que si les corps qui ont donné la naissance à d'autres, ne les changent point par le changement qui n'arrive qu'en eux-mêmes, comment serait-il possible que ces corps qui en dérivent et qui sont moindres, eussent du pouvoir sur eux ?[99]

Après les aberrations liées à ce que Fludd nommait « anatomie mystique du sang », Sorel étudie de plus près l'entrelacs d'absurdités formé par la théorie des pouvoirs de l'imagination qui, de plus, prétendrait unifier de façon cohérente le château de carte des systèmes des *sympathistes*.

> Il n'y a donc point ici de preuve pour notre second point qui est celui qui nous importe maintenant, et il ne semble pas que le sang séparé doive agir sur celui qui demeure dans le corps. Mais ce n'est pas tout d'animer le sang séparé (disent ces ouvriers merveilleux). Il faut trouver des moyens qui lui donnent une continuité avec la masse complète et c'est là que doivent cesser toutes les objections que l'on leur a fait jusqu'à cette heure de la distance qui nuit [372] à l'action. Que tout ce sang étant en sa continuité est agité par la force de l'imagination et de la passion dont nous voyons d'étranges effets. Que les femmes grosses s'étant imaginé quelque objet, leur sang en prend l'impression et la porte à l'enfant qui est dans leur ventre, et que le sang d'un homme qui a été tué vient à bouillonner et à sortir de la plaie en présence du meurtrier, à cause de la colère qui s'y est imprimée contre l'ennemi, laquelle vient à se réveiller lorsque de certains es-

98. Sorel (1636, 368-9).
99. *Ibid.*, 370-1.

prits qui sortent des corps lui font sentir sa venue. Je réponds à ceci premièrement que la comparaison que l'on prend de la femme grosse n'est point à propos, d'autant qu'il n'y saurait avoir une continuité pareille entre le sang qui étant séparé de la plaie est séché sur une épée à vingt lieues loin [373] et le sang et les esprits d'une femme qui agissent sur son propre fruit, bien que celui qui veut faire la cure par le moyen de son onguent pense opérer encore par imagination.[100]

Au nom d'une sorte de consubstantialité entre les vapeurs qui modèlent le sang et l'imagination humaine, les puissances formatrices, cicatrisantes et agglutinantes du sang s'exercent de concert avec une activité imaginative qui, contrairement à ce qu'on pourrait penser, n'a pas besoin des facultés de l'âme rationnelle, ni du battement du cœur, pour être « sensible ». Dans la perspective médicale des magnétistes, la vie, ne l'oublions pas, siège dans le sang, bien plus que dans le cœur, dans le cerveau ou dans le foie.

L'esprit de l'homme n'a point de pouvoir sur les choses extérieures et éloignées. Quand au corps navré, dont le sang rejaillit vers l'homicide, je sais bien que c'est en cela que les adversaires se promettent de triompher. Ils croient que c'est un effet qui montre parfaitement que les choses corporelles ont du sentiment les unes pour les autres et que cela se fait malgré la distance. Chacun admire un cas si étrange et les curieux font de grands discours pour en savoir précisément la raison. Mais n'est-ce pas être bien de loisir et perdre sa peine à crédit, si premièrement l'on ne sait si cela est vrai ? [374] A-t-on vu toujours le corps d'un homme tué saigner devant le meurtrier ? N'a-t-il point aussi saigné quelque fois devant d'autres ? Ne considère-t-on pas qu'il n'y aucune raison qui montre que cela se doive faire et que c'est une folie de dire que dedans le corps d'un mort il demeure un esprit de colère et de vengeance, puis que les passions ne se logent que dans l'âme sensitive qui n'y est plus ? L'on dit que cette âme a donné son impression au sang. Il est vrai qu'elle l'a échauffé de courroux, mais quand elle est partie, elle l'a laissé tout froid et puis quand il demeurerait chaud, pourquoi se jetterait-il vers son ennemi, plutôt que vers un autre ? Il faudrait qu'il ait du jugement pour cela et qu'il discernât les hommes, ce qui n'appartient qu'à l'âme raisonnable, qui n'y fait plus sa demeure. [375] Que si quelques uns disent que cela se fait par permission divine, afin que le meurtrier soit découvert et puni, je leur accorde que cela se peut faire de cette sorte, parce que Dieu est tout puissant. Mais en ce cas là ils n'ont pas encore gain de cause, pour ce qu'il ne leur sert de rien d'amener en exemple une chose surnaturelle, étant besoin d'un effet naturel.[101]

100. *Ibid.*, 371-3.
101. *Ibid.*, 373-5

Encore une fois l'argumentation par analogie montre ses limites. Les critiques de Sorel dénoncent le style de raisonnement scientifique des magnétistes qui, à partir des mêmes données empiriques, parviennent à soutenir des thèses contradictoires.

Dans la deuxième partie de son dur réquisitoire, Sorel passe en revue les moments saillants de l'histoire de l'hopliatria. Il attribue à Paracelse la paternité de l'onguent sympathique : « un onguent admirable pour les blessures ». Dans le même style que ses remarques précédentes, il s'en prend aux indications « pharmaceutiques » pour l'élaboration de la mumia.

> Je m'étonne encore que cet onguent puisse guérir des plaies de chevaux. Paracelse veut qu'il y entre de la graisse d'homme, de la mumie et du sang humain. C'est pour faire paraître que les choses agissent par sympathie sur le corps des hommes à cause de la ressemblance, qui s'il en veut aussi guérir les chevaux, il me semble qu'il faudrait qu'il ordonnât que l'on prît de leur sang, de leur graisse et de leur chair et que l'on cherchât ce qui pourrait croître sur leur tête exposée à l'air, ainsi qu'il ordonne de faire pour les hommes.[102]

Sorel critique aussi la partie du texte paracelsien où il recommande d'ajouter une once de miel et une drachme de graisse de bœuf à la préparation de l'onguent admirable pour qu'il devienne une *Waffensalbe.* Il tourne ainsi en ridicule le scrupule des hopliatres quant à la confection de l'onguent.

> N'est-ce pas une grande folie de croire que pour avoir ajouté ces deux choses à cet onguent, cela lui ait donné toute une autre vertu ? Quel rapport y a-t-il du miel et de la graisse de bœuf avec le fer, pour faire qu'étant mêlés en un onguent, l'application qui s'en fait sur une espèce guérisse la plaie qu'elle a faite ? Quelles accointances ont aussi les autres drogues avec le bâton, et d'ailleurs comment tout cela s'opère-t-il sur des choses qui n'ont point de vie ni de sentiment ? Paracelse croit-il qu'il soit plus malaisé de guérir la plaie en appliquant l'onguent sur les armes qui ont fait le coup, que sur un bâton ensanglanté ? Ni l'un ni l'autre ne servent de rien, mais pourtant quelques uns ont cru que cela avait plus d'apparence sur les armes. Pour lui, il ne fait point paraître son opinion. C'est pourquoi ceux de la secte ont jugé cela égal. Oswaldus Crollius, qui est le plus estimé d'entre eux a mis cela dans l'indifférence et n'a prescrit qu'un seul onguent pour l'un et pour l'autre. Il se fait de cette seconde manière qui est dans notre traité [...][103]

102. *Ibid.*, 393.
103. *Ibid.*, 394.

La variété des recettes est pour Sorel une preuve supplémentaire de la charlatanerie de la médecine magnétique et du fondement *imaginaire* de son efficacité.

> Le principal y demeure toujours, comme la momie, le sang humain et l'usnée. Toutefois nous lui demanderons pourquoi il a ajouté des vers de terre et de la graisse de sanglier et d'ours ? [396] [...] Mais quelle raison aurons-nous de gens qui ne sont pas raisonnables ? Ils ne savent pourquoi ils ont ordonné cela et ce n'a jamais été que par bigearrerie. L'on dit aussi que quelques soldats allemands qui se mêlent de faire de l'onguent des armes se contentent de prendre de la graisse de porc à faute d'autre et n'y mettent ni mumie ni usnée, ce qui fait connaître que toutes ces choses sont vaines. Pour ce qui est d'appliquer l'onguent sur l'épée qui a fait le coup ou sur un bâton ensanglanté, l'on n'est pas encore arrêté là, l'on a dit que cela se pouvait faire sur la chemise ou sur le pourpoint du blessé ou sur ses chausses si c'était [397] par là que les plaies eussent été faites et qu'il y en eût du sang. En effet cela est aussi à propos que d'autre sorte. L'on connaît bien qu'il n'y a autre mystère en cette cure que d'avoir du sang du blessé, et cela étant l'on ne devait point faire de distinction d'entre un onguent et l'autre pour servir aux bâtons, aux épées ou aux chemises. Il fallait dire que cet onguent pouvait guérir les plaies étant appliqué sur quoi que ce soit où il y eût du sang du blessé.[104]

Pour ce qui est de guérir les plaies en appliquant le remède sympathique sur le pourpoint, le Sieur de l'Isle raconte ici une anecdote factice extraite de l'*Histoire trage-comique de notre temps, sous les noms de Lysandre et de Caliste* (Paris, 1616) de Vital d'Audiguier, sieur de Ménor[105].

> [Je le fais parce qu'] écrivant en français, il n'y en a guère de ceux qui aiment cette langue et qui se plaisent aux gentillesses du monde qui n'aient connaissance de ce livre. D'ailleurs le sieur d'Ardiguier [sic !] qui l'a composé, nous a assuré autrefois qu'encore qu'il ne fût pas vrai que tout ce qu'il attribuait à son Lysandre fût arrivé à un seul homme, si est-ce que tous les accidents qu'il décrivait étaient vraiment arrivés à quelqu'un. Il peut bien pourtant avoir écrit des choses sur le simple rapport d'autrui. Tant y a qu'au troisième ou quatrième livre de son histoire de Lysandre il dit que ce cavalier avait été fort blessé par des gens qui l'avaient voulu assassiner, fut guéri en peu de jours par un homme qui ne vit jamais que son pourpoint ; et cela devait être fait par l'onguent de sympathie, quoi que

104. *Ibid.*, 395-7.
105. Roman de grand succès, traduit en hollandais, allemand, italien. Parmi ses éditions, les plus importantes sont celles de Paris 1616, 1624, 1625 ; Lyon, 1633 ; Rouen, 1645 ; Paris, 1667 ; Amsterdam, 1665 (trad. holl. par G. Heermans) ; Venise, 1671 (trad. par M. Bisaccioni) ; Amsterdam, 1650 (trad. all. par Ph. von Zesen). Cf. G. Ardenne de Tizac, *Étude historique et littéraire sur Vital d'Audiguier*, Paris, Dupret, 1887.

> d'Ardiguier ne le dise pas, n'ayant pas peut être connaissance des secrets des allemands et n'ayant pas lu leurs livres.[106]

La divagation littéraire de Sorel n'est pas injustifiée dans l'économie de son argumentation. Elle a un rôle didactique. Elle montre au lecteur le genre littéraire dans lequel les cures magnétiques sont dignes de figurer : le conte d'imagination, le récit fictionnel. Un autre récit, inclus dans la monumentale *Astrée* (1631) d'Honoré d'Urfé, est évoqué par Sorel pour davantage étayer sa thèse.

> Je veux parler des Bergeries d'Astrée, où Celidée qui s'était défiguré le visage avec une pointe de diamant pour n'être plus agréable aux yeux d'un jeune homme passionné, étant après mariée à celui pour qui elle se réservait, fut conseillé de recouvrer sa beauté et de rouvrir ses plaies pour ensanglanter un bâton, et l'envoyer à un médecin étranger qui appliquant un certain onguent dessus, devait non seulement guérir les plaies, mais en effacer les cicatrices, à quoi elle consentit et cela arriva comme l'on lui avait proposé. Voilà une opération qui se fait par le bâton, mais elle est encore plus grande que les auteurs allemands ne promettent. Ils assurent de guérir les plaies, non pas d'ôter les cicatrices. Mais quand ils le diraient, l'on les croirait autant de l'un que de l'autre. Ces choses sont supportables pour des livres fait à plaisir, dedans lesquels l'on sait bien qu'il y a mille autre impossibilités ; mais d'assurer cela pour vrai dans des livres que l'on fait pour l'utilité publique, et pour enseigner des remèdes à toute sorte d'accident, c'est tromper le monde. Nous connaissons assez que cette cure n'est point naturelle et que ce que l'on en dit n'est pas véritable, ou bien que cela s'est fait par sorcellerie.[107]

Bien sûr, il est plus prudent et commode pour Sorel, surtout après le procès de Galilée (1633) et l'incarcération de Van Helmont (1634), de ne pas laisser trasparaître le moindre assentiment à l'égard d'une pratique médicale en odeur de sorcellerie et qui, de surcroît, est révérée par les auteurs allemands, c'est-à-dire les médecins protestants.

> L'histoire du sieur d'Ardiguier s'accorde encore à ceci, car il dit que quelque temps après que Lysandre fut guéri étant allé en voyage, il tomba malade à l'extrémité et vomit des miroirs, des images de cire, des ganifs[108], des escritoires, et autres choses prodigieuses, ce qui était un témoignage qu'il avait été guéri par sorcellerie et que comme le diable ne fait rien pour rien et envoie un mal pour un autre, cette fâcheuse maladie était l'usure du bienfait qu'il avait reçu pour avoir été si tôt guéri de ses plaies. Il y a des observations à faire sur ce vomissement étrange, dont les remarques du

106. *Ibid.*, 398.
107. *Ibid.*, 399-400.
108. Le « ganif » ou « canif » est un petit couteau qui servait à tailler des plumes.

dixième livre du berger extravagant font quelque mention. Je renvoie librement le lecteur à cet Anti-Roman, car il rapporte en beaucoup d'endroits des choses qui peuvent servir d'éclaircissement à tout ce qui est ici.[109]

Le roman de Vital d'Audiguier se révèle donc bien plus instructif que les textes conformes à la fausse science paracelsienne, comme celui de Gaffarel. Il enseigne à bien penser, c'est-à-dire à penser en conformité avec d'autres logiques, plus pieuses, plus pacificatrices, plus civilisées et plus civiques. Sorel semble suggérer que le temps des délires subjectifs d'illuminés mélancoliques est bel et bien révolu. Même si les illuminations étaient véridiques, on ne pourrait les poser comme fondement d'une cohabitation civilisée, encore moins de la vie politique d'un État.

Que l'histoire de la maladie de Lysandre soit vraie ou fausse, cela montre pourtant l'opinion que l'on doit avoir d'une telle guérison, comme celle qui se fait en appliquant l'onguent sur une épée ou sur un pourpoint. [...] Toutefois plusieurs résistent à cela soutenant que l'onguent des armes a des véritables effets et très naturels, sur quoi l'on allègue Baptiste Porta, qui dit que Paracelse avait donné de cet onguent à l'Empereur Maximilien. Mais comment le sait-il et puis, quand cela serait, est-ce à dire que cet onguent peut servir à ce qu'il dit ? Qui doute qu'on ne puisse faire une composition de toutes les drogues que Paracelse ordonne ? J'en excepte l'usnée qui est très difficile à trouver ; mais quand il n'y en aurait point, l'opérateur peut faire croire qu'il y en a.[110]

La supercherie est évidente. La cure n'a d'autre vecteur que le pouvoir de la croyance, la *faith-healing*. Pourtant, quelques écrivains ont montré que « cela se devait faire par force de raisons, et il s'est émue là dessus une grosse querelle ». Sorel résume ainsi avec beaucoup de verve la controverse Goclenius-Roberti[111], puis la dispute entre Van Helmont et Roberti[112]. Il en conclut que même l'efficacité réelle de la causalité *imaginaire* est à récuser, car elle puise son action dans la force de la superstition.

Au reste quoi qu'il soutienne que cette cure ne soit point superstitieuse et qu'elle ne demande ni la foi ni l'imagination, si est-ce que ni lui ni les autres qui en ont parlé n'ont su rendre autre raison du transport des vertus magnétiques, que le secours de l'esprit universel du monde, auquel celui qui opère se joint par le désir et l'imagination. [414] D'ailleurs ils veulent que l'onguent ait été composé à de certains jours avec des observations qui, étant inutiles, la superstition en est évidente. C'est en vain que Helmontius

109. *Ibid.*, 400-1.
110. *Ibid.*, 403.
111. *Ibid.*, 405-9.
112. *Ibid.*, 409-12.

> croit encore défendre son onguent par les louanges qu'il donne au premier inventeur. L'on sait quel homme était ce personnage. Sur ce que le jésuite Robertus avait dit qu'il ne serait pas à croire qu'une telle puissance naturelle que celle de l'onguent sympathétique eût été si longtemps cachée au monde, et qu'elle eût attendu à se montrer à la venue de Paracelse, Helmontius lui demande pourquoi le bienheureux Ignace n'est point venu plus tôt au monde pour fonder un ordre si profitable à toute la chrétienté et lui dit que Dieu, qui fait ses présents sans aucune contrainte, les donne quand il lui plaît.[113]

D'autres auteurs ont discuté l'hoplochrisma mais ils ne méritent pas d'être évoqués — ajoute Sorel — puisqu'ils n'ont fait que répéter les propos de leurs prédécesseurs. C'est le cas, entre autres, de Gaffarel et de ses *Curiosités Inouïes*, puisque le sujet s'avère être le véritable mobile de son discours[114]. Pour finir, le traité *Des Talismans* témoigne d'un bouleversement dans la perception des cures magnétiques dans les milieux cultivés. Il en a assez de ces débordements de l'imagination romanesque dans une science dont la caractéristique principale doit devenir l'utilité publique ! Cessez les délires, fruits d'une imagination mélancolique ou plutôt canalisez votre imagination bouillonnante dans le domaine qui vous convient, qui correspond le mieux à vos inclinations, afin que les logiques dominantes ne puissent plus stigmatiser vos comportements. Voilà l'opinion de Sorel, inscrite en filigrane tout au long de son propos.

6. La dispute Papin / Cattier

Avec la révolution pharmaceutique qui mène certains théraupeutes à préférer la poudre de vitriol à l'onguent armaire, le conflit réapparaît dans la dispute entre Nicolas Papin et Isaac Cattier, tous deux médecins. Papin, mort en 1653, a affirmé sa renommée dans la ville de Blois[115]. On a peu de détails sur sa vie, car on ne connaît précisément ni sa date de naissance, ni le lieu du décès. Il exerce la médecine à Blois et à Alençon. Il s'est fait connaître par quelques traités et dissertations sur des points de médecine et d'histoire naturelle, comme la salure ou le flux et le reflux de la mer.

113. *Ibid.*, 414.
114. *Ibid.*, 417 : « D'ailleurs, puis que Monsieur Gaffarel appuye ses Talismans de l'exemple de la cure magnétique de cet onguent, il a esté à propos d'en faire des recherches pour joindres aux observations qui ont esté faites sur son livre. »
115. Selon les DESM de Dechambre (1884, II, 20, 485), Nicolas est l'oncle de Denis Papin (1647-1714), inventeur de la machine à vapeur. Panckoucke (1824, VI) et Éloy (1778, 459) le disent père de Denis et oncle du théologien calviniste Isaac Papin.

Cattier, quant à lui, est né à Paris et étudie à Montpellier, où il est reçu docteur en 1637 avant de devenir médecin ordinaire du roi Louis XIV.

Le premier ouvrage impliqué dans cette dispute date de 1647. Il s'agit de la « Dissertation sur la poudre sympathique » (*De pulvere sympathetico dissertatio*) de Nicolas Papin, achevée à Padoue le premier septembre 1646[116]. À cette époque, Sauvageon a attesté l'introduction du remède en France. Digby prononcera dix ans plus tard son *Discours* sur la poudre de sympathie, dont il affirmera avoir fait usage depuis 1625. La composition du remède a pris une forme nouvelle. Peut-être Papin ne fait-il que reprendre une recette et des discours scientifiques courants lorsqu'il fait publier à Paris son traité. Il fait choix, dans l'arsenal si riche de la médecine magnétique,

> [...] de cette poudre dont tout le monde parle avec tant d'avantage, de la quelle la découverte s'est faite depuis peu d'années et qui, au grand avantage du genre humain, est en vogue presque chez toutes les nations et de laquelle les fréquentes expériences que nous en avons faites nous ont aussi enseigné la vertu.[117]

Cette indication coïncide avec les textes de Digby. Papin présente la poudre non seulement comme un remède très à la mode mais aussi comme un exemple de la supériorité de la science des modernes sur celle des anciens. Il remarque en effet que « si dans notre siècle il s'est découvert quelque Secret admirable dans la Medecine, qui doive confirmer cette opinion[118], ce doit être cette merveilleuse manière de guérir les playes receuës sur le corps humain, par l'application de la Poudre de Sympathie dont la découverte est toute nouvelle »[119]. Tout le monde en convient. Le modernes sont plus éclairés que les anciens parce qu'ils ont découvert « les plus secrettes opérations de la Nature » permettant de faire recouvrer la santé

116. Nous citons d'après la traduction française publiée à Rouen en 1673 dans une brochure incluant le *Discours* de Digby (pages 1-151). Le texte latin a été réimprimé dans le *TSA* (1662, 143-64).
117. Papin (1673 [1647], 180-1).
118. Papin fait référence à l'idée exprimée par Senèque (*Quest. Nat.*, XV, 30), selon qui « la Nature mère de toutes choses, n'est pas si prodigue de ce qu'elle a de plus rare et de plus secret, qu'elle l'expose tout à la fois. Tout le monde ne penetre pas dans ses mystères, et ils ne sont pas ainsi connus à un chacun, elle les reserve comme dans un lieu sacré. Aussi est-ce que dans un temps on n'en découvre qu'un, et dans un autre un autre ». (*Rerum natura sacra sua non semel tradit. Initiatos nos credimus, in uestibulo eius haeremus. Illa arcana non promiscue nec omnibus patent ; reducta et interiore sacrario clausa sunt, ex quibus aliud haec aetas, aliud quae post nos subibit aspiciet*).
119. *Ibid.*, 159.

aux désespérés. Mais suivons l'ordre de son argumentation. Après avoir entendu parler du nouveau remède sympathique, Papin décide de le tester par lui-même. Ainsi, il surmonte sa perplexité initiale pour en devenir l'un des plus fervents partisans.

> D'abord que j'etendis parler de cette Merveille, je me persuaday que c'estoit quelque invention chimerique ou digne de risée ; mais ayant appris qu'elle avoit l'approbation des personnes les plus considérables, je commençay à m'émerveiller moy-même. [...] Toutefois je ne laissois pas de me trouver dans d'assez grandes difficultez qui durerent plus d'une année, et jusques à ce que m'estant embarqué pour Candie, nous fûmes obligez de relâcher à Zanthe pour le mauvais temps ; où étant le bien venu dans le fameux College des Medecins de la ville, il m'arriva par occasion de discourir sur la vertu merveilleuse de la Poudre de Sympathie, et d'en faire une publique discussion. Le nombre des Sçavant y fut grand, dont une partie eu de la peine à se contenir de rire à l'entendre seulement nommer ; d'autres qui ne doutoient aucunement de la vérité, après les fréquentes expériences qu'un tres-habile et tres-sçavant Chirurgien de la mesme Isle en avait publiquement faites, tenoient ses effets au dessus de la Nature, et en condamnaient l'usage, disant pour toute raison que ceux qui s'en servoient avoient fait quelque paction avec le Démon. Je restay donc seul pour m'opposer à tant de testes ; et la démonstration à la vérité m'en sembloit assez difficile [...]. Je suivis donc mon génie, et la vérité mesme me suggerant par hazard quelque chose plus qu'à l'ordinaire, je fis connoistre selon ma petite capacité sur le champ, la chose avec tant de clarté, que tous m'en donnant de grands applaudissements, en demeurerent d'accord.[120]

Cet *exemplum*, relaté au début du traité, remplit bien sa fonction rhétorique de *captatio benevolentiae*. Défenseur d'un remède nouveau, Papin a besoin d'assoir sur le récit d'expériences positives le discours scientifique extrêmement rationnel développé dans les pages suivantes. Pour attirer l'attention du lecteur et le mettre dans une disposition favorable, il évoque la manière dont il a vaincu son propre scepticisme – typique de tous ceux qui entendent parler de l'hopliatria pour la première fois – pour en devenir un ardent zélateur, au point de convaincre des foules de savants. Suivent les explications théoriques. La poudre est le plus simple des remèdes sympathiques.

> La sympathie étant une certaIne commune affection, par laquelle diverses choses concourent à la même action, et tendent à la même fin, en sorte que le Patient admette librement l'action de l'agent, et l'agent par son propre mouvement naturel produise son action sur le patient qui a du rapport

120. *Ibid.*, 160-62.

> avec lui, il n'y a point à douter que par le moyen de cette mesme Sympathie, il n'arrive plusieurs choses merveilleuses en la nature.[121]

Les effets de la sympathie naturelle sont bien connus et attestés par la tradition scientifique. L'ambre attire à soi la paille, l'aimant le fer et le pôle nord l'aimant. En outre, plusieurs pierres peuvent avoir une grande influence sur les émotions et les comportements humains en général. C'est le cas du diamant et de l'émeraude, qui excitent la joie du cœur, ou du saphir et des perles qui portent la chasteté[122]. Le gui du chêne prévient les symptômes de l'épilepsie, de même que la calcédoine combat les maladies mélancholiques. Par conséquent, « il n'y a que ceux qui n'ont point fait d'expérience de la Poudre de Sympathie, qui soient seuls dans l'erreur, et qui tâchent de détruire opiniâtrement sa vertu merveilleuse à remédier aux playes et à les conduire à une parfaite guérison »[123]. La distance entre le lieu d'application de la poudre et le lieu affecté par la blessure pourrait constituer un problème majeur. En effet, il est aisé d'imaginer que « quand on pend au col des préservatifs ou autre chose semblable, il arrive aisément que les esprits s'insinuant par les pores du corps [...] altèrent [...] les esprits naturels et leur donnent une salutaire disposition »[124]. En revanche, il est bien plus difficile de concevoir l'action thérapeutique des remèdes hopliatriques. Et il est même normal, ajoute-t-il, que l'idée d'une intervention diabolique soit venue à l'esprit des savants les plus sceptiques. La filiation de la poudre de sympathie est claire. Papin la rattache aux cures d'un personnage sulfureux, Paracelse, et de ses disciples. Pourtant, « il est certain que plusieurs admettent diverses matières de cette forme de remède, comme il est constant que les Autheurs ont laissé plusieurs descriptions de l'Onguent Sympathique pour les playes »[125]. Par la connaissance des mécanismes et effets de la poudre de sympathie, « les esprits poussés d'un plus grand désir d'apprendre » pourront « découvrir la vertu des onguents sympathiques pour les plaies »[126]. Puis il décrit la poudre de façon très minutieuse.

> La matière de poudre de sympathie est du simple vitriol romain, à savoir de celui qui est vert et le plus pur, qui n'est pas très différent du vitriol commun dont parle Galien, mais qu'il surpasse en toute sorte de pureté. On prend une certaine quantité de ce vitriol, à la volonté, au mois de juillet ou

121. *Ibid.*, 168.
122. *Ibid.*, 169.
123. *Ibid.*, 171.
124. *Ibid.*, 172.
125. *Ibid.*, 179-80.
126. *Ibid.*, 181.

> d'août, et, après, l'avoir dissous diverses fois dans de l'eau fort claire, filtrée au travers du papier gris, évaporé au feu et coagulé en un lieu propre, selon que l'enseigne la chimie et qu'il a bien été purgé de ses fèces, en sorte qu'il a acquis une grande verdeur par la pureté, on le broye un peu grossièrement, puis on l'expose aux plus ardents rayons du soleil, durant 360 heures pendant qu'il est au signe du Lion, ce qui est quinze jours, et d'autres l'y mettent pendant dix-huit, plus ou moins, selon qu'il arrivera à sa calcination plus ou moins parfaite, laquelle on reconnaît selon le temps qu'il a été exposé à ses rayons. Car il est nécessaire qu'il soit calciné jusque à une extrême blancheur, tant que faire se peut, par l'opération du soleil.[127]

Suivent quelques remarques plus techniques visant à guider l'expérimentateur éventuel.

> Or il est premièrement à remarquer qu'il le [le vitriol] faut exposer seulement à l'air, quand il est serein, et l'en retirer en temps de pluie, de rosée et d'une température trop humide, de peur qu'un air rempli de trop d'humidité l'environnant ou par la chute continuelle de la pluie ou de la rosée, il ne se liquéfie. En second lieu, quelques-uns défendent de toucher d'aucun ferrement cette poudre tant lors qu'on la prépare qu'après qu'elle est préparée, à cause que cela peut lui ôter sa vertu naturelle, mais je croirais cela un peu trop superstitieux.[128]
>
> En troisième lieu, à l'égard du temps, pendant lequel il est nécessaire de l'exposer au soleil, il est expédient de savoir que le soleil a coutume d'entrer dans le signe du Lion, environ le vingt-cinquième de juillet ; il est bon aussi d'attendre quatre ou cinq jours après son entrée dans le signe, pour être plus assuré qu'il est véritablement dans cette maison. En quatrième lieu, encore à l'égard du temps qu'il convient d'exposer cette poudre au soleil, quoique quelques-uns, comme nous l'avons déjà dit, estiment qu'on doit observer l'espace de 360 heures, non sans quelque espèce de mystère, à cause de ce pareil nombre de degrés que le soleil parcourt tous les ans[129]. [...] Toutefois, vu que la condition de la chaleur du soleil n'est pas toujours la même mais qu'elle est tantôt plus faible et tantôt plus vive et qu'il faut mesurer la perfection de sa préparation par la calcination, je ne crois pas pour cette raison qu'il faille agir avec tant de scrupules. Car bien qu'elle ne doive pas être exposée au soleil moins de temps que ce qui est déterminé, à savoir quinze jours, toutefois, il importe peu si elle y demeure quelque peu davantage [...] Enfin, cette poudre étant diligemment préparée, tant par le secours de la nature que de l'art, doit pour s'en servir être composée dans un lieu sec, de peur qu'ayant recouvré une certaine

127. *Ibid.*, 182-83.
128 *Ibid.*, 183-4.
129 *Ibid.*, 184.

> humidité excrémentielle, elle ne retourne à sa forme première et à sa couleur verte et naturelle.[130]

Quant aux autres sortes de remèdes sympathiques, écartés par Papin au début de sa dissertation, il suffira à notre auteur d'en dire quelques mots. Il existe, reprend-il, à côté de cette poudre simple, une poudre *composée* à utiliser pour les plaies où il y a fracture ou fissure d'os.

> Cette poudre composée est faite de la poudre simple que nous avons dite et de la gomme Tragacanthe, que l'on y mêle sans aucune préparation, réduite en forme de poudre subtile et en quantité presque égale. Quelques-uns aussi estiment qu'on y peut joindre pour une plus grande efficace, de la Sarcocolle, de la gomme arabique et plusieurs autres sortes de gommes. D'autres préfèrent à toute autre chose la poudre de la grande consoude séchée à l'ombre ; de toutes lesquelles choses, il s'en faut rapporter à l'expérience.[131]

La complexité des nouvelles poudres de sympathie n'atteint pas celle des anciennes formules, trop évidemment magiques. Au demeurant, la principale vertu de ce mélange doit son fondement sympathique à la poudre de vitriol. Dans la partie suivante de son *Discours*, Papin traite de l'action à distance d'un *agent* sur le *patient*. L'action vivifiante des astres, et notamment de la lumière solaire, sur la vie terrestre en est considérée comme l'exemple le plus criant. La thèse défendue est que l'action de la poudre se transmet par le moyen de l'Âme du monde, universellement répandue, qui communique à la blessure les vertus actives de la poudre, en même temps qu'elle renouvelle et développe le *balsamum* naturel du corps. De quelque maniere que la plaie ait été faite, la vertu de la poudre est toujours la même.

> Car ce que Sennert au livre 5 de sa Pratique, 4. Partie, Chap. 10. objecte contre l'Onguent Sympathique, n'a point icy de lieu ; à sçavoir, que personne de ceux qui en ont écrit, n'a osé étendre sa vertu jusques aux playes faites par les armes à feu, puis qu'au contraire nous ne manquons pas d'expériences notables des playes de cette nature qui ont esté entièrement gueries par la vertu de cette Poudre, et dont plusieurs personnes digne de foy peuvent rendre témoignage.[132]

Ainsi, Papin, en commentant l'adage hippocratique selon lequel la nature guérit les maladies (*vis medicatrix naturae*), parvient à la conclusion

130 *Ibid.*, 185-6.
131. *Ibid.*
132. *Ibid.*, 195.

que le *corps astral* est l'énergie médicamenteuse la plus puissante dont le corps humain soit pourvu.

> Or il faut entendre par la Nature non seulement ce mélange élementaire des parties, ou l'union des premières qualitez [198] ; mais sur tout cette substance composée de l'humide radical, de la chaleur naturelle, et de l'esprit insite, qui est le lien de l'âme avec le corps, l'Hypostase des vertus Celestes et Elementaires, que les Doctes ont appellé le Ciel Elementaire, ou l'Element Celeste du Microcosme, et qu'Aristote compare à l'Element des Astres.[133]

Le corps astral, d'origine céleste, puissament fixé dans le corps élémentaire pendant l'embryogenèse (au moment où l'âme descend dans le corps), façonne la matière corporelle à sa guise.

> Comme la substance élémentaire, dit Aristote, parlant de la semence de la femme, a une disposition naturelle à pâtir, et à se soumettre à la place de la matière, afin que d'elles les parties des mixtes soient formées, plutôt qu'à agir, mais principalement pour produire *cette raison de l'Essence*, pour parler comme Aristote, ou pour lui servir immédiatement après qu'elle est produite. La Nature toute sçavante, dès le premier principe du monde, ou pendant que toutes choses ne faisoient encore qu'un chaos, comme dit Hippocrate au livre des Chairs, a attaché par une manière spéciale quelque portion de la substance Celeste avec les Elements, afin que comme par un lien plus fort, elle attachast aussi plus étroitement l'Entelechée ou la Perfection d'une Nature plus relevée avec leur matière plus grossière, leur servit, et fust comme un chainon qui joignit le Ciel et la terre.[134]

Papin cite tour à tour Goclenius le jeune (*Synarthrosis magnetica*, p. 102), Platon (*Timée*), Galien (*Jours critiques*, II, 2), Virgile (*Enéide*, VI), Agrippa de Nettesheim (*De occulta philosophia*, I, 33) pour critiquer la théorie d'une substance médiatrice « par le secours de laquelle, malgré mesme la distance des lieux, les corps sublunaires sont gouvernés, mus ou altérés par les célestes »[135]. On décrit traditionnellement cette substance par les métaphores de l'esprit (*astral* ou *subtil*) ou du rayon, qui, répandu dans le monde et circulant entre le ciel et la terre, se font garants de la transmission de vertus actives, par sympathie ou antipathie. Mais la solution envisagée par Papin pour résoudre le problème de l'influence à distance se veut moins néoplatonicienne et moins magique. Elle est empruntée à la théorie de la *machina mundi* exposée par Paracelse dans sa *Philosophia sagax*.

133. *Ibid.*, 197-8.
134. *Ibid.*, 220-1.
135. *Ibid.*, 224.

> Il est donc bien plus à propos de croire que la Nature, qui a toujours eu un soin particulier de faire durer sans cesse le commerce du Ciel et de la terre comme une harmonie admirable de toute cette grande Machine du monde, a répandu dés le commencement du monde par tout ce vaste univers une certaine substance Celeste, laquelle, [...], touchant le plus haut du Ciel et la plus bas de la terre, estant simple et invisible, et aussi dégagée de la masse des choses corporelles, remplit toutes choses et les illumine, quoy qu'elle n'occupe aucun lieu à la manière des formes substantielles, qui sont dans un lieu par accident, sans pourtant estre divisibles, ny se méler avec la matière, quoy que chacune d'elles soit entiere dans un corps qui fait son sujet, comme aussi dans toutes ses parties. Cette substance donc qui n'est ny animée, ny animante, est un sujet équivoquement apposé à toutes les influences des corps Celestes pour les transferer aux corps inferieurs. Car elle reçoit leurs puissances, leurs vertus, leurs caracteres, et leurs impressions par sa propre nature, et porte leur irradiation entière, pure et simple à toutes les parties du corps de quelque nature qu'ils soient, desquels elle réveille les feux internes, et leur communique les forces qu'elle a receuës.[136]

Selon Papin, il n'y a donc pas d'action directe des étoiles sur le corps élémentaire. Toutes les influences astrales passent par le corps astral, qui est intimement mélangé à la matière corporelle et la vivifie.

> [...] il faut pourtant dire que la principale force de la sympathie se tire du caractere de quelque vertu particuliere imprimé sur cette substance Celeste, qui est diffuse par tout l'univers, et que l'on peut librement appeler, l'Ame et l'Esprit du monde, et par le secours de laquelle ce mesme caractere se transmet dans un autre corps. C'est pourquoi il ne faut pas estonner, si, comme les corps Celestes, sans estre empeschez par la distance des lieux, répandent leurs qualitez et leurs influences sur les corps inférieurs, par le moyen de l'ame du monde ; de mesme les étincelles Celestes attachées aux corps sublunaires, agissent mutuellement les unes sur les autres moyennant cette mesme ame du monde, quoy qu'il y ait une grande distance des lieux entre elles. Par ce moyen il est fort aisé de découvrir plusieurs merveilles, qui jusques à present ont esté très cachées dans la nature des choses ; et c'est par là aussi que la raison et les causes de la guerison Sympathique des playes se font paroistre avec plus d'évidence.[137]

En somme, puisque les corps vivants sont les lieux où se réalise l'union de l'élément céleste (le corps astral, le ciel) avec les éléments terrestres (la terre), et puisque le ciel (actif) façonne la terre (passive) à sa guise, la guérison des blessures est rendue possible par la stimulation de l'élément astral résidant dans le vivant, grâce à la poudre de vitriol.

136. *Ibid.*, 232-3.
137. *Ibid.*, 234-5.

> Selon que sa matiere, qui est le Vitriol preparé selon l'art, est pourveuë des qualitez élementaires et Celestes, elle peut produire son action sur le sang, ou sur le pus, selon chacune de leurs parties. Car le Vitriol est d'une substance salée, mélée d'une humidité aqueuse, telle qu'est presque celle de toute la masse du sang ; elle est facile à s'y dissoudre dedans, et à de méler avec luy jusques aux moindres parties. Car comme il possede une nature salée, il est propre pour empescher la corruption et la dissolution des principes, les uns d'avec les autres en quelque façon que ce soit. Le sang donc en estant imbu, rend ces principes fixes, et capables de ne s'évaporer jamais. Mais comme il y a un esprit Celeste dans le Vitriol, aussi bien que dans toute autre substance salée, subtil, pénétrant et capable de recevoir les qualitez celestes ; et pour ainsi dire, après avoir este long-temps exposé aux rayons du Soleil, et avoir eu un long commerce avec luy, dans le temps que ce Planete est dans son propre Signe, et qu'il est extrémement puissant par ses influences vivifiantes, ce Vitriol, dis-je, s'est acquis par ce moyen une espece de perfection et de vertu tout à fait absolue ; c'est pourquoy il penetre et parcourt le sang et le pus mesme jusques dans leurs principes les plus intimes, détache en quelque façon les parties Celestes d'avec les Elementaires ; et prepare de toutes parts une entrée libre à l'ame ètherée du monde, afin qu'elle puisse penetrer jusques au fond, et jouir du commerce de la substance Celeste interne, et estre touchée et emprainte de ses qualitez vivifiantes, qui sont amies de la nature de notre corps, et qu'on pourroit dire mesme les qualitez propres de cette ame du monde : Lesquelles par après elle puisse transmettre par toute la terre, dans le corps blessé qui luy est opposé, et avec lequel elle a de l'affinité ; lequel elle discerne et recherche en quelque lieu que ce soit à cause de leur lien indissoluble, et de la propriété qu'ils ont ensemble ; En sorte qu'elle renouvelle le force naturelle de ce corps, l'augmente, la perfectionne, et luy donne une disposition convenable pour recouvrer la santé qu'il avoit perduë.[138]

Chaque particule de sang étant imprégnée de matière astrale subtile, le vitriol, par ses qualités élémentaires intrinsèques unies à celles des astres acquises par calcination, arrête l'écoulement du sang en dehors de la plaie[139]. L'efficacité à distance de la poudre de sympathie est ainsi démontrée en

138. *Ibid.*, 242-4.
139. *Ibid.*, 239-40 : « [...] c'est là entr'autres, ce qui arrive en l'opération de la cure Sympathique des playes ; Car avec la vertu imprimée dans un sujet équivoque, la portion la plus subtile et la plus ètherée de l'esprit qui est resté dans le sang ou dans le pus, se répand aussi avec eux ; laquelle selon qu'elle participe encore quelque chose d'élementaire, avec ce qu'elle a de plus Celeste, elle devient le principal instrument des mutations des premières qualités élementaires, dont elle est remplie comme estant leur sujet propre, pour les porter à la partie blessée, de mesme que la vertu agglutinative, laquelle vient des gommes mélées avec la poudre, et pareillement de la vertu sarcotique et incarnative, et l'épulotique ou cicatrisante, laquelle procede du Vitriol. »

respectant la consigne imposée par l'aristotélisme de l'époque, selon lequel il n'y pas d'action corporelle sans contact.

> Cela n'aide pas peu aussi à la guerison, de ce que la substance la plus éthe-rée du sang, laquelle se répand sur le corps du blessé avec la vertu de l'ame du monde, qui luy est imprimée, est non seulement empreinte des qualitez du Vitriol, mais mesme en emporte avec soy le plus subtile partie ; car comme tout le Vitriol a une naturelle disposition à fortifier les membres, à engendrer la chair, et à cicatriser la playe ; de mesme chacune de ses particules peut en faire autant. C'est le sentiment aussi qu'il faut avoir de la vertu agglutinative de la gomme à l'égard des os, de ce qu'estant delivrée des feces les plus grossières de son corps, par le moyen de la substance penetrative du Vitriol, elle est portée vers la partie blessée, avec une certaine substance subtile, émanée du propre corps de la gomme, ou bien par la seule impression de sa qualité dans la substance spiritueuse du sang. Voilà ce que nous avions à dire de la Poudre de Sympathie.[140]

En 1650, Isaac Cattier, médecin du roi, publie un gros ouvrage où il est question de la nature des bains de Bourbon, des vertus de la macreuse et de la poudre de sympathie[141]. Dans l'avertissement au lecteur, Cattier affirme qu'il a écrit les discours sur la macreuse et la poudre de sympathie, à cause de « l'importunité de quelques personnes qui me les ont demandé diverses fois ». Il ne cite pas l'ouvrage de Papin sur la poudre de sympathie et, de plus, il n'évoque que très sommairement la poudre pour s'attarder longuement sur l'onguent. La véritable dispute n'a pas encore commencé.

Cattier, en parlant à la première personne, prie le lecteur de ne considérer son écrit que « comme des essais que i'ay fait en ce temps-là pour l'exercer, seulement et que ie ne luy en fais present que pour luy servir de diuertissement. Que si le Libraire les joint à mon traité des eaux de Bourbon c'est seulement pour sa commodité, et non pas qu'il y ait aucune liaison de correspondance de ce discours avec le traité précédent [sur les bains de Bourbon] »[142]. Il aborde brièvement la question des causes de l'action sympathique (l'esprit du monde et influence des astres) et cite Libavius, van Helmont et Ambroise Paré. Il évoque plusieurs cas tirés de l'œuvre de Paré où des remèdes sympathiques ont mené au décès du malade. Il analyse ensuite le nom et le mode de préparation des remèdes sympathiques.

> Pour bien entendre ce mystère, nous examinerons premièrement les noms de ce remède, quel en a été l'auteur, quelle en est la composition et puis

140. *Ibid.*, 244-5.
141. Le livre sort de l'imprimerie d'Alexandre Lesselin le 13 Août 1650. J'ai consulté à la BNF un volume (8-TE163-334) contenant les quatre traités constituant la dispute.
142. Cattier (1650, 1-2).

> quels sont son usage et sa vertu. Quant au nom, ce remède s'appelle par quelques uns poudre et par d'autres onguent, à cause qu'il se réduit en l'une et en l'autre forme ; on ajoute de sympathie à cause de la convenance et du rapport que l'on dit y avoir entre ce remède appliqué sur la chose qui a offensé. Il est appelé par Crollius onguent étoilé à cause qu'il doit être fait sous une certaine constellation. On l'appelle ordinairement *unguentum armarium*, et en grec *hoplochrisma*. Il n'est pas bien certain quel en a été le premier auteur. Plusieurs l'attribuent faussement à Paracelse, comme Crollius et Porta. [...] Quant à la composition de ce remède, elle ne se trouve pas partout de la même sorte ; car quelques uns veulent qu'elle se fasse avec plusieurs ingrédients, les autres avec peu, et quelques uns encore avec un seul, comme par exemple le vitriol qu'ils exposent pendant la canicule du soleil.[143]

Isaac Cattier passe rapidement sur ce procédé trop simple. Il préfère rapporter une formule plus *magique*, propre à discréditer la cure sympathique.

> Voici toutefois, la composition, la plus ordinaire qui s'en trouve chez les auteurs : il faut prendre de la mousse qui se trouve dans le crâne d'un pendu, après avoir été exposé à l'air, de la mumie, du sang humain, de l'axunge[144] humaine, de chacun deux onces, de l'huile de lin, de l'huile de roses, de la térébenthine, du bol armène, chacun deux drachmes ; puis mêler le tout dans un mortier et le garder dans un vaisseau de terre qui ait le col étroit. Il y en a qui ajoutent les vers de terre lavés dans du vin, puis séchés au four, le santal rouge, et la pierre hématite vulgairement dite sanguine. La base de cette composition est cette mousse qui est appelée *usnea*, et le sang humain, dans lesquels ils disent que réside un esprit véritable et balsamique.[145]

La poudre de sympathie, entre les mains de Cattier, perd tout caractère scientifique, car on retourne aux premières recettes, qui, au milieu du XVIIe siècle, sont perçues par les savants de la même manière que les panacées magiques des sorciers de village. Le médecin du roi poursuit dans son propos en appuyant sur les aspects, pourrait-on dire, les moins aristotéliciens de l'affaire :

> Pour faire cette composition, il faut choisir un temps propre, qui est lorsque le soleil est dans le signe de la balance ; la mousse aussi, de laquelle nous avons parlé, doit être recueillie en un certain temps, à savoir lorsque

143. *Ibid.*, 20-22.
144. Du latin *axungia* (graisse).
145. *Ibid.*, 22-3.

> la lune est en son croissant et en la maison de Vénus ou bien dans le signe des poissons.[146]

Cattier insiste encore sur la composition de la poudre de sympathie et emprunte une recette au pire adversaire des magnétistes.

> Libavius met en avant une autre composition de cet onguent qu'il dit avoir appris d'un sien ami, laquelle se fait en cette sorte ; Prenez de la graisse d'un verrat et de la vieille graisse d'ours, lesquelles vous ferez fondre sur les charbons ; puis jetez cette graisse fondue dans de l'eau afin que le sel étant descendu au fond, vous recueillez la graisse qui sera au-dessus ; puis prenez des vers de terre, lesquels vous mettrez dans un pot avec de la mousse ou du sable pour les nettoyer par ce moyen, et après les ôterez pour les remettre dans un autre pot que vous recouvrirez d'un couvercle et les mettrez au four pour les dessécher, prenant qu'ils ne se brûlent et, pour en faire sortir mieux le phlegme vous leur couperez les extrémités ; étant ainsi desséchés, vous les réduirez en poudre et en prendrez autant qu'il en faudrait pour remplir la coquille d'un œuf, avec du santal fort odorant, et subtilement pulvérisé, demi-once de sanguine, et deux drachmes de crâne humain réduits pareillement en poudre ; mêlez après le tout avec les graisses et faites un onguent que vous garderez en un pot qui soit net.[147]

L'auteur du traité tente ensuite de gratter le vernis de rigueur scientifique fabriqué par les défenseurs de l'hopliatria. Il dégage les principes fondamentaux de la médecine magnétique qui sont au nombre de trois : la sympathie naturelle, l'esprit du monde et le baume naturel contenu dans le sang. Cattier montre brièvement que ces explications ne s'accordent pas « avec le raisonnement »[148] et conclut de la façon suivante :

> On dit que l'imagination du patient peut être la cause de cet effet, ayant la puissance d'attirer la vertu balsamique du sang jointe à celle de la poudre, à la partie blessée : mais il y a peu d'apparence, puis que la pensée et l'imagination du malade sont bien souvent diverties ailleurs[149].

Aucun argument n'est suffisamment cohérent et valable pour l'explication des qualités thérapeutiques de l'hopliatria. Même l'argument de l'imagination efficace se trouve invalidé par une approche plus pragmatique de la thérapie. La plume de Nicolas Papin ne tardera pas à se déchainer contre le médecin du roi. La même année (1651), l'éditeur parisien Simeon Piget publie la riposte du médecin blésois : *La poudre de sympathie, deffendue contre les objections de Mr Cattier.* La préface, signée le 20

146. *Ibid.*, 23-4.
147. *Ibid.*, 25-6
148. *Ibid.*, 43.
149. *Ibid.*, 49.

janvier 1651, est rédigée sous forme de lettre adressée à Cattier. Le ton est très courtois et ironique à la fois. Or, puisque la préface à l'ouvrage de Cattier mettant fin à cette dispute, *Response à Monsieur Papin Docteur en Medecine, touchant la poudre de sympathie*, est signée « Paris, 21 mars 1651 », il est fort vraisemblable qu'il y ait eu un échange de manuscrits ou d'épreuves avant la publication définitive de ces deux livres. La mort de Papin, en 1653, met fin au débat. Les deux derniers livres, publiés en 1651, insistent sur les thèses soutenues par Papin dans sa *Dissertatio* de 1647.

> Les admirables expériences de la Poudre de Sympathie que i'ay veuës autrefois dans les armées et en diuers autres lieux, m'obligerent il y a quelques années de mettre au iour mes sentimens touchant les causes naturelles ausquelles on peut attribuer ses effets ; plus pour satisfaire au scrupule de certaines personnes, qui craignoient en se servant de ce remede d'estre entachées de magie, que pour aucun autre avantage que ie m'en promisse.[150]

Le caractère naturel, non magique, de la cure hopliatrique est mis en avant. L'efficacité thérapeutique dont la poudre de sympathie fait preuve très régulièrement s'explique par le recours à des forces dont le corps est naturellement nanti. Le remède ne fait qu'éveiller une puissance d'autoguérison, le corps astral, sommeillant dans la physiologie humaine, et notamment dans le *balsamum*.

> [...] par la Poudre de sympathie nous n'entendons pas un remede capable de guerir la nature quelque indisposition qui luy puisse survenir : mais qui peut seulement les autres obstacles estans dehors, la fortifier en telle sorte, qu'elle se surmontera soy-mesme de beaucoup, et produira bien à la verité les mesmes effets qu'auparauant, et d'espece du tout semblable : mais d'une façon incomparablement plus noble, plus parfaite et plus efficace. Elle retiendra plus estroitement le sang dans les veines, et empeschera plus aysement l'haemorrhagie : mais non pas qu'elle puisse boucher toute seule les grandes ouvertures des vaisseaux. Elle cuira le sang, engendrera de nouvelle chair, et reünira les parties separées d'une façon bien plus prompte.[151]

À propos d'une des principales faiblesses de l'hopliatria, c'est-à-dire l'existence de différentes formes de poudres et d'onguents, Papin met l'accent sur le principe thérapeutique de la médecine sympathique.

> Et cependant puisque les remedes Sympathiques ne sont autre chose que des matieres capables de destacher les parties balsamiques, et si vous voulez la portion d'humide radical qui s'est separée du corps avec le sang coulé

150. Papin (1651, 1-2).
151. *Ibid.*, 15.

> de la playe, pour la faire retourner en sa source, accompagnée aussi de certaines qualitez procedantes du remede, propres à contribuer à la prompte guerison de la playe. Qui trouvera estrange qu'il se rencontre plus d'un remede en la nature capable de produire cet effet ; lequel dependant en mon auis d'une espece de fermentation que la matiere Sympathique produit sur le sang où elle est appliquée, faisant par ce moyen separation exacte des parties heterogenes, il n'est pas plus difficile de conceuoir que cette faculté soit attachée à diuerses matieres, que celle de faire leuer le pain, qui se remarque au vinaigre, en l'escume du vin nouveau et en celle de la biere.[152]

Le vitriol devient « sympathique » en l'exposant au Soleil, qui le libère de sa partie excrémentielle et le convertit en une espèce de levain[153]. Ainsi, Papin défend l'effet de la poudre de sympathie en reformulant la théorie qu'il avait déjà exposée de façon très détaillée dans le traité de 1647, où l'humide radical était considéré comme une substance astrale d'une puissance supérieure aux quatre éléments[154].

Dans son deuxième travail sur la poudre de sympathie, *Response à Monsieur Papin*, Cattier fait passer par le crible de la critique et du bon sens chaque page de la *Dissertatio*. Par ailleurs, il affirme qu'il ignorait l'existence de la dissertation de Papin quand il composa son *Discours*. Puis il se livre à un examen aussi rigoureux que truffé d'ironie.

> Il y a quelques années que la Poudre de Sympathie fut en plus grande recommandation pour la guerison des playes que pas un autre remede, et fut estimé un des plus grands et plus admirables secrets que la nature nous pouvait fournir. Sa composition estoit un mystere qu'on ne reveloit qu'à prix d'argent : l'invention en parut si belle, que plusieurs personnes de condition voulurent posseder ce thresor ; et l'usage en sembla si utile et si agreable aux blessez, qu'ils creurent se pouvoir passer de tous les autres medicamens. Mais comme les choses qui ont apparence de nouveauté, sont receuës au commencement avec applaudissement ; aussi ne me suis-ie pas beaucoup estonné si d'abord tant de personnes avoient recours à cette Poudre, comme à quelque remede infaillible et bien asseuré, me persuadant aysément que le temps luy feroit perdre beaucoup de son credit, lors qu'il auroit fait connoistre par les effets, le peu de raison qu'il y a de se reposer sur la vertu de ce remede. Et de fait, plusieurs ont remarqué que la gangrene et mortification survenoit assez souuent aux parties blessées après l'usage de cette Poudre, lesquelles on n'auroit iamais esté contraint d'extirper, si dés le commencement elles eussent estés traitées d'une autre sorte. Il y a des Chirurgiens en cette ville et ailleurs dignes de foy, qui ont suiuy les Princes aux armées, lesquels peuvent rendre témoignage de cette

152. *Ibid.*, 29.
153. *Ibid.*, 32-3.
154. *Ibid.*, 48-56.

> verité ; et ne faudroit pas employer beaucoup de raisons pour persuader une chose si éuidente, s'il ne se trouvoit encore des personnes qui favorisent de tout leur possible l'opinion contraire, et tâchent de nous ietter de la poudre aux yeux pour nous éblouïr. Cette consideration m'obligea il y a quelques temps, de donner à la prière de mes amis, un Discours que i'auois prononcé en public, par lequel ie faisois voir la vanité de cette opinion, combattant les raisons de ceux qui defendent la Poudre de Sympathie ; et qui veulent faire passer pour souveraine loy, les productions de leur imagination. Ie n'eus pour lors autre dessein que de faire voir la foiblesse de ceux qui soustenoient de party, sans vouloir m'attacher à aucun particulier. Cependant Monsieur Papin sçavant Medecin, ayant fait auparauant un traité en Latin pour la Poudre de Sympathie, s'est imaginé que i'avois entrepris de le refuter, quoy que pour lors son Liure ne fust pas encore venu à ma connoissance : c'est pourquoy il ne doit plus estonner si ie fis ce Discours en langue vulgaire, puisque ie ne croyois pas auoir affaire auec luy. [10] C'est ce qui luy a fait croire qu'il estoit interessé en cette cause, et luy a fait mettre encore une fois la main à la plume pour defendre son parti, et pour servir de réponse au Discours que i'en avois fait. Ainsi ie me trouve insensiblement engagé dans une dispute que ie ne prevoyois et n'attendois pas, puisqu'il semble que ce traité, que Monsieur Papin m'a fait l'honneur de m'adresser, est un cartel de défy que je suis contraint d'accepter.[155]

Cattier n'est pas un galéniste dogmatique, ni un médecin à la recherche de reconnaissance sociale. Du haut de son titre de médecin du roi, dont peude thérapeutes pouvaient se vanter à l'époque, il étudie la question avec justesse, son but étant de prévenir certains abus liés à l'exercice de la médecine. Car les charlatans connaissent l'art de flatter leur clientèle, dont ils satisfont le besoin de sécurité en colonisant leur imagination avec des théories qui expliquent l'inexplicable.

> [...] ainsi ceux-là sont trop superstitieux et trop credules, qui reçoivent avidement tout ce qu'ils entendent dire, ou lisent dans les autheurs touchant les vertus et admirables effets de certains remedes, veu que l'Histoire naturelle est toute remplie de contes fabuleux : comme par exemple, que les petits de la vipere rongent le ventre de leur mere pour en sortir, que le castor s'arrache les genitoires quand il se voit poursuiuy par les chasseurs, que l'austruche digère le fer, que l'ourse fait ses petits semblables à une masse de chair, et que puis après elle les forme par son léchement ; que le cameleon vit d'air.[156]

La vacuité des arguments des magnétistes, dénoncée et démontrée presque à chaque page de son traité, ne repose que sur un seul fondement : la puissance mythopoïétique de l'imagination.

155. Cattier (1651, 7-10).
156. *Ibid.*, 15-6.

> [...] je ne pense pas que quiconque se donnera la peine de le considérer, n'en reconnaisse aisément la deformité, et ne juge incontinent que c'est une pure fiction, et un ouvrage de son imagination.[157]

L'imagination est la faculté donnant une forme aux « délires » des magnétistes. En revanche, l'*imaginatio*, en tant que puissance psychique, n'est pas à même de rendre efficace les remèdes les plus extravagants. Les anti-magnétistes de la deuxième moitié du XVIIe siècle en sont persudés : l'hopliatria est une aberration de l'esprit qui ne repose sur aucune réalité physique. C'est tout simplement une erreur.

7. Les erreurs populaires de Primerose

La littérature sur les « erreurs populaires » représente une source importante pour apprécier la réception de l'hopliatria. L'œuvre de James Primerose en est un des exemples les plus parlants[158]. En 1651, il publie un long chapitre sur l'onguent armaire pour augmenter l'édition anglaise de son traité *De vulgi in medicina erroribus*, dont la première édition date de 1638. Primerose enrichit la palette des arguments discréditant l'hoplochrisma et la cure à distance en général. Il met au pilori non seulement l'usage mais aussi les théories qui prétendent en expliquer l'action. Seul le thème de l'imagination efficace n'est pas pris en examen, sans doute parce qu'il avait déjà été amplement traité par Francis Bacon dans la dixième Centurie de la *Sylva sylvarum*, sans doute parce qu'il n'y accorde pas assez d'importance, sans doute parce que, de manière plus générale, l'imagination est la cause de tous les *popular errors* qu'il entend passer en revue. Sa démarche est plus proche de celle de Charles Sorel que de celle de Van Helmont, car elle s'inscrit dans une nouvelle mouvance de démystification de la vie organique et par conséquent des puissances naturelles qui mènent à la guérison. Lorsqu'on conçoit le corps humain essentiellement comme une machine, la *faith healing* perd ses droits de citoyenneté.

157. *Ibid.*, 87.
158. Primerose, *De vulgi in medicina erroribus libri quatuor. I. De erroribus circa medicos ; II. De erroribus circa morbos quosdam et eorum curationem ; III. De erroribus circa victus rationem sanorum et aegrorum ; IV. De erroribus circa remediorum usum*, Londres, Bernad Alsop & Thomas Fawcet, 1638, 431 p. (Amstelodami, Ioannem Janssonium, 1639, 237 p. ; trad. angl. par Robert Wittie, Londres, printed by W.Wilson for Nicholas Bourne, 1651, 461p. ; éd. augm. Roterodami, Arnold Leers, 1668, 561p. ; trad. fr. par M. de Rostagny, Lyon, Jean Certe, 1689, 860p.). Nous citons d'après l'édition française de 1689, IV, 51, 773 – 802 : « Des onguens pour les armes, vulgairement nommés, onguens de sympathie ».

Par son intelligence et son recul à l'égard des controverses historiques, l'œuvre de Primerose (1651) est digne de figurer à côté des ouvrages du pasteur Foster et du médecin Hart. Les thèses contre l'onguent sont formulées de manière claire et précise. Primerose expose ses vues sur l'onguent des armes « appelé *Armarium, Sympathicum, Magneticum, Stellatum* », car quelques savants ont célébré ses vertus et beaucoup de gens le veulent mettre en usage. Il en attribue la paternité à « quelques Allemands », surtout Paracelse, suivi de Goclenius et de Crollius. Il remarque aussi qu'il en existe des descriptions différentes.

Primerose s'étonne d'abord de constater qu'il y a des hommes qui regardent un tel médicament comme un don du Ciel, puisqu'il guérit les plaies avec tant de facilité, « étant comme l'abrégé de toute la Chirurgie », dont les préceptes devraient devenir inutiles, puisqu'il suffirait tout seul pour la cure des plaies.

> Mais n'aura-on pas sujet de se plaindre de la Nature d'avoir tenu caché jusqu'icy un si souverain remede, sans en avoir donné connoissance à Adam, non plus [774] qu'aux Patriarches, aux Juifs, aux Apôtres et aux plus grands Docteurs, ne l'aïant revelé qu'à des yvrognes, qu'à des gourmands, qu'à des paillards, qu'à des goinfres, qu'à des joüeurs de brelan et de dés, et qu'à des magiciens, tel qu'à été Paracelse, au raport et par l'aveu de ses propres compatriotes.[159]

Sa méfiance à l'égard de la médecine spagirique traduit clairement le soupçon général des élites intellectuelles envers des pratiques médicales « parallèles », qui ne s'accordaient pas avec les doctrines médicales enseignées dans les Universités. Comment peut-on croire à cet imposteur nommé Paracelse ? Quelques tenants de l'hopliatria, qui ne se considèrent pas comme des paracelsiens, donnent des explications tellement obscures qu'on dirait qu'ils ne comprennent pas eux-mêmes ce qu'ils veulent dire. Goclenius en est, pour Primerose, l'exemple le plus éclatant, car il ne donne aucune explication rationnelle de hopliatria et se limite à rapporter tantôt les opinions des autorités classiques sur les qualités occultes des choses, tantôt le témoignage d'empereurs, de rois et de princes, qui en ont vu des effets. En somme, toujours des arguments que l'on ne peut vérifier par l'*experimentum*. Il s'adonne ainsi à l'analyse critique des ingrédients de la recette.

> Un tel onguent se fait de la mousse (appellé *Vsnée*) qui vient sur le crâne d'un homme, comme la plus pure quintessence, et comme la substance la plus remplie d'esprits, ainsi que se l'est imaginé quelqu'un qui a voulu pa-

159. Primerose (1689, 773-4).

raître plus savant que les autres. Crolius fait choix d'un qu'on a fait mourir de mort violente : et Hartman son Commentateur prefere un pendu, *parce que*, dit-il, *quand on étrangle quelqu'un les esprits naturels et vitaux se portent en haut : mais ne pouvans sortir dehors par la dureté du crane, se trouvent arrêteé avec les esprits animaux, et à la suite du tems ils s'unissent ensemble, et se jettent avec impetuosité vers la superficie externe du même crane. Après quoy par l'approche du mercure ou de l'Esprit du Monde répandu dans ce bas monde, au moyen des pluyes, de la rosée, de la neige et de la glace, comme par autant de vehicules, l'Vsnée se forme qui contient en soi toutes les vertus naturelles, vitales et animales, qu'il communique ensuite audit pretendu onguent.*[160]

Pour l'édition genevoise (1631) de la *Basylica chymica* (1609) de Croll, Johannes Hartmann, professeur de chimie à Marburg et protégé de Moritz de Hesse, avait rédigé un précieux commentaire en nourrissant les indications crolliennes d'éclaircissements accessibles à l'esprit d'un médecin galénique. Ses explications n'étaient que trop courantes dans les écrits et sur les lèvres des hopliatres. Mais Primerose les juge trop légères et décide d'en discuter chaque passage en remarquant tout d'abord que les esprits naturels et vitaux n'ont pas le temps de s'élever en haut lors de l'étranglement, puisque alors les veines et les artères, qui sont les canaux par où les esprits montent, ses bouchent entièrement, « ainsi que tout le monde sait ». Et même s'ils se dirigeaient plus abondamment que d'ordinaire au cerveau, pourquoi s'arrêteraient-ils plutôt dans un pendu que dans un homme vivant, dans lequel les esprits se dissipent si aisément ? Comment se peut-il faire que les mêmes esprits ne se dissipent et ne périssent pas avant que le crâne ait produit cette mousse ? Et comment sait-il que dans les pendus ces mêmes esprits portés au cerveau s'arrêtent dans le crâne plutôt que dans la substance même du cerveau ? Vu que dans l'animal vivant ces esprits circulent généralement dans le cerveau, il est certain qu'ils se dispersent tous après le décès. Etant de la même nature que les parties du corps, ils ne peuvent plus être retenus par un corps qui n'est plus en vie et même si quelque vertu demeurait, la grande abondance d'esprits se dissiperait durant les années qui voient le crâne se dépouiller de sa chair avant qu'elle devienne apte à faire pousser cette moisissure. En somme, le galénisme n'est pas à même de justifier l'hopliatria.

Ce ne peuvent être non plus les esprits qui résident, à cause de leur immobilité : or au tems de la suffocation, les influans[161] accourent vite vers le

160. *Ibid.*, 774-5. En italique dans le texte.
161. Les esprits « influents » (*influentes*), opposés aux esprits « connaturels » (*insitus*) résidant dans chaque organe vital, sont générés par la cuisson de la nourriture dans

cerveau, n'étant pas croyable qu'après la mort ils deviennent connaturels, non plus qu'au moment du trépas, ainsi qu'Hartman semble l'avoir entendu, lorsqu'il dit, qu'à la suite du tems tous ces esprits s'unissent : car les connaturels se forment ou se reparent par les influans, au moyen de l'action nutritive qui ne se fait plus dans ceux qui sont bien pendus : Et quand même elle se ferait, cette mousse devrait plutôt s'engendrer dans le cerveau que dans le crane ; joint, que la substance des esprits est extrémément subtile et facile à être dissipée : comment se peut-il faire qu'en montant avec impetuosité vers la circonferance du crane sans pouvoir y étre avantage enfermez pour sa dureté, au lieu de s'évanoüir, ils se convertissent en une mousse tres-épaisse et fort sale, ce que leur substance spiritueuse ne sauroit souffir. D'où il appert le tort qu'il a d'avoir ajoûté que dans cette usnée ou mousse sont contenües toutes les vertus corporelles, et c'est une merveille qu'elle ne se nourrisse, qu'elle n'ait du sentiment, et qu'elle ne raisonne.[162]

Les observations de Primerose au sujet de l'esprit du monde témoignent aussi de son attention aux débats d'ordre théologique, car il se range discrètement du côté de Roberti quant à la croyance dans l'absolue liberté de la divine Providence.

Je passe sous silence ce qu'il nous veut conter touchant l'Esprit du Monde, auquel il donne le nom de Mercure du Monde. Or s'il y a un tel esprit, il est de toute necessité qu'il soit répandu par tout l'Univers, sans être besoin qu'il nous soit communiqué par les vicissitudes incertaines des pluïes, des neiges et des orages.[163]

« Toutes ces absurdités » pourraient suffire pour « saper les fondements d'un tel remède », pourtant Primerose s'est donné pour tâche d'examiner dans le détail l'hopliatria et pléthore de contenus théoriques et pratiques reste à passer au crible du bon sens. Il poursuit son analyse de la recette. Rien n'est plus incongru, pour lui, que la si grande variété de quantités prescrites d'ingrédients eux-mêmes variables. « Voilà sur quelle foible base s'appuïe une si grande masse ».

Mais j'avois presqu'oublié que Crolius ne mêle dans son onguent, que le poids de deux noisettes de cette usnée ou mousse, pour servir de base à un si salutaire remede, à savoir au dire de Hartman son interprete, une drachme : mais Paracelse a jugé qu'il n'en faloit pas moins de deux onces, encor que la description du même Paracelse soit de neuf onces, et celle de Crollius de treize onces. Secondement. On remarque que selon la description de Paracelse, la graisse et le sang humain entrent dans cet onguent,

le foie (*spiritus naturalis*), se transforment en *spiritus vitalis* dans les ventricules cardiaques et deviennent *spiritus animalis* dans le cerveau.

162. *Ibid.*, 776-7.

163. *Ibid.*, 777.

dont Crolius ne parle aucunement ; et certes avec raison, si l'usnée seule contient en soy toutes les vertus : cependant Paracelse fait assés connoître qu'il n'étoit pas dans ce sentiment, puisqu'il ajoûte, mais à leur place il y met de la graisse de verrat, de sanglier et d'ours. Mais pourquoy Paracelse y ajoûte-t-il du sang, c'est à cause, dit Hartman, que les esprits attachez au sel fixe du sang y demeurent, tandis que les volatils s'évanoüissent. Cependant le même exigeoit auparavant les mêmes esprits volatils portés au crane ; quoy qu'en effet Crolius les ait crus inutiles ; outre que Paracelse et Crolius y ajoûtent de la momie, par laquelle nôtre Hartman entend celle qui vient d'Egypte, qui est de tous les remedes le plus pitoïable, puisqu'il est fait par des imposteurs dans l'Egypte avec de la chair des lepreux, des verolez et d'autres atteints de tres-méchans maux, et de quelques esclaves qu'ils achetent, laquelle chair ils mixtionnent avec de la poix et du asphaltum. Il est vray que Paracelse donne souvent de grands éloges à la mumie qu'il appele du gibet ; c'est à dire, à celle qu'on prend d'un homme qui a été pendu : Et c'est ce que Crolius a voulu entendre sans doute, puisqu'il a obmis la graisse et le sang humain, dont est fait cependant mention dans Paracelse. On y mêle enfin des simples tels qu'on peut inserer dans les autres onguens et dans les emplâtres. Le même Paracelse y met de l'huile de lin, de roses, avec du bol d'Armenie, au lieu que Crolius y mêle des vers bien lavés, de la cervelle de sanglier, du santal rouge, de l'hematite. Le Lecteur remarquera icy, s'il lui plaît, que ce sont veritablement deux sortes d'onguens tout-à-fait differents, et sans avoir rien de commun que la seule *Vsnée*, de laquelle Crolius ne met qu'une tres petite quantité. Et on dit cependant que l'un et l'autre ont une même vertu ; encor que Crolius ne parle du tout point de ces onguens, d'où les Paracelsistes pretendent tirer toute la vertu magnetique. Mais ce qui est encore plus remarquable, plusieurs n'ont pas dit un seul mot de l'*Vsnée*.[164]

Le polémiste anglais ne montre aucun dégoût pour les ingrédients qui composent l'onguent et connaît les scandales autour de la préparation et du commerce de la mumia. Mais l'objet de sa critique est essentiellement le caractère vague et imprécis de la recette, ce qui ne peut que l'invalider aux yeux des adeptes de la « science nouvelle », quantitative et expérimentale. Aussi la causalité astrologique mise en avant par Croll n'a-t-elle désormais plus de valeur pour qui, comme Primerose, n'accorde le chrisme de la scientificité qu'aux explications mécanistes et corpusculaires.

Troisiémement. Quelqu'uns d'entr'eux observent les aspects des Astres, avant que de composer cet onguent, non moins que leurs differens concours. Crolius ratisse le crane pour en avoir l'*Vsnée*, au renouveau de la Lune, ou quand elle s'arrête dans la maison de Venus, ou dans quelqu'autre habitation heureuse, mais jamais étant dans celle de Mars, ou de Saturne ; et il veut qu'on prepare cet onguent lorsque le Soleil est dans la

164. *Ibid.*, 777-9.

> Balance ; au lieu que d'autres se mettent fort peu en peine de telles observations : Car s'il y a une vertu aimantée, je veux dire, guerissant les plaïes par la même vertu avec laquelle l'aimant attire le fer, le concours des astres n'y peut de rien servir, puisqu'il tient cette propriété de la nature, ainsi que l'aimant attire le fer et regarde le pôle en tout tems, et sous quelque Constellation que ce soit.[165]

L'allusion aux textes de Robert Fludd, prétendant concilier savamment les théories sur le magnétisme terrestre de William Gilbert avec le magnétisme du *weapon-salve*, est tout aussi évidente que le rejet de toute explication astrologique. Primerose expose ensuite de façon neutre les autres points faibles de l'hopliatria.

> Quatriémement. Il est des gens qui frottent l'arme avec cet onguent, et après [780] l'avoir serrée avec grand soin, ils la tiennent ensuite bien chaudement, et à couvert de la poussiere et du vent ; à faute de quoy, disent-ils, les blessez ne manquent pas d'endurer de grandes douleurs, dés que l'arme vient à se refroidir, et qu'elle ne soit pas bien liée. D'autres assurent avoir gueri des plaïes en plongeant seulement la même arme dans la boëte où est l'onguent, sans aucune ligature. Et c'est ce que Paracelse exige. Cinquiémement. Si on n'a pas le fer qui a fait le coup ; ils trempent dans le sang qui coule, par l'avis de Crolius, un bâton de saulx, ou quelque brin d'arbre, ou bien quelqu'autre chose, sur laquelle ils appliquent le remede. Sixiémement. Ils recommandent de laver tous les jours la plaïe du malade avec son urine. Septiémement. Crolius veut qu'on examine si la plaïe a été faite avec la pointe du fer ; car parce qu'en ce cas il prétend qu'on fasse une onction dessus le fer, en commançant pas le manche, en déscendant vers la pointe, et non à rebours. Dequoy Paracelse ne semble pas s'étre soucié, luy qui ne recommande que de plonger le fer dans le dit onguent. Huitiémement. Il est à remarquer que presque tous les exemples des cures qu'on peut apporter, ne sont que sur de simples plaïes dans les chairs où il n'y a aucune déperdition de substance, mais seulement une indication, je veux dire la réünion. Neuviémement. Quelqu'uns rendent raison d'un tel effet, savoir est, que les esprits sont contenus dans le sang, et que par la familiarité et par la sympathie qui se rencontre entre lui et eux, il se fait un onguent du sang de l'homme aussi bien que de sa graisse, de sa chair, que de la mousse de son crane, où sont contenus les mêmes esprits ; ce qui fait que le sang du blessé étant approché de l'onguent, les esprits répandus dans le même sang, se joignent par sympathie avec ceux de l'onguent qui leur sont homogenes, et qui par ce moïen reçoivent les vertus du même onguent, et les portent jusqu'au blessé : non seulement, dis-je, les vertus, mais encor les indispositions qui suivent l'application de l'onguent, telles que peuvent arriver de la ligature ou trop serrée, ou trop lâche, non moins que les autres qui pourraient s'ensuivre si la plaïe étoit laissée toute ouverte dans un lieu

165. *Ibid.*, 779.

> froid, ou trop chaud : Et ils estiment que ces mêmes esprits ont tant de force, qu'ils peuvent transporter sa vertu de l'Orient à l'Occident, du Midy au Septentrion. Mais tous ceux-là sont tenus pour des sots par Crolius, qui s'imaginent une telle cure être faite par la Magie, pretendant qu'elle se fasse par une vertu magnetique, qui attire à l'exemple de l'Aiman, causée par les Astres, laquelle se joint à la plaïe par le moïen de l'air, et cela à cause de la sympathie de la Nature, avec le baume du sang qui se rencontre dans chaque homme, et de l'influence des Astres celestes.[166]

Primerose rapporte aussi l'explication spagirique que Johannes Hartmann donne de l'action de l'onguent. On décèle ainsi sa stratégie argumentative, consistant à bâtir d'abord l'édifice théorique de l'adversaire pour le déconstruire ensuite.

> Lorsque le fer, dit-il, en est froté, le sel fixe du sang qui est dans le même fer, attire par une vertu magnetique l'esprit animal de l'onguent, et ces deux esprits par l'entremise de l'Esprit du Monde, s'unissent et se lient d'un étroit nœud d'amitié. Mais si l'esprit qui est resté dans le sang dont le dard est teint, ne peut attirer l'esprit de l'onguent sans quelque onction, je veux dire, un attouchement corporel, de la même manière qu'on dit en faire l'attraction par une qualité aimantée. Or il veut que cet Esprit du Monde étant répandu par tout, et portant avec soy les mêmes semances de toutes les idées, et les differentes manières des productions, unit toutes choses en les embrassant, et appliquant les agens aux passifs. Ce qui fait que tout ce que ce même esprit coagulé ou épaissi hors des veines, ressent de commodité ou d'incommodité, le communique d'abord par sympathie à son semblable residant dans les veines. Et voilà la raison pour laquelle le malade souffre des douleurs si on approche l'arme au feu, ou qu'on l'expose à l'air froid : Et au contraire si le malade mange des oignons, de la moutarde, ou de l'ail, on le reconnoît dans le fer ; à cause que ces esprits se communiquent mutuellement les uns les autres, leurs indispositions.[167]

Une fois établies ces prémisses et après avoir mis l'accent sur l'aspect le plus douteux de la médecine magnétique, à savoir la maîtrise de l'esprit du monde, il engage la critique. Il choisit de faire découvrir la vanité de la cure magnétique en tournant en ridicule les principes des paracelsistes. En effet, ils fondent l'hopliatria sur un nombre de facteurs fort incertains. Hartmann soutient par exemple que l'« esprit du monde » est éparpillé dans les corps sublunaires par la pluie, la grêle, la rosée et par d'autres véhicules. En outre, de peur qu'on entende par là une substance spirituelle et incorporelle, il l'appelle le *Mercure du Monde*. Or, il ne peut être que corporel, puisque pour Hartmann il faut supposer l'existence d'un véhi-

166. *Ibid.*, 779-81.
167. *Ibid.*, 782.

cule de la même nature que les corps impliqués dans l'hopliatria. De plus, il suppose que les esprits *influentes* demeurent perpétuellement dans le sang sorti des veines, quelque corrompu qu'il soit, sans jamais s'altérer. Et il ne faut pas douter que le sang mélangé avec l'onguent ne soit privé de sa forme, aussi bien que de l'efficacité de ses esprits. Par ce moyen, l'analogie et la sympathie entre le *spiritus* du malade et ceux de l'onguent, poursuit Hartmann, conspire à la réussite de la cure.

Primerose avance donc l'hypothèse qu'une sorte de goétie s'immisce dans ces guérisons, vu que la vertu de l'onguent a besoin de l'*esprit du monde*, c'est-à-dire d'un porteur aussi habile et aussi léger que le Démon. Mais cette solution ne le satisfait pas.

> Pour moy je croirois plutôt fausse cette methode de guerir, que d'estimer que le Demon s'en mêle, parce qu'il y a un bon nombre de personnes fort innocentes d'un si detestable crime, qui soûtiennent la même opinion.[168]

Si l'expérience semble confirmer la vérité d'une telle cure — ajoute-t-il — cela ne prouve rien, car « les seules plaies qui ont été guéries auraient pu guérir d'elle-même, sans aucune aide de l'Art ». Il s'ensuit qu'on peut douter si la cure se fait réellement par la vertu particulière de l'onguent. Sur ce point, Primerose affirme que la guérison se fait essentiellement par l'opération d'agents naturels. Mais pourquoi alors fallait-il inventer un onguent armaire ? Pourquoi ne pas laisser la blessure toute propre et le blessé au repos au lieu de s'inquiéter si l'usnée est réellement issue du crâne d'un pendu et ramassée au bon moment astrologique ? Pourquoi toute cette mise en scène ? Primerose évalue premièrement les raisons de la sympathie en faisant appel à des expériences quotidiennes. Nous voyons tous les jours que l'aimant ne peut attirer le fer qu'à une certaine distance, que certains hommes ne peuvent souffrir la présence des chats « sans tomber en syncope » et surtout qu'il n'y a pas de sympathie plus grande que celle entre le ciel et « les choses de ce bas monde, car celui-là les contient et les embrasse toutes, en les environnant de toutes parts ». Cependant — remarque-t-il — toute cette sympathie s'affaiblit avec l'éloignement. Il prend l'exemple de l'aimant, qui regarde le pôle nord mais qui plus s'en éloigne plus aussi s'en détourne, de sorte que, peu à peu, au lieu d'envisager le pôle terrestre, il se retourne vers une partie du ciel autre que le côté nord. Si cela est vrai pour les choses célestes, à plus forte raison le sera-t-il pour les terrestres.

168. *Ibid.*

Comment est-ce donc que la vertu de l'onguent sera portée si loin, sans qu'elle puisse être troublée par la rencontre des maisons, des mers, des montagnes, des murs, des vents ou du coffre dans lequel on le tient bien souvent enfermé avec l'arme qui a fait la plaie ? Les esprits qui transportent une telle vertu étant corporels, ils peuvent être arrêtés par l'opposition des autres corps et plus l'objet en sera éloigné, plus sa vertu s'affaiblira. Hartmann avait écrit qu'une telle communication se fait par une force magnétique et attractive, de la même manière que l'odeur d'un cadavre se communique aux vautours éloignés de plusieurs lieues. Mais il a beau dire, car les odeurs ne se répandent pas dans toute sorte d'espace. La communication peut être empêchée par des facteurs aussi différents que les pluies, les vents et les montagnes. Goclenius n'a pas plus de raison que lui, en apportant les exemples de nombreuses sympathies. S'il en rencontre dans des choses diverses, on ne doit pas pour cela conclure qu'il y en a aussi dans l'onguent. De plus, la sympathie que l'on dit être dans l'onguent est fort dissemblable de celle des autres choses, qui transmettent dans l'air leur vertu par des écoulements insensibles et qui n'ont pas besoin de l'esprit du monde pour cela. Or, qu'il y ait dans le monde certaines émissions imperceptibles, l'aimant nous le fait voir. En revanche, puisqu'il cesse d'attirer à soi le fer quand il est préalablement frotté avec de l'ail, il doit y avoir un écoulement non seulement d'une qualité, mais encore de quelque substance très subtile.

Tous ces arguments prouvent bien que Primerose raisonne déjà à l'intérieur d'un paradigme corpusculaire. La causalité astrale et les vertus occultes appréciées par Croll et Hartmann ne sont pour lui que des chimères. Elles ne peuvent être testées par des expériences et ses autres objections montrent amplement qu'il a entériné ce style de pensée scientifique. Les objections s'enchaînent.

> Secondement, il n'y a pas d'assez juste attouchement de l'agent avec le patient, puisqu'il ne touche point la plaie, mais le seul fer éloigné qui n'est ny l'objet du mal, ny celui de la santé, et qui n'a que faire d'aucune guerison. Ce qui a donné occasion à quelqu'un de dire agreablement que celui qui fait les bandages sur un instrument pour guerir la blessure qu'il a faite, agit de la même manière que celui qui enveloperoit bien chaudement le caillou qui aurait refroidit sa main, afin de la réchauffer. Que personne ne vienne nous conter qu'il se fait un attouchement de vertu par le moyen de l'Esprit du Monde, qui transporte avec soy une telle vertu, jusqu'à la personne blessée, parce que ce même Esprit (si tant est qu'il y en ait dans l'Univers) doit être commun avec toutes les choses contenuës sous la Lune : car autrement il ne serait pas dit Esprit du Monde ; et toutefois il n'opere nulle-

> ment dans les sympathies des autres choses, n'y en pouvant avoir dans l'absence de l'objet.[169]

Les magnétistes prétendent de surcroît que la vertu sympathique de l'onguent, qui « s'unit d'un nœud étroit d'amitié » avec l'esprit du monde, n'est pas artificielle mais naturelle. Pourtant ils ne prennent pas la peine de dire qu'est-ce qui dans cet onguent se trouve en une telle familiarité avec l'esprit du monde, ainsi que « nous autres galénistes assurons, qu'il y a dans chaque organe une certaine partie propre où réside la faculté, et de laquelle surtout dépend l'action ». La même chose se doit faire sans doute dans l'hoplochrisma, vu que tous les simples qui entrent dans sa composition ne peuvent si bien s'unir avec l'esprit du monde, qu'il puisse transporter d'un lieu à un autre leurs vertus, au gré de celui qui doit faire l'opération. Il resterait donc que la guérison se fasse par la ressemblance et le rapport entre l'arme et la blessure. Or — observe Primerose — il ne peut y avoir aucune force agissant efficacement dans cette relation. Au contraire, il devrait y avoir de l'antipathie entre le fer et la personne blessée. De plus, le remède ne dégage aucune vertu vers la plaie, puisqu'il n'y a pas de contact entre les deux. La nature de cet onguent — disait Croll — est de faire suppurer la plaie, de la nettoyer et de réunir ses bords. Mais la sympathie naturelle ne lui suffit pas, car il établit comme cause de la guérison le baume naturel. Pourtant, s'il y a une sympathie de cette nature, une telle onction sera superflue, d'autant que les vertus qui sont portées à travers des espaces si éloignés à la façon de l'aimant, n'ont point besoin d'une application corporelle. Tout le contraire arrive dans cet onguent, puisqu'il ne peut rien faire sans l'onction de l'arme. Son action doit donc être matérielle et, à la façon des autres médicaments, il ne peut opérer qu'à la suite du contact corporel ou, mieux, du frottement. Car s'il pouvait faire son effet à l'imitation de l'aimant, par un attouchement, en vain ferait-on l'onction. De plus, Croll suivait inutilement une manière particulière de frotter la partie supérieure ou inférieure de l'arme, parce qu'en ce cas la vertu vulnéraire, sortant de la boîte, pourrait se porter par sympathie jusqu'à tous les blessés du monde. Mais comme elle ne peut opérer sans une application corporelle, ni sans une certaine méthode d'onction, il s'en suit qu'elle ne saurait agir qu'à la façon des autres remèdes, sur la chose à laquelle elle est appliquée, sans s'étendre plus loin.

Si l'application de l'hoplochrisma engendre des confusions intellectuelles et pratiques, sur lesquelles Primerose ne manque pas de mettre

169. *Ibid.*, 787-8.

l'accent, la nature de la sympathie entre l'onguent, le sang et la blessure pose aussi plusieurs problèmes.

> Troisièmement, à quoi bon d'y mêler du sang, de la graisse, et de la mousse des os des hommes ? Est-ce à cause des esprits que l'on dit être dans ces mêmes choses là, quoique corrompues : il y en a bien plus dans le corps que dans l'onguent, ni que dans le sang qui sort de la plaie du blessé. Il reste que la cure se fasse ou par la vertu du même onguent, ou par la force de l'esprit qui la transporte. Or si c'est la force de l'onguent qui guérit, elle est ou située et contenue principalement dans la graisse, dans le sang et dans l'usnée, ou dans les autres médicaments naturels ajoutez à l'onguent, je veux dire, les huiles et les poudres. Si c'est la vertu de la graisse, du sang et de l'usnée, d'où l'onguent tire toute sa force, lui-même sera inutile, puisqu'il est certain que toutes ces choses se trouvaient déjà très avantageusement dans le corps du malade, tant pour leur quantité, que pour leur efficacité. Que si elle dépend des autres simples qui servent à sa composition, vainement y mêle-t-on les premiers ingrédients, le sang, la graisse et l'usnée, incapables de communiquer aucunes forces au même onguent ? Et par ainsi tout remède vulnéraire pourra guérir par attraction les blessures, en y approchant le sang du malade, à savoir par l'entremise de l'esprit qui porte la vertu de l'onguent sur la partie malade. En effet, il n'y a nulle raison, (si tant est que cette cure par sympathie soit naturellement possible) pour laquelle elle ne doive convenir au reste des onguents et que l'on y mêle le sang et la mousse du crâne de pendu, non à cause de leur vertu curative, mais seulement pour la sympathie. Par exemple, si voulant nettoyer une plaie on se sert du sang du malade auquel on appliquera un onguent détersif, les esprits contenus dans le sang transporteront par sympathie la vertu du même remède prétendu jusqu'au blessé, à la faveur de l'esprit du monde, d'où la guérison s'en ensuivra ; et ainsi qu'est-ce qui empêchera que toute sorte de médicament ne devienne aussi sympathique, que l'on ne prescrive des purgations, et que les médecins ne viennent à bout de leurs autres desseins, en ne faisant que mélanger du sang de leurs malade avec le premier remède propre à cela, et de qui la vertu se portera ensuite jusqu'à eux, à l'aide de l'esprit du monde. Que si la force des mêmes esprits a la vertu de guérir, vainement a-t-on recours à la propriété de l'onguent, puisqu'il reste encore plus d'esprit dans le corps.[170]

Cette troisième objection montre la centralité de la notion de *spiritus* et surtout l'ambiguïté qui la rend problématique.

> Quatrièmement, il parait clairement par toutes les circonstances qu'une telle méthode de traiter est inutile : car, à leur dire, par la ligature ou trop lâche, ou trop serrée, les mêmes symptômes surviennent aux malades qui ont coutume d'affliger par les mêmes bandages qui se font sur leurs propres corps : or tels accidents proviennent ou de l'onguent, ou du côté

170. *Ibid.*, 790-1.

de la ligature : ce ne peut être de la part de l'onguent, dont le propre est de guérir, au lieu de nuire ; encore moins de celle du bandage, vu que rien d'artificiel ne saurait opérer de loin, ni sur un autre sujet que celui du lequel il est approché. Et c'est de cela seul que Crollius nous en prescrit diverses formules pour son application. Il nous doit être suspect : car dans les choses naturelles, cette manière artificielle d'oindre ne saurait changer la vertu, et de bienfaisante la rendre nuisible, comme il se remarque dans l'aimant, sans que cela dépende ni de l'un ni de l'autre, vu que la vertu magnétique étant censée tout à fait naturelle et résidente dans l'onguent, elle provient des agents qui opèrent selon le cours de la nature, comme les simples dont il est composé, et point du tout des artificiels, dont la dépendance est de la pure volonté de celui qui fait l'onction. Ils ajoutent ensuite, que tout l'avantage ou l'incommodité que ressent l'esprit contenu dans le sang du fer, est communiqué par sympathie à celui qui est semblable en espèce dans les veines, qui est la seule cause pour laquelle le blessé souffre de la douleur aussitôt que l'instrument est exposé au feu ou à l'air froid. Mais de la sorte non seulement la vertu vulnéraire de l'onguent aura une vertu magnétique, mais encore le froid externe, ce qui est absurde. Un tel refroidissement nuisible, dis-je, pourrait par ainsi être transporté de l'arme refroidie jusqu'au blessé, à travers même l'air le plus chaud, comme dans les excessives ardeurs de l'été. Si donc une arme était frottée du dit onguent dans une région septentrionale, et que le blessé fut dans l'Afrique brûlante, supposé que la même arme se fut refroidie, le même malade ne manquerait pas de trembler de froid dans le même pays, et peut-être aussi auprès d'un grand feu. Or si, selon Crollius, cela ne se peut faire si ce n'est au travers de l'air, celui du Nord, tout glacé qu'il est, devra avoir la vertu de refroidir celui d'Afrique, ce qui est la chose du monde la plus ridicule.[171]

Puisque la sympathie des esprits est mutuelle, si le malade ne garde pas un bon régime de vie, et qu'il mange de l'ail, des oignons, de la moutarde, etc. tout cela se remarquera aussitôt sur l'arme. Si le blessé est couché en Afrique auprès d'un grand feu et que d'un autre côté le même instrument qu'on aura oint soit exposé à l'air froid dans quelque contrée du Septentrion, pourquoi, dis-je, le malade se refroidira plutôt que l'arme ne s'échauffera si, selon les magnétistes, les esprits se communiquent réciproquement leurs passions ?

Comment se peut-il faire que les esprits ne se refroidissent une seconde fois en chemin par la rencontre de l'air, pouvant être transportés à travers le milieu qui est froid, de même que les vents, froids de leur nature, passant par les campagnes chaudes, telles que sont les méridionales, deviennent chauds eux-mêmes ?

171. *Ibid.,* 791-3.

Et si on jette dans le feu le même sang, pourquoi le malade n'en ressentira-t-il pas l'ardeur, ou s'il se pourrit, comment le corps ne se corrompra-t-il pas aussi, s'il se rencontre une si grande affinité entre les mêmes esprits répandus et le corps, d'où ils sont émanés ?

Si l'on n'a pas l'instrument qui a fait la plaie, ce sera assez, au dire des magnétistes, de frotter avec une petite goutte de sang sortie de la plaie, un autre fer ou du bois de saule. Si donc au même temps qu'on fera très soigneusement l'onction sur ladite arme mise à la place de la première, on jette auparavant celui qui a fait le coup, ou dans le feu, ou dans l'eau, pourquoi le blessé n'en ressentira-t-il pas de la douleur, de la froideur, ou de l'ardeur du même élément, n'y ayant aucune raison pour laquelle il doive plutôt souffrir d'une petite portion des esprits que d'une autre ?

C'est par leurs artifices diaboliques que certains transportent comme ils veulent le froid, le chaud, et les autres dispositions jusqu'aux absents, conclut Primerose. Ce qui ne peut se faire naturellement. Qui est-ce qui a ouï dire que les sorcières sont portées en l'air après s'être frottées de leur onguent magique ?

> Sixiémement, si au dire d'Hartman, le sel fixe du sang n'attirait point sans onction l'esprit de l'onguent, il s'en suit qu'il n'y a aucune force attractive, puisque le contact corporel y est requis ; il s'ensuivra pareillement delà, qu'il ne pourrait non plus faire son opération de loin, sans un semblable attouchement corporel, ni répandre ses propriétés jusqu'au blessé. Le sang contient en soi ces vertus, ou il les emprunte de l'onguent : s'il les a en possession, l'onguent est inutile ; il ne les peut tenir de ce baume, parce que la sympathie qu'on dit être entre lui et les esprits du malade, provient du sang, de la chair, de la graisse et de l'usnée qui entrent dans la composition : à raison des esprits qui restent, à ce qu'on dit, dans ces choses là, il s'ensuit qu'il n'y a aucune vertu dans l'onguent qui n'aie été cachée auparavant dans les esprits. Ce qui oblige de conclure encore une fois que ce prétendu baume est superflu. Septiémement, les Esprits qui résident dans le sang, dans la graisse et dans l'usnée, sont de différente ou de même nature : s'ils sont différents entre eux, ils auront sans doute diverse vertus, sans avoir la même proportion de sympathie avec tous : or les esprits du sang ont une affinité bien plus grande avec le sang même ; de même que les esprits de la graisse avec la graisse, et ceux de l'usnée avec le crâne. C'est pourquoi afin que la guérison s'en ensuive mieux, et que la sympathie y soit entièrement conservée, outre le sang du malade on devrait oindre de cet onguent outre le fer, la graisse et les os du malade, pour que la cure fut parfaite, et que la vertu magnétique put parvenir sans s'écarter, jusque aux parties affligées, étant sûr qu'elle ne se rencontre pas la même dans les esprits susdits. Que si eux-mêmes sont tous de même espèce, en vain prend-on tant de soin d'y mêler du sang, de la graisse, de la chair et de l'usnée, le sang tout seul pouvant suffire, en qui sont contenus tous ces esprits. Hui-

> tiémement, il me souvient d'avoir lu l'histoire d'un cheval de qui les pieds avaient été blessés d'un clou et que pour les guérir on ne fit que frotter le clou avec l'onguent susdit, et le cheval fut guérit de la sorte. Crollius avoue aussi la même chose. Ce qui prouve qu'il y a bien de la sympathie, et de la familiarité entre le remède et les esprits du cheval ; y ayant même un homme très docte qui tient que la même vertu balsamique se rencontre également et dans l'homme et dans le cheval. Que si cela est ainsi, on n'a que faire de préférer le sang humain à celui de cette bête, puisque les choses qui sont de même nature en une troisième, ne diffèrent point entre elles. Crollius passe encore bien plus avant, puisqu'il soutient, que non seulement le cheval, mais aussi tous les animaux composés de chair et d'os, peuvent en recevoir la guérison. Et si une telle cure était certaine, toute sorte d'onguent vulnéraire ne serait pas moins propre, d'autant que ses qualités pourraient aussi être portées jusqu'aux malades par la médiation de l'esprit. Neuviémement. Puisque très souvent la Nature seule guérit non seulement les simples plaies, mais encore les compliquées, les plus grandes et les internes ; étant le seul ouvrage de la Nature, et non de l'Art d'unir les bords des plaies et d'engendrer la chair, et que Crollius demeure d'accord que dans cette cure magnétique le baume naturel ne laisse pas d'opérer ; et il est surprenant de ce qu'on n'applique pas sur le malade un tel liniment ; et d'où vient qu'il ne guérit pas les ulcères, puisque toute plaie se change à la fin en ulcère, et qu'il en peut sortir du sang, et qu'enfin les principales indications de la plaie ne se remarquent pas moins dans le même ulcère. Et pourquoi n'use-t-on pas de la même méthode pour la guérison des plaies faites par les armes à feu avec déperdition de substance ? Quel sujet a eu Crollius d'en excepter les plaies des nerfs, des artères, et des principaux membres, c'est à dire, qu'il n'est bon que pour les plaies simples et faites seulement sur la chair, qui peuvent s'unir naturellement par le seul bandage et par la vertu du baume naturel, je veux dire par la chaleur naturelle. Il n'est pas malaisé, dis-je, à la plaie de se réunir de soi-même sans le secours d'aucun onguent, en la nettoyant tous les jours, changeant de linge, en la lavant bien avec de l'urine nouvellement vidée. Un tel remède ne servira donc de rien.[172]

Les arguments de Primerose prônent l'abandon de la causalité *imaginaire* au profit de la recherche d'une causalité plus matérielle. L'imagination ne doit pas être considérée comme une cause, matérielle ou immatérielle, de la guérison. Il ne faut plus l'évoquer ! La spiritualisation de l'âme et de ses facultés, dans la seconde moitié du XVIIe siècle, mène des philosophes et des médecins à dépouiller l'imagination de ses habits matériels en rendant abstraite une « cause » autrefois bien plus concrète[173]. Même si des groupes de chercheurs ou des personnalités singulières vont

172. *Ibid.*, 799-802.
173. Cf. Mengal (1995 ; 2000 ; 2003).

persévérer dans l'étude des effets de l'imagination, cela sera un feu de paille. Pourtant, cette paille légère et inoffensive tiendra vive la flamme d'un style de penser scientifique *poétique* se ravivant périodiquement, notamment au XIXe siècle. Encore une fois, le flambeau de l'imagination sera repris par des « auteurs allemands ».

8. La « magie » des églises officielles face à la magie des « savants » : discordances théoriques, ambiguïtés pratiques et rivalité politiques

Comme nous l'avons entrevu dans les chapitres précédents, l'hopliatria entretient une relation ambiguë avec la religion chrétienne catholique et ses institutions. Ces dernières, tout en méprisant les superstitions, les abus et les croyances hétérodoxes liées à la magie, sont obligées de traiter l'hopliatria par un discours rationnel, dans le but, entre autres, de distinguer clairement les miracles de la foi — pensons aux sacrements et aux guérisons miraculeuses — et les pratiques magiques. Il s'agit d'une question de grande envergure. En effet, comment légitimer les pratiques « magiques » existantes au sein même de la religion ? Comment les couches les plus indigentes et analphabètes, c'est-à-dire la majorité de la population, percevaient la différence entre les croyances liées à des pratiques religieuses et celles ressortissant aux pratiques magiques ? Par quels moyens les églises imposaient leur orthodoxie en matière de foi ? Quelles sont les conséquences historiques des attitudes différentes des églises protestantes et catholiques à ce sujet ?

Voici quelques questions préliminaires permettant de saisir de façon appropriée à la fois le contexte historique où s'insère l'hopliatria et les raisons de la marginalisation progressive des sciences occultes et des pratiques magiques au profit des sciences expérimentales, des philosophies mécanistes et des technologies nouvelles. Avant d'esquisser quelques éléments de réponse, le premier problème qui se présente est sans doute celui du critère de démarcation entre religion et magie, qui n'a jamais été clair et distinct. Si on définit, d'un côté, la magie comme un « ensemble de pratiques non officielles dont les effets dépendent de forces ou de pouvoirs dépassant l'entendement humain »[174] et la religion, d'un autre côté, comme un « ensemble de pratiques officielles fondées sur des pouvoirs

174. Cf. Keyser (1995, 175).

dépassant l'entendement humain »[175], il en découle que l'attribution d'un caractère magique ou religieux à une pratique, dont les effets transcendent l'entendement humain, dépend strictement du système de pensée dominant à une époque et dans un lieu donnés. De plus, si on se libère pour un instant du préjugé ethnocentrique intrinsèque à cette définition, préjugé d'une civilisation occidentale moderne qui s'est constituée sur le fil d'une constante polémique anti-magique, on s'aperçoit aussi que, dans d'autres civilisations, la magie est un fait officiel, un des aspects pratiques d'un système religieux complexe. Si cette constatation semble infirmer les définitions que nous venons de donner, d'un autre point de vue, elle souligne la spécificité occidentale dans la dialectique changeante des phénomènes que l'Occident qualifie de magie et de religion.

D'après des observations remontant aux Pères de l'Église, et notamment à Augustin, l'Occident chrétien divisait généralement la magie en *noire* et *blanche*. La première s'identifiait avec la sorcellerie et visait à endommager le corps par d'obscurs rituels démoniaques alors que la deuxième exhaussait les désirs ou les besoins du corps par des procédés apparemment conformes aux dogmes de l'église. Dès lors, le mage *noir* était abhorré par toute la communauté alors que mage *blanc* en recevait toutes les faveurs. De ce point de vue, la magie blanche était pour certains ecclésiastiques la plus redoutable. Pratiquée par des *mages bons* ou des guérisseurs, elle se fondait néanmoins sur l'intervention d'esprits que les clercs assimilaient aux *démons*, ce qui la rendait aussi dangereuse que la sorcellerie, car, en sauvant le corps, le guérisseur infligeait à l'âme un coup mortel qui la condamnait aux flammes éternelles. Beaucoup de théologiens abolissaient ainsi la distinction entre les différentes formes d'activité magique puisqu'elles détournaient de toute manière le peuple de la loyauté envers Dieu, nécessaire au salut de l'âme. De la catégorie des mages blancs font partie, premièrement, les grands mages cultivés ayant suivi un *cursus studiorum* de haut niveau, comme John Dee, Thomas Vaughan, John Everard et Robert Fludd en Angleterre et, dans les pays de langue allemande, Trithème, Agrippa, Paracelse et ses disciples. Deuxièmement, l'on retrouve les *cunning men*, *sapienti*, *benedicenti*, *astrologi* qui pratiquaient surtout dans les campagnes et, pour finir, les sages femmes, ignorantes et très croyantes, auxquelles les églises reformées avaient donné l'autorité de baptiser les enfants en fin de vie, tout en sachant qu'elles étaient aussi la cause de beaucoup de superstitions[176].

175. *Ibid.*
176. Cf. Délumeau-Cottret (1996, passim).

Comment pouvait-on distinguer les pratiques « magiques » admises par l'église officielle de la « magie bonne » des guérisseurs ? Très vraisemblablement, même après la réforme de Luther et de Calvin, il serait erroné de considérer magie et religion comme deux systèmes de foi opposés et incompatibles. Dans la religion survivaient des éléments magiques et la pratique de la magie avait des aspects religieux, ce qui rendait difficile, pour ses adversaires ecclésiastiques, de comprendre où il fallait tracer la ligne de démarcation entre les deux[177]. En effet, les ressemblances entre ces deux systèmes étaient très fortes. L'opinion selon laquelle le prêtre était aussi un guérisseur s'étend, depuis le Moyen Âge, bien au-delà de la réforme, voire de la Contre-réforme. Les écrits vétéro et néo-testamentaires contribuaient à conférer à cette opinion une aura de « légalité » spirituelle. Après tout, de grands héros bibliques comme Salomon et Moïse étaient aussi des mages, le Christ avait fait des miracles et guéri nombre de gens et, de surcroît, selon de nombreuses légendes, certains alchimistes médiévaux étaient des moines. Le lien mythique entre sainteté et magie structure puissamment l'imaginaire collectif.

Or, si la perfection morale et religieuse confère des pouvoirs magiques, comment distinguer un guérisseur « agréé » par l'église d'un mage-guérisseur qui se consacre à la recherche de la pureté spirituelle ? L'Église officielle ne niait pas la possibilité d'actions surnaturelles mais elle insistait sur la dichotomie des causes possibles : Dieu ou le diable. Certains effets surnaturels pouvaient être attendus par les fidèles qui suivaient les rituels prescrits par Dieu à travers l'Église, en particulier ceux de la messe ou de l'eau bénite. D'autres miracles pouvaient être opérés par les saints. Tous les autres étaient d'origine diabolique, car toute tentative arrogante de transformer le cours naturel des choses ne pouvait que favoriser les desseins du diable.

Pourtant, pour les mages les plus savants, l'évocation d'êtres célestes était un rite religieux qui exigeait pureté de vie et piété exceptionnelles. Dans ces rituels, la prière représentait une partie essentielle, au même titre que dans la messe catholique. Robert Fludd prononça le vœu de chasteté. Il considérait la chair comme le principe de tous les maux. La magie spirituelle, ou théurgie, qu'il pratiquait, se fondait sur l'idée que l'on peut atteindre Dieu en remontant par l'échelle de la création, ce qui était rendu possible par un programme très rigoureux de prière, de jeûne et d'exercices de dévotion. Pour lui et pour d'autres, loin d'être une manipulation mécanique de formules préétablies, le rituel magique était une disposition inté-

177. Cf. Thomas (1971, 271-293).

rieure, une humble supplique adressée à Dieu pour qu'il octroie le privilège d'une contemplation extraordinaire de ses mystères[178].

Par ce biais, l'art magique devenait une recherche sainte : aspiration à une connaissance révélée et non pas acquise par l'étude et l'enquête naturaliste. Dans certains cas, l'idée de la pureté de vie devient même le présupposé indispensable à la découverte scientifique. Cette quête de pureté comme état de grâce, comme innocence perdue avec le péché originel, est visible entre autres chez J. B. Van Helmont et traverse l'histoire de l'alchimie[179]. Aussi a-t-elle marqué la sagesse rosicrucienne. Quoiqu'il soit difficile de dire si la confrérie des Rose-Croix n'a jamais eu une existence réelle, ses valeurs étaient bien connues et remontaient aux traditions gnostiques. De ce point de vue, religion et magie n'entretenaient pas une relation de rivalité. Elles étaient sur le même chemin qui mène à la vérité universelle[180]. Par conséquent, beaucoup d'alchimistes se considéraient comme adeptes d'une discipline spirituelle très exigeante et pas d'une recherche grossière de l'or. La transmutation des métaux était une métaphore de la transformation spirituelle de l'adepte[181]. Étant donné cette communauté fondamentale de sources historiques et d'attitudes extérieures, quel indice d'impiété pouvait détourner le fidèle de la recherche d'un réconfort éphémère à ses maux physiques auprès des *mages* et *sapienti*, surtout après un échec de l'église ? Aucun, et la conscience individuelle s'ouvrait, confiante, au mage, en négligeant l'autorité spirituelle de l'église, la foi dans les ministres du culte et la peur suscitée par ses avertissements. Mais le contexte historique était encore plus complexe et variait de région en région[182]. La confusion entre *magie blanche* et religion était d'autant plus facile à faire si l'on pense que des prières latines intervenaient dans les rituels magiques, aussi bien que le symbolisme catholique. Les yeux et les oreilles des fidèles étaient donc touchés par des formes d'expression de la foi religieuse qui, par ailleurs, se retrouvaient dans la messe, dans l'exorcisme des possédés et dans le culte des saints et des reliques, celles-ci étant particulièrement réputées pour leur pouvoir thaumaturgique. En outre, les membres du clergé étaient souvent les individus les plus cultivés de la communauté et donc les plus aptes à lire et comprendre les livres d'enchantements et les formules d'invocation employées pour appeler les

178. Cf. Thomas (1971, 283).
179. Pagel (1979, 169-211).
180. Cf. Festugière (1944-54, I), French (1972).
181. Cf. Joly (1992).
182. Cf. Ginzburg (1966).

esprits. Cela était le reflet du halo de magie dont le prêtre était enveloppé aux yeux des paysans analphabètes, en vertu aussi de sa consécration et de son rôle décisif dans le miracle de la messe. Isolé par son savoir, son pouvoir rituel et sa virginité officielle, le prêtre était parfaitement qualifié pour être une figure clef dans la pratique de la magie populaire. L'église catholique avait tout un répertoire magique, plus ou moins reconnu, qui rivalisait avec la magie des savants. Cela, loin de rendre les hiérarchies ecclésiastiques plus tolérantes envers les mages de village, augmentait le soupçon de telle sorte que les mages étaient passibles de sévères punitions devant les tribunaux ecclésiastiques. Mais en réalité, ce genre de pratiques magiques, bien que formellement interdites, n'entraînait que rarement des condamnations rigides. Le mage jouissait souvent d'un consensus populaire trop important pour qu'il soit mis à mort ou emprisonné. Les tribunaux ecclésiastiques ne considéraient pas que la magie populaire fût plus grave que la profanation du dimanche, la calomnie et la fornication. Elle n'était donc pas assimilée au satanisme. Les auteurs qui préconisaient un traitement plus sévère pour les mages de village, allant de l'emprisonnement au bûcher, appartenaient généralement aux courants les plus extrémistes des églises protestantes et, au fil des années, ils étaient de moins en moins présents au sommet des hiérarchies.

En dépit des avertissements et des interdictions, les rôles du prêtre et du mage n'étaient donc pas bien distincts aux yeux du peuple. Si en médecine il était superstitieux de faire confiance à la seule prière de même qu'il était impie de ne faire confiance qu'aux thérapeutiques, à quel critère de démarcation fallait-il se fier ? Puisque des membres du clergé arrivaient à dire que certaines maladies pouvaient être envoyées par Dieu sans aucune cause naturelle, il n'était pas étonnant de voir que croyants et laïques manifestaient une certaine perplexité à l'égard de la démarcation entre magie et religion.

Une volonté très affirmée de se démarquer de la magie émerge avec la réforme protestante (1520), puis avec la réforme catholique initiée par le concile de Trente (1545-63). L'élan commun dans cet engagement contre la magie n'est pas exempt d'influences réciproques ni de polémiques souterraines. Par exemple, parmi les protestants de l'époque, affirmer que la pratique de la magie était un héritage du passé papiste avait un caractère d'évidence. En revanche, l'église tridentine s'opposait vigoureusement à la magie en associant explicitement la sorcellerie avec la naissance du protestantisme. Ces discours apparemment contradictoires dénoncent ouvertement la connotation politique des intentions de chaque faction. Pourtant ils sont tous deux véridiques, car personne ne pouvait nier que la plupart des curés de campagne pataugeaient depuis plusieurs siècles dans la magie blanche, de même que, sous la pression des doctrines éthiques des protestants européens et du « pandiabolisme » théologique de Luther, des nouvelles sectes suspectées de communion avec le diable, se formaient ici et là. Comme l'affirmait le Cardinal Reginald Scot, « si les catholiques pouvaient encore invoquer les saints, aux protestants ne restait qu'à s'adresser aux *savants* »[183]. En effet, le pasteur protestant — en raison de son style de vie *normal* — n'était pas entouré de la même aura spirituelle que le prêtre catholique, pauvre, chaste et, en principe, cultivé. Les offices religieux des églises réformées étaient désormais dépouillés de tout caractère magique, car l'eau bénite, la transsubstantiation et les exorcismes étaient remplacés par l'invitation à la pénitence et à la prière. On ne doit donc pas s'étonner si les affirmations des mages sur leurs capacités à obtenir des résultats pratiques s'avéraient bien plus captivantes que l'invitation insistante du clergé à tout remettre à la miséricorde insondable de Dieu, au nom du fait qu'il valait mieux perdre définitivement quelque chose plutôt que de le récupérer par des moyens diaboliques. Ces exhortations des pasteurs protestants étaient intolérables pour ceux qui se trouvaient en danger et renforçaient la conviction populaire qui voulait les ecclésiastiques insensibles aux besoins matériels des gens. À la fin du XVIe siècle, les *ignorants* étaient bien plus familiers des amulettes et des formules magiques que de la parole de Dieu. Ils ne comprenaient pas pourquoi il fallait éviter les remèdes magiques et reprocher aux *savants* de faire du bien au prochain. Dès lors, la tentative des théologiens d'oblitérer la distinction entre mages *blancs* et mages *noirs*, imposant aux uns et aux autres le sceau du démon, n'a jamais été efficace. Les gens simples préféraient croire que les mages blancs étaient instruits par Dieu et aidés par les anges, voire habités par le divin.

La bataille contre la magie populaire était menée du haut des chaires et dans les tribunaux. Des générations de membres du clergé se sont opposées en vain à cet état de choses. Lorsqu'ils sont affligés par une maladie ou qu'ils sont en difficulté, les être humains ne s'adressent pas à Dieu mais aux mages, voilà la substance des protestations des ecclésiastiques, voilà une autre façon de dire que les *savants* menaçaient d'usurper quelques unes de leurs fonctions les plus importantes.

En Angleterre, un changement réel semble s'opérer après 1660, avec la restauration de l'Église anglicane. Les enquêtes sur mages et enchanteurs, qui occupaient une place importante dans les comptes-rendus des visites

183. Thomas (1971, 277)

apostoliques avant la Guerre Civile, disparaissent presque complètement des points sur lesquels les évêques cherchaient à obtenir des informations sur leur communauté de fidèles. Des cas d'activités magiques étaient encore poursuivis sporadiquement par les tribunaux ecclésiastiques et, de temps en temps, les évêques menaient quelques enquêtes. Le dernier exemple connu remonte à 1716, dans les articles de l'évêque de Norwich. Les sermons de la seconde moitié du XVIIe siècle expriment la même indifférence à l'égard de la magie, comme si l'Église ne la prenait plus au sérieux ou la tolérait tacitement.

La majorité des historiens a des doutes sur l'efficacité de la campagne officielle menée par les églises contre la magie auprès du peuple ignorant. Avant et après la réforme, les tribunaux ecclésiastiques poursuivaient les enchanteurs et les *savants*, en contribuant à donner à leurs activités une couleur clandestine qui ne cessa pas de s'intensifier, surtout après la promulgation des statuts contre la sorcellerie des XVIe et XVIIe siècles. Mais ces tribunaux présentaient des carences et ils devenaient de moins en moins efficients au cours des ans. Ils ne pouvaient être efficaces que si les communautés locales adhéraient aux mesures de répression qu'ils imposaient et il est difficile de croire qu'ils étaient à même d'extirper la magie populaire tant que le peuple la demandait. La croissance et le développement du puritanisme montre d'ailleurs l'inefficacité extrême des forces des églises à l'égard de tout mouvement communautaire ayant de profondes racines populaires. Bref, les mages n'auraient jamais disparu s'ils avaient dû craindre uniquement les tribunaux ecclésiastiques.

Pour marginaliser davantage la magie populaire, sans la faire disparaître pour autant, il fallait une alliance de forces sociales et intellectuelles. La réforme a énormément contribué à cette révolution mais par d'autres voies : l'éducation des laïques et la promotion d'une éthique du travail et de l'effort individuel qui dépréciait tout recours à la magie en tant que solution trop facile et pas seulement en tant qu'impiété. Les problèmes d'ordre pratique devaient être résolus par la prudence et la prévoyance, l'assiduité et la diligence, et pas à travers la recherche du miracle et de la grâce *gratis data*. Il s'agit donc d'une éthique qui encourage les hommes à trouver une solution technologique, et non magique, aux problèmes posés par la vie quotidienne.

9. Les jésuites face à l'hopliatria

La *Compagnie de Jésus* a été fondée en 1540 pour répandre la foi catholique dans le monde entier et pour combattre la réforme protestante. Sa première préoccupation était de former une classe de prédicateurs exceptionnellement savante, bien exercée dans l'art de la dispute religieuse et philosophique. Sa mission était d'éduquer, dans la majorité des cas, les rejetons des classes aisées par une pédagogie très exigeante envers l'élève et essentiellement axée sur la philosophie aristotélicienne, la rhétorique cicéronienne et les mathématiques. La compagnie se constitue comme une véritable armée au service du pape. Entre la fin du XVIe siècle et le milieu du XVIIe, plusieurs membres de cet ordre religieux publient nombre d'ouvrages de philosophie naturelle mus par la ferme intention de conjuguer le savoir sur le monde naturel avec les thèses principales de la théologie catholique. L'idée exprimée par le dicton qui assignait une place ancillaire à la philosophie, par rapport à la théologie — *philosophia ancilla theologiae* — était au cœur de leurs propos[184].

L'examen de la controverse Goclenius-Roberti a révélé à quel point le souci de fonder les sciences naturelles sur des assises théologiques sous-tend le discours philosophique de la Compagnie de Jésus, car le noyau théologique du débat sur l'onguent armaire se réduit à deux conceptions de la divine providence en totale contradiction. Roberti, de même que les autres jésuites traités dans ce chapitre, défendent une idée de nature conforme aux doctrines d'Aristote interprétées par Thomas d'Aquin. En revanche, leurs adversaires s'avèrent être partisans d'une conception néoplatonicienne et hermétique de la nature qui s'accorde mieux avec la théologie protestante, et notamment avec celle de Calvin, l'ennemi le plus dangereux de l'église catholique. Voilà pourquoi il était nécessaire pour la Compagnie de Jésus de se prononcer autour de l'hopliatria et de s'y opposer. Disputes et débats sur l'onguent armaire cachent donc un désaccord philosophique de grande envergure et pas simplement une interdiction ou un avertissement contre une pratique de la magie populaire. Il est significatif, à cet effet, de constater que les débats ne se focalisent pas sur la pratique en elle-même, sur le *quid facti*, mais surtout sur le *quid iuris* de la cure magnétique. Les faits extérieurs n'intéressent pas les jésuites. Ils s'obstinent en revanche à souligner les absurdités scientifiques que cette thérapeutique renferme, sans faire référence à des vérifications empiriques. D'autre part, pourquoi fallait-il donner tant d'importance à une cure pratiquée par les

184. Cf. Baldini (1992), Giard (1995), Baldwin (1993), Romano (1999).

protestants et reposant sur une philosophie impie ? Les débats entre jésuites et tenants de l'hopliatria aident ainsi à mieux comprendre l'importance de la dimension religieuse des conflits scientifiques et philosophiques du XVIIe siècle[185].

L'entrée de l'Espagne dans le débat. Avec la *Curiosa y oculta philosophia* (1630) de Juan Eusebio Nieremberg, la controverse Goclenius-Roberti atteint aussi le public cultivé de la péninsule ibérique. Nieremberg est une figure de proue de la Compagnie de Jésus en Espagne ; son ouvrage est un puits d'érudition en matière d'histoire naturelle et rassemble de très nombreux phénomènes dans le sillon de la sympathie universelle. Il prépare, d'une certaine façon, la grande synthèse kircherienne dont la pierre angulaire sera une certaine conception du magnétisme. Le jésuite espagnol résume les enjeux de la controverse, évoque les arguments de Roberti et remarque notamment qu'il est insensé de croire à une « vertu physique et naturelle capable de soigner la blessure que [l'arme] a causée et d'autres blessures plus rapprochées. D'un autre côté, même s'il [l'onguent] avait une vertu naturelle, elle ne pourrait être assez grande pour atteindre tout ce qu'il y a entre ciel et terre »[186]. De plus, Nieremberg n'envisage pas que les propriétés médicamenteuses de l'onguent puissent atteindre précisément la blessure provoquée par l'arme ointe et pas une autre. Son jugement très sévère sur Paracelse – « auteur d'une philosophie bâtarde » – clôt la section consacrée à l'hoplochrisma. La stratégie argumentative du jésuite espagnol consiste ainsi à ridiculiser la cure sans faire appel à l'intervention possible des puissances spirituelles intermédiaires entre Dieu et l'homme. En tant que défenseur des théories sur la sympathie universelle, Juan Eusebio Nieremberg se garde bien d'introduire les démons dans l'action à distance. À certains égards, sa position est semblable à celle de son confrère Cabeo, qui avait traité savamment des propriétés de l'aimant dans un livre paru l'année précédente[187].

Une philosophie magnétique pour les jésuites. Nicola Cabeo est l'auteur d'un grand ouvrage sur le magnétisme intitulé *Philosophia magnetica* (1629). Le magnétisme de William Gilbert, non pas celui de la mumia de Paracelse, est ici décrit et critiqué. Dans cette étude sur les phénomènes électriques et magnétiques, l'onguent armaire occupe une place dérisoire.

185. Cf. Ziller Camenietzki (2001, 83-98).
186. Nieremberg (1644 [1630], 239b), cité par Camenietzki (2001, 96).
187. Entre Roberti (1615) et Cabeo (1629), d'autres jésuites traitent de l'onguent armaire. Laurentius Forer condamne l'hoplochrisma dans le *Viridarium Philosophicum* (1624) et de Gaspar Wenckh se range du côté de Roberti contre Goclenius et Van Helmont, dans sa *Nota unguenti magnetici* (1626).

On y fait allusion pour éviter toute confusion entre magnétisme et sympathie. Cabeo regarde l'hoplochrisma comme une farce, les blessures les moins pernicieuses guérissant naturellement si on les nettoie fréquemment[188]. Néanmoins, son avis est nettement plus nuancé lorsqu'il rédige ses « Commentaires et questions sur les quatre livres des météorologiques d'Aristote » (*In quatuor libros Metereologicorum Aristotelis, Commentaria et quaestiones*, 1646). Lorsqu'il discute la question concernant la possibilité d'une action sans contact[189], il établit, à partir du texte d'Aristote, que l'activité intangible d'un corps sur un autre entraîne une modification du medium ayant servi à la transmission d'énergie. Ceci est visible dans le cas de la flamme qui, pour chauffer la main, doit réchauffer auparavant l'air tout autour. Même le soleil doit produire de la chaleur ou de la lumière dans l'air pour chauffer la terre[190].

Après avoir élargi la question aux phénomènes liés à l'aimant, à l'ambre, aux yeux du basilic et à l'enrouement des loups[191], il passe en revue les cures sympathiques et, par la force de la *doxa*, la cure à distance des blessures[192].

188. Cabeo (1629, 304).
189. Cabeo (1646, I, 5, 1, 30) : *Utrum ad actionem requiratur contactus.*
190. Cabeo (1646, I, 5, 1, 30) : « Dum quaerit Aristoteles causas Metereologicorum effectuum, ponit celebrem illam propositionem, non dari vacuum inter Coelum, & terram, & hoc, ut Coelum possit agere in haec inferiora ; quae propositio necessario supponit ad omnem actionem requiri contactum suppositi, vel virtutis, ita ut nihil possit agere in id, quod distat, nisi agendo per medium, vel in medio, producendo qualitatem eiusdem rationis, atque producat in extremo, vel producendo aequivalentem ; et ut exemplum sumam in re notissima, dum ignis calefacit manum, necessario similem calorem producit in aëre intermedio, atque est ille, qui producitur in manu ; & dum Sol calefacit terram, si non producit calorem in aere intermedio, certe producit lumen, quo lumine deinde in terra producit calorem. Quaestio igitur est, utrum in omni agente debeat necessario in medio produci aliqua qualitas eiusdem omnino rationi, cum ea, quae producitur in passo, vel certe alia aequivalens, aqua deinde producitur in passo qualitas producta ; ut cum a Sole producitur lumen in medio, à quo deinde lumine producitur calor in terra. »
191. Cabeo (1646, I, 5, 1, 30) : « Haec quaestio in Philosophia locum non invenisset, nisi aliqui effectu proferrentur, qui de novo fiunt, causa etiam procul posita, cuius effectus nullum vestigium in medio apparet. Solent multi tales effectus enumerari, ut de Magnete, de succino, de Basilisco oculorum obtutu interficiente, de lupo raucedinem aspectu inducente, sed praecipue à Modernis quaedam medicamentorum genera afferuntur, quae nullo medio sanitatem inducunt. »
192. Cabeo (1646, I, 5, 1, 31) : « *Actio in distans medicamentorum. Sympathetici effectus.* Ratio dubitandi oritur ex quibusdam effectibus, qui proferuntur, & dicuntur sympathici. Primus sit illorum, qui medentur vulneribus, non applicando remedium ipsis vulneribus ; sed panno, aut linteo sanguine vulnerati infecto. Dicunt enim si sumatur vitta intincta sanguine vulneris recentis, & huic applicetur remedium vulnus curatum iri in quacumque distantia sit vitta illa à vulnerato, cui remedium ap-

La « cure du linge au lieu de la blessure » (*curatio vittarum loco vulnerum*) par un onguent sympathique est ici considérée avec une bienveillance singulière. Son opinion sur l'hopliatria a changé depuis qu'un *vir nobilissimus* lui en a vanté les effets merveilleux. Il n'est jamais question d'influence démoniaque mais de superstition, au cas où l'on arrive à croire que le linge ou le sang opèrent des miracles pareils. Cabeo confond peut-être l'onguent avec la poudre, puisqu'il explique l'action sympathique de l'hopliatria en recourant aux esprits vitaux contenus dans le sang et à la communication des esprits de *calcante*, un des composants de la poudre de sympathie (*ego explico per communicationem spirituum calcantis*). Contrairement aux opinions exprimées en 1629, il prend au sérieux le sujet et ajoute que la distance du remède par rapport à la blessure doit cependant jouer un rôle important[193]. Il conclut que même cette action à distance est naturelle et,

plicatur etiam si nihil vulneri applicetur. Hoc ego saepe audivi à viris fide dignissimis, [*Curatio vittarum loco vulnerum*] & Principibus, nec solum hoc contingere unguento illo sympathico, de quo mihi multa narrata fuerunt, tanquam experimenta saepe facta ; sed praeterea indicatum mihi fuit aliud medicamentum simplex satis, & vulgare, quo hoc idem praestatur, nec pono hic medicamenti genus, quia cum non sim expertus, fides nutat, tamen eodem modo asperguntur vittae sanguine infectae, & arte adhibita, & sola vittarum medicatione sanantur vulnera etiam gravissima, sistitur sanguis, etiam truncatis venis, ex sola linteorum curatione, in quacunque distantia sit vulneratus ; immo addunt vittas illas diligentissime custodiendas, nec Coeli pateant iniuriis, dum interim vulneratus libere incedit, & victitat, ut satis sit custodire vittas ipso non custodito, verum quidem est artem exigi in medendo ne vulnus citius quam par est claudatur. Mihi hoc, ut dixi à nobilissimo viro indicatum fuit, qui se saepissime expertus dicebat felicissimo semper eventu, & audio sactitare ; medicamento autem est simplex, naturale, vulgare. »

193. Cabeo (1646, 32-3) : « *Medicatione vittaris curatur vulnus.* Dices, ferunt isti, si vitta illa sanguine infecta, & remedio aspersa coeli iniuriis exponatur, aegros statim sentire dolorem si custodiatur bene, leniri. Respond. me hoc libenter non admittere, nisi alia ratione, quam testimonio probetur, Videor enim mihi persuadere meras esse nugas ; nam primo oporteret quando aliquis vulneratur custodire diligenter omnia illa, in quibus sanguis excipitur, ne illis proculcatis aeger patiatur : imo cavendum diligenter, ne sanguis in terram diffluat ? & tamen quantus effunditu ? conculcatur ? protritur ? ratio enim sympathiae est propter sanguinem, non propter vittam, cui adhaeret, & tamen nemo superstitiose ista custodit, multo autem maxime sanguis ipse superstitiosissime custodiendus esset, alioquin aegrer maxime affligeretur ; & potest contingere ex imaginatione locum fabulae aliquando factum. Posset tamen aliquis dicere, si facto probetur hoc medicationis genus prodesse ab illo medicamento, quo vittae consperguntur sanguinem vittarum ita affici, ut iam sanguis ille spiritus communicet cum illo medicamento ; & ideo sanguis debet esse recenter in vitta effusus non exsiccatum, vel certe cum aspergitur, debet madefieri, ut spiritus cum medicamento communicet, & quia illud medicamentum ita est balsamicum ut tamen sit valde commune, & spiritus illius vere [33] sunt effusi per universum aerem ; hinc fit ut

puisqu'aucun médecin ne préconise des remèdes plus efficaces que la nature elle même (*nullus enim Medicus efficaciora ministrat remedia, quam natura ipsa*)[194], l'hopliatria est bien digne de respect[195].

Comme l'a souligné Luce Giard[196], les jésuites jouissaient d'une grande liberté d'expression et il n'est pas étonnant de rencontrer des avis différents sur le même sujet. À côté d'un Roberti dénicheur de démon, il est normal de trouver les critiques mitigées de Nieremberg, voire même les tentatives d'explication scientifique de Cabeo.

La notion particulière de magnétisme associée à l'hopliatria est destinée à ne pas avoir ses droits de cité dans les systèmes de pensée chrétiens catholiques. Il est désormais impensable d'assimiler le saint esprit à l'âme du monde, comme l'avait fait Guillaume de Conches au XIIIe siècle, ou à ce *spiritus vector* qui est censé communiquer les propriétés médicinales de l'onguent. Le Saint Esprit n'est pas à la merci des médecins et aucune conception orthodoxe du magnétisme, même pas celle élargie par le père Kircher, ne pourra légitimer pleinement l'hoplochrisma.

per aerem ex communicatione similium partium spiritus illius medicamenti tangant, & curent vulnus, quod explicabat ille per vitalem consensum totius aeri, & ego explico per communicationem spirituum calcantis, quibus aerem refertur. Sed hoc modo non sequetur cura ad quamcumque distantiam, & melius succederet proxime quam remote, quod & puto verissimum ; non enim puto hanc curationem sequi ad quamcunque distantiam aequaliter, sed videnda esset curatio, quam non vidi, & ex oculari observatione philosophandum. Interim dico hoc posse saluari ex communicatione aeris, quia spiritus illius medicamenti imbibantur spiritibus sanguinis, & quia consimiles sunt in aere, frequentissime propagatur cura ad aegrum ; hinc fit, ut aeger non patiatur ex effuso in vittis, & in terra sanguine, etiam si proteratur, & iniurijs exponat, nisi, ex aspersione medicamenti supra sanguinem sanguis illa factus sit sympathicus ; ex quo constat medicamentum esse quasi ligamen, quo sanguine nectuntur, & hoc, quia per aera similes spiritus effundentur, quibus illa duo distantia ligantur. »

194. Cabeo (1646, 32) : « *Curatio vittarum cur succedat.* Ad primum ergo experimentum dico me nondum vidisse talem curationem, ut toto animo aptare, audivi tamen ex aliquibus necesse est vulneri munditiem conservare vino etiam, si opus sit, obluendo. Hoc posito posset dici, non remedia vittis applicata, sed naturam ipsam vulnus sanare ; nullus enim Medicus efficaciora ministrat remedia, quam natura ipsa ; haec, non solum carnem consuit, & ossa resarcit ; sed, & venas, & tendones restaurat. »

195. Il y a une dernière référence à la cure à distance des blessures au livre IV, t. IX, q. II, p. 123.

196. Voir l'article sur les « Gésuites » dans Blay et Halleux (1999, 69-74).

10. Quel diable pour l'aimant microcosmique du père Kircher ?

Athanasius Kircher, né en Suisse, à Geisa près de Fulda, en 1602, et mort à Rome en 1680, est une des figures intellectuelles les plus impressionnantes de la Compagnie de Jésus. Esprit encyclopédique, visionnaire et polygraphe, il entretient des correspondances avec de nombreux savants de son époque, dont Marin Mersenne, et nourrit la *république des lettres* d'une quantité monumentale d'ouvrages touchant à tous les domaines du savoir[197].

Au XVIIe siècle, l'œuvre de Kircher est sûrement la plus étendue et la plus complète qui paraît sur le magnétisme[198]. Il avait fait de nombreuses expériences sur l'aimant et connaissait le *De magnete* (1600) de Gilbert. Tous les exemples d'antipathie ou de sympathie connus, vrais ou faux, tous les faits d'affinité qu'on observe dans la nature lui paraissent révéler autant d'espèces de magnétisme. Dans le *Magnes, sive de magnetica arte* (1641), il énumère et distingue le magnétisme des planètes, celui du soleil, de la lune et de la mer, des éléments, des corps mixtes, des corps électriques, des corps métalliques, des plantes. Il appelle *magnétisme animal* (*Zôomagnêtismós*) le magnétisme des animaux[199]. Il explique aussi le magnétisme des médicaments, de la musique et de l'imagination sans oublier le magnétisme puissant de l'*eros*. Pour lui, la nature toute entière est magnétique. N'ayant pu réunir tous les genres et tous les exemples de magnétisme, il complétera son œuvre dans un supplément intitulé *Magneticum naturae regnum* (1667), où l'univers est représenté comme un tout, dont les parties sont liées et enchaînées par une puissance attractive et répulsive, semblable à celle de l'aimant.

Dans l'ouvrage publié en 1641, Kircher se propose de dégager la *physica* de tout caractère superstitieux. Le frontispice de la première édition, en faisant probablement un clin d'œil à la métaphore de la chaîne magnétique de l'*Ion* de Platon (536a-c), illustre parfaitement son projet de renouvellement du savoir sur des assises unitaires. Comme dans une chaîne aimantée les différents maillons métalliques sont tenus ensemble par la vertu magnétique qui les parcourt secrètement, ainsi la perspective, la mécanique, la cosmographie, la rhétorique, la poésie, la physique, la philosophie, la théologie, la médecine, la magie naturelle, l'arithmétique, la géographie, la musique et l'astronomie sont aimantées par le monde archétypal à travers

197. Cf. Goldwin (1979 ; 1987).
198. Cf. Pardington (1961, II, 328-33).
199. Le magnétisme *animal* de Mesmer, on le sait, concerne l'âme et non les animaux.

le monde sublunaire, le monde sidéral et l'homme-microcosme. Il ne veut pas de ce magnétisme que l'on définissait comme « la propriété des corps animés d'êtres sensibles à l'influence des corps célestes et à l'action réciproque des corps environnants », propriété dont la preuve principale était alors la cure sympathique des plaies et la transplantation des maladies ; comme si ces merveilles n'avaient pas elles-mêmes besoin d'être prouvées.

> On voit des hommes qui, ne pouvant produire aucune expérience nouvelle et certaine sur les vertus magnétiques, se livrent à des conjectures fausses et illusoires, et infestent les écoles de toutes sortes de rêveries, de choses inouïes et extraordinaires et de mensonges insoutenables, capables de les couvrir de honte. De là, l'usage de cet infâme onguent magnétique vanté par Goclenius, et d'une infinité d'autres pratiques de même nature, introduites depuis peu de temps en médecine. [200]

La médecine magnétique des écrivains qu'il combat se basant sur des prétendues analogies entre l'aimant et le corps humain, Kircher la rejette entièrement, à cause des pratiques superstitieuses qu'elle a occasionnées.

Il avait abordé brièvement la question de l'hoplochrisma dans l'*Ars magnesia* (1631, 53). Il qualifie de superstitieuse la cure magnétique et renvoie aussitôt le lecteur aux écrits de Roberti. Dans son *Magnes, sive de arte magnetica* il aborde de manière plus détaillée les problèmes posés par l'hopliatria dans un chapitre intitulé *De magnete microcosmico, sive hoplochrysmate, seu unguento armario*[201], qu'on retrouvera aussi dans le *Theatrum Sympatheticum Auctum* (1662 [1641], 567). Il cite Fludd, l'auteur de la *Philosophia moysaica*, dont il critique la conception du monde en s'appuyant sur ses solides connaissances en philosophie magnétique. On perçoit un écho de la notion helmontienne de *sphaera activitatis* lorsque Kircher critique l'hoplochrisma en soulignant l'impossibilité de dépasser les limites du « rayonnement énergétique d'un corps », c'est-à-dire sa propre sphère d'activité[202].

200. Kircher (1641, 30).
201. Kircher (1641, 680-6)
202. Kircher (1641, III, 2, 682) : « [...] ita concludo : Omnium agentium creatorum activa vis certis limitibus ac terminis est circumscripta, quibus eorum vis agendique potestas quasi coërcetur, ita ut extre hos vires sua extendere natureliter nulla ratione possit : necessario igitur passum intra sphaeram agentis, ut effectum suum consequi possit, constitui debet, quae ita certa sunt, et consentanea naturalibus principiis, ut qui ea negaverit, temerarius, ne dicam insanus, aestimari debeat, cum indeterminatae *actionis sphaerae* concessa, praeterquam quod omnium rerum naturalium *sphaeras activitates* aequales, etiam progressus in infinitum, quo nihil philosophiae magis repugnat, asserere cogamur. »

L'action de l'onguent ne peut donc pas être estimée magnétique, au sens où l'entend Kircher, ni magnétique au sens où l'entendent les hopliatres. En effet, s'il faut imaginer un *spiritus qualitatis vector* planant autour de la terre pour expliquer la communication des propriétés médicinales, on risque de pécher par blasphème. Puisque l'église catholique n'admet d'autre *spiritus* que le Saint Esprit (en dehors des *spiritus* de la médecine galénique) et puisque celui-ci souffle là où il veut (*ubi vult spirat*) comme disent les écritures[203], les opérations spirituelles de la médecine magnétique sont soit assurées par les démons, soit inexistantes[204]. Par ailleurs, le quelificatif de pseudo-magnétique conviendrait mieux à ces arts de guérir impliquant l'usage d'excréments et admirés par les frères de la Rose-Croix[205]. Nul doute que les guérisons magnétiques des blessures sont réelles, mais seule la *vis medicatrix naturae* en est responsable, aidée par les ablutions quotidiennes à l'urine du blessé[206]. Même le monde animal offre tous les jours des exemples admirables d'une telle force intrinsèque aux vivants. La réprobation de l'hopliatria est donc sans appel.

Ravivé par les analyses kircheriennes, le questionnement sur l'hopliatria au sein de la Compagnie de Jésus atteint un point crucial au milieu du siècle. La cure magnétique des blessures est rayée définitivement de la liste des topiques principaux de réflexion philosophique à l'intérieur de l'ordre, car l'*Ordinatio pro Studiis Superioribus* (1651) condamne les propositions selon lesquelles « il peut y avoir d'action à distance par vertu naturelle » et que « des cures appliquées à distance peuvent être pratiquées

203. Kircher (1641, 682).
204. Kircher (1641, 685) : « Dico hunc effectum dupliciter fieri posse, vel ex pacto cum Daemone inito, ut pleraque eius generis. »
205. Kircher (1641, 686) : « Roseae crucis Fratres quotidie similia, exitiosa, et sathanica medicamenta arte rogo multanda extorquent, quibus dum corpora sanate praesumunt, animas perdunt, adscribendum duxerim. Huius generis sunt pseudomagnetica illa medicamenta e Daemonis schola verius, quam ex naturae phrontisterio deducta. Ita podagram sanaturi laborantis pilos et ungues pedum et tibiarum resecta, foramini quercus ad meditullium usque inciso indunt, clausumque foramen stercore undique vaccino perlinunt, si itaque podagra in trium mensium spatio non revertatur, quercum putant sufficientem ad morbum more magnetico ad se attrahendum. »
206. Kircher (1641, 685) : « Quo pacto implicari dicunt ignarum vel etiam naturaliter sanari posse sine ulla unguenti armarii applicatione, sola mundificatione, vel patientis urina qua vulnus patientis singulis diebus eluendum praecipiunt [...] Nescio enim quid mirum in consolandis vulneribus habeat mundificatio. »

pour des blessures ou des maladies ou par ce qu'on appelle onguent armaire »[207].

11. Kaspar Schott et le retour des curiosités à l'apogée du baroque

Contemporain de Kircher, le jésuite allemand Kaspar (Gaspar ou Caspar) Schott, né à Königshofen en 1608 et mort à Würzburg en 1666, relance la discussion sur les remèdes sympathiques au sein de l'Ordre, après que le *Discours sur la poudre de sympathie* de Digby leur a donné une nouvelle visibilité[208]. Son intérêt pour l'hopliatria est cependant moins dû à l'atmosphère de chasse aux sorcières de fin de siècle qu'à son goût prononcé pour l'exotisme. Schott aborde l'hopliatria dans sa *Physica curiosa* (1662). Dans le préambule au livre consacré à la magie médicale (*De Magia Medica*)[209], il souligne qu'il n'est pas médecin mais qu'il s'intéresse néanmoins à la médecine de Paracelse et de ses disciples, car l'exotisme et le miraculeux y atteignent leur sommet[210]. Il place l'hoplochisma ou *unguentum armarium* au premier rang des remèdes se fondant sur la magie sympathique (*De Magico-Sympathicis medicamentis*), il les fait remonter à Paracelse et explique brièvement de quoi il s'agit. Il fait aussi allusion à la controverse érudite entre Goclenius et Roberti (*inter doctos viros controversia... de virtute sanativa*) et présente la liste détaillée des auteurs qui ont approuvé cette cure à distance et qui se sont battus pour démontrer que son efficacité (*vis sanativa*) était naturelle[211].

207. G. M. Pachtler, *Ratio Studiorum et Institutiones Scholasticae Societatis Iesu*, Berlin, 1887-9, III, 77-98, cité par Camenietzki (2001, 101).

208. Cf. Pardington (1961, II, 333) et Thorndike (XV, 590-608).

209. Schott (1662, IV, 5) : « De nonnullis exoticis morbis, ac medicamentis ; deque arcanis medendi modis. »

210. *Ibid.* : « Non erit autem cum Hippocrate negotium, non cum Galeno, aut Avicenna, aliisve summis medicae artis capitibus, sed cum Paracelsistis, Helmontistis, similibusque *hoploiatris*, quorum major apud multos hodie, prô pudor ! quam illorum est auctoritas. »

211. *Ibid.*, 454-5 : « §. I. *Auctores qui de unguento armario scribunt. Auctores qui illud approbant.* Primae classis Auctores, qui de dicto unguento scribunt, eiusque vim sanativam naturalem exitimant (quos ego quidem legi) sunt sequentes. *Joannes Baptista Porta* lib. 8. Magiae Nat. c. 12 ; *Wolffgangus Hildebrandus* lib.I Magiae Natur. cap. 15 ; *Rodolphus Goclenius* Professor Marpurgensis in Tractatu peculiari de ea re, iterumque in Synarthrosi quam contra P. *Joannem Roberti* scripsit. *Martinus Schmucken* Lipsiensis, Tractatus de occulta magico-magnetica morborum quorundam curatione naturali. *Georgius Philippus Harstorfferus* to. 3. Deliciarum Mathemat. par 10. quaest. 28. *Oswaldus Crollius* in Basilica Chymica (pag. 278). Pro

Il cite ensuite les auteurs qui s'y opposent[212], les recettes et les précautions à prendre lors de l'usage (*Compositio & applicatio unguenti armarii, eiusque effectus, ex sententia variorum*). Bien que son niveau d'approfondissement de la question témoigne du vif intérêt qu'il y porte, Schott ne prend plus véritablement au sérieux cette façon de soigner les malades. Sa manière de présenter les arguments pour et contre est désormais plus proche de la *Wunderkammer* que de l'atelier de recherche, car il les relate de façon très schématique et les étaie sans la moindre originalité à travers les textes de ses prédécesseurs. Comme chez Libavius, l'*experientia frequens virorum proborum* cautionne l'hopliatria aussi bien que les cas de sympathie naturelle, cités d'après Goclenius, et de « comportement sympathique »[213], étudiés par Van Helmont. De la même manière que chez Kircher, l'action à distance est impossible en dehors de la sphère d'activité des vertus actives des corps[214], quoique Goclenius dise que la blessure entre dans la sphère d'action du vecteur spirituel (*vector spiritus*) répandu partout. Enfin, comme chez Roberti, la matière même de l'onguent, les rites superstitieux qu'il faut observer, la paternité paracelsienne et la variété des recettes devraient suffire à dissuader le néophyte pieux. Dans la suite de son analyse, il propose de nouveau les thèses kircheriennes sur l'ingérence possible du Malin dans la cure et sur la *vis medicatrix natu-*

eadem sententia citatur ab his Auctoribus *Colerus, Keslerus, Staricius, Paracelsus, Witticbius* Medicus Arnstatensis, Auctor Philosophiae Mosaicae, & alii. *Joannes Baptista Helmontius* in Tractatibus de Morbis, tract. 18. De Sympatheticis mediis refert anno 1639. prodiisse libellum, cui titulus : *Ericii Mohii Eburonis* pulvis sympatheticus, quo vulnera sanantur absque medicamenti ad partem affectam applicatione, & superstitione, Galenicarum & Aristotelicarum rationum cribro (p. 455) ventilatus. Quod medicamentum etiam ipse Helmontius approbat. »

212. Schott (1662, 455) : « *Auctores qui illud damnant.* P. *Athanasius Kircherus* lib. 3. de Magnete Par.7.cap.2. P. *Laurentius Forerus* in Viridario Philosophico Disput. de Magnete cap. 2. à Num. 16. P. *Joannes Roberti* primum in thesibus Lovanii editis contre Goclenium, deinde in Apologia contra eundem. P. *Nicolaus Cabeus* lib.1. Meteor. tex. 5. quaest.1. *Andreas Libavius* Medicus Rotemburgo-tuberano Tractatus de impostoria vulnerum per unguentum armarium sanatione Paracelsicis usitata, & Par. 1. Apocalyps. Hermet.cap.22. Et apud ipsos *Martinus Biermannus* in Thesibus contra Bodini quaedam paradoxa, *Paraeus*, lib. 23, cap.17, de Monstris, *Raymundus Minderus* Reipubl. Augustanae experientissimus Physicus in Threnodia medica cap. 14. à pag. 336. & alii, quibus accenset Goclenius Calvinista, suum Calvinum. »

213. Il fait allusion au caractère contagieux du bâillement, au regard meurtrier du basilic et à la piqûre de la tarentule qui entraîne à danser frénétiquement.

214. Schott (1662, 456) : « Omnium agentium creatorum activa & naturalis virtus ad agendum circumscripta est certis limitibus ac terminis, quos sphaeram activitatis vocant Philosophi, quibus veluti carceribus coercetur illorum potestas agendi ita, ut extra illos ne latum quidem unguem extendere vires suas naturaliter possint. »

rae[215]. Puis, il répond aux partisans de l'hopliatria que si un homme probe se sert de l'onguent, rien n'en prouve l'efficacité naturelle. En revanche, s'il s'en sert avec succès et affirme en ignorer les causes, il n'y pas de crime contre la foi. Sinon il baigne dans le péché.

Plus que Kircher, Schott exhibe une palette très large de cures sympathiques, moins résolu que son maître et prédécesseur à démarquer le magnétisme de la sympathie. Et voici que dans le second chapitre de la même section (*De aliis nonnullis occultis magico-sympathicis morborum curationibus*), il fait référence à la pratique de la transplantation des maladies, souvent recommandée par les mêmes empiriques qui utilisent l'onguent armaire[216], qui en reproduit partiellement le mode d'action[217]. Mais dans l'exposé des jésuites ainsi que dans l'opinion de ceux qui étaient éduqués dans leurs collèges, l'hopliatria est cataloguée parmi les remèdes empiriques de la tradition populaire, mutilée de l'envergure cosmologique qui avait suscité tant de scandales dans les milieux savants. Elle est en quelque sorte neutralisée et rendue inoffensive. À l'instar d'une bête castrée, l'hoplochrisma perd les attributs cosmologiques qui avaient généré des conceptions monstrueuses et anormales. L'hopliatria survit cependant au conflit entre rationalité scientifique et rationalité magique. Elle survit grâce au caractère, pourrait-on dire, bifocal de ses fondements, car elle s'enracine à la fois dans un fait de *nature* et dans un fait de *culture*, lié à l'imaginaire social. En vertu du fait de nature, c'est-à-dire grâce aux phénomènes naturels qui produisent la guérison d'une blessure sans aucune intervention

215. *Ibid.* : « *Statuitur hoplochrisma non sanare naturaliter vulnera dissita.* Perpensis probe utriusque sententiae argumentis, statuo *primo*, hoplochrisma telo aut vittae applicatum non sanare naturaliter vulnera dissita : *secundo*, si quando curantur adhibito praedictâ ratione unguento, non ipsum, sed Naturam illa curare, dum sanguis sistitur, vulnera eluuntur urinâ, & munda servantur, ut praescribitur ab aliquibus : *tertio*, si aliter, & ad solam unguenti applicationem telo factam sanantur, sanationem à malo spiritu fieri. »

216. *Ibid.*, 472 : « Plerique qui hoplochrismatis usum commendant, affirmant in eius defectu posse vulnera alio simili, sed longe simpliciori remedio sanari, si nimirum, cultrum, gladium, telumve quodcumque quo vulnus est factum, in panis micam, in terram, in lardum, vel aliud pingue, immergatur, ac deinde ligetur, & in loco mundo ac temperato collocetur ; credunt enim vulnus tunc sine suppuratione, & citra dolorem, curatum iri. [...] *Raymundus Mindererus* in Threnodia sua medica cap. 12. fol. 281. & seqq. mentionem facit plurimorum medicamentorum quae vulgus adversus varios morbos adhibet, eaque omnia vocat vana, ridicula, & fabulosa. »

217. *Ibid.*, 472-3 : « [...] quorum tamen non est alia ratio, quam unguenti armarii ; imo aliquanto deterior, quoniam in hisce plerisque nihil intervenit, quod ad sanitatem conferendam naturaliter aliquid conferat, sicut intervenit in illo unguento ut vidimus. »

médicale, mais par une simple précaution hygiénique, le principe thérapeutique de l'hopliatria perdure à travers les siècles. En revanche, sur le plan des représentations *culturelles*, l'hopliatria suit les aléas des doctrines néoplatoniciennes et hermétiques qui proposent une mystique de la nature avalisant l'action à distance.

Justifications théoriques de l'action magnétique

De la poudre de sympathie pour la guérison des plaies. *Tous ceux qui ont traité de ce merveilleux secret jusqu'à présent se sont efforcés par de grands raisonnements physiques d'en prouver la réalité, car il est difficile de parler clairement d'une chose qui est, par elle même, extrêmement obscure et cachée.*[1]

L'examen des textes des controverses et des polémiques a constamment mis en relief une explication passe-partout de l'efficacité de l'hopliatria : la guérison naturelle des blessures légères. L'application d'un remède semble en effet inutile, entre autres à Guillaume Sauvageon, qui dissipe les mystères de la poudre de sympathie en évoquant le *pouvoir guérisseur de la nature.*

> Il ne se peut que nous n'ayons ici à combattre quelque spectre, ou celui de l'imagination et crédulité humaine, s'il ne se passe rien d'extraordinaire en cette cure, qui ne se puisse référer à la bonté de la nature, favorisée d'une bonne constitution, en quelques plaies simples : ou un autre plus subtil et transcendant, que les raffinés nomment l'esprit du Monde. Nous allons examiner l'un et l'autre et premièrement le fondement de la croyance commune[2].

La *vis medicatrix naturae* — la force curative de la nature — est une activité physiologique très mystérieuse dont le médecin doit apprendre patiemment à maîtriser les dispositifs. C'est d'ailleurs sa tâche, en tant que « ministre et

1. *Les merveilleux secrets du Petit Albert*, dans Seignolle (1998, 869).
2. Sauvageon (1644, 5).

imitateur de la nature » (*minister et aemulus naturae*)[3], de susciter la guérison du malade en rétablissant la circulation normale des énergies corporelles. L'histoire de ce *topos* de la littérature médicale repose sur l'aphorisme hippocratique « la nature guérit les maladies » (*nousôn physies iêtroi*)[4].

> Encore qu'on ait vu plusieurs blessés avoir été guéris en suite de cette cure, on ne peut pas pourtant inférer que cela soit arrivé certainement et infailliblement par la vertu de ce médicament. Car il se rencontre assez de choses, qui peuvent être conjointes avec quelque effet, dont elles ne sont point la cause, encore qu'on le puisse en apparence présumer. Il n'y a point de fallace et déception de cause si fréquente, qu'en la médecine : où on attribue bien souvent la cure d'une maladie à un médicament qui n'y a rien contribué, ainsi ou la Nature, ou quelqu'autre médicament qui aura précédé, ou aura été pris conjointement. Il y a une grande différence de la Médecine et des autres arts. Car en ceux-ci l'effet dépend entièrement de l'artisan : et si l'ouvrage est bien ou mal fait, on lui en attribue à bon droit ou la louange, ou le blâme. [...] Mais le sujet de la Médecine a une certaine puissance naturelle et intrinsèque, laquelle aidée par le médecin, se rétablit souvent d'elle-même en son état naturel de santé. C'est ce qui a fait dire à Hippocrate que c'était la Nature qui guérissait les maladies. Ce fondement supposé, il faut savoir si la guérison des plaies qu'on a vu guérir après l'application de la Poudre de Sympathie, doit être attribuée à la Nature, ou si ladite Poudre y a contribué quelque chose[5].

Sauvageon adhère à la thèse selon laquelle les plaies sont guéries par la Nature sans le concours d'aucun médicament[6], la médication empêchant la Nature d'accomplir son action cicatrisante. D'autres médecins universitaires, comme par exemple Raymundus Minderer, n'ignorent pas que certains animaux soignent leurs blessures tout simplement « en les léchant et sans se servir d'onguent armaire »[7]. Pareillement, n'importe quelle blessure légère guérit naturellement pourvu qu'on la garde propre. Aussi prend-il l'exemple des fractures des os qui

3. Goclenius (1621, 20).
4. Hippocrate, *Epidémies*, VI, 5, §1. Cf. Neuburger (1926).
5. Sauvageon (1644, 6-7).
6. Cf. Sauvageon (1644, 8-9).
7. Minderer (1619, 343) : « Similiter si quis saucius et vulneratus bene se gerens, ac vulnus subinde mundificans, et diligenter ne vel aër externus, vel pulvis id subintret contegens et obligans, quod alioquin, dum unguenti armarii adhibitio suam ei opem praestare debuisset, facere teneretur, nullus dubito, quin absque huius medicationis opera hic aeque convalesceret ac pristinae sanitati sponte restitueretur, nam et canes sola lambitione quae mundificationem praestat ex qua consolidatio vulneris consequitur, absque Unguento Armario sanescunt. »

se suturent naturellement. Si un chirurgien nettoie le membre lésé, il l'aide à se rétablir naturellement, en obligeant l'os à garder la forme normale grâce à une structure rigide artificielle tel un fer ou un bâton. L'application de l'onguent sur l'arme est donc superflue car le blessé recouvre la santé par des voies endogènes[8].

Si dans la cure des blessures aucun médecin n'est plus efficace que la nature (*nullus enim Medicus efficaciora ministrat remedia, quam natura ipsa*), comme le certifie Cabeo[9], à quoi bon évoquer la science des sympathies, des atomes ou des *effluves* dans les traités de médecine magnétique ? À quoi bon inventer des explications rationnelles, fondées sur des expériences analogues tirées du monde naturel ? A quoi bon inventer l'onguent armaire et toute la science hopliatrique ? Nous partons du principe que les doctrines scientifiques étayées par les hopliatres expriment des faits réels par un réseau de métaphores. D'une certaine façon, les magnétistes perçoivent *poétiquement* la nature avant de la rationaliser dans un système de correspondances symboliques fondées sur des analogies. Ce système de correspondances structure si profondément l'imaginaire du sujet qui l'adopte que la complexité multiforme du réel devient lisible par le prisme d'un réseau d'analogies. Mais un système n'est jamais réel au sens fort du terme et les théories qui en découlent n'ont de réalité que dans l'esprit de l'homme. En revanche, pour qu'un *discours* soit *persuasif*, seules comptent la véracité des conclusions et la cohérence du raisonnement qui permet d'inférer les conclusions de certaines prémisses. La fausseté des prémisses n'infirme en rien la validité du raisonnement. La *réalité* du système s'efface devant son pouvoir explicatif. Bref, si une argumentation ne présente pas de contradictions internes et si les conclusions correspondent aux faits, alors l'ensemble du raisonnement sera convaincant. Il en résulte que les

8. Minderer (1619, 344) : « Iam vero in vulneribus ubi pendula caro consuitione, suo loco et stationi rursus affligenda non decidit, nescio num mundificatio unguentum armarium non superatura sit. Videamus sane canes, ut supra diximus, et ursos, nummo unguento, vel emplastro graves ictus et vulnera proprii corporis, sed sola lambitione linctuque persanare, quod non tantum linctui salutari, quam munditiei per crebrum linctum procuratae adscribendum merito putamus. Recte sane Hippocrates dixit, quod in hunc locum apprime quadrat, nempe *Naturas morborum esse medicatrices.* »

9. Cabeo (1646, 32) : « Hoc posito posset dici, non remedia vittis applicata, sed naturam ipsam vulnus sanare ; nullus enim Medicus efficaciora ministrat remedia, quam natura ipsa ; haec, non solum carnem consuit, & ossa resarcit ; sed, & venas, & tendones restaurat. »

prémisses du raisonnement, c'est-à-dire la théorie scientifique de départ, acquièrent automatiquement pour l'esprit une aura de vérité. On ne remet pas en question les prémisses tant que les conclusions ne sont pas invalidées par un contre-exemple, une erreur.

Dans ce contexte spécifique, logique et psychologie de la recherche scientifique semblent indissociables. Le *degré de confiance* dans une théorie scientifique est fonction de sa force persuasive et une théorie est persuasive si elle répond aux questions que nous posons à nous-mêmes et à la nature. Plus nous sommes satisfaits par les réponses qu'une théorie est à même de générer, plus la représentation de ses métaphores tend à s'affermir dans notre imaginaire. La confiance transforme l'imaginaire en énergie intérieure. Cette force naturelle que l'imaginaire est à même d'éveiller dans le corps de l'imaginant, autrement dit l'*imagination efficace*, est pour le magnétiste un des multiples aspects de la *vis medicatrix naturae*. Voilà comment il est possible de ramener les théories scientifiques des hopliatres, dont nous allons esquisser l'histoire dans ce chapitre, à la théorie fondamentale de l'imagination et de ses rapports avec la maladie. « Crois fermement dans une théorie scientifique ! Cela te fera du bien », pourrait être la devise des adeptes de la médecine magnétique. C'est dans cette attitude épistémologique que nous allons nous pencher, dans les sections suivantes, sur les justifications théoriques de la médecine magnétique. Nous commençons par la théorie qui les contient toutes : la sympathie universelle.

1. *Energie* et *transmission* : les clefs de la sympathie

La notion de sympathie a des racines très profondes dans l'histoire culturelle de l'Occident. Elle s'est parée de significations aux implications théoriques et pratiques différentes selon le contexte — cosmologique, moral, politique ou médical — dans lequel on l'a utilisée[10]. Nous allons l'examiner telle qu'elle était perçue par les élites cultivées des XVIe et XVIIe siècles.

Dans la langue courante d'aujourd'hui, nous utilisons le plus souvent l'adjectif « sympathique » à propos d'une personne dont les actes, la présence

10. Cf. Weidlich (1898), Reinhardt (1925), Lovejoy (1932), Festugière (1944-54, *passim*), Grosse (1968), French (1971), Meier (1982), Schott (1992 ; 1998), Richter (1996 [1993]).

ou le simple souvenir nous suscitent involontairement une émotion agréable. Par ailleurs, comme l'a souligné Max Scheler (1913), le mot « sympathie » désigne aussi *la transmission des émotions par la compassion.* Ces deux définitions issues du langage quotidien portent encore la trace profonde de l'histoire millénaire d'un terme vague et mystérieux qui, si nous voulions adopter une approche analytique stricte, n'aurait qu'un référent empirique : le nerf dit sympathique. Il serait donc dépourvu de sens dans tous les autres cas. Le nerf sympathique ou *grand sympathique* est constitué d'un nombre considérable de fibres nerveuses et cellules ganglionnaires innervant les organes internes soustraits à l'empire de la volonté et de la conscience[11]. Il est en activité permanente, même pendant le sommeil, et joue un rôle fondamental, d'une part, dans tous ces dispositifs physiologiques qui nous font éprouver une émotion agréable à la vue d'une personne que nous qualifions de sympathique, d'autre part, dans cette forme de compassion qui peut nous faire entrer en *empathie émotionnelle* avec quoi ou qui que ce soit. Le mot « compassio », par ailleurs, traduit traditionnellement le grec *sympatheia*, « pâtir avec ». Or, puisque l'objet sensible auquel renvoie le mot « sympathique » est avant tout le lieu d'une activité involontaire, d'une *énergie transmise* d'un point à un autre, nous préférons nous détacher provisoirement de l'étymologie pour saisir toute l'envergure conceptuelle et métaphorique de la notion de *sympathie*. Nous privilégions les concepts d'*énergie* et de *transmission*. Le terme d'*énergie* évoque généralement l'idée d'une *activité* libre, d'une *force* aveugle en deçà de la pensée et de la volonté. Pour mieux nous la représenter, notre *imagination* se dirige vers les sphères insondables des instincts profonds et des mouvements réflexes, des peurs irrationnelles et des plaisirs sensuels, des besoins naturels et des désirs les plus spontanés. Nous imaginons aussi les profondeurs de la matière où se greffe la vie végétative et qui sous-tend la vie sensitive et motrice. La sympathie est une force s'enracinant dans ce substrat énergétique complexe. La notion de *transmission*, quant à elle, éclaire celle de sympathie car toute activité sympathique nécessite une dimension relationnelle s'articulant en trois termes : un actif, un *medium*, un passif. Il n'y a pas de sympathie sans la *transmission* d'un *principe actif* (A) sur un *objet passif* (P) par un *véhicule invisible* (V) qui met en

11. En médecine, on parle aussi d'*ophtalmie sympathique* (*Neuritis bulbi sympathica, Sympathia ophtalmica*), pour indiquer la communication d'une maladie de l'œil malade à l'œil sain.

relation A et P. La condition nécessaire pour que cette transmission aboutisse est l'existence d'un rapport de *similitude*, de *convenance* ou d'*analogie*[12]. Pour cette raison, la notion de sympathie est historiquement apparentée à celles d'amour et de compassion, de concorde et d'accord, de correspondance et de convenance, d'analogie et de similitude. Elle se manifeste sous forme d'*attraction* du semblable par le semblable ou de *tension* naturelle destinée à combler soit un vide physique ou psychologique, soit un manque d'ordre.

Afin de mieux saisir les sens multiples de cette notion, particulièrement dans le domaine médical, il est utile d'avoir à l'esprit l'image de l'organisme naturel qui nous est le plus familier, c'est-à-dire notre propre corps. L'observation attentive du corps humain a sans doute été l'expérience inspiratrice du principe de sympathie. Avant même de constater ce curieux phénomène d'attraction du fer et de l'aimant, nous avons conscience de notre corps et arrivons à percevoir qu'il y a bien un accord et un lien profond entre ses différentes parties. On peut ainsi constater qu'une agression du monde extérieur sur une seule petite partie du corps peut provoquer une réaction des parties limitrophes ou de l'ensemble du corps. Tout comme une affection de l'estomac est capable de destabiliser l'organisme entier, de même la piqûre de certains insectes ou reptiles est en mesure de paralyser, endormir ou intoxiquer un individu.

Nous retenons deux acceptions principales de la notion de sympathie qui permettent d'ordonner les autres. En tant que dispositif sous-jacent à nombre de manifestations physiques, la *sympathie* est dite *naturelle*. Elle fait partie de la physiologie médicale et de la philosophie naturelle (*physica*). On recourt à la *sympathie*, par exemple, pour expliquer le principe par lequel la vibration d'une corde tendue d'un luth provoque dans les cordes tendues d'un luth voisin une vibration de la même fréquence tonale[13]. Le moyen opérant cette transmission de qualités matérielles fines est, dans ce cas, l'air. C'est par la

12. Foucault (1966, 32-45).
13. J. Case, *Apologia musices tam vocalis quam instrumentalis et mixtae*, Oxford, Josephus Barnesius, 1588, p. 23 : « Quemadmodum in fidibus tactâ chordâ quapiam, aequè tensa alterius instrumenti chorda propter sympathiam tremula moueri cernitur, tamet si non tangitur : ita sonis musicis aerem auremque dulcitèr pulsantibus, nerui internorum sensuum tanquàm fides et chordae alterius cytharae aequaliter tensae mouentur quidem, et ijsdem sic pulsatis consortibusque factis, mens ipsa (quantumuis diuina est) mirum in modum delectatur. »

métaphore de la *résonance* que l'on exprime ici un aspect du concept de sympathie naturelle. L'aphorisme *agitur non obstante distantia* (« cela agit nonobstant la distance ») résume admirablement l'esprit *sympathique* de médecine magnétique. On le trouve encore dans le frontispice d'un ouvrage tardif représentant un soleil surmontant un jardin luxuriant[14]. Les traits symbolisant les rayons de soleil illustrent l'opération occulte des corpuscules de lumière qui font prospérer le jardin. Ici, la sympathie est exprimée par la métaphore du *plexus solaire*, si chère à Robert Fludd et Thomas Willis.

En s'appuyant sur l'étude des phénomènes de sympathie naturelle, la tradition savante a aussi élaboré des discours et des pratiques de *sympathie artificielle*, mieux connue sous le terme polysémique de *magie*. Si les discours sur la magie sont assez clairs, les pratiques permettant l'intervention active du *savant* dans le monde naturel sont sujettes à des interprétations divergentes. En effet, selon la nature des forces supposées intervenir dans les pratiques « sympathiques », on peut se référer à la magie naturelle ou à la *magie démoniaque*.

Les exemples des cordes de luth et de l'irradiation solaire ont permis de mettre en évidence le trait fondamental de la notion de sympathie : l'action sympathique exige un *medium*, c'est-à-dire un véhicule *matériel* souvent invisible, qui bâtit la voie de communication d'un corps doué de certaines qualités vers un autre corps prédisposé à les recevoir. C'est ici que se situe le nœud gordien des querelles sur l'onguent armaire. Il s'agit du point névralgique des systèmes de la nature reposant sur la sympathie. Car on parle de magie naturelle lorsque le *medium* entre la pratique de l'officiant et l'objet visé est constitué par des corps subtils apparemment dépourvus d'intentionnalité, c'est-à-dire l'air, la lumière, des effluves ou des corpuscules trop petits pour être vus à l'œil nu. Il est question de magie démoniaque lorsque les forces en jeux sont des êtres pourvus d'intentionnalité, comme des démons ou des âmes des morts n'ayant pas une place honorable dans la majorité des paradigmes scientifiques de l'époque. Il était ainsi impossible de définir, dans ce domaine, un critère de démarcation universel, car le mot *spiritus* pouvait désigner à la fois une *vapeur* et un démon. Les discussions se compliquent ultérieurement lorsqu'on met en avant l'argument selon lequel la vapeur elle-même n'est que le vêtement sensible d'un démon, car Satan agit par des voies naturelles, les voies surnaturelles

14. Franck von Franckenau, Georg, *Drei Bücher der magnetischen Heilkunde*, Stuttgart, Scheible, 1855.

étant réservées à l'activité divine. Ces distinctions sémantiques montrent que chez les auteurs des XVIe et XVIIe siècles, le mot *sympathie* rayonnait d'un faisceau de sens aux reflets multiples tandis que son usage contemporain a été appauvri, au cours des deux derniers siècles, par des bouleversements des discours scientifiques officiels que l'on appelle *ruptures épistémologiques*. C'est comme si le réseau d'analogies et d'images formées autour de la sympathie ensorcelait l'esprit du savant et alimentait à bon compte sa raison paresseuse sans aboutir à des découvertes *utiles* et *contrôlables*. À l'époque de l'essor de l'hopliatria, une catégorie particulière de savants retient notre attention. Ce sont des gens rusés, qui savent tirer profit, pour eux-mêmes et pour les autres, de ce pouvoir *magique* que les raisonnements analogiques et les métaphores de la sympathie ont sur l'esprit des masses intellectuellement paresseuses. Nous faisons évidemment allusion à ceux qui, comme les magnétistes, constatant les succès de leur art, se sont battus en vain pour que leur système scientifique soit reconnu par le pouvoir établi. Leurs théories scientifiques, présentées dans ce chapitre, témoignent de la place essentielle que le domaine du métaphorique occupe dans l'histoire des sciences, la métaphore exprimant généralement ce qui a échappé à la saisie du concept. L'avantage de la métaphore, par rapport au concept, est de présenter dans un tableau unique et organique la richesse de relations et de significations d'une *chose*. La métaphore, qui enjambe ainsi les explications logiques, révèle les limites du concept. Dans cette perspective, les métaphores de la sympathie, comme celles de la *résonance* et du *plexus solaire*, fournissent des images précieuses pour la compréhension du domaine métaphorique de la médecine magnétique.

Dans l'histoire des métaphores de la sympathie, nous retrouvons deux traditions intellectuelles assorties de deux *déviations* importantes. La plus ancienne est la mystique — religieuse, cosmologique et astrologisante — qui parvient jusqu'à la Renaissance à travers la philosophie naturelle des stoïciens, des néoplatoniciens, des arabes et du *Corpus Hermeticum*. Sa déviation *vulgaire* est constituée par les théories qui sous-tendent les pratiques des empiriques des campagnes et des armées, les livres de *secrets de la nature* et la philosophie des magnétistes[15], exclusion faite de quelques penseurs originaux comme Fludd, Van Helmont et Digby. La deuxième tradition, empirico-critique et rationnelle, est inaugurée timidement par un passage de la collection hippocratique,

15. Cf. Eamon (1994).

poursuivie sommairement par Aristote et érigée à la hauteur d'un système par Galien. Sa déviation la plus illustre est représentée par la philosophie magnétique de William Gilbert, au début du XVIIe siècle. Remarquons en passant que, dans les deux traditions, c'est à partir de la métaphore de l'aimant qu'on opère les variations les plus significatives du concept de sympathie. Les médecins universitaires de l'Europe moderne sont tous formés au sein de cette dernière tradition et se tournent parfois, par insatisfaction, vers la première, lorsqu'ils se heurtent aux limites théoriques et pratiques de leur formation.

Nous allons nous mettre à présent dans la peau d'un médecin virtuel qui passe, aux XVIe et XVIIe siècles, de la médecine officielle à la médecine « alternative » de son époque, du galénisme à l'occultisme. Nous allons suivre d'abord les étapes fondamentales de la tradition médicale rationaliste pour en analyser les *traits essentiels*, en indiquer les *limites* et souligner aussi les *ouvertures possibles* à d'autres approches de l'art médical. Nous étudierons ensuite la tradition mystique, qui, tout en partageant la forme logique de la notion de sympathie expliquée par Galien, en multiplie démesurément les applications dans l'explication des phénomènes naturels.

2. La tradition empirico-critique

Dans la civilisation grecque ancienne, la première métaphorisation du principe de sympathie apparaît dans le domaine médical. La première occurrence du mot *sympathie*, dans sa forme dialectale ionienne, remonte à l'auteur du traité hippocratique *De l'aliment* (*De alimento*). La caractéristique principale de la médecine hippocratique étant sa laïcité, son indépendance à l'égard de la religion et de la magie font que les médecins ne sont plus des prêtres, intercédant auprès des divinités vivant d'offrandes, mais des hommes exerçant un métier et rétribués pour cet exercice. Pour les guérisseurs affiliés à l'école hippocratique, la médecine n'est pas un sacerdoce ou un don divin, mais une *technê*, les causes des maladies n'ayant rien de surnaturel. Dans ce contexte, la sympathie (gr. *sympathéa*, lat. *consensus* ou *compassio*) n'est par une loi cosmique. C'est un principe moteur des processus vitaux d'un organisme. Elle sert entre autres à souligner la profonde unité qui régit l'apparente complexité fonctionnelle du vivant.

> Un écoulement commun (*sýrroia mía*), une respiration commune (*sýmpnoia mia*), tout en sympathie (*sympathéa pánta*) ; toutes les parties dans leur ensemble, toutes les parties de chaque partie en particulier, produisent l'action (*tò érgon*).[16]

Pour comprendre ce passage sibyllin, il est utile de rappeler que dans la physiologie hippocratique un organisme vivant est généralement pourvu de vaisseaux qui « ne transportent pas seulement du sang, mais aussi de l'air et éventuellement d'autres humeurs »[17]. L'*écoulement commun* des humeurs, *sympathique* en lui même, relie toutes les parties et toutes les fonctions du corps. Une altération de l'humeur la plus importante, le sang, peut provoquer à la fois des problèmes de « digestion » et des troubles psychiques[18] . L'intériorité organique est un *continuum* sensible. Les activités motrices et sensorielles ne se soustraient pas à l'influence des fonctions végétatives, car elles sont toutes liées au flux des humeurs, en particulier du sang. Ce passage de la *collection hippocratique* formule ainsi une intuition fondamentale : l'interdépendance de la *physis* (nature), de l'*aisthesis* (sensation) et de la *dynamis* (faculté, puissance). Voilà l'arrière-plan de la *sympathie* médicale rationnelle, voilà l'acte fondateur du courant médical *holistique*.

Dans l'histoire de la médecine, l'idée d'une interconnexion intime entre fonctions vitales, digestives et nutritives d'un côté, et fonctions psychiques de l'autre, est toujours liée à la notion de sympathie. De surcroît, cette dernière jouira de l'autorité d'Hippocrate[19]. Elle justifie, en la rendant pensable, l'interaction entre pensées, émotions, mouvements et processus digestifs. C'est un *humus* favorable au développement des sympathies *mystiques*.

16. Hippocrate, *De alimento*, XXIII (éd. et trad. fr. Littré, Baillière, 1861, IX, 106-7).
17. Jouanna (1992, 437).
18. Duminil (1983, 241-2).
19. Dans la *Divina Commedia*, Dante met Hippocrate dans l'Enfer puisqu'il n'avait pas connu la révélation chrétienne mais il le range, à côté d'Aristote, dans un limbe spécial formé par des *megalopsychai* (grands âmes) qui n'ont pas d'autre châtiment que l'impossibilité de contempler la lumière divine.

3. Le bâillement au miroir. Les *sympathetic behaviors* d'Aristote

Dans le septième des *Problemata* attribués à Aristote, l'auteur aborde des « problèmes concernant la sympathie » (*osa peri sympatheia*). Il s'agit d'un texte célèbre, édité et traduit plusieurs fois à la Renaissance.

> Pourquoi, quand on voit les gens bâiller, est-on porté généralement à en faire autant ?[20] Est-ce parce que, si l'on se souvient d'une impulsion que l'on a éprouvée, on passe à l'action (*energoûsin*), surtout quand il s'agit de mouvements faciles, par exemple d'uriner ? Or le bâillement est un souffle (*pneuma*) et un mouvement d'humidité. Il est donc disponible, pour peu qu'on y pense, car il est tout près. Pourquoi, si l'on voit quelqu'un étendre la main ou le pied, ou effectuer un autre geste du même genre, ne faisons-nous pas la même chose, tandis que si nous voyons quelqu'un bâiller, nous bâillons à notre tour ? Est-ce que ce que nous agissons toujours ainsi, ou seulement si le corps reçoit une impulsion et se trouve dans une disposition telle que l'humide soit échauffé ? Car alors *la mémoire déclenche le mouvement*, comme pour *faire l'amour* ou pour *manger :* en effet, ce qui évoque un souvenir produit une impulsion vers *l'objet que l'on se représente en imagination* (*pròs tò phantasthèn páthos*)[21].

L'auteur de ce texte met l'accent sur des comportements involontaires provoqués par l'imitation spontanée d'activités (*enérgeia*) perçues par les sens. L'explication relève de la mécanique et de l'énergétique. Un agent pneumatique provoque une réaction dans les corps qui le reçoivent. Un déplacement de qualités physiques (chaleur et humidité) s'ensuit.

Ce passage marque la naissance d'une idée destinée à avoir une importance non négligeable dans les traités de philosophie naturelle du Moyen Âge et de la Renaissance, l'idée de *comportement sympathique*[22]. L'activité du sens interne joue ici un rôle décisif, car aucune énergie ne se mettrait en mouvement si un acte intérieur, comme le rappel d'une expérience vécue, n'intervenait pour déclencher un effet physique d'imitation. Aristote explique ce phénomène par des causes manifestes, c'est-à-dire par les quatre qualités de la matière (chaud, froid, sec et humide), qui sont présentes dans chaque corps en proportions différentes et qui initient le mouvement sympathique. La stimulation des sens externes, par

20. Le même exemple avait déjà été évoqué par Platon, *Charmide*, 169c (*ôsper oi tous chasmôménous katantikrù horóntes tauton toûto xumpaschusin*).
21. Aristote, *Problèmes*, VII, 1-2, 886a24-35 (trad. Pierre Louis, 1991, p. 124).
22. Cf. Canguilhem (1955) et Meier (1982).

la chaleur et l'humidité, précède donc l'action du sens interne. Remarquons qu'ailleurs le principe vital résidant dans le cœur est dit *sympathestaton*[23]. Cela veut dire non seulement que le cœur est très sensible, mais aussi qu'il réagit *sympathiquement* au moindre changement de température et d'humidité. Le cœur se présente ainsi comme le médiateur entre l'extérieur et l'intérieur. Il reçoit les stimulations qualitatives produites par la trace (*typon*) laissée par le monde sur les organes sensoriels. Il les renvoie au sens interne (*koinê aistheton*) qui les reçoit et les interprète. Puis il répond par une image produite par la *phantasia* qui se transmet ensuite aux nerfs. Enfin, ces derniers accomplissent l'action correspondant à l'image. Cette observation acquiert toute sa valeur si l'on pense qu'Aristote localise l'âme, quelle qu'elle soit[24], dans le cœur, contrairement à Platon et, plus tard, à Galien, qui la placeront dans le foie ou dans le cerveau.

> Pourquoi, lorsque nous nous tenons devant un feu, avons-nous envie d'uriner, et pourquoi, si nous sommes près de l'eau, par exemple près d'un cours d'eau, urine-t-on ?[25] Est-ce que parce que toute eau *éveille le souvenir* de l'humide qui est dans le corps et *attire ce qui est proche* ? Quant au feu, il dissout ce qui est figé dans le corps, comme le soleil fait fondre la neige[26].

Le principe d'attraction du semblable par le semblable, une des facettes bien connues de la sympathie universelle, se manifeste dans ce genre de comportements involontaires. Ce sont comme des actes réflexes générés par le *sens interne*, c'est-à-dire par l'imagination. Ils *donnent l'impression* d'une influence à distance[27]. Cette lecture des comportements sympathiques permet d'interpréter la guérison à distance de manière extrêmement rationnelle. Qu'arrive-t-il précisément lorsqu'on croit avoir affaire à un phénomène d'influence à distance ? L'action sans contact d'un corps sur un autre ne semble explicable que d'un point de vue subjectif, car, pour mieux la comprendre, il faut regarder à l'intérieur du sujet. En fait, un phénomène de sympathie est perçu comme un acte magique tandis qu'il n'est que le résultat d'un mouvement de l'imagination

23. Aristote, *De partibus animalium*, II, 7, 653b.
24. Aristote entend toujours par *psychê* une seule âme pourvue d'une, deux ou trois facultés (*dynamis*).
25. Cf. Aulu Gelle, *Noct. Attic.,* XIX, 4.
26. Aristote, *Problèmes*, 886a36-b4 (trad. Pierre Louis, 1991, p. 124).
27. Dans la version qu'Avicenne (*Liber sextus de naturalibus*) donne de la psychologie d'Aristote, le *sens interne* fait partie de l'*imaginatio*. Les médecins des XVIe et XVIIe siècles retiennent généralement cette interprétation.

sur elle-même. Il s'agit d'une action de l'imagination, en tant que faculté sensitive, sur l'imagination, en tant que faculté motrice. Autrement dit, là où la *doxa* aurait tendance à expliquer une action sympathique par l'image séduisante de l'action à distance, l'*epistemê* invoque un processus énergétique et mécanique agissant à l'intérieur du corps à la suite d'une sollicitation sensorielle.

> Pourquoi certains bruits pénibles à entendre nous font-ils frissonner, comme une scie que l'on affûte, une pierre que l'on coupe, un caillou qui passe sous la meule, et pourquoi la vue des signes de ces impressions chez autrui nous cause-t-elle à nous aussi les mêmes impressions ? Ainsi nous avons les dents agacées quand nous voyons manger quelque chose d'acide, et parfois les gens qui en voient d'autres étouffer, défaillent eux-mêmes. Est-ce parce que toute voix, tout son est un *souffle* ? Quand ce *souffle* pénètre en nous, il est naturel qu'il nous remue. Et il le fera encore plus du fait soit de son ampleur soit de la violence du coup, en créant ou en altérant quelque chose en nous. Donc, les *souffles* qui sont forts et doux mettent en mouvement le lieu même de la sensation (et c'est pour cela que de tels souffles sont agréables), mais ceux qui sont rudes et qui produisent un choc violent secouent le siège de la sensation et se propagent au loin par la puissance du choc. Ce qui est froid se propage également au loin. Car le froid est une force. C'est lui qui fait frissonner.[28]

Dans le corps, décrit comme une machine sensible, on décèle la dynamique physiologique suivante : « sens externes > cœur > sens internes > imagination > nerfs ». Cela n'a rien d'original. Remarquons cependant que le mot *sympathestaton* caractérise l'énergie du cœur. *Sympathestaton* suggère que le mouvement de *compassion* est la réaction la plus naturelle de la physiologie humaine. Cette activité naturelle est tellement puissante qu'elle remue les sens internes en déclenchant une énergie de *rappel immédiat* d'une expérience déposée dans le réservoir de la mémoire. C'est une énergie *binaire*, comme la pulsation cardiaque. Elle dit *oui* ou *non*, elle attire ou repousse, elle provoque une contraction ou un relâchement. Dès lors, la réaction du cœur n'est pas une réaction banale, imprévisible ou irrationnelle, c'est une action *sympathique* qui entraîne le rappel d'une image *sympathique* et par conséquent un comportement *sympathique*. La pulsation binaire du cœur se reflète dans la bipolarité du sentiment (j'aime, je n'aime pas). Les niveaux involontaires de la nature humaine sont soumis à la souveraineté absolue de la loi binaire d'amour et

28. Aristote, *Problèmes*, 886b10-23 (trad. Pierre Louis, 1991, p. 125).

haine, de concorde et de discorde. À ce propos, notons que l'auteur de ce texte compare la dynamique des comportements *sympathiques* à celle des comportements érotiques et *alimentaires*, et établit ainsi une analogie physiologique entre différents domaines de l'instinctivité, sous le signe de la sympathie. Car les appétits sexuels, les appétits du ventre ou l'instinct d'imitation nous disposent à une relation non nuancée avec le monde extérieur, une relation où le sujet raisonnable est agi par les logiques aveuglantes de la vie inconsciente. Le discours intérieur cède à la loi *sauvage* de la sympathie. Le corps multifonctionnel est captif de passions qui le font agir machinalement. Voilà pourquoi pour Marsil Ficin « l'amour sensuel est une sorte d'ensorcellement »[29] (*fascinatio*) et, chez Van Helmont et Kircher, l'éros et la sympathie sont illustrés par la métaphore de l'aimant. En effet, l'énergie sexuelle même fonctionne physiologiquement selon le modèle de la sympathie, en attirant ou en repoussant des images du monde extérieur, en les refoulant ou en les fixant. Le même dispositif permet de penser le déclenchement de processus naturels d'autoguérison par la manipulation des phantasmes liés à l'énergie sexuelle[30]. Nous sommes au cœur des logiques du *transfert* théorisées par les écoles psychanalytiques du XXe siècle. Une question demeure néanmoins irrésolue. Pourquoi certaines impressions déclenchent des comportements sympathiques et d'autres pas ? C'est un point fondamental pour établir la légitimité théorique des cures sympathiques. L'auteur du *Problème VII* ne pourra y répondre directement. En se demandant « pourquoi, dans certaines maladies, ceux qui s'approchent tombent-ils malades, et pourquoi personne ne guérit-il par contact avec la santé ? » , il exclut *a priori* que l'on puisse recouvrer la santé par l'influence bénéfique de personnes en bonne santé. Malgré ce scepticisme foncier à l'égard de l'action à distance, l'usage de la notion de *pneuma* marque une ouverture sémantique décisive dans ce système d'explication. Et du *pneuma* d'Aristote à la notion de *fluide magnétique* de Mesmer il n'y aura plus qu'un pas.

29. Ficin, *Commentaire au Banquet* (2002, VII, 4, 216) : *Amor vulgaris est fascinatio quedam.*
30. Couliano (1984, 125-150).

4. Sympathies immaculées. Galien et le baptême scientifique de la *sympatheia*

La définition *médicale* de la sympathie a été systématisée pour la première fois par Galien au IIe siècle de notre ère. Il s'agit de la seule interprétation du mot *sympathie* qui n'a jamais été disputée ou discréditée. Encore aujourd'hui, dans le lexique médical, l'on appelle *sympathie* le rapport qui, par l'intermédiaire du système nerveux, existe entre l'activité de plusieurs organes plus ou moins éloignés les uns des autres ; les phénomènes qui se produisent en vertu de ce rapport sont dits *phénomènes sympathiques*[31]. La majorité des phénomènes autrefois qualifiés de sympathiques rentrent aujourd'hui dans la catégorie des *actes réflexes*[32]. Il en résulte que dans les traités modernes de physiologie les termes « sympathie » et « phénomènes sympathiques » ne sont pas ou à peine mentionnés. Aux XVIe et XVIIe siècles, toutes les autres interprétations possibles de ce terme seront stigmatisées, à un moment ou à un autre, et qualifiées d'*asylum inscitiae* ou *asylum ignorantiae*[33]. Elles commencent à être perçues, dirions-nous, comme un *obstacle épistémologique*, comme un voile épais, brodé de métaphores séduisantes, qui s'interposerait entre le regard enquêteur du savant et la réalité des phénomènes.

Dans la physiologie de Galien, le mot « sympatheia » renvoie essentiellement à la corrélation entre les différentes parties du corps.

> En entendant Hippocrate dire « Tout est en sympathie dans l'universalité des parties et dans les parties tout conspire pour l'opération de chacune d'elles », il m'a paru convenable de soumettre d'abord à l'examen les parties dont les fonctions nous sont parfaitement connues, car nous pourrons ensuite passer de là à d'autres parties. Je dirai donc comment j'ai procédé dans mon examen, en commençant par interpréter la sentence d'Hippocrate, laquelle est assez obscure pour la plu-

31. *Dictionnaire Encyclopédique des Sciences Médicales*, dirigé par A. Dechambre, Paris, Masson et Asselin, 1884 (dorénavant DESM, 1884).
32. Fearing (1930, 9-13), Kellaway (1952) et Canguilhem (1955) se sont penchés sur l'évolution historique de la notion de réflexe. Ils ont présenté systématiquement la notion de sympathie comme une idée métaphysique et archaïque qui a entravé le progrès de la science médicale.
33. Scaligero (1557, 344, 8) : « Recensiores, qui detestantur occultas proprietates, easque inscitiae asylum contumeliosis verbis vocant » et Ettmüller (1701, 3) : « [...] non immerito Sympatheticum vocetur Corpus humanum. Hoc nomine dum utor, non ad Veterum asylum ignorantiae, Sympathias, refugium capio, qui naturalia *phainomena* explicare cum minus valerent, per Sympathiam id contingere clamitabant. »

part des lecteurs, parce que l'auteur s'est énoncé dans le vieux langage et avec sa concision habituelle.

Voici le sens de la proposition : toutes les parties du corps sont en sympathie, c'est-à-dire que toutes coopèrent à l'accomplissement d'une opération. Ainsi les grandes parties de tout l'animal, comme les mains, les pieds, les yeux, la langue, ont été ordonnées en vue des fonctions générales de l'animal, et toutes concourent à ces fonctions : les parties plus petites qui entrent dans la composition des parties susdites, coopèrent à l'accomplissement de l'acte de tout l'organe ; par exemple, l'œil, l'organe de la vue, est composé de plusieurs parties qui, toutes, s'accordent pour accomplir un seul office, la vision : les unes, à l'aide desquelles nous voyons, les autres, sans lesquelles il est impossible de voir, celles-ci qui nous font mieux voir, celles-là qui servent à protéger toutes les autres. Il en est de même pour toutes les autres parties, le ventre, la bouche, la langue, les pieds, enfin les mains dont je vais m'occuper maintenant, et dont personne n'ignore les fonctions, car il est évident qu'elles ont été créées pour être un organe de préhension ; mais que la forme et la grandeur de toutes les parties qui entrent dans leur composition, sont telles, qu'elles concourent à l'accomplissement d'une action unique de tout l'organe, c'est ce que tout le monde ne sait pas.[34]

La notion de sympathie rend pensable l'ordre et l'interaction naturelle des énergies corporelles par un écoulement d'humeurs ou de vapeurs (*pneumata*). Elle peut se référer indirectement à la providence omnisciente des stoïciens. Pour Galien, la Nature renferme une rationalité intrinsèque, un *logos*. Non seulement elle ne fait rien en vain, mais, de plus, elle opère aussi bien que possible. Cela est visible dans la synergie entre les différentes parties du corps qui concourent à la même action pour réaliser une sorte d'harmonie préétablie. Grâce à cette double caractérisation, et le finalisme et le déterminisme reposent sur la sympathie. Ceci est visible dans le cas de la coordination (*koinonia*) des mamelles et de l'utérus lors de la grossesse.

Tout cela se passe-t-il ainsi dans les mamelles et les cavités utérines, parce que les organes mêmes, en vertu d'un certain raisonnement (*logismos / mens*), connaîtraient les fonctions qu'ils doivent remplir ? Ou plutôt, dans ces conditions, les organes ne cessent-ils pas d'être *organes*, et ne deviennent-ils pas des animaux doués de raison, instruits du temps où doit s'accomplir le mouvement et de sa mesure ? Si à leur structure vous ajoutez une certaine nécessité naturelle qui les pousse à exécuter les mouvements dont nous parlions, ces organes en restant des organes et des parties de l'animal, révéleront l'art admirable du

34. Daremberg (1994 [1854-56], I, 14) : *De usu partium*, I, 8 (Kühn, III, 17-19).

> Créateur. [...] je pense que chacune des parties du corps fonctionne par une conséquence et une suite du mouvement imprimé dès l'origine première et qu'elle n'a plus besoin dès lors d'aucune direction[35].

S'il est vrai que certaines expressions de la *sympatheia*, à l'instar des cas d'influence à distance dont parlait le *Problème* VII, sont considérées généralement comme des actes involontaires et aveugles, voire superflus, il existe également des activités sympathiques tout aussi involontaires et aveugles, qui, étant strictement nécessaires à la vie, sont pour Galien la manifestation d'une intelligence supérieure qui échappe à l'empire d'une raison humaine, trop humaine. La *sympathie* est l'engrenage caché du monde créé. En ce sens, il s'agit d'une notion *cruciale*, au sens propre. Elle se situe à la croisée du monde de la vie organique et de la vie psychique. Souveraine de la vie organique inconsciente, comme dans la génération ou dans la digestion, elle est en même temps la déléguée physiologique d'une pensée consciente, comme dans l'exécution d'un mouvement volontaire. Elle intervient aussi dans l'exercice d'activités ou de gestes habituels — la marche ou la mastication — car « l'âme et le corps sont en sympathie »[36]. Enfin, c'est à cause de l'union très intime de l'âme et du corps que « le corps compatit les affections de l'âme »[37]. Pour toutes les raisons que nous venons d'évoquer, il faut étudier les sympathies naturelles avec un sens d'émerveillement et d'étonnement : elles sont le tissu même de l'harmonie du monde. Les naturalistes de la Renaissance s'inspireront de cette attitude face à la nature au point que les *consonances* entre discours médical et réflexion musicologique seront, à ce sujet, très importantes[38].

Galien définit pour la première fois la sympathie dans le cadre de la pathologie humorale lorsqu'il traite des deux modes de diffusion d'une maladie et de ses symptômes à l'intérieur du corps. Les symptômes morbides peuvent être provoqués par l'affluence d'humeurs nocives s'écoulant du siège principal de la maladie, à travers le système des vaisseaux sanguins, vers un organe plus éloigné. Il est tout aussi possible que l'affection morbide se déplace par les voies nerveuses vers un autre endroit. Une fois atteint par la maladie, l'organe, ou une de ses parties, répond à ce stimulus par une réaction propre à sa fonction et à sa

35. Daremberg (1994 [1854-56], I, 264) : *De usu partium*, XIV, 5 (Kühn, IV, 156).
36. Aristote, *Physiogn.*, 808b19 : « ê psychê te kai to soma sympathê. »
37. Aristote, *Physiogn.*, 805a6 : « toîs tês psychês pathêmasi to soma sumpaschei. »
38. Cf. Gozza (1989, *passim*) et la bibliographie à la fin du volume.

structure particulière. Le médecin de Pergame indique des voies anatomiques bien définies quand il décrit le transfert d'un phénomène morbide à travers le système nerveux. Le principe de sympathie explique ainsi comment une partie malade peut transmettre secondairement son affection à une autre partie. Une partie affectée *sympathiquement* est une partie *affectée avec* une autre partie. Cette notion permet de se représenter les voies organiques qui produisent des troubles curieux comme les paralysies, les délires qui naissent dans le paroxysme des fièvres, les vomissements, les pertes de la voix et de la vue, ainsi que certaines formes de manie et de mélancolie consécutives à un traumatisme subi dans une partie du corps différente de celle qui en est visiblement affectée[39]. On retrouve ici le sens étymologique de *sympathie :* souffrir (*pathein*) avec (*sun*). Il oppose à celle-ci l'*idiopathie*, ou protopathie, qui est la maladie propre à la partie touchée en premier. La transmission sympathique de la maladie se fait soit par les nerfs (*neura*), soit par les humeurs (*cholê*), soit par les vapeurs (*pneumata*) ou simplement par contact.

> Nous distinguerons aussi les affections survenues par sympathie avec une autre partie, des affections idiopathiques. [...] Voulant donner des dénominations justes, nous dirons que l'affection secondaire ou postérieure est opposée à l'affection primaire, tandis que l'idiopathie est opposée à la sympathie. Ainsi il peut arriver souvent qu'une même partie soit malade à la fois sympathiquement et idiopathiquement, lorsque dans la partie affectée sympathiquement s'est formée une diathèse permanente.[40]

Cette distinction ne changera pas pendant quinze siècles comme en atteste le fait que, dans le célèbre *Lexicon medicum* de Blankardus (1683), la *sympathia* est encore définie comme une maladie dépendante d'une autre maladie[41].

En outre, il est possible que des affections sympathiques passent à l'état idiopathique au bout d'un certain temps, comme si la maladie avait changé de centre d'action. C'est ainsi que, si l'on ne soigne pas la cause primaire d'un symptôme secondaire, il y a le risque que ce *symptôme* devienne une *maladie* entraînant avec elle d'autre symptômes *sympathiques* et cela, en principe, jusqu'à une sorte de métastase.

39. Daremberg (1994 [1854-56], II, 202-210) : *De locis affectis*, III, 7-9.
40. Daremberg (1994 [1854-56], II, 142-3) : *De locis affectis*, I, 3 (Kühn, VIII, 30-33). Cf. Meier (1982) à propos de la notion de sympathie chez Galien.
41. Blankardus (1683) : « Morbus ab alio morbo dependens, vide « consensus ». A συμπασχω compatior ».

Galien tient aussi à préciser que les mots *action* et *agir* (*energeîn*) conviennent uniquement aux idiopathies résidant dans les parties qui génèrent l'état morbide, et que les termes *affection* et *être affecté* (*paschein*) s'appliquent, si l'on veut être rigoureux, aux parties qui subissent le déséquilibre organique originel (*dyskrasia*) d'une partie communicante. Voilà pourquoi on dit que la tête est *affectée* quand elle éprouve une affection sympathique de l'estomac, et qu'elle est *malade* quand elle éprouve une affection idiopathique.

> Quand l'intelligence est troublée par suite d'une affection de l'estomac, soit par des vapeurs, soit par des humeurs malignes qui remontent de l'encéphale, on ne saurait dire ni que l'encéphale est affecté primitivement, ni qu'il est complètement exempt d'affection, mais le mot *sympathie* exprime très exactement ce que ces médecins eux-mêmes reconnaissent dans cet état. En effet, le terme *sympathie* n'indique pas l'absence complète d'affection, mais une affection commune avec une autre partie. Toutefois, il serait mieux et plus clair de dire que la partie sympathiquement affectée souffre par suite de l'affection d'une autre partie.[42]

Ce bref aperçu du rôle joué par la *sympathie* dans l'explication des phénomènes physiologiques et pathologiques a laissé entrevoir aussi la place que la notion d'*énergie* occupe dans l'économie générale du corps humain. Compte tenu de son importance capitale chez Galien et de l'utilisation très particulière que les magnétistes en ont feront au XVIIe siècle, il n'est pas inutile de donner des précisions supplémentaires à propos de l'horizon de sens dessiné par son usage.

5. La notion d'énergie

Dans l'histoire de la médecine occidentale, la définition canonique d'*énergie* est donnée par Galien, d'après la philosophie du Stagirite. Compte tenu des quatre siècles qui séparent les deux penseurs, nous ne sommes pas surpris d'observer de quelle manière, tout en restant dans un cadre essentiellement aristotélicien, des influences stoïciennes et platoniciennes se sont glissées subrepticement.

> Par œuvre (*érgon*) j'entends la chose faite et achevée par l'action des facultés naturelles, comme le sang, la chair et le nerf. J'appelle action (*enérgeia*) le mou-

42. Daremberg (1994 [1854-56], II, 153) : *De locis affectis*, I, 6 (Kühn, VIII, 48-9).

> vement efficace (*drastikê kínêsis*), et la cause de ce mouvement, je la nomme faculté (*dýnamis*). En effet, si, dans la transformation de l'aliment en sang, le mouvement de l'aliment est passif, et celui de la veine actif, et si, dans le déplacement des membres, c'est le muscle qui meut, tandis que les os sont mus, je dis que le mouvement de la veine et des muscles est une action (*enérgeia*). Quant à celui de l'aliment et des os, je le nomme symptôme (*sýmptôma*) et affection (*páthêma*). Car dans le premier cas il y a altération, dans le second transport (c'est-à-dire déplacement). On peut donc nommer œuvre une certaine opération de la nature, comme la coction, la distribution de l'aliment, la sanguification ; mais l'œuvre ne saurait être appelée action ; car la chair est une œuvre de la nature, ce n'est pas une action[43].

L'énergie est ici présentée comme l'activité même d'une faculté. Il s'agit du stade intermédiaire entre la puissance (*dýnamis*), qui en est la cause, et l'acte (*érgon*), qui en est l'effet. L'interaction entre veines, muscles et chair génère un processus énergétique qui n'est pas à confondre avec les différentes parties, ni avec un résultat durable de leur activité, quel qu'il soit. L'*enérgeia* est un processus qui mène une matière chargée de *propriétés occultes* à devenir ce qu'elle est. Les veines et les muscles, par exemple, ont besoin de certains aliments pour entretenir leurs tissus et cela faisant ils remplissent leur fonction. L'énergie est, en somme, *l'exercice des fonctions corporelles se déroulant entre le déclenchement d'une impulsion cachée dans une faculté organique et l'achèvement de l'œuvre à laquelle ladite fonction tend naturellement.* La bonne réussite de la fonction digestive dépend toutefois des *qualités occultes* des aliments, car les pierres ne se transforment pas en chair par l'action des muscles de l'appareil digestif. Il faut des aliments convenables, correspondant aux propriétés naturelles du corps. Il faut une nourriture *sympathique* !

La dynamique « faculté > énergie > œuvre » ressort de manière plus distincte dans un autre court passage du même ouvrage. Galien laisse transparaître la parenté étroite entre l'*énergie* et ce qu'il appelle « essence de la cause agissante » (*ousía tês energoúses aitías*) ou faculté (*dýnamis*). Il établit ainsi l'identité — à vrai dire pas encore complètement explicitée mais clairement suggérée — entre faculté, *cause occulte* et *qualité occulte* : « Tant que nous ignorons l'essence de la cause agissante, nous la nommons faculté »[44].

43. Daremberg (1994 [1854-56], II, 7-8) : *De naturalibus facultatibus*, I, 2 (Kühn, II, 6-7).
44. Daremberg (1994 [1854-56], II, 10) : *De naturalibus facultatibus*, I, 4 (Kühn, II, 1-214) : « At quoad agentis causae essentiam ignoramus, facultatem eam appellamus. »

L'essence de la cause ou faculté est, pour l'instant, cachée à la vue. Pour qu'elle soit pensable, Galien utilisera ailleurs une des métaphores les plus insaisissables qui soient, celle du souffle. S'agissant d'une image sans référent iconique défini, autrement dit, sans forme, la notion de *pneuma* — le *spiritus* des latins — se prête bien à la métaphorisation de l'essence invisible d'une faculté. Car tout le monde connaît et est à même de se rappeler l'impression sensible laissée par sa propre respiration ou par le vent, sans y associer une forme bien définie. Car le *pneuma* n'est pas perçu par les yeux. Le *pneuma* qui anime les différentes fonctions ne souffle pas là où il veut, comme dit un adage célèbre. Il est agi par la *qualité occulte* relative à la fonction dans laquelle il réside et où est inscrit le code de ses sympathies et antipathies, de ses contractions et relâchements, de ses amours et de ses haines. Le *pneuma* s'avère être l'élément charnière entre faculté et énergie.

C'est par le prisme de ces précisions terminologiques préliminaires, si habituelles chez Galien, que l'on peut comprendre en profondeur d'autres passages où il évoque, sans s'attarder, la puissance *sympathique* — d'attraction ou de répulsion, de rétention ou d'expulsion — d'une faculté. La métaphore de l'aimant intervient parfois pour mieux se représenter cette notion « valise » de *qualitas occulta*. À ce sujet, les modèles d'explication mécaniques sont déficients. À l'instar des physiciens d'aujourd'hui qui se servent de la métaphore des cordes pour penser les couches subatomiques de la matière inaccessibles à la vue, Galien utilise la métaphore de l'aimant pour penser le mystère insondable de la génération et du processus énergétique par lequel elle se déroule.

> Le sperme est l'artiste comme Phidias dans son genre. Le sang, lui, remplace la cire. La cire ne saurait se tracer à elle-même sa propre nature, c'est l'affaire de Phidias. Ainsi le sperme, comme un artiste, *attirera* à lui autant de sang qu'il en a besoin. Mais ici il faut faire attention et prendre garde d'attribuer à son insu, au sperme, un raisonnement et une intelligence ; car alors nous n'en ferions plus du sperme, ni une nature ; ce serait déjà l'animal lui-même. Si nous maintenons ces deux points : l'*attraction* de la quantité convenable de sang et une certaine *faculté sans raisonnement*, nous dirons que comme la pierre d'aimant a la faculté d'attirer le fer, le sperme a celle d'attirer le sang[45].

La boucle est bouclée, car ce passage — *pars pro toto* — montre efficacement que l'association de la notion de sympathie avec l'idée d'une *énergie*

45. Daremberg (1994 [1854-56], II, 51) : *De naturalibus facultatibus*, II, 3 (Kühn, II, 84-5).

involontaire, non raisonnable et inconsciente, d'une part, et l'image d'un *déplacement d'énergies*, discipliné par la loi binaire d'attraction et de répulsion, de l'autre, était familière, sinon immédiate, dans l'esprit de Galien. Et par une sorte de contagion intellectuelle, la même association d'idées était spontanée pour les médecins des XVIe et XVIIe siècles qui, comme Raymond Minderer (mort en 1621), avaient été formés sur ces textes.

> En effet, aucun médecin rationnel [c'est-à-dire hippocratique et galénique] n'ignore l'énergie des qualités occultes qui agissent de différentes manières dans la nature, suivant le penchant qui leur est propre. Aucun ne nie que des facultés cachées soient intrinsèques aux choses, enfin chacun observe le jeu mutuel, d'amour et de haine, des antipathies et des sympathies[46].

La matière organique semble douée de qualités occultes non sensibles et non raisonnables, qui se rendent cependant manifestes dans les formes plus ou moins évidentes de la sympathie et de l'antipathie. La nature d'un corps organisé est donc non seulement secrètement sympathique mais aussi, dans le cas spécifique de l'homme, apparemment indépendante de sa dimension intellectuelle. Toutefois, celle-ci n'est pas indépendante de la sphère biologique car, sans la vie, il serait impossible de penser alors que l'on peut vivre sans raisonner, et même digérer ou éjaculer dans un état d'inconscience.

> Nous sommes forcés ici encore, comme nous l'avons été déjà plusieurs fois précédemment, de reconnaître au sperme une certaine *faculté attractive*. Qu'était-ce que le sperme ? Le principe formateur de l'animal ; le sang menstruel en est la partie matérielle. Puis le principe lui-même usant de cette première faculté pour produire un des résultats qui doivent être opérés, il n'est pas possible qu'il soit privé de la faculté propre à ce résultat. Comment donc Erasistrate ne l'a-t-il pas connue, si la première fonction même du sperme consiste à *attirer* à lui une juste mesure de sang[47].

Bref, si la sphère biologique et pulsionnelle, autrement dit l'inconscient, s'identifie avec la nature et si la nature est *sympathique* en elle-même, alors l'inconscient doit être lui aussi *sympathique*. En effet la *qualité occulte*, en tant que *cause* d'une action, porte inscrite au fond d'elle-même son code de *sympathies* et

46. Minderer (1619, 337) : « Nemo enim ex rationalibus Medicis hucusque occultarum proprietatum in natura varimode pro dispositione suae diversitatis agentium energiam non cognovit, nemo abditas quibusdam rebus facultates inesse negavit, nemo denique antipathias sympathiasque cum mutuo amplexu tum odio ludentes non observavit. »

47. Daremberg (1994 [1854-56], II, 51) : *De naturalibus facultatibus*, II, 3 (Kühn, II, 85).

d'*antipathies*. Pour réaliser son action, la qualité occulte est intimement reliée à un *pneuma* local, un moyen terme qui transforme la matière en *énergie* en transportant avec elle les qualités de sympathie dont elle est le siège. L'*œuvre* est l'aboutissement de ce processus. Quelques siècles plus tard, un médecin arabe nommé ibn-Sina, dit Avicenne, proposera une dynamique semblable des processus énergétiques en ajoutant des développements du plus grand intérêt sur le plan *psychologique*. Une portion de son œuvre, traduite partiellement en latin entre le XIIe et le XIIIe siècle, influencera durablement la réflexion médicale au sujet des fonctions de l'esprit et notamment de l'influence de l'imagination sur le corps.

6. La sympathie aveugle d'Avicenne et le salut de l'âme

Dans son *De anima*, Avicenne s'interroge sur les dispositifs du sens interne qui nous mènent à préférer une chose à une autre, avec ou sans motivation rationnelle. Cette attitude intrinsèque de la faculté imaginative s'appuie, d'une part, sur les fonctions qui président aux comportements sympathiques décrits par Aristote, d'autre part, sur le sens que le mot « sympathie » recouvre dans la physiologie de Galien.

L'émotion secrète qui pousse l'homme et les animaux à désirer ou à fuir naturellement quelque chose est engendrée selon Avicenne par une « idée » (*idea*), qui peut être de deux sortes : sensible ou non sensible[48]. L'idée d'amitié ou de discorde naît soit d'une expérience sensible agréable ou désagréable, soit d'une espèce d'*instinct*. Les idées sensibles en général sont le produit d'une expérience répétée qui nous mène à aimer, par exemple, la couleur jaune et les objets jaunes puisqu'ils nous rappellent le miel ou le soleil. Ici, c'est une série d'expériences olfactives et visuelles qui est à l'origine de l'attraction que l'on peut avoir pour

48. Avicenne, *Liber de anima seu sextus de naturalibus*, 1968, p. 6 : « Iam autem scimus verissime in natura nostra esse, ut componamus sensibilia inter se et dividamus ea inter se < non > secundum formam quam vidimus extra, quamvis non credamus ea esse vel non esse. Oportet ergo ut in nobis sit virtus quae hoc operetur, et haec est virtus animalis illi imperat, vocatur imaginativa. Deinde aliquando diiudicamus de sensibilibus per *intentiones* quas non sentimus, aut ideo quod in natura sua non sunt sensibiles ullo modo, aut quia sunt sensibiles sed nos non sentimus in hora iudicii. » Les caractères italiques ne figurent pas dans l'édition critique. Cf. aussi Avicenne (1956, II, 4, 117).

tout objet de couleur jaune et qui nous ferait dire : « j'aime la couleur jaune »[49]. Cependant, lorsqu'il est question d'expliquer l'origine de l'aversion que la brebis éprouve naturellement à l'égard de l'image du loup, l'auteur soutient qu'une idée « non sensible » fait fuir la brebis à la vue du loup[50]. Même si Avicenne ne le souligne pas clairement, on décèle le même dessein providentiel de l'harmonie universelle qui, chez Galien, se manifestait dans la génération et l'allaitement. Il existe donc dans l'imagination animale une sorte de « code des sympathies » dénommé *intentio*. L'*intentio* est placée dans l'âme sensitive, commune aux hommes et aux brutes, pour assurer la survie des espèces, à titre d'instinct de conservation. Au même ordre d'*idées* appartient le sentiment de concorde que la brebis éprouve pour ses semblables. Dans les deux cas, ajoute Avicenne, ce sont des *idées* dont le sujet n'a pas conscience au moment du jugement, car il s'agit des « choses » que l'âme animale perçoit sans le concours des sens.

Cette réflexion d'Avicenne sur l'un des dispositifs de la faculté imaginative est grosse de conséquences théoriques. En effet, si nous pouvons juger et agir sans percevoir distinctement la cause profonde et réelle de nos actes, sans en être *conscients*, et si les sympathies et les antipathies fondent physiologiquement nos actes inconscients, par conséquent lorsque l'activité inconsciente de l'*âme animale* tend à gouverner les comportements humains, elle agit selon un modèle binaire d'attraction et répulsion. Nous pourrions dire la même chose par un syllogisme simplificateur mais éclairant. Première prémisse : certains de nos actes sont des actes irréfléchis. Deuxième prémisse : nos actes irréfléchis sont gouvernés par la loi de *sympathie*. Conclusion : certains de nos actes sont gouvernés par la loi de *sympathie*. Or, puisque l'activité inconsciente de l'imaginaire que nous venons de décrire est une activité animale commune aux hommes et aux animaux, et puisque les fonctions que l'homme et l'animal ont en commun, et sur lesquelles cet instinct aveugle s'exerce habituellement, sont

49. Avicenne (1968), p. 7 : « Aut sunt sensibiles sicut, exempli gratia, cum videmus aliquid ceruleum, iudicamus esse mel et dulce : hoc enim non reddit nobis sensus in ipsa hora cum ipsum sit de genere sensatorum. »

50. *Ibid.* : « Sed quae [intentiones] non sunt sensibiles ex natura sua, sunt sicut inimicitiae et malitia et quae a se diffugiunt quam apprehendit ovis de forma lupi et omnino intentio quae facit eam fugere ab illo, et concordia quam apprehendit de sua socia et omnino intentio qua gratulatur cum illa : sunt res quas apprehendit anima sensibilis ita quod sensus non doceat eam aliquid de his. »

la générative et la nutritive, il s'ensuit que les hommes, aussi bien que les animaux, sont souvent agis par leur nature *inconsciente* et *sympathique* dans la détermination et la satisfaction de leurs appétits sexuels et alimentaires. Voilà pourquoi notre volonté est si faible. Voilà pourquoi la gourmandise et la luxure sont des attitudes de l'imaginaire qui font perdre le contrôle de la raison sur le corps. Le *Problème VII* avait déjà été assez clair à ce sujet. Le caractère relativement spontané et incontrôlable des comportements sexuels et alimentaires, dans l'expérience de tout un chacun, rendait cette théorie très convaincante. Honoré d'Urfé exprimera en une phrase très simple le contenu de la théorie d'Avicenne : « Il est vray que cette sympathie est un instinct aveugle, puis que Hylas, aimant et cessant d'aimer un mesme subject, toutefois il ne sçait pourquoy il le fait ainsi »[51].

Cette tradition médicale se perpétuant dans l'enseignement des Universités des XVe et XVIe siècles, le sexe et la nourriture seront considérés comme les domaines de la vie humaine dans lesquels les énergies *inconscientes* se révèlent dans toute leur splendeur, avec une méfiance mitigée seulement par le respect sacré voué aux fonctions de génération et de conservation dont les organes génitaux et l'appareil digestif sont les sièges. Dès lors, les illusions et les fantasmes les plus *bestiaux*, que le corps produit dans l'imaginaire, sont profondément enracinés dans le terrain organique des sympathies et des antipathies.

Se plaçant dans cette attitude intellectuelle, on comprend de l'intérieur les raisons pour lesquelles la sexualité était considérée comme bestiale et, par conséquent, stigmatisée par la plupart des penseurs chrétiens du Moyen Âge. L'on comprend aussi les raisons pour lesquelles la littérature démonologique se prête aisément, aujourd'hui, à des interprétations psychologiques, si l'on prend la notion de *démon* pour la prosopopée de ces forces involontaires et inconscientes qui enferment l'âme humaine, d'ascendance divine, dans le monde binaire et sans salut des sympathies. Rechercher sans cesse le plaisir physique, suivre sans retenue les instincts bestiaux de l'âme matérielle, si bien étudiée par les médecins, empêche l'élévation vers Dieu de l'âme intellectuelle et immatérielle faisant l'objet des préoccupations des théologiens.

Le thème des liens magiques, qui empêchent la montée de l'âme intellectuelle vers le principe divin et l'enchaînent au monde de la matière par l'appel des passions, des appétits, des instincts et des plaisirs, était un *topos* de la pensée

51. Honoré d'Urfé, *L'Astrée*, (1631, III, 3, 5, 268).

platonicienne, néoplatonicienne et de la tradition gnostique. Plotin écrit que « les âmes attachées à leurs corps sont enchaînées par des liens magiques et sont tout à fait possédées par les passions de la nature du corps » [52]. Encore une fois, la notion de sympathie universelle, en tant que loi des processus naturels, est reliée au monde de la magie, c'est-à-dire à des pratiques qui ne peuvent agir que sur les énergies les plus proches de la matière élémentaire et qui scandent le rythme de l'activité inconsciente du vivant. L'homme faisant partie du monde de la nature, il partage avec celle-ci le rythme binaire de la sympathie mais il est en même temps le seul être capable de s'y soustraire à travers la recherche consciente du sens de l'être. Cette recherche peut le mener à l'*extase*, le but ultime de la philosophie.

Par le développement historico-critique des remarques d'Avicenne sur l'amour et la discorde dans le règne animal nous croyons avoir repéré, dans la liaison entre imagination et appétits sensuels, une *ouverture* conceptuelle conduisant à des interprétations *mystiques* de la sympathie. La mystification des pulsions sexuelles, dans lesquelles les auteurs du *Malleus maleficarum*, parmi tant d'autres, verront les aiguillons de Satan, conduira l'église catholique à élaborer une discipline morale visant à régenter avant tout l'imagination. Pour cette raison la mélancolie amoureuse, dans laquelle l'imagination joue un rôle déterminant, est sévèrement réprimée par les religieux. Car la *diabolisation* des instincts sexuels va de pair avec la stigmatisation morale de l'imagination, en tant que faculté de l'âme que les diables manipulent facilement chez les hommes et surtout les femmes de peu de foi.

> La *phantasia ou imagination* en effet est un trésor de formes reçues par les sens. D'où il arrive que le diable puisse mouvoir ce principe d'appréhension qu'est la puissance de conservation des « espèces » récemment apparues dans la phantasia si le principe sensitif était récemment atteint par les choses externes elles-mêmes[53].

Les diables décrits par Institoris et Sprenger engendrent des illusions trompeuses par un simple mouvement d'esprits et d'humeurs. Ils disposent les corps aux péchés de la concupiscence et de la colère, en les échauffant, en les desséchant ou en les humidifiant.

52. Plotin, *Ennéades*, IV, 3, 17 (trad. fr. par E. Bréhier, Paris, 1926-1938).
53. Institoris /Sprenger (2005 [1486-87], I, VII, 171 [187])

> Les apparitions qui arrivent en songes aux dormeurs proviennent du mouvement des formes retenues dans le *conservatoire*, sous l'effet du mouvement naturel local causé par le flux de sang et des humeurs sur ces puissances sensitives internes, un mouvement intérieur à la tête et aux cellules de la tête. Or cela peut provenir d'un semblable mouvement déclanché par les démons. Et pas simplement chez les dormeurs mais aussi chez les veilleurs. Les démons peuvent remuer les esprits et les humeurs intérieures, pour que les espèces conservées sortent des cachettes vers les principes sensitifs, c'est-à-dire les puissances d'imagination et de phantasia : ainsi on s'imagine que telle chose existe et c'est cela la tentation intérieure[54].

En se plaçant dans cet horizon de sens, il est relativement aisé de comprendre que des thérapies comme l'hopliatria, fondée sur la stimulation ritualisée des *forces obscures* de l'imagination, ne pourront qu'être sévèrement condamnées par les théologiens chrétiens. En effet, en amalgamant la *force de l'imagination* et quelque chose que l'on pourrait dénommer *force de la superstition*, un bon nombre de religieux ne pourront que voir dans la première une expression de la seconde. En revanche, les médecins considèrent la superstition comme un dérèglement de l'imagination, en faisant basculer ainsi la primauté morale de la *theologia* vers la *physica*.

7. La tradition mystico-naturaliste : un foyer de métaphores étincelantes

Nous avons distingué assez artificiellement, dans l'histoire des discours sur la sympathie, deux traditions de pensée scientifique. Il serait d'ailleurs plus juste de parler de *styles de pensée*, car elles ne s'opposent pas ; elles se juxtaposent et s'influencent réciproquement, même chez un seul auteur, en créant de nouveaux *jeux de discours*. La seule différence entre les deux est que le style mystico-naturaliste a souvent tendance à se servir aussi du style empirico-critique et à le phagocyter, tandis que le contraire est bien plus rare. Leur dénominateur commun est la notion de *qualitas occulta*[55], leur différentiateur le concept de *sphaera activitatis*. Rapprochés par l'idée que toute chose renferme une puissance

54. *Ibid.*
55. L'histoire de cette notion a été étudiée récemment par Blum (1992, 45-64). Henry (1986, 335-381) a approfondi plus particulièrement le rôle joué par la notion de *qualitas occulta* dans les théories prénewtoniennes de la matière à l'âge classique.

(*dynamis*) cachée, prête à s'exercer (*energein*) sur le mode binaire de la sympathie (attraction et répulsion, contraction et relâchement, chaud et froid, sec et humide, etc.), ces deux styles de pensée se battent dans l'arène rhétorique de la *sphère d'activité.* Autrement dit, si l'attraction à distance entre deux objets rapprochés ne soulève aucun doute sur la présence de propriétés cachées mais réelles, comme dans le cas de l'aimant et du fer, en revanche, la suppression des limites spatiales fixant le champ d'activité d'une force d'attraction semble irrecevable. Que les parties d'un organisme sympathisent entre elles ne fait de doute pour personne mais est-il raisonnable de concevoir le monde comme un grand animal ? Et, si tel est le cas, est-il acceptable de croire que les parties de l'univers sympathisent entre elles de la même manière ? Qu'est ce qui nous mènerait à croire que des *médicinaux simples* ou *mixtes* puissent agir par *sympathie* ? Et, pour finir, en vertu de quelles observations et raisonnements l'auteur de l'*Archidoxis magica* se serait arrogé le droit d'inscrire l'action de l'onguent armaire au registre des miracles de la sympathie ? Voilà l'enjeu de notre recherche, voilà les questions que nous avons posées à la tradition philosophique et médicale ancienne telle qu'elle était disponible au lecteur des premiers siècles de l'âge classique.

L'approche mystico-naturaliste des sympathies présente trois aspects distincts : l'un plus proprement *philosophique* — l'unité du cosmos fondée sur la tension de forces de signe opposé — l'autre *naturaliste* — les correspondances entre plantes, animaux, minéraux et étoiles — et le troisième éminemment *médical* — la convenance de plantes, animaux, minéraux et étoiles avec le corps humain. L'intuition d'une force vitale, active et bipolaire, cachée au fond de toute chose, a émergé dès les origines de la pensée philosophique occidentale. Elle apparaît dans la lutte entre *Amour* (*philía*) et *Haine* (*éris*) chez Empédocle[56], dans les métamorphoses du *Feu* chez Héraclite[57] ou encore dans la théorie de l'amour, qui unit ou sépare, exposée dans le *Banquet* de Platon. La symbolique des nombres pairs et impairs chez les pythagoriciens peut se lire aussi comme un corollaire de cette *Weltanschauung* bicéphale portée à sa forme plus accomplie par l'*École du Portique.* Outre Galien, la philosophie stoïcienne de la nature revivait à la Renaissance à travers les pensées et

56. DK, 31B20.
57. DK, 22A5.

les témoignages de Cicéron[58], Sextus Empiricus[59] et Marc Aurèle[60]. Les stoïciens désignaient par le terme *sympathie* un principe unifiant et coordonnant en un toutes les parties d'un organisme et surtout du grand animal qui est la terre. Les êtres vivants singuliers seraient donc, en même temps, un ensemble de parties différentes, unifiées par la sympathie, et une partie sympathiquement reliée au monde. Unité, continuité et cohérence définissent cette vision de l'univers. C'est un *cosmos* fonctionnant comme un organisme vivant, dont les parties sont solidarisées par l'action unificatrice du *pneuma*[61]. La sympathie de l'âme du monde brille dans l'harmonie des corps célestes. L'idée, déjà *in nuce* dans le passage d'Hippocrate (*De alimento*, XXIII), d'une interaction constante et d'une communauté de destin (*heimarmene*) entre un corps humain / microcosme, et le monde / macrocosme, trouve son expression la plus accomplie dans la philosophie de Posidonius[62]. C'est en revanche à Théophraste (372-ca287 av. J.-C.), de l'école péripatéticienne, que remontent les premiers témoignages de sympathies naturelles, et notamment celle entre le vin dans les fûts et les vignes en fleur[63], si chère aux magnétistes. Mais, à l'instar d'Hippocrate, le disciple d'Aristote manifeste une légère méfiance envers *ta sympatheia* et ne s'y attarde pas[64].

Souvent confondu avec Démocrite, Bolos de Mendès (IIe siècle, av. J.-C.) a écrit un long traité intitulé *physika kai mystika*, constamment cité par les alchimistes anciens, où l'exposé des sympathies et des antipathies naturelles occupe une place centrale. Columelle[65] (mort en 60 apr. J.-C.) évoque dans son *De re rustica* nombre de sympathies végétales et animales qui se redistribueront de manière éparpillée dans l'*Histoire naturelle* de Pline (23-79 apr. J.-C.),

58. Cicéron, *De natura deorum*, II, 7, 19 ; III, 11, 28 ; IV, 16, 6 ; V, 11, 7 et 18, 3 ; X, 8, 10 ; XII, 44. *De divinatione*, I, 84 ; II, 33-5 ; 124 ; 142 ; 134. *De fato*, III, 5.
59. Sextus Empiricus, *Adversus mathematicos*, IX, 78.
60. Marc Aurèle, IV, 40 ; IX, 9.
61. À propos des doctrines philosophiques, religieuses et biologiques du *pneuma*, cf. Verbeke (1945), Temkin (1951), Putscher (1973), Bono (1984), Bianchi et Fattori (1984).
62. Cf. Reinhardt (1925) et Pohlenz (1970, I, 217).
63. Théophraste, *De causis plantarum,* I, 6, 2 ; 6, 4 ; 7, 4 ; VI, 6, 2. *De odoribus*, 62.
64. Sur les sympathies *naturalistes*, cf. Keyser (1997, 175-98).
65. Columelle, *De re rustica*, VII, 5, 17 ; IX, 14, 6 ; XI, 3, 2 ; 53 ; 61-4.

le catalogue le plus complet de l'antiquité en la matière[66]. L'œuvre de Plutarque (46/50- ca. 125 apr. J.-C.), les *Physika kai Antipathetica* d'Aelius Promotus (IIe siècle apr. J.-C.), le *Peri tôn kata antipatheian kai sumpatheian* de Nepualius (IIe siècle apr. J.-C.) et les *Geoponika* de Cassianus Bassus (VIe-VIIe siècles)[67] perpétuent la tradition naturaliste plinienne sans ajouts substantiels.

Sur le front médical, suivant l'exemple du *De materia medica* de Dioscorides (I[e] siècle), Marcellus de Bordeaux (Ve siècle) mentionne plusieurs remèdes sympathiques dans l'amas de médicaments catalogués dans son *De medicamentis liber*[68]. L'*Euporiston* de Théodore Priscian (Ve siècle), les *Therapeutika* d'Alexandre de Tralle (VIe siècle), sous forme de traité, puis l'*Hortulus* de Walafridus Strabo (IXe siècle) et le *Macer Floridus de Virtutis Herbarum* (Xe siècle), attribué traditionnellement au médecin français Odo de Meung ou Magdunesis (XIe siècle), sous forme de catalogue, passeront en revue nombre de plantes, pierres et animaux aux propriétés sympathiques. Pour finir, le *Regimen sanitatis Salernitanum* et les ouvrages de Barthélémy de Salerne (*Practica*, XIIe siècle), Hildegarde de Bingen (*Physika*, XIIe siècle), Vincent de Beauvais (*Speculum naturae*, XIIIe siècle), Thomas de Cantimpré (*De rerum natura*, XIIIe siècle), Barthélémy l'Anglais (*De rerum proprietatibus*, XIIIe siècle) et Konrad de Megenberg (*Buch der Natur*, XIVe siècle) gardent bien vive cette branche de la tradition médicale occidentale jusqu'au seuil de l'âge moderne, en aboutissant triomphalement dans la doctrine des signatures de Paracelse[69]. Sur la base d'une simple analogie entre *qualités manifestes*, la médecine *sympathique* de Paracelse établit des correspondances médicalement bénéfiques entre les *qualitates occultae* de plantes et métaux et les organes du corps humain. Peut-on donc soutenir que Hohenheim perçoit la nature comme un enchaînement de taches de Rorschach à sujet médical ? Peut-être, si l'on ne perd pas de vue sa profonde inspiration religieuse, nécessairement solidaire de l'idée d'une Providence stoïco-chrétienne qui sème ses cadeaux au cœur des choses,

66. Pline, *HN*, VIII, 120 ; X, 40, 137 ; XI, 90 ; XVII, 266 ; XVIII, 159 ; XIX, 23 ; XX, 1, 2, 28 ; XXI, 62 ; XXIV, 1-5, 85, 160-6 ; XXV, 13, 14, 92 ; XXVI, 18 ; XXVII, 114 ; XXVIII, 5, 84, 112, 147, 153, 155 ; XXIX, 90 ; XXXII, 18, 25, 49 ; XXXVII, 59, 69, 146ss, 160, 185
67. Cassianus Bassus, *Geoponika*, II, 42, 3 ; V, 50 ; X, 29, 5 ; XIII, 8, 5 ; 9, 6 ; 14, 9 ; XIV, 9, 6 ; XV, 1, 9-15-25.
68. Marcellus de Bordeaux (1968, VIII, 42 ; XXXV, 19).
69. Bianchi (1987, 1-28).

discrètement, comme s'ils n'étaient accessibles qu'au médecin *éclairé*, qui sait voir et écouter en silence.

Aussi, la notion de sympathie, telle qu'on peut l'utiliser à l'époque de Paracelse, se trouve-t-elle chargée de l'apport de deux autres traditions fleuries dans l'antiquité tardive et caractérisées par un syncrétisme très marqué : le néoplatonisme et l'hermétisme. Notre reconstruction historique du concept de sympathie et notre compréhension des ressorts intellectuels qui ont contribué à bâtir la philosophie de la nature des magnétistes ne sauraient être satisfaisantes sans un rappel rapide de ces deux visions *sympathiques* du monde.

8. La synthèse plotinienne

L'œuvre de Plotin réunit, développe et systématise le savoir des anciens au sujet de la sympathie. La puissante explicative de sa vision intellectuelle, unie à l'élégance de la traduction latine de Marsile Ficin, alimente aussi l'essor des doctrines sympathiques dans l'explication *rationnelle* des thérapeutiques magnétiques, tenues généralement pour *empiriques* jusqu'à Paracelse. Comme nous l'avons vu, l'intuition fondamentale de la science des sympathies s'exprime avant tout dans la conception organiciste de l'univers, conçu comme un tout unique dont les parties sont reliées les unes aux autres en dépit de l'intervalle qui les sépare.

> Cet univers est un animal unique qui contient en lui tous les animaux ; il y a une âme unique qui va dans toutes ses parties, dans la mesure où les êtres qui sont en lui sont ses parties ; or tout être dans toute la région du sensible est une partie de l'univers ; il n'en est qu'une partie, en tant qu'il a un corps ; et, en tant qu'il a une âme, il en est une partie pour autant qu'il participe à l'âme de l'univers ; [...]. Cet univers est donc un tout sympathique à lui-même (*sumpathès dê pân toûto tò hén*) ; les parties les plus éloignées y sont proches, comme les ongles, les cornes et les doigts, dans un animal, sont proches des parties qui n'y sont pas attenantes.[70]

Quand on pense aux justifications de l'efficace des différentes sortes de *mumia* paracelsienne, et notamment aux rognures d'ongles et aux cheveux, l'origine néoplatonicienne de la science des magnétistes paraît évidente. Ainsi,

70. Plotin, *Ennéades*, IV, 4, 32, 4-8 ; 13-16.

pour Plotin, il y a une seule âme universelle et vivante, dont toutes les âmes individuelles procèdent. L'âme universelle (*psuchê*), *unique et continue*, est nécessairement pourvue d'un corps matériel (*sôma*) qu'elle crée à son image. De son côté, chaque vivant (*zôon*) particulier communique *par contact* avec son voisin, en tant que matière (*húlê*), et *par sympathie* avec son semblable (*omoios*), en tant qu'âme (*psychê*), mais *à n'importe quelle distance.*

> Malgré l'intervalle et bien que la région intermédiaire ne pâtisse pas, elles [les parties] subissent l'influence des parties qui ne sont pas dans leur voisinage. Des choses semblables qui ne sont pas attenantes mais qui sont séparées par un intervalle, sympathisent en vertu de leur ressemblance. Sans être en contact, les choses agissent et elles ont nécessairement une action à distance. Comme l'univers est un animal qui arrive à l'unité, aucune de ses parties n'est en un lieu si éloigné, qu'elle ne lui soit proche, à cause de la tendance à la sympathie qui existe entre toutes les parties d'un animal unique.[71]

La métaphore organiciste suggère l'idée d'un milieu continu et relativement homogène, dans lequel une substance intermédiaire véhicule des qualités dans toutes les parties. Cette substance est l'âme du monde. Elle a les mêmes attributs que le *spiritus vector* de Goclenius et est régie par la loi *sympathique* de l'attraction du semblable par le semblable. Ainsi, la sympathie se révèle être la *loi* de l'âme du monde.

> Pourtant, si les parties d'un seul animal sympathisent entre elles, est-ce qu'elles s'affecteront moins les unes les autres, parce qu'il y a entre elles un milieu ? Oui, elles s'affecteront moins, et leur affection sera modérée ; c'est précisément ce qu'a voulu la nature ; le milieu empêche l'affection d'être excessive (à moins, toutefois, que l'influence propagée ne soit telle que le milieu n'en soit pas du tout affecté) — Mais il n'y a sympathie qu'entre les parties d'un animal ; si nous sommes affectés sympathiquement par les choses, c'est que, elles et nous, nous sommes un seul univers et faisons partie d'un seul univers ; dès lors, lorsque nous sentons un objet éloigné, comment ne pas admettre un milieu continu entre lui et nous ? En effet, il doit exister un milieu continu, parce que l'animal univers doit être continu[72].

La pulsation sympathique de l'univers justifie le curieux phénomène de l'action à distance. Dès lors, l'influence à distance et les actions magiques

71. *Ibid.*, IV, 4, 32, 16-22.
72. *Ibid.*, IV, 5, 2, 22-30.

s'intègrent parfaitement au paradigme scientifique du néoplatonisme, au sein duquel le contact matériel et visible n'est qu'une forme possible d'action.

> Si des incantations et des charmes magiques nous rapprochent et nous font communiquer par sympathie à des longues distances, la raison en est bien l'unité de l'âme. Des phrases prononcées à voix basse ont une action lointaine et se font entendre à des distances immenses ; d'après ce fait, on peut comprendre l'unité de toutes choses, qui provient de l'unité de l'âme[73].

Il subsiste une sympathie entre les âmes individuelles en vertu de leur commune appartenance, mais plus forte encore est celle qui réunit des âmes semblables, comme le montre l'expérience quotidienne dans le cas de la sympathie et de l'amitié qui peuvent naître d'un seul regard.

> Pour la sympathie qui existe entre les âmes, elle n'est pas un obstacle à ma thèse ; les âmes sont sympathiques entre elles, parce qu'elles dérivent toutes d'une même âme, d'où vient aussi l'âme de l'univers[74]. [...] Mais un autre développement nous dit aussi tout au contraire que nous sommes en sympathie mutuelle ; un spectacle nous donne en commun souffrance et joie, et nous subissons naturellement l'attrait de l'amitié ; et l'amitié vient bien de l'unité des âmes[75].

Grâce aux développements de la notion de sympathie, le système plotinien semble fait pour rendre raison de l'influence psychique ou du magnétisme animal. Si un simple regard peut faire naître une sympathie, voire une *passion* amoureuse, et produire des bouleversements émotionnels, cela arrive non seulement parce que les âmes sympathisent entre elles mais aussi du fait que l'âme entretient une relation de sympathie avec son propre corps et que le corps est sympathique en lui-même.

> C'est un rapport de même nature que l'on trouve, peut-être non sans raison, entre l'âme et le corps : rapport de sympathie accidentelle, où l'âme, comme on dit, reste en elle-même, sans se donner à la matière ni au corps, tandis que le corps tout entier est illuminé par elle en chacune de ces parties[76]. [...] Dans la main, par exemple, il se produit, par sympathie, une contraction des muscles et des veines[77].

73. *Ibid.*, IV, 9, 3, 5-10.
74. *Ibid.*, IV, 3, 8, 1-4.
75. *Ibid.*, IV, 9, 3, 1-4.
76. *Ibid.*, VI, 4, 3, 20-22. Cf. aussi I, 2, 6, 26 et IV, 4, 23, 22.
77. *Ibid.*, IV, 4, 34, 32.

Plotin traduit le modèle pneumatico-énergétiste d'Aristote et de Galien dans un modèle animiste où l'image de l'âme comme lumière agissante traversera des siècles de mystique gnostique et chrétienne pour inspirer, entre autres, à Paracelse sa théorie de l'*Einbildungskraft*.

Quant aux actions *magiques* de la médecine magnétique, la sympathie plotinienne explique de façon rationnelle la nature de la relation qu'entretiennent la vie terrestre et la vie céleste. La lumière vivifiante du soleil, la pluie et le vent étant envoyés du ciel et les cycles naturels de l'agriculture et de l'élevage ayant une correspondance régulière avec des figures géométriques dessinées par les astres, il doit bien y avoir une influence à distance de l'ordre de la sympathie. Car « on voit bien les animaux et les plantes grandir, diminuer et subir d'autres actions en sympathie avec les astres »[78].

> Comme, en outre, les événements d'ici-bas ont lieu en sympathie avec les choses célestes, il est raisonnable de se demander si ces événements suivent le ciel par un simple accord (*symphonein*) avec lui, ou si les figures possèdent une puissance efficace, et enfin si cette puissance leur appartient comme figures ou bien parce qu'elles sont les figures des astres.[79]

Ainsi, même la magie la plus noire, la *goétie*, accède au discours rationnel si savamment construit par Plotin.

> Mais comment expliquer les charmes de la magie (*goêteías*) ? Par la sympathie ; il y a naturellement accord (*sumphônían*) entre les choses semblables et hostilité entre celles qui sont dissemblables ; de plus il y a un grand nombre de puissances variées qui collaborent à l'unité de l'animal univers. Aussi voit-on des attractions et des enchantements se produire sans aucune pratique magique. La vraie magie c'est « l'Amitié (*philía*) et la Dispute (*neîkos*) » qui sont dans l'univers.[80]

Dépouillée de ses connotations démonologiques, la goétie est donc *naturalisée* à travers son affiliation à la catégorie de l'éros, mais un éros déshumanisé et réduit, pour ainsi dire, à une pure force cosmique, *celle qui régit le devenir des mondes* (« des Weltenwerdens Walterin »)[81]. Car la même *énergie*, la même

78. *Ibid.*, III, 1, 5, 8-9.
79. *Ibid.*, IV, 4, 34, 10-14.
80. *Ibid.*, IV, 4, 40, 1-6.
81. Wagner, Richard, *Tristan et Isolde*, II, 1, 122-3 (éd. fr. par Jean Arièges, Paris, Aubier-Flammarion, 1974).

qualitas occulta bipolaire préside aux dispositifs psychiques s'actualisant dans l'attraction sexuelle, la magie incantatoire et la prière.

> La prière produit ses effets, parce qu'une partie de l'univers est en sympathie avec une autre partie, comme dans la corde tendue [d'une lyre], où la vibration venue du bas se propage jusqu'en haut ; souvent aussi, quand l'une des cordes vibre, l'autre ressent en quelque sorte cette vibration, quand elles sont consonantes et accordées. Et même si les vibrations se transportent d'une lyre à une autre, on voit jusqu'où va la sympathie. Dans l'univers aussi, il y a une harmonie unique, même si elle est faite de contraires.[82]

Ici, la naturalisation des instincts érotiques est unie à une vision sobre des influences magiques, illustrée de surcroît par un phénomène de sympathie naturelle aussi neutre et évident que la propagation de la vibration entre deux cordes tendues de la même façon. Tout cela était de nature à charmer les esprits de ceux qui, aux XVIe et XVIIe siècle, abordaient le sujet de l'influence à distance dans une perspective *physicaliste*, en se délivrant du poids d'une tradition théologique judéo-chrétienne qui y voyait l'œuvre de Dieu ou de Satan. Les défenseurs de l'hopliatria puiseront dans cette science de la nature par l'intermédiaire du *Corpus hermeticum*, car les paracelsistes qualifient leur médecine d'hermétique et non pas de plotinienne. Le corpus hermétique étant « un creuset où vinrent se fondre toutes les traditions philosophiques et religieuses du passé »[83], on y repère certes des éléments des *sympathies* de Plotin mais dans une tournure astrologisante grosse d'implications médicales.

9. La tradition hermétique

Lorsqu'on étudie les textes réunis sous la *sphragis* d'Hermes Trismégiste, on ne peut éluder l'œuvre de Festugière qui restitue minutieusement la *Révélation* du maître égyptien en quatre pondéreux volumes. Elle demeure une référence irremplaçable. Nous y avons fait recours comme à un guide éclairé dans le labyrinthe des traités hermétiques.

Comme pour les stoïciens et les néoplatoniciens, la doctrine philosophique fondamentale de l'hermétisme et de l'astrologie ancienne « est celle de l'unité

82. Plotin, *Ennéades*, IV, 4, 41, 1-7.
83. Festugière (1981 [1950], I, V).

du *kosmos* et de l'interdépendance de toutes les parties de ce vaste ensemble »[84]. Le monde sidéral qui enveloppe le monde sublunaire est penché sur l'humanité. L'ordre de l'univers qui domine le désordre apparent des phénomènes tient à ce que le monde soit soumis aux lois constantes des étoiles. L'ordre sidéral fait partie de la nature. Au dessus des lois vérifiables du monde sublunaire, l'astrologue superpose un système de lois moins faciles à vérifier, mais pour lui aussi inévitables, qui relient le monde sublunaire au monde sidéral. Ces lois enserrent le monde dans un système mathématique de relations complexes et de concordances qui « expliquent l'inexplicable et font arriver l'inévitable »[85]. Comme le souligne Festugière, le *kosmos* des anciens est constitué par des sphères concentriques ayant pour centre la terre. Un échange d'actions et de réactions se produit sans cesse entre la terre et les sphères planétaires et d'une sphère à l'autre. Le soleil et les planètes, les constellations et tous les astres, dont la matière est un feu qui brûle éternellement, se nourrissent des vapeurs issues du monde sublunaire. De même, les astres ne cessent d'agir sur le monde sublunaire par les énergies qu'ils projettent. L'hermétisme récupère aussi la théorie des effluves. Il s'établit ainsi une correspondance entre les phénomènes de sympathie et d'antipathie du monde sublunaire et les *amitiés* ou les *haines* qui animent les astres du ciel. Le néoplatonisme, notamment avec Jamblique et Proclus, complète la théorie des effluves par celle des « chaînes » (*seiraî*). Il la fixe sous une forme qu'elle gardera chez les Arabes, dans le monde latin du Moyen Âge et chez les occultistes des XVIe et XVIIe siècles. Hormis les sceptiques et les partisans des théories atomistes, comme le suggère Plotin[86], la plupart des écoles philosophiques reconnaissent la validité du modèle cosmologique reposant sur la *sympathie*. Il en va de même pour les gens cultivés qui n'adhèrent à aucune école. Les sciences qualitatives, populaires ou savantes, la magie et l'art divinatoire s'en inspirent amplement. Un passage du seizième traité du *Corpus Hermeticum* fait ressortir la prégnance d'un tel style de pensée scientifique dans la tradition hermétique.

84. Festugière (1981 [1950], I, 89).
85. Cette idée renferme des développements intéressants. Si la marche du monde est soumise au destin, c'est à lui qu'il faut attribuer les miracles historiques, les fondations des royaumes et leur destinée. Car non seulement les hommes, mais les villes et les royaumes ont leur « généthliaque ».
86. Plotin, *Ennéades*, III, 1, 3.

> Car le Soleil est établi au milieu du monde, portant le monde comme une couronne et, tel un bon conducteur, assurant l'équilibre du char du monde en l'attachant à lui-même [...], donnant en partage aux êtres immortels la durée et, avec la partie de sa lumière qui se porte vers le haut [...], nourrissant les parties immortelles du monde, tandis que, avec la lumière qui est emprisonnée dans le monde et qui baigne de son éclat l'entière concavité de l'eau, de la terre et de l'air, il vivifie et suscite, par les naissances et les métamorphoses, les vivants qui subsistent dans ces parties-ci du monde [...]. Bref, le monde intelligible est suspendu à Dieu, le monde sensible à l'intelligible, et le Soleil, à travers le monde intelligible et le monde sensible, reçoit de Dieu, pour sa provende, l'influx du Bien, c'est-à-dire de l'action créatrice. En outre, tout autour du Soleil gravitent les sphères [...]. C'est de ces sphères que dépendent les démons, et des démons, les hommes : et ainsi, tout et tous sont en dépendance de Dieu[87].

La place centrale du soleil dans l'ordre de l'univers, comparable à celle du cœur dans l'économie des énergies du corps humain, est un *topos* dans la tradition hermétique. D'autre part, c'est le soleil qui permet aux vivants de se perpétuer en tant qu'espèce. Aussi, chez Aristote l'homme et les autres vivants ne sont-t-ils pas immortels en tant qu'individus mais en tant qu'espèce, du fait que le semblable génère le semblable. Puisque il n'y aurait pas de vie sur terre sans le soleil, ce dernier est élevé au rang de garant et nourrisseur de l'immortalité du monde[88].

À certains égards, la doctrine de la sympathie universelle peut être considérée comme une expression métaphorique de l'intuition de ce que la loi d'attraction universelle de la physique dite classique rend avec la métaphore de la gravitation. Dans ses formulations les plus consensuelles, elle met en relief les liens de dépendance entre toutes les parties de l'univers et elle considère ces liens comme des rapports purement physiques ou mécaniques. Puis, la réflexion astrologique a traduit en termes de psychologie ce qui, autrement, ressortirait à la physique. On ne quitte pas le domaine du mythe. On crée même une nouvelle mythologie en regardant les astres comme des personnes, comme « des être animés, conscients et volontaires, ayant un sexe, un carac-

87. *Corpus hermeticum*, XVI, 4 (cité par Festugière, 1981 [1950], I, 92).
88. Par la vision héliocentrique qu'elle propose, la cosmologie hermétique s'accorde avec les théories coperniciennes et est condamnée par l'église chrétienne catholique au même titre que celles-ci.

tère, des mouvements spontanés et des humeurs »[89]. On invente des histoires sur les rapports qu'ils entretiennent entre eux et avec la terre. « Le langage même manifeste cette tournure d'esprit : les planètes se lèvent et se couchent, se voient, s'entendent, commandent, obéissent, ont de la sympathie ou de l'antipathie, se réjouissent ou s'attristent, paraissent hilares ou sombres, sont maîtresses de maison, etc., — sans compter toutes les épithètes dont on les affuble pour dénoter leur attitude à l'égard des hommes. Il en va de même des signes du zodiaque et des autres constellations »[90].

Le raisonnement analogique, qui attribue aux astres des qualités physiques (chaud, froid, sec, humide) en fonction de la distance du soleil, des qualités morales selon la doctrine des tempéraments, et des figures du panthéon gréco-romain, peut faire aussi de l'astrologie un discours éminemment pédagogique structurant l'imaginaire individuel et collectif. Le saut analogique est assuré encore une fois par le caractère d'évidence que présente la théorie des correspondances entre l'homme et le monde, entre microcosme et macrocosme.

L'idée de la sympathie universelle et de l'unité du *kosmos* est particulièrement manifeste dans la fameuse comparaison du monde à un homme et de l'homme à un petit monde. C'est une idée scientifique très répandue dans l'antiquité, chez les chrétiens comme chez les païens, et on continue à l'employer au Moyen Âge et à la Renaissance[91]. Dans l'astrologie ancienne, on parle des *membres* du monde et on établit des rapports entre les parties du ciel et tel membre du corps humain (*mélothésie*). Les correspondances entre microcosme et macrocosme ne sont pas métaphoriques. Elles sont réelles. La mélothésie, zodiacale ou planétaire, est un des chapitres importants des manuels d'astrologie. Le *Corpus Hermeticum* nous offre une belle comparaison entre le monde et le corps humain :

> Puisque le monde est une sphère, c'est-à-dire une tête, et qu'au dessus de la tête il n'y a rien de matériel comme, non plus, au-dessous des pieds il n'y a rien d'intelligible mais que tout est matériel, et puisque l'intellect est à la tête, qui est mue d'un mouvement circulaire c'est-à-dire du mouvement propre à la tête,

89. Festugière (1981 [1950], I, 95)
90. *Ibid.*
91. Cf. Conger (1967 [1922]), Allers (1944, 319-408).

> ainsi [...] tout être vivant, comme l'univers lui-même, est-il composé de matière et d'intelligible[92].

La même analogie se trouve dans un poème orphique où la tête est mise en correspondance avec le ciel, les yeux avec le soleil et la lune, l'intellect avec l'éther, les épaules la poitrine et le dos avec l'air, le ventre avec la terre, les jambes avec la mer, les pieds avec les racines du sol[93]. La même table de correspondances analogiques se trouve dans nombre d'autres sources anciennes, ce qui prouve la popularité de cette vision de l'univers. En outre, par un jeu de mots sur *kosmos* (« monde », « ordre » mais aussi « ornement ») la comparaison de l'homme à un petit monde ou au *monde du monde* (*kosmou kosmos*) implique aussi l'idée d'homme comme « ornement du monde ». Cette association d'idées est témoignée par un passage du *Corpus Hermeticum :* « Le Démiurge a envoyé sur la terre, comme ornement de ce corps divin (le monde), l'homme, vivant mortel, ornement du vivant immortel »[94].

D'après l'un des postulats de la médecine égyptienne, chaque partie du corps humain dépend d'un dieu ou d'un génie dont il faut apprendre à attirer les faveurs pour que cette partie reste saine ou guérisse. Parmi ces divinités, quelques-unes, comme les décans, s'identifient avec les étoiles, ce qui charge de forces occultes toutes les figures du ciel. Le ciel se penche sur le corps de l'homme, s'intéresse à ses affections et se met au service de la médecine. C'est la naissance de la médecine astrologique ou *iatromathématique*, scellée par l'union de la médecine et de la science des astres[95]. D'après Olympiodore, Trismégiste lui-même nous instruit sur ce point :

> Hermès se représente l'homme comme un microcosme, tout ce que le macrocosme contient, l'homme le contenant aussi. Le macrocosme contient des animaux terrestres et aquatiques : ainsi l'homme a-t-il des puces, des poux et des vers intestinaux. Le macrocosme a des fleuves, des sources, des mers : l'homme a les entrailles. Le macrocosme a des animaux aériens : l'homme a les cousins. Le macrocosme contient des souffles qui jaillissent en son sein, par exemple les vents : l'homme a des flatulences. Le macrocosme a le soleil et la lune : l'homme

92. *CH*, X, 11 (cité par Festugière 1981 [1950], I, 92)
93. Korn, *Orphicorum fragmenta*, n. 168, v. 10-30, 201 (cité par Festugière (1981 [1950], I, 92-3).
94. *CH*, IV, 2, cité par Festugière (1981 [1950], 93-94), qui présente bien d'autres exemples d'analogie entre homme et monde, issus, pour la majorité, du *C.H.*
95. Ptolémée, *Tétrabiblos*, I, 3, 18.

> a les deux yeux, et l'on réfère l'œil droit au soleil, l'œil gauche à la lune. Le macrocosme a des monts et des collines : l'homme a les os. Le macrocosme a le ciel : et l'homme a la tête. Le macrocosme a les douze signes du ciel : et l'homme les contient aussi, depuis la tête, c'est-à-dire depuis le Bélier, jusqu'aux pieds qu'on assimile aux Poissons. Voilà donc ce qu'on nomme chez eux [les hermétistes] l'image du monde comme marque Zosime dans son livre de la « vertu »[96].

Puisque les *décans* étaient considérés comme des dieux dans l'Égypte du troisième millénaire av. J.-C., et que chaque membre du corps humain était sous le patronage de l'un d'entre eux, l'on peut inférer que le lien entre macrocosme et microcosme est très ancien. Les textes hermétiques des IIIe et IVe siècles, le *Liber Hermetis* en particulier, son en parfaite continuité avec cette tradition : « Il faut donc s'enquérir du jour et de l'heure de l'alitement et prendre une vue d'ensemble de la figure du monde à cette heure-là : car « *il ne se produit rien dans l'homme qui n'ait rapport à la sympathie universelle* »[97].

Selon la *mentalité* hermétique, la sympathie universelle oriente donc toute action humaine. Dans un tel paradigme scientifique, l'action du *spiritus vector* dont parlent Goclenius (1613) et les autres hopliatres semble parfaitement naturelle. Il en résulte que les cures magnétiques méritent en quelque sorte leur appellation d'origine hermétique.

10. La sympathie dans les médecines philosophiques des XVIe et XVIIe siècles

Nous avons déjà observé dans quelle mesure, chez Galien, la notion de sympathie entraîne une tentative d'explication physiologique de plusieurs phénomènes liés à la transmission des énergies corporelles. Pourtant, malgré les ouvertures sémantiques impliquées par les apports stoïciens et par l'image du *pneuma*, la question n'avait jamais empiété dans le domaine de la métaphysique, voire du surnaturel. Influencés par le rayonnement de la philosophie de la nature de Plotin, considérée comme une féconde alternative à l'aristotélisme, la plupart des médecins de la Renaissance s'intéressent vivement aux implications cosmologiques et vitalistes de la notion de sympathie. Car les

96. Berthelot, *Alchimistes grecs,* 100-101, cité par Festugière (1981 [1950], 127).
97. Ideler, *Physici et medici graeci minores*, Berlin, 1841, I, 141, cité par Festugière (1981 [1950], 131).

concepts d'*âme du monde*, d'*émanation* (*apórrhoia*) et d'*influence à distance*, théorisés par les philosophes néoplatoniciens, expliquent de façon limpide les phénomènes de contagion et offrent par conséquent un moyen d'interprétation des épidémies de peste qui envahissaient l'Europe entière depuis au moins la fin du XIVe siècle. S'étiolant de plus en plus sous les attaques de l'œuvre philosophique et médicale de Paracelse et de ses disciples, aristotélisme et galénisme auront à accepter des lourds compromis théoriques dans la seconde moitié du XVIe siècle. Par ailleurs, l'initiation à la science insondable des sympathies était assurée par un ouvrage très respecté : le *De sympathia et antipathia rerum* (1546) de Jérôme Fracastor, médecin de Vérone. L'incipit nous introduit sans tergiversations dans le domaine très étendu d'un savoir ancien que l'on dirait gravé dans les choses elles-mêmes :

> Parlons d'abord de l'accord et du désaccord caché des choses, que l'on appelle sympathie et antipathie des choses. Il n'y a rien de plus étonnant dans la nature, rien que l'on désire plus savoir. À peine né, le poussin n'a aucune peur de l'éléphant, mais craint à ce point le milan, même vu de loin, qu'il se réfugie aussitôt près de sa mère. C'est la même inimitié entre l'agneau et le loup et beaucoup d'autres êtres. Les Marses et les Psylles manipulent les serpents sans dommage. Nous lisons que les Thessaliens et certaines familles de Crète sont habitués à frapper du mauvais œil, et qu'en regardant les enfants ils les rendent malades. La foudre liquéfie l'or sans toucher à son récipient, elle consume les vins sans abîmer le vase. On rapporte que le diamant n'est amolli que par le sang de bouc, que les cédrats deviennent flasques si on jette du pain sur leur empilement. Nous voyons que si on fait vibrer d'un son une corde d'une cithare, une autre cithare rendra le même son, même à distance. Si on frappe un tambour fait en cuir de loup, on dit que cela détend les tambours en peau d'agneau. La pierre d'aimant attire le fer, le diamant et l'ambre les poils et les fétus. Que peut-on admirer davantage que la merveille de la boîte à naviguer, inconnue des anciens, dont la pointe de fer frottée à l'aimant se tourne toujours, à une distance incroyable, du côté des pôles. Que dire du lion, terreur de tous les animaux, terrorisé par le coq, surtout lorsqu'il chante. On affirme que le taureau, quelque furieux qu'il soit, s'adoucit quand on le lie d'une branche de figuier. Il y a une telle inimitié entre le chou et la rue qu'on ne peut les semer côte à côte. Le concombre se recourbe si on met de l'huile en dessous. L'or n'absorbe ni l'eau ni l'huile mais boit en quelque sorte immédiatement et avidement le mercure[98].

98. Fracastor (1550 [1546], 22-5). Cité par Halleux et Blay (1998, 449).

La renommée immaculée de Fracastor, médecin universitaire bien installé, et la fortune éditoriale de ses livres projetteront cet éventail bariolé de phénomènes naturels dans l'esprit des savants de la seconde moitié du XVIe siècle et jusqu'à la fin du XVIIe. Quant au sujet de son livre, le médecin de Vérone n'a aucune prétention d'originalité, son but étant de rassembler le plus grand nombre possible d'exemples tirés de sources anciennes et médiévales. Même si l'on peut aborder la sympathie cosmique par des points de vue parfois très différents (physique ou moral, médical ou musical), ce sont les théories néoplatoniciennes qui captivent les esprits des nouveaux savants.

Ainsi, une double tradition médicale prend pied : celle des galénistes traditionnels, sympathisants des théories hermétiques, qui reconnaissent la sympathie des parties du corps humain et les sympathies de l'histoire naturelle, filtrées par Jérôme Fracastor et Jean Fernel[99], et celle des disciples de Paracelse et des hopliatres, qui en font la pierre de touche de leur système et qui préconisent les cures magnétiques. À la suite de la controverse Goclenius-Roberti et du procès de Van Helmont, « sympathia » devient synonyme de « cures sympathiques », pour les hommes du monde, ce qui justifie la prolifération de traités et de références concernant l'hopliatria à l'intérieur d'ouvrages au plus large sujet. Pour s'en rendre compte, il suffirait, par exemple, de compulser le *Theatrum Sympatheticum Auctum* (1662), qui s'ouvre avec un traité sur l'interprétation spagirique et atomiste que Sylvester Rattray (1658) donne des sympathies naturelles et des remèdes magnétiques après en avoir passé en revue sept cent quinze cas. Si on exclut les références sporadiques faites par Fernel, Cardan, Sennert, Du Laurens et Harvey, les conceptions et les recherches des auteurs appartenant à la première catégorie, sont étayées dans des livres peu originaux comme le *Discours sur la sympathie du cœur et du cerveau dans des grands douleurs de l'animus* (1566) de Caspar Peucer ainsi que dans les traités de Jacob Milich (1550), Vanderhouven (*De sympathia seu effectu per consensum*, 1621), Meelführer (*De sympathia atque antipathia rerum naturalium*, 1663), Gangloff (1669) et Ettmüller (*Corpus humanum sympatheticum*, 1701). Entre-temps, des ouvrages de compilation sur les remèdes sympathiques, proches des *livres de secrets*, continuent d'être publiés tout le long du XVIIe siècle[100].

99. Cf. Fernel, *De abditis rerum causis* (2005 [1548], 639, 643-5, 691-3).
100. Cf. Ochsenfurt (1622), Etzler (1631), Baumgarten (1669).

11. Les sympathies de Goclenius

Dans l'histoire de l'hopliatria, le *Tractatus de magnetica vulnerum curatione* (1613) de Goclenius souligne le premier le rôle capital de la sympathie universelle, dans sa double facette de théorie des signatures et d'interprétation de l'influence astrale. L'écrit de Goclenius étant si souvent évoqué de manière critique dans les ouvrages sur l'hopliatria et en particulier dans la littérature occultiste que nous pouvons considérer comme une référence importante. Il nous permet de comprendre le syncrétisme scientifique et philosophique structurant l'arrière-plan conceptuel nécessaire à la justification de l'hopliatria. En effet, la théorie des *signatures* fonde les explications de Goclenius, qui insiste sur le statut à la fois logique et cosmologique de l'*analogie* et de la *similitude*. De plus, l'autorité du *Timée* de Platon corrobore l'argument voulant que les ressemblances que l'on repère dans le monde sensible révèlent la similitude suprême des idées. Dès lors, souligne Goclenius, tout ce qui naît sur la terre, comme les herbes, les fleurs et les arbres, sont des signes magiques (*signa magica*) octroyés par Dieu, dont la connaissance mène l'homme vers la vraie médecine, car les signes naturels sont l'indice d'une certaine vertu latente. Dit autrement, la physionomie externe indique brièvement son noyau interne[101].

Il s'ensuit que des médicaments comme l'onguent armaire ne doivent pas être élaborés confusément avec le concours du firmament (*ab astrali impressione firmamenti*), c'est-à-dire sous l'influence d'une conjoncture astrale favorable. Il faut qu'ils soient préparés *per influentiam astronomicam*, c'est-à-dire avec les ingrédients qui présentent une analogie entre microcosme et macrocosme. Dans ces ingrédients réside la véritable *vis magnetica* du firmament et l'*impressio coelestis* pour résister aux maladies[102]. Il est possible d'attirer la

101. Cf. Bianchi (1987) sur l'histoire des théories des signatures de Paracelse à Leibniz.
102. Goclenius (1613, 24) : « Hanc vero astrorum et lapidum Sympathian, seu convenientiam non puto quenquam fore, qui ad manifestas qualitates sit relaturus, cum sint saltem umbrae rerum et instrumenta organaque naturae cuiusdam sublimioris ac praestantioris, praetereaque nec odores habeant, nec colores similesque potestates, ut ita in iurius sit in naturam iniusta ac fallaci quatuor qualitatum censura omnia explorare. Medicamenta quaedam a similitudine prodesse, miroque modo a morbis liberare, quotidiana documenta testatur et experimenta, ob nullam causam aliam, quam quia unum alterius anatomiam habet et signaturas. Atque hunc pertinet modus demostrandi

vertu très puissante de l'étoile qui correspond à un remède, en suivant les maillons de cette *chaîne magnétique* tendue entre l'astre et les choses se soumettant à son influence. « Influence », du latin *in-fluo* (je coule dedans), est un mot prégnant dans le discours des magnétistes, puisque ce fluide qui coule dans les choses est à assimiler au *spiritus mundi*.

Pour justifier l'existence d'un *spiritus vector*, Goclenius construit un discours à mi-chemin entre *physica* et *theologia*. Il part du postulat que le ciel et les autres choses ont été créés par Dieu, qui, à l'origine, contenait toutes choses de manière compacte. La création se présente comme une séparation (al)chimique, un éloignement progressif du noyau dur primordial. Or, en vertu de ce principe, toutes les choses qui se sont éloignées du noyau divin conservent encore des forces divines grâce auxquelles elles pourvoient à la conservation et à la propagation de leur espèce. Voilà pourquoi Dieu crée presque tout par l'intervention du ciel sur la nature et sur les *semences*. Une fois établies les lois de la nature, il gouverne tout du ciel empirique. Tout a donc été fait pour que les choses puissent continuer d'exister avec son soutien, bien que loin du ciel. Afin que les espèces de tous les êtres vivants créés par Lui ne périssent pas après un certain temps, il a introduit dans la semence une force vitale venant du ciel. Il s'agit d'une force qui prépare, dispose et rend la matière apte à la reproduction. De cette manière, la semence peut attirer du ciel à tout moment cette force vivifiante (*animabilis*) et spirituelle (*spirabilis*) perpétuant l'ordre et la série des choses caduques. La semence fournit la matière suffisante alors que le ciel

per similitudinem, quo saepe summus rerum Creator divinas ac occultas res solet patefacere, ut supremam idearum similitudinem referant atque demonstrent. Omnes enim herbae, flores, arbores, aliaque ex terrae nascentia sunt signa magica a Deo concessa, per quorum cognitionem ad veram medicinam, id est, signatum pervenitur. Signa igitur quae naturae externae prodit, intrinsecae cuiusdam ac latentis virtutis indicia sunt, semperque segnatum internusque nucleus per externam physiognomiam designatur. Hinc firmamenti minoris mundi, quia promanant ab astrali impressione firmamenti majoris mundi, non promiscuis remediis perficienda est, [25] sed per influentiam astronomicam, id est, per ea vel cum iis, quae analogiam habent ad majorem et minorem mundum, in quibus est vera magnetica vis firmamenti, et impressio coelestis morbis resistendi. Hanc influentiam ac signaturam a stellarum complexu ac radiis plantis quibusdam, illis subjectis, videmus impressam, quae in hypericone ac persicaria est evidentissima maximeque conspicua, illud enim exilibus foraminibus perforatum, haec foliis macula rubentibus, ac si gutta sanguini si super ea decidisset, cernitur. »

en infuse la forme[103]. Goclenius prend l'exemple de l'homme, généré par l'homme et par le soleil à la fois[104]. Le premier fournit l'*appareil* en vertu de sa semence. C'est la cause la plus proche. Puis l'esprit et la chaleur divine qui demeurent dans la semence, prédisposent la matière passive de la semence à acquérir un *tempérament* conforme à ses parties singulières, puis sa structure et sa forme. En se propageant partout, l'esprit divin devient enfin le gouverneur de cette matière, sans abandonner ce que lui-même a formé et composé[105]. Le ciel et le soleil sont l'autre cause efficiente de l'homme, et certainement la principale, car ils confèrent l'aspect et la forme à la matière prédisposée. L'aspect des choses est donné par le ciel et non par la matière. Les anciens ont dit que Dieu est parsemé partout dans la nature. Nous devons donc admettre — précise Goclenius — que cette force, reçue et insufflée par Dieu, habite la nature entière et que la vertu divine est présente de façon plus obscure et cachée dans les choses caduques et de manière plus évidente dans les corps célestes. Ces derniers régissent la reproduction des vivants et des autres choses mortelles, soumises aux lois de la nature créatrices et conservatrices, à travers l'action constante du firmament[106]. Pour cette raison, quelles que soient

103. Goclenius (1613, 84) : « Consentiunt omnes, Coelum et omnia olim proxime a Deo fuisse procreata, a Deo vires accepisse et retinere divinas, quibus tum se conservent, tum generis sui propagationi incumbant. Deus enim nunc pauca admodum sine coelorum, naturae, seminisque interventu ingenerat, immo conditis naturae legibus omnia per coelum administrat : quae enim Deus olim propriis operibus incoavit et perfecit, et tamquam feriatus coelo velut administro et synergo continuanda credidit, ne sciliscet longa forte temporis intercapedine iam olim creatum perfectorium animantium genus deficeret, coelitus vitalem vim immittis seminis, quae deinceps materiam sic apparet, instruat, disponat, gignendisque rebus reddat aptam, ut omni tempore vim illam animabilem et spirabilem de coelo possit excipere et allicere, sicque continuatus fieret rerum caducarum sese excipientium ordo et series, semine quidem materiam suppeditante, coelo vero inducente formam. »

104. Cf. Aristote, *Physique*, II, 194b13.

105. Goclenius (1613, 85) : « Sic itaque homo generat hominem et sol, homo per seminis vim apparatum atque ornatum conciliat, proximaque est causa : Spiritus enim calorque, qui in semine est divinus subiectam seminis materiam ita praeparat, ut consentaneam partibus singulis permistionem temperationemque, deinde vero structuram, conformationem positumque acquirat, tum demum in totum se diffundens veluti gubernatur insideat, neque deserat, quas temperavit, formavit ac composuit. »

106. Goclenius (1613, 85) : « Altera efficiens hominis causa est, et quidem prima ac princeps, quae in praeparatam materiam simplicem speciem seu formam inserit ac demittit, ut Coelum et Sol, species enim rerum coelitus immittuntur, non e materia educuntur. Quod autem a veteribus dictum est, Deum per naturam esse divisum, et Deorum plena

les formes de tous les vivants, de toutes les pierres et de tous les métaux, le Dieu de Goclenius les régit par la puissance de la forme du ciel, qui génère toutes choses comme si elles étaient grosses d'un nombre infini de formes. Ainsi la seule forme du ciel contient les forces de tout ce qui est caduque, ainsi le ciel peut produire beaucoup d'êtres vivants sans aucune semence alors que la semence sans le ciel ne peut rien générer, se limitant à préparer convenablement la matière à la procréation, ainsi le ciel insère la forme et la perfection suprême dans la matière préparée et suscite la vie en toute chose par l'intervention d'un esprit lumineux[107].

Le mélange de motifs néoplatoniciens et hermétiques est évident. Des explications semblables de la sympathie universelle circulent en Europe durant tout le XVIIe siècle et revivent même au siècle suivant dans les ouvrages de Herwig (1700), Goris (1717), Bückisch et Löwenfels (1732), Jackson (1781) en assurant jusqu'à Mesmer la permanence du modèle mystico-naturaliste des sympathies. Le jugement des contemporains était pourtant très sévère à l'égard d'une théorie qui fascinait bien des esprits sans résoudre les véritables problèmes scientifiques qu'elle implique. Comme le disait un ancien adage, l'esprit humain est naturellement fasciné par ce qu'il ignore. Dès lors, on ne s'étonne pas si une théorie comme la sympathie, qui ensevelit les questions sous une apparence d'ordre rationnel, a été stigmatisée par la formule très efficace d'« abri de l'ignorance » — *asylum ignorantiae* — par les savants les plus exigeants de l'âge classique, qui se laissaient séduire plus volontiers par des métaphores corpusculaires et mécanistes.

esse omnia, ita accipiendum est, quod vis illa divinitus accepta et infusa in omnibus permaneat, quod divina virtus omnibus insit, cuius vi omnia emergant, sed aliter in coelo, aliter in caducis rebus, in quibus obscurior, in coelum autem ad rerum generationem praestantior est atque evidentior. Quaecumque igitur Deus tum in coelis, tum in terris progenuit, omnia unus tuetur atque regit, Coelestia quidem per se et proxime, animantia vero et stirpes aliaque mortalia coelorum ope et interventu, quibus naturae leges tum procreatrices tum conservatrices indixit. »

107. Goclenius (1613, 86) : « Itaque animantium, stirpium, lapidum et metallorum omnium quaecumque fuerunt et esse possunt, formas, unius coeli formae potestate comprehendit, quae innumerabilibus quasi gravidata formis omnia gignit et ex se fundit, et sic una vis et facultas prae se fert omnium Caducorum vires, ut ita coelum nullo semine multas proferat tum animantes, tum stirpes, at semen sine coelo non generet quicquam, sed gignendis rebus materiam duntaxat et convenienter apparet ac instruat, coelum vero in apparatam illam materiam speciem summamque perfectionem immittat, vitamque suscitet in omnibus, lucido spiritu intercedente. »

12. *Asylum ignorantiae* : la tare de la sympathie universelle

En faisant écho aux paroles de Giulio Cesare Scaligero[108], les philosophes de l'École de Port Royal soutenaient qu'« il y a encore d'autres mots qui servent à rendre les hommes sçavant à peu de frais : comme de sympathie, d'antipathie, de qualitez occultes »[109]. Marin Mersenne, dans le même esprit, écrivait une missive le 2 juillet 1634 à Fabri de Peiresc :

> Je seray bien ayse de voir M^r votre cousin pour ce qui est de l'écho du luth, car je n'en ay seulement pas plusieurs fois fait l'expérience, mais je veux en donner la vraye raison dans le 3e ou le 4e livre sans recourir à la sympathie qui n'est qu'une pure fuite des difficultéz.[110]

Aussi, Molière manifestait-il avec pas moins de désappointement son scepticisme à l'égard de la *Weltanschauung* des magnétistes, aspirant à tout expliquer par le simple dispositif binaire de l'attraction et de la répulsion.

> Toutes ces belles raisons de sympathie, de force magnétique et de vertu occulte, sont si subtiles et délicates, qu'elles échappent à mon sens matériel, et, sans parler du reste, jamais il n'a été en ma puissance de concevoir comme on trouve écrit dans le ciel jusqu'aux plus petites particularités de la fortune du moindre homme.[111]

Expression d'un style de pensée archaïque qui structure aussi le *kosmos* et l'*ethos* des civilisations, chronologiquement plus proches de nous, étudiées dans les *Mythologies* de Claude Lévi-Strauss, le caractère binaire des explications *sympathiques* d'un phénomène naturel est accompagné de l'idée d'un rapport de forces occultes. En effet, la cohérence des systèmes des *sympathistes* est assurée par deux facteurs, l'un subjectif, l'autre objectif. Quant au premier, la tendance de l'esprit humain à repérer des similitudes entre les *formes logiques*[112] d'objets différents est tellement enracinée dans nos habitudes qu'il faut faire un effort important pour se surprendre les mains dans le sac, voir l'*habitus* en question, s'en détacher et l'analyser. Il est donc question

108. Scaligero (1557, 344, 8).
109. Arnauld, Antoine et Nicole, Pierre, *La Logique ou l'Art de penser*, 1662, III, 17, 322.
110. Mersenne, *Correspondance*, IV, 1634, 226, l. 19-23. Sur le même sujet, cf. aussi la note du rédacteur, Cornélis de Waard, à la page 233 du même volume.
111. Molière, *Les amants magnifiques*, 1673, III, 1.
112. L'expression « logical form » est à entendre au sens que Wittgenstein lui donne dans le *Tractatus logico-philosophicus* (1921).

du *facteur subjectif*, sur lequel David Hume nous a suffisamment instruits. Quant au deuxième, le déplacement d'un corps et son changement de lieu sont des phénomènes objectifs que nous observons dans le grand théâtre du monde naturel. Ils n'exigent pas de filtres culturels — outre la langue — pour que tout le monde s'accorde sur la subsistance ou la non subsistance d'un changement de lieu. Du point de vue logique et épistémologique, l'union de ces deux dispositifs assure le succès du système des sympathies, car n'importe quel mouvement *objectif* pourrait être *subjectivement* interprété comme un phénomène magnétique d'attraction ou de répulsion. Il faudra qu'une vision mécaniste de la nature, unie aux méthodes des mathématiques et à la géométrisation de l'espace physique, vienne saper cet obstacle substantialiste dont parlait Gaston Bachelard (1938, 97-129) et qui laissait imaginer une sorte d'*aimant* au fond de ces poupées russes vivantes que sont les choses.

13. Thomas Willis

Dans l'histoire de la notion scientifique de sympathie, l'œuvre de Thomas Willis marque sans doute un point important pour la radiation progressive des théories mystico-naturalistes de la science professée dans les institutions du savoir. Dans les années 1650, Willis fréquentait le fameux « Oxford Circle », un groupe de savants qui rassemblait John Wilkins, John Wallis, Seth Ward, Robert Boyle, Robert Hooke, William Petty et Christopher Wren[113]. L'élan à donner à l'étude de l'anatomie était une des préoccupations qu'ils partageaient le plus. Ils s'intéressaient aussi à la chimie, domaine dans lequel ils exploraient les implications de la philosophie mécanique et corpusculaire si populaires à cette époque. Ils inclinaient plus volontiers vers l'atomisme physique car il s'accordait avec les explications mécanistes des phénomènes « sans recourir aux qualités occultes, à la sympathie et à d'autres abris de l'ignorance »[114]. Dans son *De Cerebri Anatome* (1664), texte fondateur de la neurologie moderne, Willis fait référence à une sensibilité particulière dont les esprits animaux seraient pourvus. Il l'identifie avec la sympathie, *sensio sive sympathia*[115], en s'inspirant sans doute d'un passage semblable du *De magnetica vulnerum*

113. Cf. Meier (1982, 95-111), Mengal et Poma (2002, 65-76).
114. Thomas Willis, *De fermentatione*, dans *Opera omnia* (1682, 2).
115. Willis (1664, 198). Cf. Meier (1982, 103).

curatione (1621, §32) de Van Helmont, son mentor spirituel. Le premier exemple de communication sympathique discuté par Willis concerne la division du système nerveux en volontaire et involontaire, le premier étant une ramification du cerveau et le deuxième découlant du cervelet. Les deux systèmes se propagent séparément, produisent deux sortes d'esprits animaux mais communiquent néanmoins, comme le prouve le fait que l'esprit est conscient des mouvements involontaires des viscères. Ainsi, Willis s'acharne à repérer expérimentalement la structure organique reliant l'activité inconsciente des *praecordia* (la région autour du cœur), de l'estomac et des organes génitaux à l'activité consciente traversant le système nerveux central. Il y arrivera et ne manquera pas de le montrer dans les magnifiques planches d'anatomie comparée, réalisées par Christopher Wren, qui ornent son ouvrage.

En redéfinissant la notion de *compassio* en termes neurophysiologiques, Willis, helmontien vitaliste et expérimentateur à la fois, ramène aux fibres nerveuses et aux esprits animaux tout l'univers des sympathies stoïciennes, néoplatoniciennes et hermétiques qui avaient profondément imprégné son style de pensée scientifique. Dans la deuxième moitié du XVIIe siècle, les sympathies qui hantaient la littérature médicale européenne depuis à peu près un siècle, de Fracastor (1546) aux Platoniciens de Cambridge (ca1650), commencent à être définitivement déclassées, mutilées de leurs implications cosmologiques, et reléguées, pendant un certain temps, dans des domaines marginaux de la culture scientifique ou dans des secteurs très pointus de la chimie, de l'ingénierie ou de la géologie. Si la doctrine des correspondances et des influences *occultes* ne cessera pas d'être vénérée par des cercles confidentiels et évoquée publiquement par quelques occultistes, sans solution de continuité jusqu'au romantisme allemand[116], elle s'exprimera néanmoins de façon de plus en plus manifeste dans le théâtre, les récits et les romans[117].

116. Cf. Happelius (1707), Tiphaigne de la Roche (1749), Jackson (1781), Benz (1968) et Gusdorf (1977-84, XI-XII).
117. Cf. Fara (1996) et Schott (1998).

14. Sympathie et magie dans le discours anthropologique : la théorie de Frazer

La notion de sympathie est la clef de voûte de l'interprétation que James Frazer donne de la magie en général[118]. Un aperçu de ses théories les plus connues nous semble utile pour plusieurs raisons. Tout d'abord, compte tenu de la popularité extrême du *Rameau d'or* dans le monde intellectuel européen de la première moitié du XXe siècle, elles nous aideront à mieux saisir les raisons du préjugé anti-magique si répandu dans la culture européenne, celles de l'emprise d'une approche positiviste dans l'enseignement des sciences humaines et naturelles et, par conséquent, celles du relatif désintérêt que les universitaires portent à ces questions. En second lieu, abstraction faite de ses jugements de valeur sur la magie, les réflexions de Frazer sur les dispositifs psychologiques qui sous-tendent les pratiques magiques, aussi bien que son attention particulière à la *sympathie*, ne pourront qu'affiner notre analyse de la notion centrale de la médecine magnétique. Troisièmement, l'utilisation de ses théories générales dans l'exégèse des pratiques hopliatriaques et magnétiques européennes et extra-européennes nous permettra d'étendre l'aire géographique à laquelle les résultats de notre enquête sur l'influence à distance peuvent être appliqués. Son analyse des principes théoriques sur lesquels repose la magie réduit celle-ci à deux dispositifs d'association d'idées : le premier est que tout semblable appelle son semblable, ou qu'un effet est similaire à la cause ; le second, que deux choses qui ont été en contact à un moment donné continuent d'agir l'une sur l'autre, alors même que ce contact a cessé. Il nomme le premier principe « loi de similitude » et le second « loi de contact » ou « loi de contagion ». Cette vision du monde naturel semble sortir de l'esprit d'un philosophe ou d'un *empirique* de la Renaissance. De la loi de similitude le magicien conclut qu'il peut produire tout effet désiré par sa simple imitation ; de la loi de contagion il infère que tout ce qu'il peut faire à un objet matériel touchera également la personne avec laquelle cet objet a été en contact à un moment donné, que cet objet ait fait partie de son corps ou pas. Le premier principe logique fonde la *magie homéopathique* et le deuxième fonde la *magie contagieuse*.

118. Frazer (1981 [1911-1915], 41).

Or, Frazer affirme que le magicien croit que « les mêmes principes qui lui servent dans son art régissent le cours de la nature inanimé »[119]. Cette affirmation ne trahit-elle pas le préjugé ethnocentrique et positiviste du début du XXe à propos de la possibilité d'une *vision objective* de la nature ? La nature des magiciens « primitifs » de Frazer n'est-t-elle pas plus proche du *kosmos* stoïcien et néoplatonicien et donc d'une vision hylozoïste ? L'hypothèse de Frazer s'appuie sur la croyance qu'il existe d'un côté une nature animée composée de tous les animaux et d'un autre côté une nature inanimée. Il écarte l'hypothèse que la terre entière soit un grand animal vivant à l'intérieur duquel existent plusieurs vivants, dont l'homme, doués de formes de vie différentes.

Selon sa perspective herméneutique, la magie ne peut être considérée que comme une « falsification systématique de la loi naturelle »[120]. De surcroît, il la qualifie de « règle de conduite fallacieuse », « science mensongère » et « art stérile »[121]. Pourtant, ce préjugé fondamental n'empêche pas Frazer d'élaborer un discours très pertinant sur la forme de pensée propre à la magie : une pensée foncièrement pratique et liée au *kairos*. En effet, malgré la distinction qu'il fait entre *magie théorique*, en tant que théorie des lois qui déterminent l'enchaînement des phénomènes naturels, et *magie pratique*, en tant qu'ensemble de préceptes à suivre pour aboutir à un résultat précis, Frazer croit que le magicien primitif n'a qu'une connaissance intuitive de son art.

> Il ne se préoccupe pas d'analyser l'opération mentale sur laquelle sa pratique se fonde ; il ne s'inquiète aucunement des principes abstraits qui le font agir ; chez lui, comme chez la plupart des hommes, la logique est implicite, et non pas explicite : il fait son raisonnement de même qu'il fait la digestion de ses aliments, dans l'ignorance absolue des procédés tant intellectuels que physiologiques, essentiels à l'une et à l'autre opération[122].

Pour Frazer, la magie demeure un art car l'idée même de science, au sens où nous l'entendons aujourd'hui, est absente de son esprit. C'est aux philosophes de mettre à nu la logique qui fonde l'art magique. Ce sont eux qui ordonnent des pratiques apparemment confuses en dégageant les principes abstraits des leurs applications pratiques. Voici une autre remarque ethnocentrique contre la

119. Frazer (1981 [1911-1915], 41).
120. *Ibid.*
121. *Ibid.*
122. Frazer (1981 [1911-1915], 41-42).

magie : « C'est à lui [le philosophe] de découvrir la fausse science qui se cache sous l'art bâtard »[123]. Il relève pourtant avec un relatif discernement que « toutes » les pratiques magiques se réduisent à des « associations d'idées » par *similitude* ou par *contiguïté*, même s'il retombe ensuite dans une opposition nette entre « vérité » et « erreur ». Il ne se pose pas la question de la *réalité énergétique* et de l'*activité psychique* particulière qui se cache derrière cette « erreur logique », derrière cette confusion logique évidente selon les postulats de la logique classique, fondée sur le principe de non contradiction et donc, elle aussi, essentiellement ethnocentrique. En effet, la logique « primitive » aurait, pour Frazer, le défaut de ne pas être conforme à la logique classique. « La magie homéopathique commet l'erreur de poser que tout ce qui est semblable est identique et la magie contagieuse repose sur l'erreur que deux choses qui ont été une fois en contact restent toujours en contact »[124]. Frazer réunit enfin les deux espèces de magie sous le terme général de *magie sympathique*, car :

> Toutes deux présupposent que des choses agissent à distance les unes sur les autres par une sympathie secrète, dont l'impulsion se transmet des unes sur les autres au moyen de ce que nous pouvons concevoir comme un éther invisible[125], semblable, si l'on peut dire, à celui que postule la science moderne, dans un but précisément similaire, à savoir comment les choses peuvent s'affecter réciproquement à travers un espace qui apparaît comme vide[126].

Les deux formes de magie se combinent souvent dans la pratique, comme dans le cas de l'onguent armaire, à cause de la relation que l'on suppose communément exister entre un blessé et l'agent de la blessure. En vertu de cette double relation *homéopathique* et *contagieuse*, tout ce qui est fait à l'agent, ou par lui, doit affecter également le patient, soit en bien, soit en mal[127]. Ainsi Pline, après avoir exposé quelques-unes des vertus thérapeutiques de la salive, décrit une de ses applications les plus singulières. « Voici un fait merveilleux mais facile à expérimenter : si l'on se repent d'avoir porté un coup de près ou de loin et qu'on crache aussitôt dans la paume de la main qui a frappé, la douleur cesse

123. Frazer (1981 [1911-1915], 42).
124. *Ibid.*
125. À l'époque où Frazer écrit, Einstein n'avait pas encore démontré l'inexistence de l'éther.
126. *Ibid.*
127. Frazer (1981 [1911-1915], 129).

immédiatement chez celui qui a reçu le coup »[128]. Le principe de causalité thérapeutique présente une structure logique isomorphe à celui que nous retrouvons dans l'onguent armaire. De même, en Mélanésie, si des amis d'un homme s'emparent de la flèche qui l'a blessé, ils la gardent dans un endroit humide ou parmi des feuilles fraîches pour que l'inflammation soit plus légère. En attendant, l'ennemi qui a envoyé la flèche travaille ardemment à aggraver la blessure par tous les moyens en son pouvoir. Pour ce faire, lui et ses amis boivent des jus chauds et brûlants, et mâchent des feuilles irritantes, ce qui irritera et enflammera la blessure. Ils déposent ainsi l'arc près du feu pour rendre brûlante la blessure qui a été infligée. Pour la même raison, ils mettent dans le feu la pointe de la flèche, s'ils l'ont retrouvée. En outre, ils prennent soin de bien tendre la corde de l'arc et de la faire vibrer de temps en temps, ce qui procure souffrance au blessé, ainsi que tension nerveuse et spasmes de tétanos[129]. De même quand un indien Kwakiutl de la Colombie britannique avait enlevé d'un coup de dent un morceau du bras de son ennemi, il buvait ensuite de l'eau très chaude dans le but d'enflammer la blessure faite à son ennemi[130]. Et chez les indiens Lkuñgen de la même région, il est de règle qu'une flèche ou toute autre arme qui a blessé un homme soit dissimulée par ses amis ; il faut qu'ils prennent bien garde de ne pas l'approcher du feu, avant que la blessure soit guérie. Si on jetait dans le feu un couteau ou une flèche encore couverte du sang d'un homme, le blessé souffrirait énormément. Frazer remplit plusieurs pages d'exemples analogues à ceux-ci. Il cite également le *weapon salve*, d'après la description faite par Francis Bacon[131]. Il ajoute que des remèdes très semblables à l'onguent armaire sont encore utilisés à son époque dans les comtés de l'est de l'Angleterre. Ainsi, dans le Suffolk, un homme qui se coupe avec une serpe ou une faux, veille toujours à ce que l'arme reste brillante et la lubrifie, afin d'empêcher la plaie de se gangrener. Le paysan qui s'enfonce une épine dans la main, huile et graisse l'épine après l'avoir arrachée. Sur le fil de la même analogie, une femme du Suffolk, dont la sœur s'était brûlée la figure

128. Pline l'ancien, *Historia naturalis*, XXVIII, 36 : « Mirum dicimus sed experimentum facile : si quem paeniteat ictus eminus comminusve inlati et statim expuat in mediam manum qua percussit, levatur ilico in percusso culpa ».
129. R. H. Codrington, *The Melanesians*, Oxford, 1891, 310.
130. F. Boas, *The Social Organization and the Secret Societies of the Kwakiutl Indians*, Report of the U.S. National Museum for 1895, 440.
131. Bacon (1627, § 998).

avec un fer à repasser, fit remarquer que « le visage ne guérirait pas avant que le fer ait été mis de côté ; et même s'il guérissait, la blessure réapparaîtrait chaque fois qu'on mettrait le fer à chauffer »[132]. De même à Norwich en juin 1902, une femme nommée Matilda Henry se planta par accident un clou dans le pied. Sans examiner la blessure ni même enlever son bas, elle pria sa fille de graisser le clou affirmant qu'ainsi la blessure ne s'envenimerait pas. Quelques jours après, elle mourait du tétanos.

Pareils exemples montrent que le même enchaînement d'idées, la même association analogique préside aux actions thérapeutiques *sympathiques* que nous venons de décrire. Car la relation sympathique que l'on suppose entre un homme et l'arme qui l'a blessé est fondée, selon Frazer, sur l'idée que le sang qui se trouve sur l'arme continue d'être en sympathie avec le sang qui est dans le corps. Pour une raison analogue, les papous de Tumleo, île au large de la Nouvelle Guinée, jettent dans la mer les bandages souillés de sang qui ont servi à panser leurs blessures, pour éviter qu'un ennemi, s'en emparant, ne recoure à quelque procédé magique pour leur causer du mal[133].

15. Transplantatio morborum

Lorsque la représentation *sympathique* de l'univers est une vision structurante du savoir scientifique, lorsque l'*analogie* en constitue le lien logique par excellence, la pratique botanique de la *transplantation* peut être transposée dans le domaine médical. Par le biais d'une pensée hautement métaphorique, l'on passe ainsi de l'idée du transfert d'une plante d'un lieu à un autre à celle de *transplantation des maladies*. Si en vertu d'un raisonnement analogique on imagine que les produits excrémentiels sont pour le corps humain ce que les graines sont pour les plantes, alors les excréments humains contiendront virtuellement toute l'énergie de l'homme. De plus, si on croit que certaines maladies ne sont pas le résultat d'une altération de l'équilibre humoral normal mais l'introduction d'un *ens* matériel qui fait la pluie et le beau temps dans l'économie du corps sain, il est facile d'*interpréter* les excréments comme des formes d'évacuation, voire de transfert, du mal. Dans les urines, les selles et le

132. W.W. Groome, *Suffolk Leechcraft*, dans « Folk-lore », VI, 1895, 126.
133. Frazer (1981 [1911-1915], 132).

sang d'un malade seraient ainsi présents à la fois une puissance germinative et une puissance morbide[134]. Les excréments deviennent des *semina morborum*. La sympathie universelle achève le processus de métaphorisation, car elle justifie la communication de la partie — l'urine — avec le tout dont elle est tirée — le corps humain. La transplantation d'une maladie a-t-elle les mêmes implications que celle d'un néflier ? La réponse est négative, car le néflier souche ne meurt pas si on arrache le néflier dérivé et le néflier transplanté ne se fane pas si on arrache le néflier originel. En revanche, une prothèse nasale à la Tagliacozzi pourrit au décès de celui qui avait fourni la peau, de même que le fripon qui a fait ses besoins devant la porte d'un empirique, ou *cunning man*, souffrira des pires inflammations de l'anus lorsque ses selles seront jetées sur des charbons ardents. D'où viendrait la différence, sinon des liens secrets que l'homme-microcosme entretiendrait avec la *respiration sympathique* de l'univers ? Grâce au même dessein providentiel mais entièrement naturel qui veille sur lui, le malade est délivré de sa fièvre quarte à la mort du chien qui a eu le malheur de boire son urine alors qu'à la rigueur il aurait dû périr avec le chien. Quelle chance que d'être un homme dans l'univers sympathique de la médecine hermétique ! L'expérimentation sur le vivant commence bien avant la science moderne. Elle existe sous une forme magique dans la dimension mythique et poétique de l'esprit humain, car le folklore ancien, moderne et contemporain ne manque pas d'en donner des exemples[135]. En effet, « le transfert magique des maladies est un des sujets les plus engageants de tout le domaine de la médecine populaire. Qu'on le trouve chez des peuples primitifs dans les parties les plus reculées du globe, chez nos ancêtres européens ou dans l'Amérique du XXe siècle, la pratique de délivrer une personne d'un malaise en transférant la maladie dans une autre personne, dans des animaux, des plantes ou des objets de type différent repose sur la magie sympathique. Suivant ces principes, on transmet le malaise par contact direct ou indirect entre la victime et la personne, l'animal, la plante ou l'objet auquel il a été communiqué. Aussi le transfert peut-t-il se faire symboliquement »[136].

Puisque le principe logique de la *transplantatio morborum*, que nous venons de décrire, est à l'œuvre dans l'hopliatria, certains médecins du XVIIe siècle considèrent la cure magnétique des blessures comme une forme de transplantation

134. Dans la physiologie ancienne les urines sont un filtrat du sang.
135. Cf. Grabner (1985, 232-266 ; 1967, 178-195), Hand (1980, 17-42) et Stemplinger (1920, 33-49 ; 1925, 56-77).
136. Hand (1980, 17).

de maladie, bien que ce soit la douleur que l'on transplante et non pas une maladie au sens strict. Le *Lexicon medicum* de Blankard (1683) rapporte en effet que « la transplantation est un procédé thérapeutique paracelsien, par laquelle la maladie qui affecte un homme est transférée dans un animal ou un végétal. Les auteurs se disputent entre eux pour en éclaircir l'éventuelle causalité naturelle »[137]. Le *Großes vollständiges Universal-Lexicon* édité par Johann Heinrich Zedler (Leipzig — Halle, 1732) propose une définition bien plus complexe qui correspond essentiellement aux pratiques de médecine populaire héritées du passé et transmises par les œuvres des naturalistes anciens[138].

> Le mot de *transplantation* (*Überpfanzung*, *Transplantatio morborum*, *transplantation*) désigne en médecine un procédé particulier qui, par le truchement d'une force magnétique et magique, est susceptible de dévier et de transporter la maladie d'un corps humain vers un autre corps physique. Elle est appelée différemment suivant les différents modes d'emploi.
>
> On parle d'*implantatio* quand on arrose une plante ou une racine avec l'urine du malade ou avec l'eau avec laquelle il s'est lavé jusqu'à ce qu'elle soit affectée par le mal.
>
> L'*impositio* se caractérise par l'usage de ce qu'on appelle *mumia* ou des sécrétions de la partie endommagée du corps. Il faut s'en procurer une bonne quantité et la fourrer par dessous l'écorce d'un arbre, éventuellement après l'avoir crevée. Si l'on veut que la cure donne vite des résultats appréciables, il vaut mieux choisir un arbre qui s'est développé solidement. Si l'on veut que la cure soit durable, il faut choisir un bois bien dur.
>
> Il y a *inescatio* quand ce que l'on appelle *mumia*, ou « magnet » du malade, est donné à manger à une bête pour qu'elle soit atteinte par le mal.
>
> On parle d'*inseminatio* si la semence d'une plante, portant la signature de la maladie ou ayant une autre communauté avec celle-ci, liée ensuite avec la *mumia* du malade, sont plantées dans la terre et arrosées avec l'eau du bain du malade. Cette eau-ci peut être utilisée aussi à d'autres fins par des personnes en bonne santé.

137. Blankard (1980, ad vocem) : « Transplantatio est ratio curandi *Paracelsica*, qua morbus hominem affligens in brutum vel vegetabile transfertur. Quae an ratione naturali nitatur, autores inter se certant. »

138. Cf. en particulier Pline, *NH*, XXVIII (III, 35-6, 38, IV, 45-6, 33-4, 44, 48, VI, 69, VII, 86, XX, 266), XXX (VI, 51-2, XV, 141, 143), XXIX (V, 102), XXXII (VIII, 92).

> L'*irroratio* consiste dans l'aspersion d'un arbre ou d'une plante avec de l'eau préalablement mélangée avec la *mumia* du malade. Ce liquide, devenu ainsi un *magnet*, doit être versé sur un terrain et recouvert de terre fraîche pour que l'air n'en volatilise pas la force.[139]

Outre ces cinq formes de transplantation naturelle des maladies, l'article du *Zedler-Lexicon* relate une forme de *transplantation spirituelle* se fondant sur deux passages des épîtres de saint Paul[140]. Il est intéressant de comparer cette définition, rédigée par un auteur allemand, avec celle de l'*Encyclopédie* de Diderot et d'Alembert (XVI, 560), car elles représentent de façon significative deux approches épistémologiques se développant grosso modo à la même époque. L'auteur allemand est en effet plus fidèle à l'histoire de la pratique et ne la juge pas, tandis que l'auteur français la stigmatise dès les premières lignes.

> Méthode de guérir les maladies imaginée et soigneusement recommandée par Paracelse : elle consiste à faire passer une maladie d'un homme dans un autre, ou dans un animal, ou même dans une plante, de façon que le sujet qui l'a communiquée en est totalement délivré. On a tâché de constater par des faits cette prétention chimérique de Paracelse, indigne de ce grand homme ; les Allemands surtout extrêmement attachés aux remèdes singuliers, se sont appliqués à faire valoir cette méthode ; & pendant que les médecins des autres pays la laissaient ensevelie dans un oubli bien légitime, ils faisaient des expériences et des longs raisonnements, les uns pour la détruire, et les autres pour la confirmer. Georgius Francus rapporte plusieurs exemples de maladies qu'il assure guéries par la *transplantation* (*ephemer. nat. curios. ann. iv. & v. observ. 102.*) Maxwell, médecin écossais, a fait un traité particulier où il s'en déclare le partisan ; Thomas Bartholin en parle dans une dissertation épistolaire, et prétend avoir une mumie essentielle tirée des astres dans qui les maladies se *transplantent* promptement. Hermann Grube n'a rien oublié pour faire proscrire la *transplantation* comme inutile ou superstitieuse ; (rajouter espace ins.) Reiselius

139. Nous avons repéré la source de cette classification dans Irvine (1656, 70-76), relayée probablement par la traduction latine de Maxwell (1679).
140. *Coloss.* I. 24 : « Je trouve actuellement ma joie dans les souffrances que j'endure pour vous. Ce qui manque aux épreuves du Christ, je l'achève en ma chair pour son corps, qui est l'église » (*La sainte bible*, Paris, Turnhout, Brepols, 1992), traduit aussi « Maintenant je me réjouis de souffrir pour vous. Je complète dans ma chair ce qui manquait aux afflictions du Christ, pour son corps qui est l'église » (*La Bible*, Paris, Gallimard, 1971). *Eph.* III, 13 « Aussi, je vous demande de ne pas vous laisser décourager par les afflictions que j'endure pour vous : elles sont votre gloire » (*La Bible*, Paris, Gallimard, 1971).

assure que cette méthode est principalement appropriée dans les hydropisies, et raconte avoir guéri par son moyen deux enfants d'hydrocèle, qui avaient résisté à toutes sortes de remèdes, il se servit dans le premier cas d'un limaçon rouge, qu'on frotta à diverses reprises sur la partie affectée ; on l'attacha ensuite au haut de la tumeur pendant 24 heures, après quoi on le suspendit exposé à la fumée. Cette opération réitérée trois fois de même façon, l'hydrocèle disparut ; dans le second cas, il fit avec le même succès la *transplantation* dans l'urine même du malade, qu'il mit ensuite, chargée de la maladie, dans une coquille d'œuf, aussi exposée à la fumée. *Credat judoeus apella, non ego*. Le même auteur assure avoir vu guérir une hernie inguinale par le téléphium récemment arraché, appliqué sur la tumeur, et ensuite planté et cultivé avec beaucoup de soin ; les transplantateurs recommandent de veiller avec une extrême attention aux plantes et aux animaux dans qui on a fait passer les maladies, parce que lorsqu'ils souffrent, sont incommodés, ou meurent, la personne de qui ils ont reçu la maladie se sente aussitôt de leur altération : on raconte qu'un homme ayant transplanté sa maladie dans un chêne, fut considérablement incommodé d'une blessure qu'on fit à cet arbre ; les Allemands regardent le téléphium, comme la plante la plus favorable à la *transplantation*, ils la réservent principalement à cet usage, et l'appellent en conséquence *Rabentrauf*. Parmi les secrets de bonnes femmes, on trouve quelque idée de la *transplantation* ; ces espèces de médicastres subalternes conseillent beaucoup dans les fièvres malignes, pestilentielles, de mettre dans le lit du malade, d'attacher même à leurs pieds un crapaud, un serpent, un chien ou tout autre animal ; elles prétendent qu'ils attirent le venin qui est la cause de la maladie, et elles assurent avoir vu ces animaux devenir après cela prodigieusement enflés, et mourir promptement en exhalant une puanteur insoutenable ; on peut voir un effet analogue à la *transplantation* dans ce qui arrive aux vieillards, suivant quelques [560] auteurs, lorsqu'ils couchent avec des jeunes gens ils se conservent plus longtemps en bonne santé, frais et dispos, et les jeunes gens se ressentent beaucoup plus tôt des incommodités de la vieillesse ; ce fait mérite encore d'être soigneusement examiné ; nous pouvons conclure des autres que le désir de vivre & de se bien porter est si fortement gravé dans le cœur de tous les hommes, qu'il n'y a rien qu'on n'ait imaginé dans la vue de le réaliser, et qu'on n'a rien proposé de si absurde qui n'ait trouvé des partisans.

Les thérapeutiques empiriques à la frontière de la superstition sont encore une fois assimilées à la culture allemande, la même qui avait fourni au médecin magnétique pléthore d'exemples de cures transplantatoires dans la *Philosophia occulta* de Cornelius Agrippa[141], la même qui a relancé les cures magnétiques

141. Cf. Agrippa (1992 [1533], I, 51, 182-4).

dans un siècle où les autres pays d'Europe travaillaient à la construction d'un savoir rationnel fondé sur l'expérimentation et le calcul sans faire confiance aux *auctoritates*.

Le propos de l'*Encyclopédie* est partiellement vrai. Même si on doit à des paracelsistes allemands comme Ioan Ernst Burgravius[142] et Andreas Tentzel l'essor de la *transplantatio morborum* au début du XVIIe siècle, c'est grâce au médecin danois Thomas Bartholin que cette méthode thérapeutique retourne au centre

142. Burgravius (1611, 55-60) : « Cura Magnetica, quâ difficiles ac periculosi morbi plurimi, nullâ potione medicâ, aliisve sumtis pharmacis sanantur, hunc in modum adhibetur : Primum quidem mense Majo vel Icteritia, vel Hydrope, aut ipsâ ferè Lepra, caeterisque id genus morbi laboranti, Media dextri brachij incidenda est. Invigilandum autem huic negotio unice, ut ipsa Media, [56] non eius loco alia (quod aliàs Chirurgorum vel incuriâ solet committi vel inscitiâ) feriatur. Venâ sic peritè incisâ, sanguinis quantum duo exinanitorum ovorum compleat putamina, vitreae phialae commodum rostratae immittendum, è vena adhuc calentis, ut ovorum putaminibus in hunc usum praeparatis modo insequenti citissimè possit infundi. Gallinae ova duo aut tria erunt sumenda recenter parta : in extremitatibus utrisque subtiliter perforanda : Vitellum cum albugine ex ijs efflandum : membrana deinde albâ vitulina aut ovina aliave [57] tenaci ac solida alterum foramen glutine fabrorum capsulariorum probe obturandum : quod ubi siccatum fuerit, luto Cretensi & ovi albugine constipandum, & quoad eius fieri poterit, limo viscoso compingendum & consolidandum, utque exsiccetur, agendum. Quo sic expedito, sanguis repente, ut è vene adhuc calet, exinanito ovi putamini infundatur ; & sic modicum reponatur, quoad obriguerit paululum & coagulatus sit. Hoc facto alterum illud foramen arte et curâ eadem obstruendum, & ut exsiccetur consimiliter, agendum. [58] Hoc compendio aliquot ovorum putamina in hunc usum aptari possunt ; quae sanguine aegri & valetudinarij illius adimpleta Gallinae subijcienda, & ad dierum quatuordecim aut trium hebtomandarum spacium, ut iis incubet, velut ceteris ad pullos generandos suppositis, curandum. Quod si gallinae plura valetudinariorum plurium sanguine ova sic adimpleta, pro genuinis suis queant subijci, eiusdem res erit efficaciae. Decurso temporis illo spacio, & putrefactione obortâ resumenda erunt ova illa, & in diem totum seponenda, [59] post aperienda : quo facto, aegri illius sanguinem à continuâ illa digestione Monstro similem videbis, foetore longe teterrimo. Hunc ergo exemtum porco vel cani sub custodia biduum & triduum etiam esaurienti, pani recenter pisto inditum, aut alij cibo mistum obijce devorandum. Porco tamen satius erit obiici : siquidem dolore concitato, latratus ejulantes & queruli à cane circumcircà vicinae molestiores ac minus ferendi excitarentur. Sic tamquam in speculo apparebit in porcum aliudùe animal translatam esse aegritudinem, sive ab Icterico, sive Hydropico sive Phtisico [60] & id genus alijs. Quod in bestiâ liquet evidenter, et in homine sine ullo doloris sensu valetudini pristinae restituto, & adversâ illâ in bestiam immigrare iussâ ; quam à deglutitâ illâ Mumiâ aliquot hebdomadas sub custodiâ asservatam, telo traijcere aut aliter conficere fas est, ne soluta vel in pueros vel in alios saeviat, eosque lethaliter inficiat. »

des *disputationes* médicales et fait l'objet de dissertations académiques jusqu'à la fin du siècle.

Thomas Bartholin est un des fils de Caspar (1585-1630), célèbre écrivain et érudit danois, frère de Barthélemy, érudit célèbre mort en 1643, et d'Erasme (1625-1698), professeur de géométrie et de médecine. Il fait ses études à Leyden, Paris, Montpellier et Padoue. C'est un des hommes les plus célèbres de son temps en Europe. Son œuvre est presque entièrement consacrée à l'anatomie et à la médecine. Son *Anatomia* a été traduite en italien, allemand, français, anglais, danois et en indien. Il était aussi poète en latin et danois, orateur, antiquaire et polygraphe. Son nom est évoqué dans toutes les histoires de la médecine[143]. Tout en ayant enrichi la physiologie humaine d'une foule d'observations minutieuses, Haller dira de lui qu'il avait une singulière disposition à la crédulité (*vir facillimus in recipiendis historiis et mire credulus*)[144]. Cela explique son intérêt pour la transplantation des maladies.

Dans une dissertation édité dans le *TSA* (1662, 528-31) et publiée à nouveau par Grube[145] (1673) dans une version augmentée, Bartholin manifeste un grand enthousiasme envers cette thérapeutique sympathique[146]. Il décrit trois types

143. Cf. Ferguson (1901, I, 76). La liste de ses ouvrages et dissertations médicales est immense. Il a démontré l'existence des vaisseaux lymphatiques cinquante ans avant Aselli en enlevant ainsi au foie le rôle d'organe de la sanguification qu'on lui faisait jouer depuis Galien et en contribuant ainsi à ébranler l'humoralisme du médecin de Pergame. Il a, l'un des premiers, adopté et défendu la circulation harveyenne et a donné aux artères une *irritabilité* permettant au sang d'atteindre les parties les plus éloignées du cœur. Il a décrit avec exactitude les capsules surrénales et prouvé que la vessie est un organe musculeux.
144. Cf. Dechambre (1868, VIII, 387 – 8).
145. Hermann Grube (Lubeck, 10 octobre 1637 –Hadersleben, février 1698), médecin formé à Kiel, Jena et Leyde, fait docteur dans cette dernière Université en 1666, exerce successivement à Kiel, Flensburg et enfin à Hadersleben dans le Slesvig, où il est médecin pensionné. Il a laissé un grand nombre de dissertations latines dont la *De arcanis medicorum non arcanis commentatio* (1673), dans laquelle il critique la croyance toute paracelsienne en une médecine universelle et attaque l'hopliatria et la transplantation des maladies. Pour montrer son impartialité, il y insère l'éloge bartholinien de la *transplantatio morborum*. Cf. Thorndike (1923-57, VIII, 433-35).
146. *TSA* (1662, 528) : « Magnum naturae pando mysterium. Transplantatio morborum, stupendum est remedium, quo aegritudines huius vel illius transferuntur vel in animal brutum, vel in alium hominem, vel in rem inanimatam. Superstitiosa quidem plurimis videtur curatio, sed si quidem naturalia adhibentur remedia nulla, concurrente superstitione aut verbis aut characteribus, aut gestibus, quanquam non semper manca morta-

de transplantation : dans les animaux, dans les plantes et dans les objets inanimés (la plus fréquente). Dans les trois cas on peut utiliser les excréments ou la *mumia paracelsica* (des rognures d'ongles, des poils ou l'eau du bain) du malade. Il évoque l'autorité des Écritures et de Robert Fludd[147]. Il présente des expériences réussies relatées par des médecins ou des hommes dignes de foi[148] en montrant que c'est un remède admirable contre la podagre[149], la syphilis[150],

lium mens rationem assequatur, damnare non ausim, quod experientiâ plures comprobârunt. »

147. *TSA* (1662, 529) : « In sacris vestigia quaedam Transplantationis huius observo, quanquam miraculosae, de agno apud Mosen & porcis in Evangelio. Primus his modus est transplantationis morborum in animalia bruta. Nonnulli Phthisicos sanant, evacuato ex brachiis aegrorum sanguine, & gallo gallinaceo propinato. Flud Anglus podagram cuiusdam in cane familiari quocum dormiebat, fertur transplantasse, quâ deindè torquebatur canis certis periodis quemadmodum ante Dominus. Sanguine ex Mediana aegrotatis extracto, ovi gallinacei testa artificiose incluso, & deinde ova gallinae per 14. dies supposito postmodum famelicae exhibito, icterum, morbosque quoscumque ex scorbuto, Cachexia, Hydrope ortos abolere apud multos innotuit. Sunt apud nos qui experti sint, morbos plerosque curari, si rescisi ungues ex manibus pedibusque aegrorum alligentur pisci vivo & in mare demittatur piscis. De hominibus alii fide digni observâtur, strumas aliosque tumores aboleri, si pars effecta affricetur ad manum cadaveris humani, ita enim sensim evanescere tumores prout sensim putrescit cadaver, quod tardius hyeme, aestare citius contingit. »

148. *Ibid.*: « Frequentior tertia species Transplatationis in res inanimas quascumque. In folia saepe vetulae Calabricae morbos transferebant, ut mihi testabantur. P. Castellus Clarissimus Messanae Medicus expertus est haemorrhoides si tangantur tuberosa radice Chondrillae, siccari si chondrilla siccetur, corumpi vero si corumpatur, quare sub camino exsiccandam suadet. Petiam sanguinem imbutam sub cineribus calidis positam menses sistere scribit Panarolus in fascicul. Arcan. »

149. *Ibid.*, 530-1 : « Nihis tritius, quam fascias aegrorum patibuli suspendi, quod Transplantationis beneficium est, si succedat. Hydropicos vesica bubula aegrotantis lotio repleta in furno fumante aliquandiu, suspensa & deinde effuso lotio ac vesica in cloacal conjecta detumescere narrat Jo. Löselius de Podagr. Sect. 2. membr. 2. Art. 2. Subs. 5. Ubi & transplatatoriam artem podagrae incipientis ita describit : Aegro pilos in utroque crure novacula demunt, & insimul ungues manuum pedumque [531] stato tempore vere sciliscet, arboribus de integro succum recipientibus & quidem propridie ante novilunium, resecant, post tenebra, in populo alba vel quercu virescente, foramine facto ad medullosam usque arboris partem, unguium segmina & pilorum filamenta in locum excavatum, nullo sequestri adhibito transportant, foramine ligneolo ex arboris cuiusdam ramulo fabricato, accurate et profunde clauso Ligneoli propendens particula proxime arborem securi amputatur, & admoto simo vaccino saucia ligni pars propediem optime deligatur. Quod si trimestri spacio malum podagricum haud recurrat arborem magnetica virtute efficacissimam arguit. »

toute sorte de tumeurs[151] (*tumores, scirrhi*[152]), les fièvres quartes[153], les verrues[154] et les douleurs des bras ou des dents[155]. Il pense l'action de l'onguent à

150. *Ibid.*, 529-30 : « Generosus quidam vir in Patria nostra ad febrem aliud secretum mihi communicavit, quod succedere in propria uxore expertus est. Ovum in urina aegrae instante paroxysmo excreta ebulliat, donec omnis humiditas sit absumpta : [530] Tum excorticatum ovum sterquilinio immittatur, & quam cito a formicis consumitur, tam prompte febris cessat. Lues venerea & cancri persanari dicuntur, si baltheus Mercurio illitus corporique applicatus profunde in terram demergatur. »
151. *Ibid.* : « Duplex scirrhi lienis curati sympatheticum remedium describit Io. Bapt. Sitonus Iatrosoph. Miscell. tract. 29, Prius est, si trium vel quinque noctium urina ab aegro scirrhum lienis patientiae micta singulis auroris cum sufficiente cineris, communis quantitate commisceatur, soliisque radiis siccandum quotidie exponatur totum mixtum illud ex urina et cinere, donec exsiccatione peracta tota massa igni domestico apponatur, & dissolvi paulatim ex se permittatur, quia massae illius dissolutione perfecta dissolutum esse volunt et scirrhum : Secundum autem fit, si ex urina scirrhum patientis hominis phiala vitrea impleatur stuppaque lini vel cannabis aut communi papyro clausa humi sepeliatur ab homine jejuno & ibi dimittatur quousque tota absumpta sit urina, quia illa consumpta urina consumptum dicunt scirrhum. »
152. Blancardus (1683) : « Scirrus, & scirroma, est tumor p. n. durus, lividus, retinens, et doloris expers. A *skirroô* induro. Germ. : ein Verhärteter Geschwulst. »
153. *Ibid.*, 530 : « Ad quartanam alii hoc commendant : Aegri urina in olla nova excipiatur misceaturque illi farina ex filigine, & in pultem redigatur. Puls arbori seu ceraso ceu alii illinatur ut avibus cedat in praedam tantum enim quartanae decedet quantum ex pulte eves comederint. Sunt teste Schrodero l. 5. Pharm. Med. Chym. class. 1. § 23. qui ad quartanam capillos patientis cum aliis in corpore dispersis pilis permixto, ovo imponunt, duriter coquunt & avibus deglutienda objiciunt, qua ratione quartanam curatum iri volunt. Lardo perfricatas verrucas, postea in terram defosso evanuisse experta mihi mulier retulit. »
154. *Ibid.* : « Idem suâ experientiâ confirmat Verulamis Cant. 10. Sylv. Hist. 997. puer enim admodum in digito verrucam habuit circa annum aetatis suae decimum sextum cum Parisiis degeret, sensim in utraque manu subnascentibus pluribus ad minimum centum mensis spatio. Angeli oratoris uxor, femina minime superstitiosa dixit quodam die velle se quicquid verrucarum manus foedabat, tollere. Post accepit lardi particulam, pelle non exutam, cuius pinguedine illevit omnes verrucas, & inter eas quae pene ipsi eo usque fuerat coaeva. Clavo deinde affixam lardi particulam ad postem fenestrae cubiculi sui, quod meridiem spectabat soli exposuit putrefaciendam. Successus fuit, quod omnes verrucae intra septem menses prorsus evanuerunt, etiam illa quae reliquas aetate anteibat. »
155. *Ibid.* : « Exemplum habet Salmuth. Cent. 3. Obs. 34. intensissimi doloris brachii per transplantationem sublati. Corallos enim rubros cum foliis quercus contusus partique affectae ad suppurationem usque impositos, in foramen in radice quercus orientes versus spectantis mane terebra factum immittebant, & cuneo ex eadem arbore obturabant. Dolor inde plane cessavit, & cum refoderetur amuletum extemplo

travers la théorie corpusculaire[156]. Les observations à caractère philosophique qui concluent son court traité montrent bien qu'à la fin du XVIIe siècle il n'était pas nécessaire de se déclarer disciple de Paracelse ni d'être allemand pour avaliser les cures magnétiques. Un nouvel état d'esprit, une sorte d'attraction intellectuelle pour les curiosités et les prodiges, mélangée à l'amour pour une culture scientifique dépassée mais que l'on n'a pas encore envie de laisser tomber dans les oubliettes, semble remplacer la verve polémique des défenseurs de la médecine hermétique du début du siècle.

> On observe de toutes parts plusieurs exemples de cette cure considérée comme proche du miracle, car elle se soustrait à la logique vulgaire. Pourtant, il y beaucoup d'effets naturels dont personne ne connaît la cause, même pas celui qui les a produits. Le monde est traversé par des vertus occultes et magnétiques.[157]

Cette remarque trahit un goût tout plinien pour ces merveilles de la nature dont l'onguent armaire, de son temps, représente encore l'*exemplum* crucial[158].

Dans un esprit plus proche des premiers médecins hermétiques, le paracelsiste Johannes Sophronius Kozak[159] (1602-1685), auteur d'un important traité sur la *Monarchie cosmique du Sel* (1663), définit la *transplantatio morborum* comme « un acte actificiel par lequel les semences des maladies sont transférées d'un sujet à un autre par des moyens adaptés »[160]. Cette définition étant

cruciatus saeviores recurrebant. Ramum salicis dentibus scorbuticorum alii affricant, & fumo camini exponunt, ut cum rami exsiccatione sanetur dentes. »

156. Bartholin (1673, 7) : « Nisi effluvia admittas, per poros corporis patentiaque foramina se insinuantia, difficile erit nobis ad rationes alias penetrare »

157. *Ibid.* : « Plura passim occurrunt huius curationis exempla, quae miraculis sunt vicina, quia a communi ratione recedunt. Multi tamen in natura sunt effectus, quorum causa nemo assequitur, nisi qui fecit. Occultae sunt et magneticae in mundo virtutes, quibus etiam dissita invicem alunt commercium. [...] Non negandum tamen saepe caso successisse in exemptis allatis felicem eventum saepe nullum. Nos limites naturae non figimus, nec prorsus damnamus, quae imperita ratio non percipit, quasi vero mensuram ullius rei possit agere qui sui nesciat, ut eleganter Plinius lib. 2. cap. 1. »

158. *Ibid.* : « Ita unguento armario vulnera absentia sanantur si cruoris tantum guttula ex vulnere telis vel linteis insideat. Et quaecumque ex corpore vivente prodeunt, longius quanquam separentur occulta sympathia feruntur ad suam originem, & tecita attrahunt. »

159. Sur la vie et l'œuvre de Kozak cf. Pagel (1984, 37-54).

160. Kozak (1663, IX, 19, 425) : « Est autem transplantatio actus artificialis, per quem justis mediis morborum seminaria ex uno subjecto in alterum transferuntur, unius speciei, vel diversae ab aegro. Quod morbi ex uno subjecto in alterum mobiles sint ut transplantabiles ; non poterunt negare illi, qui pestem aliosque morbos plures contagiosos esse do-

bien plus générale que celle de ses prédécesseurs, Kozak arrive à classer l'exorcisme parmi les formes de transplantation des maladies. D'ailleurs, si la maladie est identifiée à un démon, pourquoi ne pourrait-on la transférer d'un homme à un autre être vivant en vertu du même principe ?[161] Le Christ lui-même avait fait passer les démons d'un homme dans des pourceaux.

Johann Christian Frommann manifeste un avis tout à fait différent dans son énorme ouvrage sur la *Fascinatio* (1675). Il range la transplantation des maladies parmi les cures magiques dont la science officielle devrait désormais se débarrasser, afin qu'elles soient reléguées dans la catégorie des disciplines historiques[162]. Il sait qu'il va aborder une « question *grave*, par la noblesse du sujet, *amusante*, par la rareté de l'opération, *hardie*, en raison de l'ignorance des causes, *dangereuse*, par la facilité de l'accusation, *nécessaire*, par le nombre des usagers, *utile*, par la bonté du but qu'elle se propose »[163]. Après en avoir fait l'historique, il en distingue quatre genres — vers les hommes, les animaux,

cent ; nam ex talium opinione, non saltem homines ab hominibus, sed & à canibus, columbis, felibus, vestibusque, vel haec ab illis inficiuntur. »

161. *Ibid.* : « Requirit autem transplantationis actus plura ; nempe ut sciat transplantator radicem morbi, vel radicem spirituum morbificorum ; secundo, ut sciat sympathiam rerum extra nos sitarum, cum rebus nobis insitis ; haec quidem sensu nullo sentimus, attamen ratione & intelligentiâ scrutemur necesse est ; alioquin ab actu hoc abstinere debebimus ; Nam daemonia spiritus quidem sunt specierum nobis inferiorum, attamen terrestris sunt conditionis, & habitare amant in vehiculis sensibilibus, ex quibus & per quae & in nos migrant & ex nobis. Atque ideo ad transplantationem artificialem ahibentur sanguis, sanguinis excrementa, excrescentiae corporis, ungues, pili & similia : nam haec aut actu sunt in conjugio spirituum carni nostrae affinium ; aut fuerunt aliquandiu, donec videlicet adhuc sanguis fuissent : & tamen ex inferioribus familiis in nos ascenderunt. Haec est ratio quare multa mirabilia fieri possunt ab arte, mediantibus rebus praedictis, tam ad pernitiem, quam ad vitam & salutem mortalium. De hac sympathia, eiusque virtute, multi docti & sapientes viri multa scripserunt, quorum tamen scripta aut vilipenduntur, aut ut superstitiosa & nefaria ex Scholiis Christianis relegantur, sine mente & ratione. »

162. Frommann (1675, 1002-1048) : *Quæstio unica : An transplantatio morborum ex uno subiecto in aliud sit Magica ?*

163. Frommann (1675, 1002) : « §.1. Quæstio hæc est *gravis*, ob subiecti nobilitatem ; *jucunda* ob operationis raritatem : *ardua* ob causarum obscuritatem ; *periculosa* ob incusationis facilitatem ; *necessaria* ob utentium pluralitatem ; *utilis*, ob finis, qui intenditur bonitatem. »

les plantes ou les objets — et les range parmi les exemples de magie naturelle[164].

En dépit des contributions critiques de Grube et Frommann, Heinricus Andreas Kestner soutiendra en 1686, à la faculté de médecine Jena, une thèse de doctorat (*dissertatio*) sur la *transplantatio morborum*. Bien que ce soit apparemment étonnant de rencontrer un travail académique sur un sujet pareil à la fin du XVIIe siècle, le lieu et les conditions de la soutenance sont de nature à éclairer cette incongruité. Jena hébergeait l'« Académie des Curieux de la Nature » (*Accademia naturae curiosorum*) dont un des membres, Georg Wolfgang Wedel[165], est le mentor de Kestner. Il s'agit d'une thèse de compilation qui, après une analyse circonstanciée du sujet, se termine en mettant en évidence que la force de l'imagination, au sens helmontien d'architecte *archéal* du corps, est indispensable pour la bonne réussite des cures transplantatoires[166].

164. *Ibid.* : « §. 2. Vox, *Transplantatio*, ex *phytologia* est desupta a plantis, quæ de loco in loco de radicibus transferuntur, quibus apud Romanos Vertumnus, seu Vertunus erat præfectus, propterea honore & cultu ab iisdem mactatus. Aliter vocem hanc capitur Chymici, quibus transplantatio est substantiæ in substantiam mutatio exaltatoria. Quo de vide Dn. D. Libavius *Alchym. Part. I, libr.* 6. *cap. II.* quod inscribit : *De Transplantatione* & Tinctura. Laxior est ea significatio, quam ex mente Chymicorum adducit Sennertus *de Cons. & Diss. cap.* 12. Metaphoricè autem vox ista ad affectus humanos accomodatur, & morbi ab ægro in aliud subjectum translationem significat. §. 3. Tò *Magicum non* in *bona significatione* hic sumitur, quatenus nimirum aliquid ex abstrusioris qualitatis à naturali causa ortæ habitu proveniens denotat ; sed in significatione iam *famosâ*, ut effectum à supernaturali principio, & quidem à Diabolo manentem indigitet. §. 4. Transplantatio hæc vocatur quibusdam *Curatio Magnetica*, sumpta similitudine à magnete, qui ferrum irradiat & trahit : ita & morbos per irradiationem quandam ex uno subiecto in aliud, quasi magneticè [1003] trahi et traduci volunt : sicut & omnem actionem, quæ per attractum & depulsionem contingit, magneticam appellant. *Magica* etiam dicitur *sensu bono* iis, qui transplantationi favent, eamque ut causæ naturalis, licèt abstrusioris, partum quædam excipiunt : *sensu malo* verbis, qui eam ex natura foro proscribunt, & ut Dæmonis sobolem damnant. §. 5. Testimonia, historiæ & exempla curationum transplantatoriarum varia habentur, quorum nonnulla præmittere placet, ut quid de tali cura sit sentientum, facilius intelligi queat. Fit autem Transplantatio vel in Brutum, vel in Vegetabile, vel in Elementa. »

165. Cf. Thorndike (1923-57, VIII, 444-5).

166. Kestner (1686), §. 54 : « [...] Maxima vis est phantasiae, maior eiusdem architecti archei. Huic si addamus contactum, effluvia & alia, res clarere potest magis. [...] Interim ut certiora incertis longe praeferenda, ita & his fundamentis nixis transplantationibus vel quasi suus est usus. Nos vero vero hîc pedem figimus. »

L'hopliatria en fait partie[167]. Son action physique s'explique par le recours à la doctrine corpusculaire des effluves (*effluvia*), unie à celle de la sympathie universelle[168], dans la version de Van Helmont[169].

16. L'action bienfaisante des atomes et de la lumière

« Celui qui affirme à la fois l'existence de l'atome et du vide (même s'il pose un vide non pas séparé mais mêlé), introduit nécessairement dans l'atome la vertu d'agir à distance ; celle-ci supprimée, aucun mouvement ne pourrait se produire (à cause du vide intermédiaire) et toutes choses resteraient inertes et immobiles. »[170]

167. *Ibid.*, §. 53 : « Quaedam ergo curationes factae sunt plane per accidens, uti id de unguento armario ipsi dici debet. Vulnere enim deligato & ab aëre defenso consolidatio ab interno principio fit, etiam citra ullum unguentum hopliatricum. idem valet de aliis ; communiter enim saepe non tam medicamentis aliis, satis longo saepe tempore usurpatis, non naturae robori redeunti & se liberare conanti semper, effectus adscribitur, quam hisce talibus. Quaedam ad instar topicorum aliorum se habent, ut vi emolliente, paregogicâ, dissipante, alterante aliâve immutentur spiritus & humores, ubi adjuncto alteri & mere arbitrario, v.g. putrefactioni persicariae & similium, acceptus fertur effectus. »
168. *Ibid.*, § 46 : « Arcessunt huc etiam atomi, seu *effluvia*, quae cum ab omnibus corporibus continuâ emanationê propellantur, ad maximam distantiam extendantur & deferantur, in se invicem agendo attrahantur, mutuo reciproceque inter se transfundantur, & nusquam, nisi in suo simili, & convenienter positae, ad quietem reducantur, iisque sic transplantationem produci non pauci firmiter credunt. Si dicamus, quod res est, eandem rem aliis verbis exprimunt saepe, cum & symbolismus, & mumia, & fermentatio, & idearum operatio multum inter se & cum effluviis conveniant. »
169. *Ibid.*, § 52 : « Iam vero certum est, omnes actiones in corpore humano fieri ab archeo, unde solenne est illud, naturam esse morborum medicatricem. Non minus ratum est quod, archeum non agere ultra sphaeram activitatis, seu organi & machinae suae, cui insidet. Cumque omnis actio fiat per contactum, vel mediatum, vel immediatum, ut inter agens et patiens fiat proportio, etiam quoad hoc, non possumus sane in quali quali consensione seu *aporrhoiais* aquiescere. Nulla sympathia statui potest inter partes corporis humani alieni, seu, ut ita loquamur, hominis ad hominem, ut vel usneam, vel mumiam, vel alia hinc eligamus. Nulla partium corporis, a corpore desectarum, ad corpus reliquum, seu hominis ad se ipsum, sed, quae semel separata actu & ex toto sunt, nulla amplius habent *koinônian*, communionem, consensionem ad se invicem. Adeoque plurima magneticis medicamentis tributa ex alia causa iuvamen vel laesionem quoque accepisse efficitur. »
170. Bacon, *De sapientia veterum* (1997 [1609], 107).

Depuis Démocrite, à qui la tradition occidentale attribuait un traité sur les sympathies et les antipathies naturelles, atomisme et sympathie semblent pouvoir s'accorder parfaitement dans l'explication de nombreux phénomènes naturels. Aussi, la théorie des effluves (*aporrhoia*), qu'on retrouve chez Galien, s'harmonisait-elle avec la *Weltanschauung* sympathique dans le cadre de la physique stoïcienne. Mais les hypothèses corpuscularistes, n'ont pas droit de cité dans la physique aristotélicienne. L'importance accordée à la notion de hasard ainsi que les difficultés à penser le finalisme, l'âme et la substance, font de la philosophie des atomes la bête noire de la science païenne, et ceci tout au long du Moyen Âge. Lorsqu'en 1417 l'humaniste italien Poggio Bracciolini découvre un manuscrit de Lucrèce, en Allemagne, il inaugure sans le savoir une ère nouvelle dans l'histoire de l'atomisme. Le *De natura rerum* est imprimé à Brescia en 1471. Suit, en 1475, la traduction latine du livre X des *Vies, doctrines et sentences des philosophes illustres* de Diogène Laërce, consacré à Epicure. Pour finir, le *De finibus* et le *De natura deorum* de Cicéron complètent la base textuelle sur laquelle se fonde la renaissance timide de l'atomisme antique au XVIe siècle. Il s'agit du modèle philosophique qui contribue le plus à saper progressivement l'aristotélisme dominant dans les Universités européennes aux XVIe et XVIIe siècles. Une grande part a été jouée par la diffusion des ouvrages de savants relativement marginaux comme Sébastien Basson, en France, Erycius Puténaus, à Louvain, Nicolas Hill et Thomas Harriot, en Angleterre, Joachim Jungius en Allemagne et Isaac Beeckman en Hollande. Ils essaient tous d'expliquer par le modèle atomiste des questions anciennes et nouvelles concernant la *physica* (philosophie naturelle). De la même manière, Daniel Sennert[171], David Van Goorle et Jean d'Espagnet, parmi les autres, appliquent la philosophie des corpuscules à la chimie[172]. Comme nous l'avons entrevu dans le précédent chapitre, la physique des atomes redonne une nouvelle jeunesse à l'hopliatria et aux controverses sur l'influence à distance dans les cures sympathiques.

171. Cf. Eckart (1983, 131-40), Brentini (1971), Niebyl (1971, 115-35), Pardington (1961, II, 271-6), Fließinger (1897, 116-22).
172. Une reconstruction historique du rôle des théories atomistes et de ses tenants dans la révolution scientifique du XVIIe n'aurait pas lieu d'être dans le présent travail, d'autant plus qu'il existe des ouvrages importants à ce sujet. Voir notamment Lasswitz (1890), Kargon (1966), Schofield (1970), Westfall (1971), Webster (1975), Osler (1991) et Pyle (1995).

Même Gassendi, dans sa synthèse de l'atomisme classique et moderne, ne néglige pas l'onguent armaire[173]. Mais l'élaboration et la diffusion d'arguments solides en faveur de l'hopliatria, et qui reposent sur une vision corpusculaire de la matière, sont dues essentiellement à trois personnalités au destin hors du commun : Walter Charleton, Kenelm Digby et Pierre de Lorrain.

Walter Charleton. Walter Charleton (1619—1707) est un savant au parcours scientifique très singulier[174]. Né dans le comté de Sommerset en Angleterre, il doit à son père sa première éducation. Placé à l'âge de seize ans au collège d'Oxford, il cultive avec beaucoup de succès les différentes branches de la philosophie et se livre surtout à la médecine. Reçu docteur en 1642, il devient le médecin ordinaire de Charles I. Après la décapitation du monarque, il se rend à Londres, où le collège des médecins le reçoit parmi ses membres et, en 1661, la *Royal Society* l'admet en son sein. L'Université de Padoue lui offre, en 1678, la première chaire de médecine pratique. Cependant, il préfère rester à Londres où, en 1680 et 1683, il est chargé des leçons d'anatomie au *Collège des médecins*, dont il devient président en 1689. Il ne remplit que deux ans ces fonctions, puis il se retire dans l'île de Jersey, où il meurt seize ans plus tard. Le nombre et la variété de ses écrits montrent une vaste érudition. Il débute dans sa carrière littéraire par la traduction de quelques opuscules de van Helmont. Son premier ouvrage, *Spiritus Gorgonicus* (Leyde, 1650), est connoté par le style obscur et énigmatique du chimiste de Louvain. Dans ses *Exercitationes physico-anatomicae* (Londres, 1659) il approuve la circulation harvéienne[175]. Son ouvrage le plus important, la *Physiologia Epicuro-Gassendiana-Charltoniana*

173. Gassendi (1658, I, 456) : « Quod videtur esse hoc loco paullo specialius attingendum, ipsa est vis eius Unguenti vulgo Armarium, Magneticum et Sympatheticum nominant, cuique paria à paucis annis tribuuntur Pulveri ex Chalcantho, seu Vitriolo calcinato, quem itidem solent Sympatheticum vocitare. »

174. Cf. Fleitmann (1986), Osler (1979, 445-56), Sharp (1973, 311-44), Gelbart (1971, 149-168).

175. Il écrit aussi un ouvrage sur l'origine de Stonehenge : *Chorea Gigantum* (Londres, 1663) ainsi que d'autres ouvrages érudits comme *Inquisitiones duae anatomico-physicae* (Londres, 1665), *Onomasticon zoicon* (Londres, 1668, 1671 ; Oxford, 1677), *De scorbuto* (Londres, 1671), *Enquiries into humain nature* (Londres, 1683), *Three anatomical lectures* (Londres, 1683), *Inquisitiones medico-physicae de causis catameniorum* (Londres, 1685). Il a publié aussi divers écrits sur la philosophie naturelle, sur la morale d'Epicure, sur l'histoire naturelle des passions. On lui doit une réfutation de l'athéisme, quoiqu'il fût ami de Thomas Hobbes, et une traduction de la *Vie de Marcellus* de Plutarque.

(Londres, 1654), marque l'entrée officielle de l'atomisme dans la culture scientifique britannique.

La contribution de Charleton à l'histoire de l'hopliatria mérite d'être évoquée. En effet, après avoir manifesté son enthousiasme pour les doctrines paracelsiennes par la traduction anglaise de plusieurs traités helmontiens, dont le *Tractatus de magnetica vulnerum curatione* (1621)[176], Charleton récuse son adhésion au mysticisme scientifique des *qualités occultes* dans un long chapitre de sa *Physiologia* (1654) intitulé *Occult qualities made manifest*[177]. Il discute la question des cures à distance dans les deux derniers articles (31 et 32). Tout en décrivant la composition de l'onguent et de la poudre, assorties de leurs justifications connues, il clôt son propos par une critique radicale des théories qu'il soutenait encore quatre ans auparavant. En effet, à la lumière de l'atomisme de Gassendi, le fondement de l'hopliatria est devenu pour lui « meerely imaginary and ridiculous »[178]. Il rejette « the romantique [sic !] *Anima mundi* of the Fraternity of the Rosy-Cross » et le *magnétisme analogique* de Van Helmont, car toutes ses expériences lui ont montré que les blessures guérissent d'elles-mêmes sans passer par l'exaltation artificielle de l'imagination du patient[179].

Kenelm Digby. Malgré la palinodie d'un des plus importants défenseurs de l'atomisme, le chevalier Digby tente de prouver et convaincre, toujours par la philosophie des atomes, que les guérisons qu'on appelle de sympathie se font naturellement. Pour cela, il pose quelques principes, ceux de la philosophie cartésienne, tels qu'on les trouve dans les *Principes de la Philosophie* (1644), unis à une physique corpusculaire, où les causes occultes, les fluides et les fermentations sont les raisons de toutes choses. Il affirme d'abord l'existence d'un *medium* universel, dénué d'intentionnalité et conforme aux conceptions matérialistes du début du XVIIe siècle. Ce *medium* demeure néanmoins très semblable à l'idée de l'âme du monde. La rhétorique de Digby est sans doute plus remarquable que les résultats auxquels il parvient.

Le premier principe qu'il pose est que l'air est rempli de lumière.

> Il est évident que sortant continuellement de sa source qu'est le soleil, et s'élançant avec une merveilleuse vitesse de tous côtés par lignes droites, là où

176. Dans *A ternary of paradoxes* (1650) et *Deliramenta catarrhi* (1650).
177. Cf. Charleton (1654, 341-382).
178. Charleton (1654, 381).
179. *Ibid.*, 382.

> elle rencontre quelques obstacles en son chemin par l'opposition de quelque corps dur et opaque, elle se réfléchit et elle saute de là, ad *angulos aequales*, et reprend un autre cours par une autre ligne droite [...] et ainsi elle continue à faire de nouveaux bonds, ça et là, tant qu'enfin, étant chassée de tous côtés par les corps qui s'opposent à son passage, elle se lasse et s'éteint.[180]

Le deuxième principe établit que les rayons qui rebondissent sur la superficie des corps « en détachent et emportent avec soi quelques petites particules ou atomes »[181]. Digby propose deux exemples de ce phénomène : celui du brouillard et celui du vent. « Le soleil, illuminant à son lever la terre qui est humectée par la pluie ou la rosée de la nuit, ses rayons élèvent un brouillard [...] et ce brouillard se raréfie à mesure que le soleil a plus de force de le tirer en haut »[182]. Quant au vent, « partout où il y a du vent, il y a aussi des petits corpuscules ou atomes, qui sont aux lieux d'où vient ce vent, par la force du soleil et de la lumière : et que ce vent n'est autre chose que de tels atomes agités et poussés quelque part avec impétuosité »[183]. Des observations sur le parfum des fleurs et sur la pollution dans les grandes villes de l'époque, chauffées au charbon, corroborent le deuxième fondement de son système. La référence aux expériences de Galilée sur la chute des graves[184] intervient pour légitimer la démarche de l'auteur du *Discours*. Le troisième principe qu'il pose est que « l'air est plein partout de ces corpuscules ou atomes : plutôt ce que nous appellons notre air, n'est autre chose qu'un mélange et une confusion de semblables atomes, où les parties aëriennes dominent »[185]. Des corpuscules se détachent sans cesse des corps par le moyen de la lumière, par la chaleur intérieure des corps naturels. En quatrième lieu, Digby affirme que « tout corps, pour petit qu'il soit, est divisible à l'infini »[186]. Le cinquième principe permet d'expliquer divers phénomènes d'attraction naturelle (section, magnétisme, filtration, etc.), en établissant que « les corpuscules qui remplissent et composent l'air sont quelquefois attirés par une route tout à fait différente de celle que leurs premières causes universelles leur devaient faire tenir. Ainsi

180. Digby (1666 [1658], 33).
181. *Ibid.*, 34.
182. *Ibid.*, 36.
183. *Ibid.*, 49.
184. *Ibid.*, 41.
185. *Ibid.*, 50-1.
186. *Ibid.*, 62.

l'attraction peut s'exercer par la filtration ou par le feu »[187]. En vertu du sixième principe, « quand le feu ou quelque corps chaud attire l'air, et ce qui est dans l'air, s'il arrive qu'il se trouve dans cet air des atomes dispersés qui soient de semblable nature au corps qui les attire, l'attraction de tels atomes se fait bien plus puissamment que s'il n'y avait que des corps de différente nature : la raison de cecy est la ressemblance et convenance qu'ils ont de l'un avec l'autre »[188]. Digby réaffirme ici l'importance du principe de similitude. Les ressemblances, facilitant l'attraction du semblable par le semblable, sont de trois sortes : le poids, le degré de densité et la figure[189]. Après avoir examiné les raisons pour lesquelles les corps semblables s'attirent plus puissamment que les autres, Digby propose de les confirmer par l'expérience. « C'est une pratique ordinaire, poursuit-il, que quand un homme s'est brûlé, par exemple la main, il la tient quelque espace de temps au feu ; et par ce moyen, les corps ou atomes ignés du feu et de la main se mêlant et s'attirant les uns les autres, et les plus forts (qui sont ceux du feu) l'emportant par dessus les autres, la main se trouve beaucoup soulagée de l'inflammation qu'elle souffrait »[190]. D'autres expériences confirment les principes généraux de la médecine magnétique[191].

> Ceux qui ont été mordus ou piqués d'une vipère ou d'un scorpion, tiennent sur la piqûre un scorpion ou une tête de vipère écrasée : et par ce moyen le poison qui par une espèce de filtration s'avança pour gagner le cœur, retourne en arriere sur ses pas, et revient à la principale source où il y en a plus grande quantité, et laisse la partie blessée entièrement délivrée de ce venin. En temps de peste l'on porte autour de soy de la poudre de crapaut ou araignée vive (enfermée en quelque vaisseau commode) ou de l'arsenic, ou quelque autre semblable substance venimeuse ; laquelle attire à soy l'infection de l'air, qui autrement pourrait infecter la personne qui la porte.[192]

Quelles sont, demande Digby, les causes et les raisons de ces merveilleux effets ?

> Pour commencer, je dis que dans les actions de nos sens, il y a une participation matérielle et corporelle, c'est-à-dire que quelques atomes du corps qui agissent

187. *Ibid.*, 72.
188. *Ibid.*, 88.
189. *Ibid.*, 89-93.
190. *Ibid.*, 97.
191. *Ibid.*, 97-107.
192. *Ibid.*, 98.

> sur les sens, entrent dans leurs organes, qui leurs servent de tuyaux, pour les conduire et porter au cerveau et à l'imagination.[193]

Ceci est évident pour les odeurs et les saveurs. Quant à l'ouïe, l'air extérieur agité cause un mouvement dans la membrane du tympan. Il donne un coup au marteau qui y est attaché, lequel, battant sur son enclume, cause un mouvement de l'air enfermé dans l'oreille, et ce mouvement de l'air est ce que nous appelons l'ouïe. Ceci est tout aussi évident pour la vue.

> Il reste seulement à montrer que le semblable se fait dans le plus grossier de nos sens qui est l'attouchement. Car s'il est vrai, comme nous l'avons montré, que tout corps envoie une continuelle émanation d'atomes hors de lui, il n'y reste plus de difficultés.[194]

L'exemple de la fixation du mercure sur l'or, en vertu de leur grande affinité, ne suffit pas à corroborer son hypothèse[195]. Car Digby développe considérablement les domaines d'application du sixième principe de son système. Tout y passe : les effets de l'imagination maternelle sur le fœtus et la physiologie des émotions, les convulsionnaires de Loudun et le tarentisme. Pour finir, le septième principe établit que « la source de ces esprits, ou le corps qui les attire à soi, entraîne aussi avec eux ce qui les accompagne, et ce qui est attaché, collé et uni à eux »[196]. Il ne reste plus qu'à appliquer ces théories à l'explication des problèmes posés par l'utilisation de la poudre. Considérons le cas de Monsieur Howell, que nous avons relaté dans le troisième chapitre. Howell est blessé à la main. Une grande inflammation se déclare. On prend la jarretière couverte du sang sorti de la plaie, on la trempe dans une bassine d'eau où l'on a dissout du vitriol. Le jour, on tient la bassine dans un cabinet à la chaleur modérée du soleil du printemps, et la nuit au coin de la cheminée, de façon à ce que le sang, dont la jarretière est imbibée, soit toujours dans un milieu tempéré. Que survient-il alors ?

> Premièrement, le soleil et la lumière attireront d'une grande distance et estendue les esprits du sang qui sont sur la jarretière. Et la chaleur modérée du foyer qui agit doucement sur la composition [...] fait pousser en dehors ces atomes [...] pour aider ainsi à l'attraction du soleil et de la lumière. Secondement, les

193. *Ibid.*, 108.
194. *Ibid.*, 109.
195. *Ibid.*, 109-10.
196. *Ibid.*, 142.

esprits du vitriol incorporé avec ce sang ne peuvent manquer de faire le même voyage avec les atomes de ce sang. Tiercement, la main blessée expire et exhale cependant continuellement abondance d'esprits chauds et ignés qui débordent comme une rivière hors de la blessure enflammée, ce qui ne se peut faire que la plaie n'attire conséquemment l'air qui lui est le plus proche. Quatrièmement, cet air attire d'autre air le plus prochain, et celui-ci encore d'autre : et ainsi se fait un courant d'air attiré tout autour de la blessure. Cinquièmement, avec cet air viennent enfin les atomes et les esprits du sang et du vitriol, lesquels étaient diffus et répandus bien loin dans l'air par l'attraction qu'en aurait faite la lumière ou le soleil. [...] Sixièmement, ces atomes de sang, trouvant leur propre source et la racine originaire d'où ils venaient, s'arrestent et s'attachent là et rentrent ainsi dans leur lits naturels, et demeures primitives au lieu que l'autre air n'est que passager, et s'évapore aussitôt qu'il vient [...]. Septièmement, les atomes du sang s'étant joints inséparablement avec les esprits vitrioliques, tant ceux-là que ceux-ci s'imbibent conjointement ensemble dans tous les recoins, fibres et orifices des veines qui se trouvent découvertes dans la plaie du malade, confortent cette plaie, et enfin la guérissent imperceptiblement.[197]

C'est ainsi que Digby achève la description de l'interprétation corpusculaire de l'hopliatria la plus répandue dans la seconde moitié du XVIIe siècle. Dans son *Discours*, l'originalité des arguments en faveur des cures sympathiques est certes très discutable. La majorité des exemples de magnétisme naturel avait déjà été rassemblée et expliquée dans la *De pulvere sympathetico dissertatio* (1647) de Nicolas Papin[198]. En revanche, le point de vue change sensiblement. Car l'hypothèse atomiste dépouille l'hopliatria de sa dimension occulte et vitaliste en la rendant pensable dans le cadre théorique imposé par la philosophie mécaniste. En essayant d'accorder raisonnements et observations à la faveur d'une grande habileté rhétorique, Digby donne une contribution essentielle au processus de *laïcisation* des sciences occultes qui s'accomplira un siècle et demi plus tard avec Mesmer et ses disciples. La citation latine scellant le *Discours* atteste

197. *Ibid.*, 160-2.
198. Le plagiat a été remarqué et dénoncé par le traducteur français de la *Dissertatio*, l'obscur Sieur de Rault qui, dans son avertissement au lecteur, signé « Rault, Rouen 20 Avril 1673 », fait allusion à ceux qui ont « tiré quelques échantillons, et mesme les plus belles parties de ce traité pour en composer leurs ouvrages et les faire passer pour originaux ». Il s'agit dans doute de Digby, car Rault conclut son propos en disant « Que ce soit donc une gloire à la ville de Blois, et par conséquent à la France, d'avoir produit un si rare esprit qui ait découvert un si beau secret ; avec plus de droit qu'à Londres qui prétend par quelques sorte d'usurpation s'attribuer cette prérogative. »

l'intention de l'auteur : *Nec Deus intersit, nisi dignus vindice nodus*[199]. On peut éviter d'avoir recours à un démon, à un ange ou à des esprits pour résoudre cette difficulté.

Par ailleurs, l'ouvrage du Chevalier révèle le rôle joué par la rhétorique scientifique à l'âge classique ainsi que le caractère protéiforme du matérialisme. Abandonner la physique du Stagirite pour embrasser celle de l'Abdéritain ne rime pas nécessairement avec la fiabilité de la méthode expérimentale tant que « les structures rhétoriques de la science », pour reprendre une expression de Fernand Hallyn[200], restent les mêmes. Si les dispositifs sur lesquels repose la créativité scientifique demeurent, il ne suffit pas de changer de représentation du monde pour passer du faux au vrai ou du faux au moins faux. C'est pour cette raison qu'il est possible d'expliquer de manière fallacieuse la cicatrisation naturelle des blessures, tout en utilisant une théorie, celle des atomes, qui, en soi, semblerait plus objective que la physique des qualités.

Hartmann[201] en 1677 et Pierre de Lorrain, abbé de Vallemont, dans *La physique occulte, ou traité de la baguette divinatoire*[202] de 1693, proposeront une interprétation corpusculaire de l'action de l'onguent fondée sur des postulats semblables. Dans les pages qui suivent nous reportons les sections de ce dernier traité, consacré en grande partie à l'explication corpusculaire des cures magnétiques et d'autres phénomènes analogues. L'orthographe du texte a été légèrement adaptée aux normes modernes.

199. *Ibid.*, 178. La citation est tirée de l'*Art poétique* (v. 191-2) d'Horace : « Ne faites pas intervenir un dieu pour le dénouement, à moins que le nœud ne mérite cette intervention ».
200. Hallyn (2004, 37-53).
201. Hartmann (1677, 1002).
202. Il traite des guérisons magnétiques (p. 167ss), de la poudre de sympathie (p. 195ss) et de l'*unguentum armarium* (p. 199) à partir de la considération que « la nature n'a qu'un seul mécanisme dans toutes ses opérations : & la Philosophie des corpuscules est la seule, qui puisse rendre raison des merveilles de la sympathie » (p. 48). Nous connaissons très peu de choses sur la vie de l'auteur.

ANNEXE I

Pierre de Lorrain
Abbé de Vallemont (1649-1721)[203]

La physique occulte, ou traité de la baguette divinatoire, et de son utilité pour la découverte des sources d'eau, des minières, des trésors cachés, des voleurs, et des mortriers fugitifs. Avec des principes qui expliquent les phénomènes les plus obscurs de la nature.../ Augmenté en cette édition, d'un traité de la connaissance des causes magnétiques des cures sympathiques, des transplantations, et comment agissent les philtres. Par un curieux de la nature. Augmenté de plusieurs pièces. Par M.L.L. de Vallemont, Paris, J. Boudot, 1709.

203 Michaud (1843-65, *ad vocem*) : « Pierre Le Lorrain, plus connu sous le nom d'abbé de Vallemont, physicien, numismate et littérateur français, était né le 10 septembre 1649, à Pont-Audemer d'une famille honorable. Ayant embrassé l'état ecclésiastique, il se fit recevoir docteur en théologie et vint habiter Rouen, où il paraît que son caractère vif et inquiet le brouilla bientôt avec tous ses confrères. Il se rendit alors à Paris et se chargea de l'éducation du fils de M. Poilart, conseiller au Parlement, et ensuite de celui du marquis de Dangeau. Il suivit son nouvel élève à Versailles, et il nous apprend lui-même qu'il y demeura dix ans. [...] L'abbé de Vallemont en quittant Versailles, fut attaché, comme professeur, au collège du cardinal Lemoine. Il y rassembla dans sa chambre, des machines, des objets d'histoire naturelle, des médailles et il eut le plaisir de voir son cabinet visité par les curieux et par les étrangers de distinction. Il se retira, sur la fin de sa vie, à Pont-Audemer, où il mourut le 30 décembre 1721, à l'âge de 72 ans. » point

Préface

Car si on connaissait comment les écoulements des corpuscules qui s'exhalent des eaux souterraines, des métaux, & du corps de certains hommes, s'insinuent par la respiration insensible dans les pores d'un autre homme, on comprendrait bientôt pourquoi les maladies contagieuses et populaires attaquent les uns et épargnent les autres : on découvrirait cette route invisible par où coule ce flux, & reflux d'humeurs malignes qui sortent d'un corps par la transpiration, & que la respiration fait rentrer dans un autre. Et si ce chemin était bien reconnu, la médecine trouverait ensuite facilement le secret de préserver, ou de guérir les hommes de tant de maladies, dont la propagation se fait par les écoulements des corpuscules contagieux qui sont répandus dans l'air. Cela est, ce me semble, de la dernière importance.

Chapitre III

[48] *La nature n'a qu'un seul mécanisme dans toutes ses opérations : & la Philosophie des corpuscules est la seule, qui puisse rendre raison des merveilles de la sympathie, & du mouvement de la baguette divinatoire.*

Il faut d'abord remarquer que par le *mécanisme de la nature*, on ne veut point signifier un être, qui, sans être Dieu, agirait incessamment par tout le monde, comme les Philosophes Payens [païens] l'ont entendu. Car ils s'imaginaient, que la nature était une âme universelle, qui animait et mettait en mouvement toutes les choses corporelles. Mais par Mécanisme de la nature nous entendrons toujours *les lois générales du mouvement ; que le créateur a établies, et selon lesquelles il gouverne tout l'univers.*

[49] Il faut encore remarquer que, comme il est constant qu'il n'y a point d'effet sans cause, puisque rien ne se peut produire soi-même ; il est pareillement certain, que nulle cause ne peut agir sur aucun sujet, si ce n'est en le touchant ; suivant ce principe naturel, auquel il ne faut jamais donner d'atteinte ; que *rien n'agit sur ce qui est distant : nihil agit in rem distantem.* Cela supposé.

*** 1 *** Je dis que, la nature agissant toujours par les voies les plus simples, et ne faisant jamais rien en vain, elle ne prend pas, quand elle opère des merveilles, une autre conduite que celle qu'elle tient lorsqu'elle se joue, pour ainsi dire, dans des ouvrages communs, et dont les ressorts sont tout à découvert. Ce principe est de la dernière importance ; et faute d'y avoir eu égard dans l'explication des phénomènes de la nature, les Philosophes de l'Ecole, et le petit peuple se sont jetés dans les extrémités contraires, qui ont également retardé le progrès que les hommes pouvaient faire dans l'étude des choses naturelles. Le petit peuple accoutumé à ne pas s'élever au dessus des choses sensibles, et ne pouvant s'imaginer que la Nature employât des agents, qui ne fussent pas visibles et palpables, a attribué aux sorciers, et aux démons tous les effets dont [50] il ne pouvait pas développer le mécanisme.

Les Philosophes de l'Ecole au contraire, ne voulant pas ramper avec le peuple dans les choses grossières et sensibles, ont pris une route toute opposée. Quand il a été question d'expliquer les phénomènes surprenants de la nature, ils ont appelé à leur secours les *qualités réelles*, les *formes substantielles*, et les termes pompeux de *sympathie*, d'*antipathie*, et de *vertus occultes*, sous lesquels on leur reprochera toujours d'avoir voulu cacher leur ignorance.

Pour nous, notre dessein est de marcher entre ces deux extrémités. Nous quitterons au peuple les corps grossiers et sensibles, qui ne sont point certainement les organes, dont la nature se sert dans ce qu'elle fait de merveilleux. Nous négligerons pareillement les *qualités, les formes substantielles, les vertus occultes* si célèbres dans l'Ecole, qui ne tombent pas à la vérité sous les sens par lesquels le peuple se gouverne ; mais aussi qui sont pour le moins autant inintelligibles, que les secrets les plus impénétrables de la Physique.

Nous reconnaîtrons donc entre les *corps visibles et ces êtres inconcevables*, un genre moyen d'objets volatils, très subtils, et très actifs, que nous nommerons [51] indifféremment *Corpuscules, Particules de la matière, Atomes, matière subtile.* Car pour le nom il importe peu ; et cela ne mérite pas après tout, qu'il y ait un schisme, et une division entre les Cartésiens, et les Gassendistes ; puisque ce n'est qu'une même Philosophie dans le fond, et que l'on peut expliquer par les *atomes* de Gassendi tout ce que l'on explique par la *matière subtile* de Descartes.

On voit déjà bien par ce plan, que je ne me servirai pas non plus des Quatre Eléments des Péripatéticiens, ni des trois des chimistes, pour expliquer comment se fait le mouvement de la baguette divinatoire. Je ne méprise pas pour cela l'antiquité. C'est peut-être par l'estime que j'en fais, que j'en use de la sorte. Car enfin quelque âge que puisse avoir la doctrine d'Aristote, et le Péripatétisme, la Philosophie des corpuscules est beaucoup plus ancienne : c'est du moins l'opinion de Boyle qui lui donne le nom de *Philosophie Phénicienne*, parce qu'elle a précédé toute la philosophie des grecs. Il se sert, pour établir sa prétention, du témoignage de quelques anciens écrivains, qui assurent qu'avant qu'Epicure ou Démocrite, ou même Leucippe eussent jamais enseigné leur Philosophie dans la Grèce, il y avait un certain physicien, originaire de la Phénicie, qui expliquait [52] tous les Phénomènes de la nature par le mouvement, et les propriétés des petites particules de la matière : *Scriptorum quorundam antiquorulm autoritate fretus, à quibus accepi Physicum quendam è Phoenicia oriumdum Phaenomena naturalia per minutarum materia particularum motum, aliasque affectiones explicare solitum.* Boyle, *Praefat. in Experim. Chymic.*

Ce qui a le plus contribué à écarter de la vérité les sectateurs des *qualités occultes*, c'est qu'ils ont crû qu'il y avait plus de mystère, qu'il n'y en a véritablement, dans les effets que nous admirons davantage. Ils se sont figuré que, lorsque la nature se cache dans ses œuvres, elle se comporte d'une autre façon que quand elle agit à découvert : c'est cependant toujours le même mécanisme.

Ainsi lorsque nous voyons qu'un corps est mis en mouvement, qu'il est poussé, encore que le ressort et la manière, dont se fait cette impulsion, ne nous soient pas sensibles, à cause de l'extrême grossièreté de nos sens et de la prodigieuse ténuité, ou petitesse des agents, que la nature emploie, nous devons pourtant être persuadés que ce mouvement est produit selon les mêmes lois, par lesquelles les corps sont mus à découvert et sensiblement.

Il n'y a qu'à examiner par quels moyens l'Art, qui ne fait qu'imiter la nature, [53] met quelque chose en mouvement : or la Mécanique remue les machines par le *levier* par la *poulie*, par la *roue*, par le *coin*, et par la *vis ;* on doit donc se persuader que si la nature, lorsqu'elle agit par des ressorts secrets, n'emploie pas ces instruments grossiers, dont la Mécanique se sert, pour augmenter les forces humaines, elle leur substitue certainement des instruments équivalents, mais plus subtils et tout à fait insensibles. Toute la différence qu'il y a entre les opérations de la nature, qui nous paraissent surprenantes, et celles dont nous ne sommes point du touché, c'est que dans le merveilleux son mécanisme n'emploie que le ministère d'organes et d'instruments sur lesquels nos sens n'ont aucune prise ; et que dan les ouvrages ordinaires elle ne cache point son art, ne mettant en œuvre que des choses sensibles. Ce qu'il y a de différent vient donc des agents, dont les uns sont sensibles, et les autres ne se découvrent que par la raison ; mais quant au mécanisme, c'est toujours le même ; c'est partout la même analogie et la même conduite.

Quand, par exemple, le feu brûle le bois, rien ne surprend, parce que la nature ne se cache point là et l'on voit comment la flamme perce, ouvre le bois, en sépare et en écarte les parties afin de s'y [54] insinuer et de le consumer. Tout cela est de la juridiction des sens. Mais il ne s'en va pas de même lorsque les fumées sèches et chaudes des minières dessèchent et brûlent les plantes et les arbres qui croissent dessus ; parce que ces exhalaisons subtiles, âcres et mordantes ne tombent pas sous les sens, il a fallu que la raison ait aidé à les découvrir. Cependant c'est le même mécanisme et la Nature en brûlant le bois par le feu ne prend pas une autre méthode que celle qu'elle tient pour brûler les plantes sur les minières ; puisque les corpuscules brûlants, qui s 'exhalent des matières minérales, percent, ouvrent, déchirent, découpent et séparent les parties des plantes pour les détruire, comme fait le feu à l'égard du bois.

On ne serait faire trop d'attention à ce que je dis et j'ose bien avancer que c'est là un principe et une clef pour se faire entrée dans les secrets, dont il semble que la nature nous ait voulu dérober la connaissance, et sur lesquels la Philosophie de l'Ecole nous a donné jusqu'ici si peu de lumières.

La Philosophie n'est donc pas embarrassée à expliquer ce que la nature fait sous les yeux de tout le monde, et lorsqu'elle n'emploie que des corps grossiers et visibles, parce que l'on voit alors l'union de l'agent et du patient, la contiguïté des [55] corps est sensible ; la cause qui agit et le sujet sur lequel elle agit se touchent par un *contact mathématique*. Ils sont corps à corps : c'est ainsi que le cachet laisse son image sur la cire molle, en la touchant immédiatement. Mais la difficulté c'est quand l'agent et le patient sont distants, et qu'on ne voit pas ce qui émane de l'agent, pour porter sa vertu sur le patient. C'est ainsi que l'action d'une pierre d'aimant, semblable à celle des Messieurs de la Société Royale de Londres, qui fait mouvoir une aiguille de boussole à neuf pieds de distance, donne la torture à un homme, qui ne sait pas qu'il circule au travers et autour de cet aimant un tourbillon de matière subtile, dont la sphère d'activité s'étend à neuf pieds à l'entour ; et quoi que ses yeux ne voient pas ces petits agents, il est pourtant très certain que c'est par leur ministère que l'aimant agite l'aiguille de boussole et la touche par un *contact physique*, c'est à dire par de petits corps qui sont moyens entre l'agent et le patient et qui lui impriment tous les mêmes mouvements que l'on donne à la pierre. C'est ainsi que les deux pièces, qui joignent les planches d'une *règle parallèle*, font que l'une ne se peut remuer que l'autre ne se trouve toujours en même temps dans la même situation.

*** 2 *** Ces petits corps sont trop mystérieux et leur usage est trop grand pour ne les pas considérer avec attention.

1. Ils sont quelquefois une partie et un écoulement de la substance même dont ils émanent, comme sont les corpuscules du Vitriol, qui se détachent de la poudre de sympathie pour se répandre dans l'air.
2. Ils sont quelquefois une substance *tierce*, qui porte la vertu de l'agent vers le patient. Ainsi les esprits animaux sont une substance *tierce* que le cerveau, qui en est le réservoir, distribue dans les nerfs et de là dans les muscles, afin de produire dans l'animal les divers mouvements que nous y admirons.

3. Ils ne sont quelque fois que l'air voisin de l'agent, à qui il sert de véhicule pour porter son impression sur le patient. Ainsi, l'air qui environne une cloche, étant agité par le mouvement de la cloche et du battant, pousse l'air voisin, celui-là l'autre et ainsi successivement jusqu'à ce qu'il vienne heurter, comme un marteau, au tympan de l'oreille et y produire le son, dont nous avons alors un sentiment.

Ce sont ces petits corps qui font tout le mystère de ce qu'on appelle *sympathie et antipathie*, comme ils en font en effet tout le ressort, dès qu'on les peut une fois [57] bien reconnaître, tout ce qu'il y a de plus occulte dans la *sympathie* se manifeste bientôt ; et j'espère que nos poètes ne nous chanterons plus :

Il est des nœuds secrets, il est des sympathies,
Dont par le doux accord des âmes assorties,
S'aiment et l'une et l'autre, et se laissent piquer
Par ces je ne saiy quoy, qu'on ne peut expliquer.

Cela était vrai, avant le rétablissement de l'ancienne Philosophie des corpuscules ; dans les temps que tous les Philosophes dans les merveilles de la nature ne recourraient qu'à la *sympathie*, et à l'*antipathie ;* s'imaginant en avoir beaucoup dit, quand ils avaient fait montre de ces mots pompeux, qui ne sont pas plus intelligibles que ce qu'ils voulaient expliquer. Alors toute la Physique dans le merveilleux roulait sur ces termes magnifiques.

Jean-Baptiste Porta dit que c'est par la force de la *sympathie* qu'un taureau en furie s'apaise sur le champ, si on l'attache à un figuier ; et qu'un éléphant s'adoucit à la vue d'un bélier ; et que c'est par *antipathie* que la vigne fuit le chou ; que la ciguë s'écarte de la ruë [rue[204]] ; et que [58] quoy que le suc de la ciguë soit un poison mortel, il ne nuit nullement si, après l'avoir bu, on avale du suc de ruë, *lib. I. mag. natur. cap. I.*

Corneille Agrippa explique aussi par la *sympathie* et l'*antipathie* tout ce qu'il n'entend point dans la Physique. Il dit qu'il y a une grande *sympathie* entre le palmier mâle et le palmier femelle, entre la vigne et l'olivier, entre le figuier et le myrte et qu'il y a une *antipathie* irréconciliable entre le scorpion et le crocodile, qui cherchent réciproquement à se tuer, entre l'éléphant et le pourceau, entre le lion et le coq, le corbeau et le hibou, le loup et la brebis, le crapaud et la belette. *lib. I Philosoph. occult.*

Jérôme Cardan ne philosophe pas d'une autre manière. Il dit que le lézard a de la *sympathie* avec l'homme, et qu'il se plaît à le voir et à chercher sa salive, qu'il boit avec avidité. Il ajoute que c'est par *antipathie* que la queue d'un loup suspendue dans une étable empêche les bœufs de manger. *lib I7 de subtil.*

Il ne faut pas dissimuler que ces philosophes tâchaient de faire entendre ce qu'ils pensaient par *sympathie*. Ils disaient que c'est une *convenance ou conformité de qualités naturelles d'humeurs ou de tempérament, qui font que deux choses* [59] *s'aiment, se cherchent et demeurent en repos ensemble.* Mais certainement il faut qu'ils reconnaissent à leur tour que quiconque n'en dit pas plus, insinue assez qu'il n'y entend rien. On ne doute pas de cette *convenance* et de cette *conformité de qualités*, mais on demande ce qui la produit et ce qui en est la cause efficiente. C'est ce qu'on ne saurait expliquer sans la Philosophie des corpuscules.

204 Rue : Plante dicotylédone (Rutacées), herbacée, vivace, à fleurs jaunes (Grand Robert).

La Baguette divinatoire a couru la même fortune que les autres secrets de la Physique. On en a rapporté les effets à la *sympathie* qu'il y a entre les métaux et certaines plantes. On n'en pouvait pas dire davantage. Philippe Melanchthon dans un discours qu'il a composé exprès de *sympatheia & antipatheia* [en grec dans le texte], fait six classes de différentes *sympathies*, qu'il a observé dans la nature, et fait l'honneur à la *Baguette de coudrier* de la placer au second rang. La deuxième sorte de *sympathie* est, dit-il, entre les métaux et les plantes. De là vient que la Baguette fourchue de coudrier, dont se servent ce qui travaillent aux minières, pour trouver les veines d'or et d'argent, et qu'ils appellent pour ce sujet *Baguette Divine*. Après cela il fait quelque effort, afin d'expliquer la raison et le secret de cette *sympathie*, qui fait tourner la [60] Baguette sur les métaux. Il dit que c'est que le coudrier tire pas ses racines les sucs minéraux qui sont dans la terre, qu'il s'en nourrit et fortifie merveilleusement et que de là naît la sympathie qu'il a avec l'or et l'argent : *cujus surculi vires augent, roborantque succi minerales*. Il fallait alors se payer de cette monnaie, bonne ou mauvaise ; on n'avait rien de meilleur à donner, on ne philosophait pas, on devinait et, par malheur, très mal.

La philosophie des corpuscules nous mène aujourd'hui plus loin. Elle développe, autant bien qu'on le peut, le mécanisme de la nature dans les opérations que l'on attribue à la *sympathie* et à l'*antipathie*, tellement que nous disons avec certitude que cette affection ou cette estime secrète, dont nous nous sentons prévenus, pour certaines personnes, dès la première fois que nous les voyons, est causée par une certaine émission d'esprits ou de corpuscules qui partent de ces personnes et qui vont faire une douce impression sur la rétine ou le nerf optique ou dans les autres nerfs ; laquelle parvenant jusqu'au cerveau affecte l'organe de manière que la perception ou sensation nous est agréable. Quand au contraire cette sensation se fait avec un sentiment confus de désagrément ou d'éloignement, [61] cela s'appelle *antipathie*. Voilà un modèle pour expliquer toutes les *sympathies* et *antipathies* qui se peuvent trouver dans les trois familles des animaux, des végétaux et des minéraux. M. Gassendi rapporte un assez plaisant exemple d'*antipathie* dont il a été témoin. Un jour, dit-il, je vis avec surprise une troupe de pourceaux qui, en plein marché, se mirent tous à gronder contre un boucher et à le regarder de travers comme leur ennemi mortel, tant qu'il fut proche d'eux. J'ajouterai à cela que j'ai vu dans une rue de Paris tous les chien sortir des maisons et aboyer avec beaucoup de violence avec un de ces chiffonniers, qui tâchent souvent de les attraper pour en avoir la peau. Or cette *antipathie*, venait de ce que et le boucher et le chiffonnier étaient environnés des esprits des animaux qu'ils avaient fraîchement tués. Comme ces corpuscules, dont leurs habits étaient remplis, avaient été tirés de force et étaient, par conséquent, agités d'un mouvement extraordinaire, ils s'allaient porter avec rapidité sur le corps de ces pourceaux et des chiens et les heurtaient d'une manière qui produisait en eux une sensation fort désagréable.

C'est la raison pourquoi le sang d'un homme assassiné se remet en mouvement, [62] et coule de la plaie à la présence du meurtrier ; s'il est vrai que cela arrive quelquefois, comme les lois, qui semblent y avoir quelque égard, le supposent. Les esprits du mort, dont le meurtrier est tout environné et qui ont été arrachés avec toute l'horreur que produit la présence d'un homme cruel et sanguinaire, sont demeurés dans une agitation si violente qu'ils ne manquent pas, si le cadavre est dans la sphère de leur activité, de la choquer rudement et de remettre en mouvement les esprits qui sont restés dans le sang. *Potest aliqua adhuc fieri colluctatio inter occisi spiritus in sanguine superstites, et appellentia ab occisore corpuscula, iis consimilia, quae occisionis tempore horrorem summum incusserunt.* Gassend. *Physic. sect.* I, lib. 6, cap. 14, pag. 453.

On dit que le coq a de la *sympathie* pour l'aurore, dont il annonce le lever par son chant et par un battement d'ailes. Cicéron déclare que Démocrite a fort bien expliqué cette *sympathie* par la distribution de la matière subtile qui s'est formée de la digestion pendant la nuit et qui s'est répandue dans toutes les parties du coq. La digestion, dit-il, est alors achevée ; le sang s'est distribué par tout le corps, le coq sent ses forces rétablies par les nouveaux esprits, dont il est rempli ; il n'y a donc rien de merveilleux si cet oiseau, à [63] qui le chant est naturel, fait éclater sa joie par son chant et par un battement d'ailes. *Democritus quidem optimis verbis causam explicat, cur ante lucem galli canant ; depulso enim de corpore, et in omne corpus diviso, et modificato cibo, cantus edere quiete satiatos... De Divinat. lib.* 2., n. 57.

La sympathie de l'héliotrope avec le soleil fait trop de bruit pour la passer sous silence. La raison pourquoi cette fleur se tourne du coté de cet Astre, en cas qu'elle lui soit bien exposée, c'est que les rayons de soleil en desséchant la tige du coté qu'ils la frappent, font qu'elle s'accourcit à cause de l'évaporation des esprits qui s'en exhalent et qu'elle se courbe, comme fait une carte mouillée mise devant le feu ou au Soleil. Voilà tout le mystère qui a si fort tourmenté tant de Philosophes et ce n'est rien avec la clef de la Philosophie des corpuscules.

Il faut encore dire un mot des corps électriques comme sont le diamant, le saphir, l'opale, l'ambre, le jay et l'agate, et la cire d'Espagne, qu'on appelle Electriques, parce qu'ils attirent d'une façon très sensible des brins de paille. Chacun a pu voir comment ces corps et plusieurs autres pierres précieuses lèvent, quand on les a frottées comme du drap, de petits fétus, et même toute sorte de petites choses [64] bien légères ; mais peu de gens savent comment se fait cette attraction. Ceux qui l'ont voulu expliquer par les *vertus occultes*, n'ont rien dit. Mais la Philosophie des corpuscules développe la chose parfaitement bien. Quand on frotte cette substance, on en ouvre les pores, on augmente le mouvement de la matière subtile qui y transpire et alors il se fait une émission abondante d'esprits à l'entour, dont le cours rapide chasse l'air contigu. Mais comme cet air a la vertu de faire ressort et de revenir, pour ainsi dire, sur ses pas, il repousse les petits corps électriques, lesquels pénètrent et emportent en retournant les choses légères qu'ils trouvent sur leur chemin. Je ne m'amuserai pas à prouver ici que l'air a une vertu élastique. Un ballon rempli d'air, et dont les Ecoliers se jouent, ne fait tant de bonds que parce qu'en tombant le cuir s'enfonce et comprime l'air qui, revenant par son ressort dans l'enfoncement d'où il s'était retiré, fait bondir cette grosse boule de cuir autant de fois qu'il se fait une compression d'air au dedans.

Les corps électriques attirent donc la paille, comme l'aimant attire le fer, avec pourtant cette différence :

1. Qu'il ne faut point frotter cette pierre, parce qu'il y a toujours autour d'elle une atmosphère de matière magnétique, qui est en mouvement. [65]

2. Que l'aimant n'attire que le fer.

3. Que l'impulsion qui se fait du fer vers l'aimant n'est point empêchée par l'interposition d'un corps hétérogène, ce qui fait voir que les corpuscules magnétiques, qui communiquent leur vertu au travers du marbre même, sont incomparablement plus subtils que les corpuscules électriques.

Il faut maintenant venir à l'explication du mouvement qui fait incliner la Baguette Divinatoire sur les eaux, sur les métaux et sur les autres choses sur quoi l'expérience nous apprend qu'elle tourne.

C'est ici où il faut rassembler sommairement tout ce que j'ai dit dans ce chapitre. Je n'y ai été un peu long qu'à cause de l'importance de la matière et qu'il faut préparer le monde à un système que beaucoup des gens n'entendraient point sans le secours qu'on pourra tirer des principes que j'ai posés.

1. J'ai montré que la nature n'a qu'un seul mécanisme dans tout ce qu'elle fait. Il faut donc considérer ce mécanisme dans un effet qui nous soit déjà connu, afin de reconnaître plus facilement le même mécanisme dans l'inclinaison de la Baguette Divinatoire. Personne ne soulèvera contre cette méthode tout à fait conforme au bon sens, qui veut que l'on explique ce que l'on ne connaît pas dans les choses [66] naturelles, par ce que l'on y connaît déjà.

2. J'ai fait voir par plusieurs exemples qu'il n'y a que la seule Philosophie des corpuscules qui soit capable de développer ce qu'il y a de plus caché dans les merveilles de la Nature et dans tout ce qu'on appelle *sympathie* et *antipathie*. Il faudra donc chercher et suivre ces petits corpuscules, puisqu'ils nous découvriront tout le secret mécanisme de la nature dans le mouvement de la Verge de coudrier. Or c'est ce que j'espère exécuter dans la suite d'une manière où il y aura peu de choses à souhaiter pour l'évidence.

Avant de finir ce chapitre, il faut faire ici une observation qui me paraît de la dernière importance, tant pour la physique que pour la médecine et à laquelle cependant je ne vois pas que les Philosophes aient jamais bien pensé. Il me semble qu'on aurait du faire plus d'attention à l'extrême fluidité et liquidité de l'air et à la parfaite analogie qu'il y a avec l'eau. Il est composé de particules si subtiles et si déliées, qu'elles se dégagent facilement des corps où elles sont enfermées, afin de prendre la forme d'un tout extrêmement liquide. Il faudrait donc considérer l'atmosphère de l'air, qui enveloppe le globe de la terre, comme un fleuve d'une immensité prodigieuse, dans lequel les hommes et tous les animaux vivent à leur [67] manière, comme les poissons et les monstres de la mer font dans l'eau. Les parties de l'air s'unissent et se désunissent avec autant de facilité qu'on en remarque pour l'union et pour la désunion des particules de l'eau. L'air est susceptible comme l'eau de froid et de chaud ; de même il s'imprègne aisément des odeurs bonnes et mauvaises, il coule et s'insinue comme l'eau dès qu'il trouve le moindre petit passage, ainsi qu'on l'expérimente tous les jours aux portes et aux fenêtres, quand elles ne sont pas bien exactement fermées. Je ne doute même pas qu'il ne se puisse teindre et revêtir de toutes sortes de couleurs, comme on en fait quelquefois prendre à l'eau.

*****

[138] ce qui fait que l'imagination se raidit contre l'histoire de la découverte du meurtrier de Lyon, par le moyen de la Baguette Divinatoire, c'est qu'on ne voit pas comment Jacques Aymar ait pût démêler la piste de ce criminel fugitif, reconnaître le lit où il a couché, la table sur laquelle il a mangé, les pots et les verres qu'il a touchés. Certainement il faut avouer que la Philosophie des *qualités occultes*, & des *formes substantielles*, n'a pas, pour ainsi dire, le nez assez fin, pour découvrir les traces que le meurtrier a laissées sur le lieu où il a passé. [...] Mais la Philosophie des corpuscules nous apprendra qu'il s'exhale sans cesse des minéraux, des végétaux et des animaux beaucoup de parties subtiles par la

voie de la transpiration insensible ; et que ces écoulements vont au-delà de ce qu'on imagine ordinairement. Quand j'aurai démontré cela, comme je me le propose, j'ose me promettre qu'on ne sera pas plus surpris de voir le Paysan de Dauphiné suivre à la piste durant 45 lieues un criminel, que nous le sommes, quand nous voyons un chien courre un livre ou un cerf sans jamais prendre de change.

I. Quand je dis que tous les corps sont poreux, et qu'il s'en sépare perpétuellement des parties insensibles par des émanations continuelles, je ne dis rien que je ne puisse prouver, i) par le témoignage des plus grands philosophes, & ii) par la raison éclairée d'une infinité d'expériences.

i) M. Gassendi qui avait employé une partie de sa vie à lire les anciens Philosophes, dit positivement que, si nos sens sont trop grossiers pour découvrir ces corpuscules, il faut que la raison nous aide à les apercevoir : comme elle a aidé à Hypocrate, & à tant d'autres grands hommes [140], qui ont tous crû que les corps sont extrêmement poreux, & transpirables et qu'il se fait de continuelles, de réciproques & d'insensibles transmissions des uns aux autres : *Aut si ipsa ratio audienda videtur, quae pridem persuasit & hypocrati, & tot aliis magnis viris, corpora nisi omnia, saltem plurima esse tota perspirabilia, & patere continuo ex istis in illa, ex illis in haec insensibiles effluxiones.* Gassendi, *Physic. sect.,*1. lib. 6. cap. 14. pag. 450.

ii) Puisqu'il n'y a pas de raison, de rejeter la division, que les Chymistes font des corps en trois règnes, à savoir, le règne des Minéraux, le règne des végétaux, & la règne des animaux, nous suivrons cette même distribution, & nous montrerons qu'il se fait de tous les corps de ces trois genres, des émissions d'une matière subtile, qui se répand incessamment dans l'air.

a) Quant aux minéraux il est très certain qu'ils transpirent. Car encore que nos yeux n'y découvrent pas de pores, il est pourtant vrai qu'ils en ont, comme en ont effectivement tous les corps, même les plus durs, & les plus compactes. Et quelques petits que soient ces pores, il y a des corps dans la nature, qui ont assez de ténuité pour y passer. M. Boyle a observé que le marbre noir, le rubis, l'agathe et le diamant, qui est le corps le plus dur que l'on connaisse, exhalent une atmosphère de la matière subtile à [141] laquelle on doit attribuer la cause de cette vertu électrique, qui fait que ces corps, après avoir été un peu frottés, attirent des petites pailles et des particules de bois bien légères. *Boyle De Atmosp. corpor. consistent. pag. 4 —12.*

Encore une fois quelque solides que soient ces corps, on ne doit nullement douter qu'ils ne soient tout criblés d'une infinité de petits trous par où se transpire sans cesse un essaim de corpuscules. Car enfin il faudrait que les corps ne fussent composés que de matière subtile de figure cubique, pour qu'ils ne fussent point poreux et transpirables. Ce qui ne peut pas être ; puisque tous les corps seraient homogènes, de même nature, et sans aucune différence individuelle entr'eux. Il faut donc qu'il entre dans leur composition des corpuscules de différentes figures. Or si cela est de la sorte, comme il n'en faut point douter, il est de nécessité absolue que dans la contexture des corps il y ait des interstices, c'est-à-dire, des pores ; puisque il n'est pas possible de concevoir qu'on puisse joindre des corpuscules de différentes figures comme la sphérique, l'ovale, la cubique, la triangulaire, &c. qu'il ne résulte toujours de leur arrangement une infinité de petits espaces vides, par où coule la matière insensible de la transpiration. Enfin, comme il est nécessaire, qu'il y ait des pores dans la contexture des corps, il est de la même nécessité qu'il y ait des corpuscules qui y passent, car sans cela [142] ces interstices se fermeraient. C'est le raisonnement du père Malebranche : *Les métaux*, dit-il, *même les plus solides n'ont point de pores si étroits, qu'il ne se trouve encore dans la nature des corps assez petits, pour y trouver le passage libre : puis qu'autrement ces passages se fermeraient. Recherche de la vérité, Lib. 2, Cap. 3, Pag 157.*

*****

[187] Chapitre IX

Les corpuscules de la transpiration insensible des meurtriers de Lyon répandus dans l'air ont pu facilement s'insinuer dans l'homme à la Baguette par la respiration insensible. Combien cette observation peut contribuer à perfectionner la médecine. Guérisons magnétiques.

Nous avons vu que Jacques Aymar ne peut se trouver dans un lieu, où l'on a [188] commis un meurtre, qu'il ne ressente aussitôt des maux de cœur, des mouvements convulsifs, et d'autres accidents assez étranges ; ce qui arrive pareillement à ceux qui ont le don de se servir de la Baguette. Voici comme en parle une des lettres écrites à M. l'Abbé Bignon. *Le symptôme ordinaire est une agitation intérieure, qui produit dans quelques uns des tremblements, des sueurs, des maux de tête, et presque dans tous des palpitations de cœur, et de fréquens battements d'artères. Mais je n'ay observé ces symptômes que dans le cas du meurtre. Car dans les autres cas, ceux qui ont cette vertu ne ressentent qu'une agitation intérieure, que la plûpart mêmes ne remarquent, que par le tournoyment de la Baguette. L'agitation, et les symptômes, qui la suivent, sont plus violens sur la terre que sur l'eau. Mais cela est égal dans une cave, ou en plein air, de même que pendant la santé, ou l'indisposition de ceux qui ont cette vertu.* Ces effets si sensibles méritent bien qu'on en recherche la cause ; ainsi après avoir examiné comment il sort du corps d'un meurtrier un essaim de corpuscules pas la transpiration insensible, il faut maintenant montrer, comment ces même corpuscules s'insinuent dans le corps de l'homme à la Baguette par une respiration insensible. Car enfin il paraît [189] assez que les corpuscules, qui sortent de l'un sont reçus dans l'autre.

I. La respiration ordinaire, et visible qui se fait par le larynx, et la trachée artère, et qui porte l'air dans les poumons, d'où il sort par le moyen de 65 muscles de la poitrine, n'est point celle, dont je veux parler icy ; quoyqu'il soit très certain que c'est une voie par laquelle les atomes contagieux épars dans l'air peuvent très promptement répandre par tout le corps de l'homme. Je m'arrête précisément à la *respiration insensible ;* qui ouvrant les pores, donne passage aux corpuscules mêlés dans l'air, et les attire en dedans du corps. Il semble que cette respiration répare, ou remplace les esprits volatils, qui se sont échappés par la transpiration.

J'ay développé dans le chapitre précédant tout ce que la transpiration a de plus singulier par rapport au sujet que je traite ; je destine ce chapitre-ci à l'examen de ce que la respiration nous présentera d'utile, pour expliquer les symptômes de Jacques Aymar dans les lieux où il s'est commis un assassinat. Nous sommes convaincus du reste, que les corps transpirent par ces mêmes pores, et puis nous rechercherons comment ces corpuscules de la respiration insensible ont pu être respirés [190] par les pores du Paysan du Dauphiné.

Les corps respirent d'une manière insensible : cela est indubitable. Mais les Chymistes, non pas ceux qui promettent des montagnes d'or, mais ceux qui étudient la nature dans leurs belles expériences avec un travail et une application infatigable, disent que les corps calcinés font une attraction de l'air voisin, et surtout le Tartre qui attire à soy neuf fois plus pesant que l'air qu'il ne pèse lui même.

Expérience

Si on expose à l'air, dit M. Digby, une livre de sel de Tartre bien calciné, il donnera dix livres de bonne huile de Tartre, attirant et corporifiant ainsi l'air qui l'environne, et mêmes les autres corpuscules répandus dans l'air ; comme il arriva à l'huile da tartre de M. Ferrier, laquelle pour avoir été faite dans la saison des roses, où l'air est plein de petits atomes qui s'évaporent de ces fleurs, prit l'odeur des roses, qui s'évanouissait en hiver, et qui retournait quand le temps des roses revenait.

Expérience

Tous les sels ont presque cela de commun, de s'imprégner aisément des corps qui sont mêlés dans l'air ; et l'on peut compter que, si le sel qu'on met sur table est humide, c'est une marque assurée que [191] la pluie n'est pas loin ; puisque cette humidité montre que l'air est tout chargé de vapeurs humides.

Il y a des gens qui ont une relation aussi parfaite avec l'air, qu'ils ressentent très exactement tous les changements qui y arrivent. Ceux qui observant ces gens-là peuvent avec un peu d'expérience prévoir le temps qu'il fera. Car ces personnes sont comme des *hygromètres*, qui suivant toujours la disposition de l'air, annoncent le beau et le mauvais temps. Ils sont gais, et agréables, quand l'air est pur et serein mais ils deviennent pesants, cacochymes et insupportables par leur crachement perpétuel, dès que le temps se dispose à la pluie.

Mis quant à ce qui regarde la respiration insensible du corps humain, nous n'avons rien de plus exprès, et de plus fort là-dessus, que l'histoire si publique d'une religieuse de Rome, qui par trop de jeûnes, de veilles, et de mortifications s'était si fort échauffé le corps, qu'il semblait qu'elle fut toute en feu, et que ses os fussent tout desséchés et calcinés. Ce qui mit son corps dans une telle disposition, qu'il attirait l'air aussi abondamment, que nous l'avons dit du Tartre calciné. Cette attraction de l'air allait au delà de tout ce qu'on peut s'imaginer ; puisque cette sainte fille le rendit en eau durant quelques semaines en [192] une quantité prodigieuse. M. Digby qui assure l'avoir appris de la bouche de la Religieuse, dit qu'elle en rendait jusqu'à 200 livres en 24 heures. Et *Petrus Servius* Médecin du Pape Urbain VIII ajoute qu'elle en rendait même plus de 200 livres en un jour astronomique.

Cette attraction de l'air est proprement la voie par laquelle les maladies contagieuses se communiquent ; et comme cette attraction est plus puissante dans les matières sèches, et calcinées, on en pourrait conclure, que les personnes plus échauffées et les plus desséchées sont plus sujettes à s'attirer en dedans du corps l'air qui les environne, et par conséquent plus exposées aux maux que l'on prend par contagion.

Mais voici un effet de la contagion que je ne me serais jamais imaginé. J'en dois la connaissance à une observation de M. Boyle. Il dit qu'une personne, qui a été une fois attaquée d'un mal contagieux, conserve même après une guérison très parfaite une grande disposition à le reprendre ; parce qu'après avoir attiré une fois des corpuscules d'un certain genre, on reste disposé à en respirer plus facilement des semblables. C'est sur cela que ce célèbre Physicien assure qu'il y a des hommes d'un tempérament tel, qu'ayant été une fois malades de la peste, ils s'aperçoivent facilement par une disposition qu'ils ont contractée, [193] et qui les rend très sensibles au choc des atomes pestiférés, s'il y a de la contagion répandue dans l'air. M. Boyle prouve cela par trois exemples qui reviennent trop à mon sujet pour ne pas les mettre ici.

> i) Trois années avant que l'on s'aperçut à Londres de cette horrible peste, qui y fit tant de ravages en 1661, une femme consultant son médecin sur une tumeur que son Epoux avait à l'aine, dit que le malade assurait que la peste se ferait bientôt sentir dans la ville, et que la raison qu'il donnait de ce pressentiment, est que la dernière fois que la peste avait été à Londres, il avait eu une tumeur toute semblable. Ce qui par malheur arriva, comme il l'avait prédit.
>
> ii) Un chirurgien célèbre nommé *Fabricius Hildanus* avait eu un charbon de peste dans sa jeunesse. Il conserva une certaine disposition qui fit que le reste de sa vie, toutes les fois qu'il allait dans ou proche une maison infectée de ce mal, il ressentait aussitôt de la douleur au même endroit.
>
> iii) Un Médecin de Breda ne visitait jamais des pestiférés, que peu de moments après il ne s'aperçût d'une odeur très mauvaise qui s'exhalait de son corps ; et la nuit il était pris immanquablement d'un mal de tête, d'une sueur abondante, [194] et même d'un cours de ventre. *Boyle suspic. cosmic. pag. 2.*

On comprend par là combien facilement les corpuscules, qui se transpirent d'un homme malsain, s'insinuent dans un autre, et les désordres soudains qu'ils y causent.

Voilà cependant un étrange commerce que la Philosophie *Corpusculaire* nous découvre entre les hommes, et sur quoi la médecine pourrait prendre des mesures, pour chercher le secret de fixer dans l'air les atomes contagieux, ou d'en défendre les hommes par des fumigations propres à cet effet.

Puisque les hommes transpirent et respirent insensiblement avec tant de facilité qu'ils se purgent et se remplissent si communément et en si peu de temps des mauvaises vapeurs qui sont répandues dans l'air, pourquoi la médecine n'est pas tournée de ce côté là ? pourquoi a-t-elle négligé les moyens de faire transpirer les corpuscules impurs et d'en faire respirer de balsamiques et de salutaires ; puisque ce serait effectivement une voie si prompte et si facile pour soulager les malades, sans s'amuser à les épuiser de sang et à détruire toute leur constitution par des saignées fréquentes, et par tant d'autres pratiques, qui ont un dehors et un appareil aussi rebutant que les maux mêmes ? [195]

Je n'ai point dessein de chagriner personne. J'honore, en tant qu'homme vivant, ceux qui font profession d'une science aussi utile à la société humaine, que l'a toujours été la médecine, mais comme un physicien dans toutes ses études et ses veilles doit avoir pour but la conservation de la vie des hommes, il ne faut pas s'étonner si je reviens quelquefois à ces sortes de réflexion. Car enfin je suis très persuadé que la Physique et ses plus belles curiosités ne méritent de nous occuper qu'autant qu'elles peuvent contribuer au bien de l'homme, pour qui Dieu a daigné de faire tout ce qui est dans le ciel et dans la terre.

Disons donc que si la Nature a laissé des pores et des interstices dans la peau, ce n'est pas seulement pour l'expulsion des matières corrompues qui doivent s'exhaler par la transpiration insensible, mais que c'est encore pour l'insinuation des atomes salutaires, qui doivent entrer par la respiration insensible. On peu donc être guéri par contagion, comme on peu être malade par contagion.

Il est vrai que les yeux ne sont pas témoins de ce commerce mutuel de corpuscules expulsés par la transpiration et reçus par la respiration, mais il n'en est pas moins réel et effectif. Le P. Malebranche dit fort bien, qu'à l'égard des passages par où [196] cet air se communique, il ne faut pas que l'action de l'esprit s'arrête avec celle des sens ; qu'il faut que l'esprit pénètre ce qui leur est impénétrable et s'attache à des choses qui n'ont point de prise pour les sens, ni même pour notre imagination ; et que les parties les plus subtiles de l'air que nous respirons entrent dans notre cœur et qu'elles y entretiennent avec le sang, et le chyle le feu qui donne la vie, et le mouvement à notre corps, mais que selon leurs différentes qualités elles apportent de grands changements dans la fermentation du sang, et dans les esprits animaux. *Recherche de la vérité lib. I. c. 3. pag. 156. 157 et 158.*

Je compte que quiconque lira ce que je viens de dire, me préviendra et comprendra par lui-même, que c'est par un effet de la contagion, que l'homme à la baguette éprouve des si violents symptômes, tels que sont la douleur, la nausée, l'éblouissement, la sueur et c. quand il se trouve dans un lieu où l'on a commis récemment un meurtre ou lorsqu'il marche de près sur les pas d'un assassin. Car le lieu étant tout inondé de corpuscules, que le mourant a transpiré soit dans le combat, soit dans l'agonie ; et le meurtrier transpirant lui-même extraordinairement dans sa fuite, Jacques Aymar en doit être inondé, quand il se trouve dans la [197] sphère de leur activité ; puisque cette matière subtile transpirée par le mourant et par l'assassin est par la respiration sensible de ce Paysan dans les branches de sa trachée-artère, puis dans l'artère veineuse, pour se mêler enfin et se fermenter avec le sang dans le cœur. Cet effet pourtant peut être tout à fait bien attribué à la seule respiration insensible, dont l'action n'est pas moins prompte, puisqu'elle se fait tout à la fois dans toutes les parties du corps, et que le chemin par les pores de la peau au sang des veines et des artères est même plus court et plus droit, que par la trachée-artère.

Je dirai pourquoi Jacques Aymar, et certaines personnes sont plus sensibles à cette impression de l'air et des corpuscules qui nagent dans l'air, que tant d'autres chez qui il ne se passe rien de semblable. Cela viendra en son temps. Il faut éviter la confusion.

Mais quant à présent on ne peut pas nier que les corpuscules, soit du mort, soit de celui qui a tué, ne causent les symptômes que l'on remarque au Paysan dans ces occasions-là. De quoi ne sont point capables ces petits corpuscules, qui partent des objets et qui s'insinuent dans les yeux ? Quels effets terribles n'opère point un spectacle cruel et sanglant dans les personnes tendres et compatissantes ; quoique [198] cet objet désagréable ne frappe qu'au fond de l'œil sur la rétine ? Ne ressent-on pas quelquefois un frémissement dans les parties du corps, qui répondent à celles que l'on voit blessés dans une personne, pour qui cependant on ne s'intéresse nullement ? Combien de personnes délicates et faibles, qui se remuent plutôt machinalement que par raison, ne peuvent entendre battre ni crier une bête, sans quelque inquiétude d'esprit ? Car il faut dire de l'oreille ce que nous avons dit de l'œil. Un son ou un mouvement d'air différemment modifié et qui frappe sur le tympan, c'est à dire, sur une petite peu tendue au fond de l'oreille, pour recevoir les impressions de l'air agité, et qui cause le sentiment de l'ouï, range ou dérange quelquefois toute la machine du corps.

Un mot de consolation remet une personne toute désespérée. Une raillerie déconcentre entièrement un esprit faible et lui fait perdre tout son bon sens. On rit et on pleure successivement au récit des aventures d'un héros imaginaire.

Revenons et disons que si de petits écoulements de corpuscules, qui ne se communiquent qu'à une très petite partie du corps, telle que le nerf optique ou le tympan, font de si grands remuements dans le corps et dans l'esprit, que ne doit-on point s'imaginer, quand un volume [199] de cette matière subtile embrasse et touche tout le corps d'un homme ?

Car enfin il faut savoir non seulement que l'organe du toucher est aussi délicat qu'aucun autre des sens extérieurs ; mais même qu'il est plus étendu que tous les autres ensemble, puisqu'il est répandu par tout le corps, et qu'il y a des fibres nerveuses dans la peau, dans le pannicule charnu, dans les membranes et dans les chairs qui répondent au cerveau et qui sont l'organe immédiat du toucher.

Nous voilà assez convaincus que Jacques Aymar s'imprègne des corpuscules qui ont transpiré de la personne assassinée, quand il se trouve sur le lieu du meurtre ; ou de ceux qui émanent de l'assassin, quand il les poursuit avec sa Baguette sur la terre et sur l'eau, et que cette impression produit dans lui les symptômes dont nous avons parlé.

II. Chacun voit de reste que ce mécanisme de la nature, qui dans les mêmes circonstances opère toujours à l'égard du paysan les mêmes maux de cœur et les mêmes défaillances, nous conduit ouvertement à l'art d'insinuer par la respiration insensible dans un corps malade des atomes bénins et salutaires qui pourrait en chasser par la transpiration insensible la matière, comme dit M. Boyle, *nichée* dans les parties les plus subtiles du sang. [200] Ne pourra-t-on jamais en effet se purger, que par des potions *cathartiques*, qui sont si dégoûtantes et qui ne font pas tout l'effet que l'on souhaiterait.

Il y a déjà eu des curieux que l'on ne saurait trop louer, qui ont trouvé le remède de prendre des remèdes de la transpiration insensible. M. Boyle parle de quelques médecins de sa connaissance qui purgeait les enfants par des compositions qu'on leur appliquait extérieurement. Il ajoute qu'il a connu un homme qui était si bien dressé à ce petit manège, que quand il se voulait purger, il ne faisait que s'appliquer sur le corps une espèce d'emplâtre et qu'après cela tout allait le mieux du monde.

Mais il rapporte ensuite une histoire qu'on ne croirait point volontiers, si elle ne venait pas de M. Boyle. Un jour, dit-il, un homme d'esprit, et de mes amis, traitait de vision tout ce qu'on lui contait sur cette nouvelle manière de purger les humeurs. Il arriva qu'il en fut bien puni. Un savant chimiste que j'avais informé de l'incrédulité de cet ami, lui demanda la main. Il la donna. Ce curieux la lui frotta légèrement d'une huile qu'il avait préparée. Quelques moments après notre ami se senti pressé [201], comme s'il eût pris le matin une potion *cathartique*, et fut obligé de céder la place quatre fois en très peu de temps ; ce qui se fit pourtant sans tranchée, sans douleur et sans aucune intempérie. *Quaterque brevi tempore omni absque tormine, dolore, intemperie dejecit. De corpor. animal. porositat. cap. 3. pag. 9.*

M. Boyle parlant des remèdes *Topiques*, qu'on applique sur la partie offensée et douloureuse, dit que c'est une erreur qui ne se peut pardonner qu'aux siècles où l'on ignorait la circulation du sang, de s'imaginer que les médicaments extérieurs fassent seulement leur effet sur le lieu où l'on les applique, puisqu'au contraire il est certain que qu'il insinuent leur efficace par les vaisseaux capillaires, dont la peau est remplie dans toute la masse du sang. En effet, il raconte comment il s'est guéri plusieurs fois de la fièvre tierce, double tierce et même *quotidienne* par un seul mélange de raisin de Corynthe, de houblon et de sel commun broyés ensemble et appliqués sur la poignée. Il assure qu'il a fait cette expérience avec le même succès sur plusieurs personnes qui avaient la fièvre : *Ex uvis Corynthiacis, lupulis, et nigro sale, simul bene contusis... ipsemet cum aliis non paucis à simplici tertianâ,* [202] *aut duplici etiam tertianâ, aut quotidiana liber evasi. Boyle de Corp. animal. porositat. c.4. p.11.* Il dit en plusieurs endroits de ses ouvrages qu'ayant été fort incommodé d'une hémorragie durant un été entier, il tenta inutilement plusieurs remèdes pour arrêter cette perte de sang, mais qu'il en vint au bout en touchant en touchant seulement la mousse qui croît sur le crâne d'un homme mort.

J'ajouterai encore ici un fait très curieux, qui fut conté à *Zwelferus* par un médecin des Etas de Moravie. Ce médecin qui visitait tous les jours des pestiférés, assura que ni lui, ni aucun de ses domestiques avaient été attaqués de la peste, parce qu'ils portaient des trochisques de poudre de crapaud préparés selon la méthode de Van Helmont ; c'est, dit M. Boyle, qu'il s'en faisait sans cesse une émission de corpuscules, qui dissipaient ou émoussaient ceux de la contagion. C'est sur cela qu'il déclare qu'il a beaucoup de penchant à croire que ces *amuletha* des anciens qu'on portait au col n'étaient pas tout à fait inutiles et qu'il n'en voudrait pas entièrement condamner l'usage.

Démocrite fit paraître sur la fin de ses jours qu'il avait compris le secours que les hommes peuvent tirer de la Philosophie de Corpuscules pour la conservation de leur vie. Ce grand philosophe tout cassé de vieillesse, selon Diogène Laërce, [203] peu de jours avant la mort, ayant remarqué dans le visage de sa sœur le chagrin qu'elle avait, ce de qu'il mourait apparemment durant la fête des Cérès, il l'avertit qu'elle ne devait point se chagriner, qu'elle pouvait aller prendre part aux cérémonies publiques et qu'il prolongerait sa vie jusqu'à après les fêtes, pourvu qu'on lui apportât tous les jours du pain chaud. Ce qu'il fit en effet. Car il se nourrit trois jours en respirant seulement les corpuscules qui s'exhalaient de ce pain chaud. *Panes igitur naribus cum admovisset, vivum se dum ea celebritas transiret, servavit. Diogen. Laërt. de Vitis Philosophor. lib. 9.*

Les remèdes même appliqués extérieurement doivent opérer avec plus de vertu, que ceux qui passent dans l'œsophage, qui souffrent beaucoup de l'altération par la dissolution que les sucs acides en font dans l'estomac, et qui n'entrent dans le sang qu'après avoir été mêlés et combinés avec le chyle. Les médicaments font par eux-mêmes, sans qu'ils aient besoin de chaleur, des écoulements substantiels, en quoi consiste leur action, puisque nous avons plusieurs expériences dans lesquelles les corpuscules se meuvent et pénètrent à froid des membranes et des corps même très durs. L'ambre gris, le musc, les fleurs exhalent des corpuscules odoriférants [204] indépendamment de la chaleur. Il y a même une fleur qu'on nomme *Geranium noctu olens*, qui n'a de l'odeur sensible qu'après le soleil couché, et qui la perd du moment qu'il est revenu sur l'horizon.

Il est encore assez reconnu que les médicaments extérieurs retiennent leur nature et ne perdent rien de leur force, pour avoir été filtrés par les pores de la peau dans la respiration insensible. Cela pourrait être prouvé par plusieurs observations. Mais je me contente d'une de M. Boyle, car son exactitude dans les expériences me fait préférer une de ses remarques à cent autres qui viennent de gens crédules et peu exacts. Il assure qu'il a remarqué plusieurs fois qu'un peu d'opium mêlé dans des médicaments externes emportait les douleurs aiguës des parties les plus intérieures du corps ; ce qui est une preuve bien évidente que la filtration, qui se fait de l'opium par les interstices de la peau, ne détruit pas la nature, ni l'efficace de ce remède, et que ceux-là se trompent extrêmement, qui soutiennent que les médicaments n'agissent que sur l'endroit où ils sont appliqués. Car il est certain qu'un spécifique externe exhale des corpuscules qui, en pénétrant la peau, rencontrent en même temps les vaisseaux capillaires, où ils se mêlent dans le sang, pour se répandre aussitôt par tout le corps ; puisque selon la [205] supputation que M. Rohaut a faite de la durée de la circulation du sang, *Il se fait trois circulations de tout le sang dans l'espace d'une heure. Physique, part. 4. c. 14. p. 344.*

Ces remarques sont non seulement belles et utiles pour la Médecine, mais d'ailleurs elles ne sont pas là hors de leur place, puisqu'elles démontrent invinciblement combien les corpuscules extérieurs peuvent entrer facilement dans les pores de Jacques Aymar ; de ces pores dans les vaisseaux capillaires, dont la peau est toute parsemée, pour de là se porter en peu de minutes dans le cœur et par la circulation du sang dans tout le corps.

On m'accuserait de négliger ce qui est le plus de mon sujet, si j'oubliais à parler ici de la guérison magnétique des maladies par la *Transplantation* et de la guérison magnétique des plaies par la *poudre de sympathie* et par l'onguent qu'on appelle *Unguentum Armarium ;* puisque selon les écoulements d'une matière subtile, qui après s'être répandue parmi les corpuscules de l'air va s'insinuer dans la blessure ou dans tout le corps même de la personne malade. D'ailleurs j'ai déjà témoigné que l'on ne doit s'appliquer à la Physique qu'en vue de perfectionner la Médecine. Ainsi nous allons voir ce que les habiles Physiciens [206] ont dit sur ces questions si curieuses et dont la discussion donnera beaucoup de jour au sujet que je traite dans ce Chapitre.

De la guérison magnétique des maladies par la transplantation

Quand un bon aimant touche un fer, il se fait de cette pierre un écoulement magnétique de corpuscules qui aiment ce métal, c'est à dire qui lui communique la vertu de l'aimant, comme on le voit dans l'aiguille de Boussole. Il y a des médecins qui prétendent que les malades exhalant au dehors des corpuscules *morbifiques*, peuvent par cette voie transmettre leur maladie à un autre, et s'en délivrer par une *guérison*, qu'ils appellent *magnétique*, à cause de quelque analogie qu'elle a avec les écoulements qui passent de l'aimant au fer.

Il y a une grosse querelle entre les savants sur ce point. Les uns disent qu'il y a bien une propagation de maladies, qui n'est pas trop effective, par laquelle un malade peut donner son mal sans le perdre mais que la prétendue transplantation est une chose entièrement chimérique. *Hermannus Grube* est de ce sentiment et il soutient dans un petit [207] livre qui a pour titre, *De transplantatione morborum Analysin nova*, imprimé à Hambourg en 1674. que rien n'est plus incertain et moins possible que cette guérison magnétique.

Bartholin combat de toutes ses forces la transplantation, il montre par plusieurs exemples que la chose est possible et il ne manque pas d'appeler la raison naturelle pour prouver que cette guérison est très naturelle. Le Journal des savants donna il y a quelques années l'extrait de ce livre qui est tout à fait curieux. Il y a un très grand nombre de gens qui sont de l'opinion que Bartholin a suivie, et qu'il explique très clairement par la Philosophie des corpuscules.

Voici à peu près comme en parle le Journal des savants. La transplantation des maladies, c'est quand une personne est guérie d'un mal en le communiquant à quelque bête, ou à un arbre, ou bien à une plante. C'est ainsi que Bartholin dit qu'une personne attaquée d'une fièvre quarte fut guérie en se mettant du pain chaud sous l'aisselle et le donnant tout imbu de cette sueur à un chien ; et qu'une autre fur guérie de la jaunisse en faisant un gâteau pétri avec de l'urine et de la farine et le donnant à manger à un chat.

[208] Robert Fludd raconte comment un nommé *Joannes Rumelius Pharamundus* guérissait immanquablement de la goutte. Ce Docteur en Médecine, dit Robert Fludd, prenait des ongles des pieds et du poil des jambes du goutteux et les mettait en un trou qu'il perçait dans le tronc d'un chêne jusqu'à la moelle ; et ayant bouché ce trou avec une cheville faite du même bois, il couvrait le dessus avec du fumier de vache. Si le malade ne revenait pas dans l'espace de trois mois, il concluait que le chêne avait assez de force pour attirer à lui tout le mal. *Philosophia Mosaïca lib. 2. memb. 2. folio 120. sect. 2.*

Ce savant anglais prétend que cette transplantation se fait très naturellement par l'effusion de la Mommie ou des esprits qui résident dans le sang, et qu'on peut faire passer dans un animal, dans un arbre ou dans une plante ; *Mumia spiritualis cujus sedes est in sanguine microcosmico ex corpore humano, medianta quâdam substantia magnetica ex eodem subjecto electa extrahi potest, atque in bestiam, arborem, vel plantam transplantari ; ita ut hac etiam ratione marbus aegroti possit ab eo in dictas creaturas transferri.*

Il prouve cette effusion d'esprits par l'expérience de plusieurs chiens, qui ayant [209] perdu leur maître, le démêlaient dans une grande foire, le suivaient partout où il avait passé, quoi qu'il fut à cheval, et enfin le trouvaient, guidés par le sentiment de la Mommie spécifique qui transpirait sans cesse du corps du maître, et qui laissait des traces de sa personne dans l'air, longtemps même après qu'il n'y était plus. Cela étant supposé comme constant, il ne s'agit plus pour la transplantation des maladies, que de trouver une matière à laquelle la Mommie de la partie malade se puisse attacher facilement, afin que cette matière lui serve comme véhicule, pour la transporter dans un animal, dans un arbre ou dans une plante, ou pour la faire adopter, comme parle Paracelse, aux animaux ou aux végétaux. Ainsi selon Robert Fludd pour la *Phtisie*, ou la *Pulmonie*, il faut appliquer sur la région du cœur de la graine de lin ou de genièvre ; pour l'*hydropisie*, il faut mettre de la pimprenelle ou de l'absinthe sur le ventre du malade ; pour les ruptures et les contusion on prend le plantain ou le millepertuis ; sur les tumeur et les plaies on applique de la persicaire ou de la petite ou grande consoude ; dans les maux des dents, des yeux on a recours à la persicaire tachée.

On applique aussi sur le mal avec la graine [210] ou la plante un peu de terre préparée, que l'on mêle avec de l'autre terre, dans laquelle on met ensuite la graine ou la plante. On laisse croître ces plantes jusqu'à ce qu'elles aient attiré à elles la Mommie ; après quoi on les brûle avec la terre, si la maladie est humide, ou bien on les met sécher, si la maladie n'excède ni en chaleur ni en humidité ; et à la mesure que la plante meurt et se sèche, le malade recouvre sa santé.

Si la maladie vient de chaleur comme dans les pulmoniques, on jette la plante et la terre dans une eau courante ; enfin si l'on fait manger la plante imprégnée des corpuscules *morbifiques* à quelque animal plus robuste que le malade, la bête prendra le mal, et le malade en sera délivré. Voilà l'opération de la transplantation des maladies, telle que Robert Fludd l'enseigne et comme elle a été pratiquée par lui et par ses amis. Il faut observer que cette Mommie se tire non seulement par la transpiration insensible, mais encore par la sueur, par les urines, par le sang, par les cheveux ou en recueillant ce qui tombe de la peau, quand on la gratte un peu fort.

Expériences

1. Ainsi un homme de qualité en Angleterre guérissait de la jaunisse un malade fort éloigné, pourvu qu'il eut de son urine. Ce qu'il faisait de la sorte. Il mêlait [211] cette urine avec des cendres de bois de frêne, et il en formait 3 ou 7 ou 9 petites boules ; et ayant fait en haut de chaque boule un trou, il mettait une feuille de safran et le remplissait de la même urine. Ensuite il rangeait ces boules à l'écart dans un lieu où personne ne touchait et dès lors le mal commençait à diminuer. Robert Fludd assure que plus de 100 personnes de toute condition ont été ainsi guéries par ce Seigneur anglais.
2. Ainsi Balthasar Wagner assure qu'il a guéri la rougeur et l'inflammation des yeux, en appliquant et liant fortement sur la nuque du cou de la racine de mauve, cueillie quand le soleil est vers le quinzième degré de *Virgo*.

3. Si on prend des ongles des pieds et des mains d'un hydropique, si on les attache sur le dos d'une écrevisse et qu'on la jette à la rivière, le malade se trouve bientôt guéri.

4. Si on frotte fortement et presque jusqu'au sang des verrues avec un morceau de chair de bœuf et si on enterre cette chair, à la mesure qu'elle pourrit, les verrues se sèchent est disparaissent.

5. Ainsi un homme de qualité guérissait de la Goutte, en appliquant sur le lieu de la douleur un morceau de chair de bœuf humectée d'un peu de vin ; l'ayant relevée six heures après, il la trouvait toute pourrie ; [212] et la faisait manger à un chien, dans lequel la maladie passait après plusieurs opérations semblables. On peut guérir l'épilepsie de la même manière.

6. *Panarolus* dit que si on fait toucher aux hémorroïdes un oignon de tubéreuse, on expérimente qu'elles se sèchent, à mesure que l'oignon de tubéreuse sèche ; que s'il se corrompt, il arrivera la même chose aux hémorroïdes : c'est pourquoi il recommande fort que l'on mette l'oignon sécher à la cheminée, *fascicul. arcanor. 1. pag.* 210.

Plusieurs médecins se sont soulevés contre cette guérison magnétique et ils ont prétendu qu'elle était superstitieuse. Bartholin, que Frommann appelle *Astre éclatant de Dannemarck*, prouve au contraire qu'elle ne renferme nulle superstition, puisque l'on ne s'y sert que des choses naturelles et que tout se fait sans paroles, sans caractères et sans aucune cérémonie. Il ajoute qu'il y en a des exemples dans l'Ecriture sainte, que Moïse pratiquait quelque chose de semblable et même le fils de Dieu quand il fit passer les démons du corps d'un possédé dans des pourceaux. *Cent. 3. histor. 56.* Et à l'occasion du petit livre de *Hermannus Grube* contre la transplantation des maladies, Bartholin a composé une lettre, où il établit par la raison et par des expériences tans sacrées, [213] que profanes, que cette transplantation est une chose véritable et naturelle. Les raisons sur quoi il compte le plus sont tirées de la transpiration insensible et des écoulements de la matière subtile qui sort par les pores du corps de l'homme. *Data per Grubium occasione transplatationem morborum defendi posse existimavi, et ratione et expérientiâ. Rationem ex poris, corporum effluviis, advocavi. Experimentiis tam sacris, quam profanis, quae in dubium vocari non possunt rationes roboravi.*

Puisqu'on peut prendre une maladie par les pores, pourquoi ne pourrait-on pas s'en délivrer par la même voie ? Je n'ai jamais vu de bonnes raisons pour combattre cette transplantation des maladies. Il y a déjà plus de la moitié de la question décidée par la certitude et la triste expérience que l'on a, qu'il y a des maladies, comme la peste, qui se communiquent avec une terrible facilité. Il ne resterait qu'à savoir présentement, si la personne qui communique la maladie, la perd. Je voudrais distinguer cela, et traiter la chose avec méthode.

1. Je dirais qu'une maladie qui serait fortement enracinée dans le sang, dans les humeurs et dans la moelle des os, ne pourrait pas se transplanter, en sorte que le malade en fût quitté. Un goutteux, par exemple, qui tient son mal de celui même [214] dont il a reçu la vie, en a pour son compte, et je douterais fort que la transplantation le put tirer d'affaire. Il en faut dire autant d'une pierre qui est dans les reins ou d'une veine rompue dans le corps, d'un œil perdu, etc.

2. Il n'en est pas de même d'une maladie qui n'a pas vieilli, ni jeté de profondes racines, et je croirais bien que la transplantation s'en pourrait faire très naturel-

lement, pourvu que les sujets soient présents et dans l'atmosphère des corpuscules qui transpirent du malade.

Expériences

1. Ainsi Frommann assure qu'un écolier, qui avait une fièvre maligne, la donna à un chien qu'il mettait coucher dans son lit, que l'écolier en échappa et que le chien en mourut. *De Fascinat. magic. pag. 1014. § 34.*

2. Thomas Bartholin raconte comment son oncle, qui avait une colique fort violente, en fut guéri par un chien qu'on lui appliqua sur le ventre dans lequel elle passa. Il dit que sa servante d'étant mis sur la joue le même chien, elle fut soulagée d'une douleur de dents très aiguë, et que quand le chien fut échappé, il fit bien voir par ses mouvements et ses cris, que le mal état passé en lui.

3. *Hoffmannus* dit qu'un homme qui était tourmenté de la goutte, en fut délivré [515] par un chien qui la prit, parce qu'il couchait dans son lit, et que de temps en temps ce pauvre animal avait la goutte, comme son maître l'avait auparavant, *l. c. pag. 367.*

4. *Borellus* dit sur cela que c'est le véritable moyen pour connaître les maladies qui sont cachées dans le corps humain. Car, dit-il, si on met coucher un petit chien durant quinze jours avec un malade, si on le nourrit des restes de ce que malade mange et s'il mèche ses crachats, il est certain qu'il prendra le mal de cette personne. Il n'y a après cela qu'à ouvrir le chien et on découvre dans la partie qui a contracté la maladie, celle du malade qu'il faut soulager. Il ordonne même de mettre de petits chiens dans le lit d'un goutteux, parce qu'ils attirent du moins une partie du mal, en sorte qu'on les voit devenir en peu de temps dans un état où ils ne peuvent qu'à peine se soutenir. *Borellus Cent. 3. obser. 28.*

Je ne crois pas que personne ne puisse trouver à redire à ces sortes de transplantations, qui sont fondées sur les écoulements des corpuscules *morbifiques*, dont la transpiration insensible décharge le corps du malade. Il faudrait être d'une humeur bien chagrine, pour ne pas louer en cela l'ordre de la Nature ou plutôt la sagesse infinie du Créateur, qui a laissé aux hommes [216] un moyen si facile de remédier à ce nombre terrible d'infirmités qu'ils expérimentent durant tout le cours de leur vie.

Aussi *Christianus Fromman*, qui a examiné sans prévention tout ce qui s'est dit pour et contre la transplantation des maladies, déclare avec la modération digne d'un philosophe, que l'honneur des merveilles qu'opère la transplantation, ne doit pas être enlevé à la Nature, pour le transporter au Démon. Il a composé une dissertation sur ce sujet et après avoir écouté les Parties qui soutiennent leur cause avec chaleur, il décide la dispute par quatre paragraphes où son sentiment est enfermé et dont je ne rapporterai que le titre, renvoyant les curieux à son ouvrage même, où ils verront ses raisons qui ne paraissent pas frivoles.

I. La guérison des maladies par la transplantation ne doit point être proscrite du ressort de la nature. *Transplatatoriam morborum curam non esse simpliciter à censu rerum naturalium proscribendam dico.* Pag. 1021.

II. Quoi qu'on puisse alléguer pour et contre la transplantation, il faut avouer qu'il y a dans une chose si obscure des difficultés de part et d'autre. *Quaecunque transplantationis causa in re hac obscura adducitur, ea, fateor, sua non caret difficultate.* Pag. 1028.

III. Ceux qui dans l'examen de la guérison sympathique en attribuent la cause principale à l'esprit qui entretient une harmonie entre toutes les parties de l'univers, me semblent en indiquer la cause la plus apparente. *Qui spiritui universi in sympathetico transplantationis negotio prima deserunt, probabiliorem videntur assignare causam.* Pag. 1046.

IV. Quoique la transplantation des maladies soit naturelle, je ne voudrais pas m'en servir souvent et le Médecin doit être à cet égard fort circonspect, de peur de scandaliser les ignorants et de faire tort à sa à réputation. *Quamvis transplantatio morborum sit naturalis, eius tamen ritus sit rarus et circonspectus in hoc sit Medicus, propter tam metuendum scandalum, etc.* pag. 1046

Mais si l'on veut encore un témoin plus irréprochable de toute manière que Frommann, Je donnerai le Père Lana Jésuite, homme célèbre par sa pitié et par sa grande étude dans les choses de Physique. Lorsqu'il veut prouver que les corpuscules s portent dans l'air fort loin de la substance d'où ils se transpirent, il allègue la transplantation des maladies ; cependant j'ai appris par des expériences que j'ai faites moi-même, que ces transplantations se font [218] jusqu'à une grande distance. *Omitto morborum transplantationes, quarum aliquas etiam ad magnam distantiam fieri didici propriis experimentis. De motu Transpirat.,* Lib. 2. Cap. 2. Proposit. 4. Pag. 56.

Ce père jésuite nous apprend non seulement qu'il croit la transplantation des maladies très naturelles, mais de plus il assure qu'il en a fait des expériences qui lui ont réussi, quoi qu'il y eut une grande distance entre le malade et le sujet dans lequel il faisait passer la maladie.

De la guérison magnétique des plaies par la Poudre de sympathie

La guérison des plaies par la Poudre de sympathie n'est aujourd'hui inconnue à personne, aussi ne m'y arrêterai-je pas longtemps. Son effet est tout contraire à celui de la guérison par la transplantation. Car au lieu que par la transplantation, les corpuscules *morbifiques* passent du malade dans l'animal ou dans la plante ; au contraire les corpuscules balsamiques, qui sont dans le vitriol dont on fait la poudre de sympathie, passent dans la plaie du malade. Mais enfin l'une et l'autre guérison se fait par l'écoulement des corpuscules, en quoi consiste le mécanisme occulte de la Nature dans ses opérations merveilleuses.

[219] On ne peut rien souhaiter là-dessus de plus curieux et de plus savant que ce que nous en avons dans un excellent Discours que l'illustre Chevalier Digby Anglais prononça publiquement devant l'université de Montpellier, où il était allé, par l'horreur qu'il avait de voir régner en Angleterre l'infâme Cromwell au préjudice de l'auguste famille Royale. On peut dire qu'il est un de ceux qui a le plus contribué à faire reconnaître la Philosophie corpusculaire, dont on avait alors presque perdu l'idée.

Voici comment on prépare la poudre de sympathie. On prend telle quantité que l'on veut de vitriol romain vers la fin de Juillet, ou vers le commencement d'Août ; c'est à dire, dans le temps que le soleil est dans le signe du Lion. On fait dissoudre ce vitriol dans l'eau, celle de pluie est la meilleure ; après cela on filtre cet eau avec du papier brouillard. Cela fait, on met cette eau sur un peu de feu, afin qu'elle s'évapore et qu'on trouve au fond du verre, le matin suivant, le vitriol en petite pierres d'un très beau vert, qu'on expose au soleil, afin qu'il s'y calcine et blanchisse. On fait cette dissolution, filtration, coagulation et calcination trois fois, afin de rendre la substance du vitriol plus pure et plus *homogène*. Après cela on expose le tout aux rayons du soleil, afin que [220] achève de se calciner et de blanchir parfaitement.

Voilà ce qu'on appelle de la Poudre sympathie simple. Quand on la veut composée, on y ajoute moitié de gomme Tragacante ou Arabique mise en une poudre presque impalpable. On garde cette poudre merveilleuse dans une fiole de verre en un lieu bien sec, parce que la moindre humidité remettrait la poudre en vitriol. Il y a des curieux qui emploient ce vitriol comme il vient de chez le droguiste et ils s'en trouvent cependant bien.

On ne doit point toucher le vitriol avec un couteau, quand on prépare la poudre de sympathie. Ce n'est point par superstition, comme l'ont cru quelques ignorants, mais pour une bonne raison. C'est parce que les esprits du vitriol se portent avec beaucoup de facilité au fer et que la poudre de sympathie se trouverait dépouillée de ces esprits volatils, en quoi consiste toute sa vertu.

Cette poudre ne se met point sur la plaie, mais sur un linge ou sur une épée où il y aura du sang ou du pus. On tient la paie couverte d'un linge bien blanc, on le lève tous les jours et on sème sur la matière qu'il emporte de la plaie un peu de nouvelle poudre de sympathie. Ce qu'on pratique jusqu'à une parfaite guérison.

[221] Il faut bien observer de ne pas tenir le linge où il y a du sang et de la Poudre dans un lieu trop chaud, parce que l'inflammation se mettrait dans la plaie. Il ne faut pas non plus que le lieu soit ni trop froid, ni trop humide.

Cette poudre arrête les pertes de sang, apaise la douleur des dents, diminue extrêmement toutes sortes de douleurs en quelque endroit du corps que ce soit, non pas en mettant de la poudre sur la partie, mais sur le sang qu'on en tire et que l'on enveloppe dans un linge.

Les plus expérimentés dans l'usage de cette poudre, disent qu'il faut quelquefois changer le linge de lieu selon les différentes dispositions de la plaie. Car si on y ressent une grande chaleur, il faut mettre le linge en un lieu frais. Le bon sens enseigne cela, sans qu'il soit besoin de rien particulariser davantage.

Je dirai seulement que le célèbre Père Lana Jésuite, qui a été un des plus grands philosophes de nos jours, comme il paraît par son grand ouvrage intitulé *Magisterium naturae et artis*, déclare qu'il s'est servi souvent avec beaucoup de succès de la poudre de sympathie, qu'il n'y a dans sa préparation et dans son usage, comme je viens de le décrire, aucune superstition, et encore moins aucun pacte avec le démon, et que la nature y agit toute seule [222] par les écoulements de la matière subtile du vitriol, qui sont les *agents moyens*, lesquels font dans cette guérison si admirable, que la plaie et le vitriol se touchent par un contact physique. *Propterea cum vis huius medicamenti omnis sita sit in partibus volatilibus, seu effluviis ipsius vitrioli (neque ulla intercedit superstitio, aut pactum cum daemone) eius praeparationem et usum hoc loco describere opportunum existimavi, quae ego ipse multoties certissimis experimentis comprobavi. Lana de motu transpirat.* Lib. 2. Artific. 11.

De la guérison magnétique des plaies, par l'onguent qu'on appelle UNGUENTUM ARMARIUM

Cet onguent s'applique sur l'épée ou sur le fer qui a fait la plaie et il guérit à une grande distance le malade et sans le voir nullement.

Il y a eu de furieuses disputes au sujet de cet onguent. On ne peut guère pousser la chaleur plus loin, que les physiciens ont fait sur cette guérison toute merveilleuse. Ils ont fait voir que les philosophes ont de la bile aussi bien que du flegme. Je dirais que ceux qui se sont le plus déchaînés dans cette contestation, étaient les moins capable d'en apporter jugement. En effet, ayant été [223] curieux de voir ce que l'on a écrit sur cette matière, j'ai remarqué que ceux qui faisaient davantage de bruit étaient des gens auxquels la philosophie corpusculaire était tout à fait inconnue ; sans laquelle il était pourtant certain qu'on n'entendra jamais rien de tout ce qu'il y a d'occulte et merveilleux dans la nature, puisque les corpuscules sont les petits agents invisibles par lesquels elle opère ses miracles.

Les uns ont prétendu que cette guérison, qui est réelle et non pas imaginaire, est un pur effet de la nature, les autres l'ont attribuée au Démon et il s'en est trouvé, qui ont avancé que ce n'était qu'une imposture et que personne n'a jamais été guéri par cette voie. Francis Bacon, Chancelier d'Angleterre, Van Helmont, Goclenius, parlent de cet onguent comme d'une chose qui guérit naturellement.

Mais le P. Lana jésuite examinant cet onguent, dont il rapporte, d'après Francis Bacon, la composition ; dit qu'on peut très bien expliquer l'effet surprenant de cette guérison par l'écoulement des corpuscules qui se détachent des ingrédients très spiritueux et très transpirables dont on compose *unguentum armarium*. Et si, dit-il, quelque chose semblait nous rendre suspecte cette guérison, ce serait sans doute la grande distance, qui se trouve entre l'épée sur quoi on applique ce remède, [224] et le malade que l'on guérit. Mais certainement, cela ne doit point faire de peine. Car n'y a-t-il pas fort loin entre les vignes qui fleurissent en France et les vins que l'on garde en Allemagne ? Cependant nous savons qu'il se fait dans ces vins une effervescence, lorsque les vignes sont en fleur. *Si enim aliquid obstaret, quominus reduci possint ad effluvia, et eorum motum, permixtionem, et c. maxime obstare videretur ingens distantia, quae aliquando intercedit inter vinum, e.g. effervescens in Germania dum uvae florent in Gallia. De motu transpirat. lib. 2. cap. 2. proposit. 22. p. 70.* Et le P. Lana se tient si peu embarrassé de cette distance qui seule peut faire de la difficulté, qu'il paraît prêt à croire que ces écoulements de matière subtile pourraient bien se porter jusqu'aux astres, et il ajoute même que si les atomes qui se transpirent du globe terrestre n'étaient pas portés jusqu'aux étoiles, et puis rapportés depuis les étoiles jusqu'à la terre, comme par un flux et reflux perpétuel, il n'y aurait point de commerce physique entre le ciel et la terre. *Idem ibid. proposit. 44. pag. 63.* Après cela on ne sera pas fâché d'apprendre la préparation de cet onguent merveilleux. Elle est dans la *Magie Naturelle* de Batiste Porta, *lib. 8. cap. 12.* qui en attribue [225] l'invention à Paracelse. Elle est dans le Traité, *de Unguento Armario* de *Goclenius*, qui dit que Paracelse a perfectionné et non pas trouvé ce secret. Francis Bacon Chancelier d'Angleterre en donne aussi la composition en *Sylva sylvarum, cent. X. n. 998.* Le P. Lana jésuite a copié celle de Bacon, et l'a mise dans le second volume de sa philosophie, *lib. 2. Cap. I. Experiment. 76. Pag. 43.* Et le voici comme je l'ai pris de *Goclenius*.

On mêle ces choses dans un mortier et on garde cette composition dans une longue fiole étroite. Cela fait quand le soleil est dans♎. On fait entrer dans cet onguent le fer, qui a fait la plaie, si on le peut avoir, ou bien un autre qu'on a introduit doucement dans la blessure et qui s'est imprégné du sang et des esprits animaux qui y résident. On lave tous les matins la plaie avec l'urine du malade, ou de l'eau bien [226] pure et après avoir bien nettoyé, on la bande avec un linge blanc et bien net. Il faut souvent oindre le fer, si l'on veut guérir promptement, sinon, on le laisse un jour ou deux sans y toucher. *Goclenius* dit que c'est une chose très reconnue, que l'Empereur Maximilien s'est servi de cet Onguent. [...]

[227] Le P. Lana Jésuite dit une chose bien plus surprenante. Il soutient que nous sommes dans l'air qui environne notre corps comme dans un bain perpétuel, tantôt froid, tantôt tempéré, tantôt chaud, que le corps trempe dans cet air liquide et y est comme si on en faisait une infusion, que la Nature travaille alors comme les chymistes, tirant par cette infusion des teintures délicates des esprits subtils de notre corps, dont l'air demeure toute imprégné. Je déclare que cela est tout à fait favorable à mon système et que je me fais un grand plaisir de voir que de si grands physiciens l'aient dit les premiers. Il est étonnant que cette belle physique ait été découverte si tard [228] par des Philosophes. Qu'on ne soit donc plus surpris si Jacques Aymar d'une sensation délicate se trouvant dans un air aussi corrompu que celui d'où sortent trois meurtriers infâmes, tombe dans des mouvements convulsifs. Il faut avoir l'imagination plaisamment tournée, pour se persuader que ces symptômes soient l'enthousiasme que souffrait la prêtresse d'Apollon sur le trépied avant que de rendre ses oracles ; comme on l'a voulu dire assez légèrement dans une lettre qui paraît dans le Mercure Galand du mois de Janvier 1693. Ce prétendu enthousiasme est une chimère. Combien souvent se trouve-t-on dans un certain affaiblissement de cœur en la compagnie de certains gens mal propres, dont on ne peut soutenir la présence ? Il ne faut qu'un air un peu corrompu pour faire un grand changement dans notre constitution. Entrerait-on sans répugnance dans un bain d'où sortirait une personne dégoûtante ? Quoi qu'il en soit, voici les paroles du P. Lana qui sont très belles et qui peuvent donner lieu à des réflexions très utiles : *Ut proinde dici possit aërem, quo corpora singula ambiuntur, esse veluti liquorem aliquem in quo fiat similis omnium corporum infusio, et quo mediante, longe delicatiores, et subtiliores tincturae seu spiritus puriores à corporibus omnibus eliciantur à natura chymicam, ut ita dicam, artem exercente. Lana tom. 2. Lib. 2. Cap. 1. Num. 131. Pag. 52.* Tout ce que je pourrais dire après cela, affaiblirait ces belles idées qu'on aura prises de cette ingénieuse réflexion du P. Lana.

Traité de la connaissance des causes magnétiques, des cures sympathiques, des transplantations, et comment agissent les philtres. Par un curieux de la nature

[Ce traité est ajouté probablement dans la deuxième édition de la *Physique occulte* (Amsterdam, Adrian Braakman, 1696, qui suit l'édition de Paris).]

[5] Ayant dessein de traiter des causes magnétiques, des cures sympathiques, des transplantations réciproques & autres secrets naturels, il est nécessaire avant toutes choses de considérer cette étroite liaison qui est entre toutes les créatures, qui comme habitants d'une même cité, sont sujets aux mêmes lois, vivent et trafiquent ensemble, & dans ce commerce mutuel font des alliances qui ne se peuvent dissoudre. Cette intelligence n'est pas seulement entre les trois règnes, végétable, minéral & animal, mais entre les trois mondes (archétype ou intellectuel, céleste & élémentaire) vu qu'il n'y a point de borne qui les séparent, étant seulement comme de différentes rues encloses dans une même muraille, créées d'une même main, & enfermées dans une même boule : de la même manière qu'on remarque en un œuf où toutes les parties (quoi que différentes entre elles & toutes encloses dans un même espace) ne concourent ensemble que pour éclore un poulet, tout de même ces trois ensemble sont si unies pour leur génération, que si par hasard le concours de l'un y manque, il se remarque sur le tout ici bas ; aussi sont-ils bâtis avec cet artifice que chacun se meut au branle de l'autre, & on ne peut rien faire [6] ici-bas que le coup n'en rejaillisse là haut, de même rien n'arrive là haut qu'on ne le reflète ici.

[22] *Expériences*

I. On a expérimenté que la chair de bœuf crue et humectée avec de bon vin, & appliquée sur un membre goutteux la renouvelant de temps en temps, attire une grande abondance d'humeurs pourries & puantes, & donne du soulagement au malade, & si les chiens mangent de cette chair, ils boiteront et serons frappés du même mal.

II. Si on met sous la plante des pieds l'herbe appelée Iberis et qu'on marche dessus, jusqu'à ce qu'elle s'échauffe, vous verrez qu'elle attirera grande quantité de matière séreuse, guérira les fièvres par ce moyen, mais il faut prendre garde de ne pas la jeter après sur un chemin, car l'homme [23] ou la bête qui y passera dessus prendra le mal. Il est vrai que la guérison en serait plus assurée.

III. On dit que le même se fait par l'herbe appelée en France Toute-bonne appliquée sur l'artère des bras.

IV. Si vous prenez en cachette de l'urine de mulet, & la cuisez avec de la cire et du litarge & en emplastrez le pied du goutteux, il en guérira, & le mulet recevra la douleur. Le même arrivera à une femme si on prend l'urine d'une mule.

V. Le pied d'un lièvre suspendu autour du mal au nom du malade guérit toutes les douleurs arthritiques, pourvu que le pied droit soit suspendu au droit, & le gauche au gauche.

VI. Ernesius assurait que l'herbe appelée Caméléon niger attire la vigueur des autres chevaux qui marchent en compagnie de celui [24] qui l'a mâchée, & tous les autres se relâchent, & celui ci prend force ; il le rapporte d'un certain soldat espagnol qui s'en servait pour lui-même travaillant avec ses compagnons qui s'affaiblissaient à vue d'œil, lors qu'il se renforçait. Mais il al faut cueillir à son heure propre ou l'herbe ou la racine, & si on pouvait la mettre sur quelqu'un un peu de temps, & la retirer, son effet serait encore plus merveilleux, car si votre voisin en portait, la vôtre n'agirait pas sur lui, parce que *simile non agit in simile*.

VII. Pour la jaunisse il a été cent fois expérimenté qu'on la guérit dans quelque distance qu'on soit du malade, pourvu qu'on aie de son urine, & qu'on en détrempe des cendres de frêne & qu'on en face 3. 5. 7. ou 9. petites boules, qu'on enfoncera puis après en quelque endroit, pour mettre dans ce creux de l'urine qu'on aura réservée, avec un filet de safran à chacune des boules.

VIII. La rate d'une chèvre appliquée sur celle d'un rateleus, & puis suspendue à la cheminée, comme elle séchera l'autre désenflera.

IX. [25] Pour guérir toutes les maladies chroniques et principales, prenez du sang de la veine médiane du bras droit du malade, emplissez en 6. 8. 10. ou 12. œufs dont vous aurez tiré le blanc par un petit trou, puis achevez de l'emplir avec le susdit sang, fermez bien le trou avec de la cire en sorte que rien n'en puisse sortir, puis mettez les à couvert sous une poule durant sept ou huit jours, après faites les manger à un pourceau, ou autre animal lequel prendra le mal, et le malade guérira, que si l'animal ne meurt pas, il le faut tuer & faire le semblable une autre fois.

X. Pour un membre sec ou paralytique, prenez des poils, la rognure des ongles & les raclures de la peau même, la Lune étant nouvelle et dans un signe fécond & regardée des Planètes bénévoles. Faites un trou dans un arbre proche de la racine avec un gros vibrequin qui aille jusqu'à la moelle, fichez tous ces excréments jusqu'au fonds, la poussière qui sort avec le vibrequin mettez-la dans un petit sachet de toile & l'appliquez sur la partie affectée, trois jours devant la Lune nouvelle, & incontinent [26] après l'avoir ôté l'enfermez dedans le trou de l'arbre avec ce qui est dit, fermez bien le dit trou avec une cheville du même arbre, & rejoignez bien les jointures avec de la cire ou de la fiente de vache, & recouvrez avec de la terre, & vous verrez qu'à mesure que l'arbre croîtra vous recevrez le contentement que vous souhaitez.

XI. Par cette même méthode sont guéris les goutteux, en y mettant les poils de toute la partie malade, & suivant le même ordre.

XII. Par cette voie ou presque semblable sont guéries les hernies, en prenant un œuf frais pondu & étant tout chaud frottez en le lieu malade, & réitérez souvent, ayant auparavant doucement élevé la peau d'un ormeau, d'un tremble, d'un chêne ou autre, & troué le tronc pour y faire rentrer votre œuf, & par dessus vous remettrez votre écorce que vous fermerez bien en toutes les jointures afin qu'il ne prenne point d'air, car alors elle se reprendra & se rejoindra avec l'arbre, & tout de même se rejoindra l'hernie. Que si dans un mois le mal n'est guéri, il faut à un autre arbre faire le semblable, mais il faut appliquer sur le mal la poudre du bois [27] dans un sachet que vous mettrez dans le trou avec un œuf, comme dessus, il y faut aussi mettre des ongles des pieds, & mains, & les poils des parties honteuses.

XIII. On assure très véritable de faire passer un hernieux au travers d'un jeune noyer qu'on aura fendu, lequel on rejoint afin de le faire reprendre, ce que ce faisant le malade guérit.

XIV. Si vous prenez les ongles des pieds & des mains d'un hydropique, & les attachez sur le dos d'un[e] escrevice d'eau douce, & que vous la remettiez en vie dans la rivière, le malade guérira.

XV. Pour guérir le mal de dents, il faut ficher une dent de la forme semblable à celle qui fait la douleur dans un poirier, comme si c'est une grosse, faut ficher une grosse, si une canine une canine &c.

XVI. Et pour preuve qu'il y a une vertu vitale [28] & balsamique, on n'a qu'à recevoir par l'alambic la fumée des ongles, des poils, de la raclure de la peau & autres pour retirer une huile et une eau jaune, attractive, desséchant, qui guérira le playes. Et on doit remarquer et se souvenir, pour ne pas trouver cela étrange, que la nature spirituelle de ces parties tend toujours (par une inclinaison qui leur est naturelle) vers cette unité et conformation qui leur a été premièrement donné de Dieu & de la Nature, encore qu'elles soient divisées, ne laissant pas d'être une même chose comme en esprit. Mais continuons nos remarques.

XVII. Si on attache avec un cordon de soie Cramoisi un serpent que les italiens appellent giffia (qui est de nos couleuvres grise) & qu'on le laisse mourir suspendu en l'air, ce cordon mis au col d'un homme qui aura l'esquinancie le guérira infailliblement.

XVIII. Si on passe trois fois de reculons dessous une ronce qui a jeté racine des deux bouts, on guérira des ulcères.

XIX. Pour empêcher qu'une nourrice ne conçoive [29] pendant qu'elle allaite prends la semence de la ciguë ; ou au moins des feuilles, pile les bien & mêle avec du lait de cavale, & de cela fait une petite boule percée tout à travers pour mettre dans son trou des cheveux de sa tête, & puis la pendre à son cou pour le mieux, ou au bras droit, que si tu en veux faire la preuve tu n'as qu'à la pendre ou col d'une poule qui pond & dans peu de temps tu verra qu'elle ne pondra plus.

XX. Celui qui aura été piqué par un Scorpion, s'il monte tout nu sur un âne il guérira, & l'âne prendra le mal.

XXI. Si vous arrachez doucement du Coriandre qui ne fait que de naître avec toutes les racines, & le suspendez sur une femme qui ne peut faire d'enfant, ou bien l'arrière faix, d'abord elle guérira, mais l'ayant fait il faut tout aussitôt l'ôter de peur qu'elle ne meure.

XXII. Coupez la gorge à un crapaud, & après une heure vous trouverez qu'il aura un œil ouvert et l'autre fermé, prend celui qui est ouvert & le mets dans le chatton d'une bague, & si tu veux, y fais enchâsser une pierre, [30] & celui qui est fermé dans une autre bague, si tu mets au doigt la bague de l'œil ouvert tu veilleras toujours, que si tu veux dormir mets au doigt le bague de l'œil fermé, tant que tu la porteras tu ne pourras pas te réveiller.

Mais venons au dernier effet qui est le plus propre et le plus souhaité des hommes, & qui n'est pas moins merveilleux que les autres, dans lequel vous remarquerez pourtant toujours quelque chose du nôtre & le rendre magnétique pour nous. Vous savez que l'esprit universel est de soi indifférent à tout, & que la spécification dépend des sujets auxquels on l'attache, ou bien où lui-même s'unit & dans lequel il agit après selon la nature & les qualités qu'ils ont. Nous voyons qu'un même aliment se change en chair avec la chair, devient os avec les os, nerf avec les nerfs, & que chaque partie avec laquelle il s'allie la couvre de sa robe, le même arrive dans les opérations car l'aimant qu'on lui applique en le recevant renforce sa vertu, & lui n'a pas plus de pouvoir que celui avec lequel il a été agrégé, & par cette société qu'ils ont liée ensemble, travaillent pour le profit au profit commun de ce corps dont l'un est membre naturel, & l'autre adoptif lequel suit toujours fort volontiers les inclinations du premier, & par reconnaissance & parce qu'elles sont plus actives & vives que les siennes par la communication qu'il a par préciput & plus spécialement que lui avec un corps vivant.

[Fin de l'annexe]

17. Medicina magnetica versus Medicina mumialis

La *Medicina magnetica* (1656) d'Irvine, connue et éditée plusieurs fois en Europe à partir de sa première traduction latine partielle (1679) par William Maxwell, résume remarquablement les principes de la médecine magnétique[205]. Elle contient en particulier douze aphorismes définissant la nature de la connexion imperceptible de l'âme d'un individu avec ses propres excréments[206].

205. Maxwell ne signalant pas dans son ouvrage qu'il traduisait Irvine, tous les magnétistes et historiens du magnétisme jusqu'à nous ont cru qu'il en était l'auteur. Thorndike (1953, VIII, 418-419) avait déjà remarqué plusieurs ressemblances entre l'ouvrage publié en 1679 par le doyen de la faculté de médecine de Heidelberg, Georg Franck, à partir d'un manuscrit latin qu'il attribuait au médecin écossais William Maxwell, la *Medicina magica* de Samuel Boulton, parue en 1656 et une série de manuscrits anonymes conservés au British Museum (MSS Sloane 1321 et 2220). Parmi les hypothèses philologiques qu'il avance, il y a celle d'une source commune aux trois textes. La *Medicina magnetica* d'Irvine est peut-être l'ouvrage qui aurait résolu cette énigme.

206. Irvine (1656, table des matières) : « *Twelve Conclusions ; which are proved and explained : And are as so many firm columns, to support the noble frame of Magical Medicine.* I. The Soul is not only in his proper visible body, but also without it ; neither is it circumscribed in an organical body,(14) ; II. The Soul worketh without, or beyond its proper body, commonly so called, (17) ; III. From every body flow corporal beams, by which the Soul worketh by its preference, and giveth them energie and power of working : And these Beams are not only corporeal, but of divers parts also, (19) ; IV. The beams sent out of the bodies of Wights, have and enjoy vital spirit, by which the operations of the Soul are dispensed, (22) ; V. That the Excrements of the bodies of living creatures, retain a portion of vital spirits : and therefore we must not deny them life : And the life is of the same species of the life of the wight is of, and propagated from the same, (25) ; VI. Between the body and the excrements proceedig from it, there is a certain concatenation of spirits or beams, though they be never so far asunder : The like is also between the blood, and any other part of the body separated from the body at any distance, (28) ; VII. The vitality or livelinesse lasts, till the excrements, blood or separated parts be changed into another thing of diverse species, (32) ; VIII. One part of the body being affected or ill-disposed, by hurting the spirits, all the other parts do suffer with it, (33) ; IX. If the vital spirit be fortified in any one part, it is fortified by that occasion in the whole body, (34) ; X. Where the spirit is most bare and naked, there it is soonest affected, (35) ; XI. In the excrements, blood, and separated parts, the spirits are not so deep drowned as in the body ; and therefore in them it is sooner infected, (37) ; XII. The mixture of spirits maketh compassion, from that compassion Love takes its original. »

Selon l'auteur de la *Medicina magnetica*, l'âme irradie de son énergie l'esprit vital qui pénètre le sang et transmet ensuite la vertu *animale* aux excréments. Comme la plupart des magnétistes de la seconde moitié du XVIIe siècle, Irvine voit dans le soleil le foyer principal de la vie sur terre. Sa puissance se communique ensuite aux astres et par l'intermédiaire de la chaleur et de la lumière atteint les corps disposés à la recevoir[207]. Cependant, chaleur et lumière ne sont que le vêtement sensible d'un *spiritus* qui descend du ciel et qui remonte par un mouvement perpétuel de flux et de reflux[208]. Cet esprit maintient toutes les choses dans l'état où elles sont. Tout ce qui est corps ou matière ne possède aucune énergie s'il n'est animé par l'esprit qui, en descendant du ciel pur et inaltérable comme la lumière, « est la source de l'esprit vital particulier qui existe en toutes choses ; c'est lui qui le forme, l'entretient, le régénère et le multiplie »[209]. Il ajoute que « si vous savez employer des corps imprégnés de l'esprit universel, vous en tirerez un grand secours. C'est en cela que consistait tout le secret de la magie. Cet esprit se trouve dans la nature ; il existe partout, libre de toute entrave, et celui qui sait l'unir avec un corps qui lui convient, possède un trésor préférable à toutes les richesses. *On peut, par des procédés merveilleux, le communiquer à tous les corps, suivant leur disposition, et*

207. Irvine (1656, § 17, 3) : « The Stars do tye *vital spirits* to the *bodies disposed*, by light and heat ; and by the same *means* do they infuse *it* into the *bodie* ». Maxwell (1679, § 17, 171) : « Stellae vitalem spiritum corpori dispositio ligant, per lucem et calorem, eidemque iisdem mediis infundunt. »

208. Irvine (1656, § 38, 6) : « The *spirit* floweth continually from Heaven, and back again in to the Heaven, and in the flowing is found pure and unmixt, and therefore may by a skilful workman, by wonderful means be joyned to any *thing*, and increase the virtues of it accoding to the disposition of the *subject* ». Maxwell (1679, § 38, 175) : « A coelo spiritus perpetuo fluit, et ad idem refluit, inque fluxu illibatus invenitur ; ideoque cuicumque secundum subiecti dispositionem a perito artifice miris modis conjungi potest. » En raison de la plus grande diffusion du livre de Maxwell dans les bibliothèques européennes, nous n'allons citer dorénavant que le texte latin. »

209. Irvine (1656) / Maxwell (1679), § 5, p. 168 (« Organi dispositio primo et principaliter ab intellectu universa disponente pendent : Secundo ab anima mundi, sibi corpus formante secundum seminarias rerum rationes : Tertio autem spiritu universi res in tali dispositione continentes »), § 6, p. 168 (« Nihil corporeum quidquam energiae in se habet, nisi quatenus ab eo informatur ; quod mere corporeum, mere passivum »), § 13, p. 170 (« Spiritus vitalis subiectum est corpus, in eo recipitur et per illud operatur, nec unquam tam purus est, quin humori mercuriali jungatur »), et § 27, p. 173 (« Spiritus vitali universalis de coelo descendens purus, clarus et illibatus, est spiritus vitalis particularis in rebus singulis existentis pater, illum nempe in corpore procreat et multiplicat, a quo corpora potestatem se propagandi mutuantur »).

augmenter ainsi la vertu de toutes les choses »[210]. Les applications médicales de ce pouvoir céleste sont particulièrement intéressantes.

> Celui qui sait agir sur l'esprit vital particulier à chaque individu peut guérir, à quelque distance que ce soit, en appelant à son secours l'esprit universel. Celui qui regarde la lumière comme étant l'esprit universel ne s'éloigne pas beaucoup de la vérité ; c'est, en effet, ou la lumière elle-même, ou c'est en elle au moins qu'il réside.[211]

Au XVIIe siècle, la maîtrise absolue de son propre corps et de son imagination distingue le magnétiste de l'homme normal. Cela le rend capable d'agir sur l'imagination de ses patients sans l'intermédiaire d'instruments particuliers fabriqués à cet effet. Il faut donc interpréter l'*hopliatria* comme un rituel qui, *ex opere operantis*, produit un état d'excitation qui attise la *vis medicatrix* résidant dans la *nature* même du patient. Les pratiques magnétiques répondent ainsi au dicton hippocratique selon lequel la médecine doit avant tout ne pas nuire (*primum non nocere*).

> C'est ici que l'on peut sentir toute l'excellence de la médecine magnétique, dont les secours peuvent être accumulés sans qu'on ait à craindre d'occasionner des suites fâcheuses, ou de troubler la nature. [...] Dans la médecine ordinaire on emploie des remèdes internes et qui ne sont pas toujours exempts de mauvaises qualités. Dans la médecine magnétique, au contraire, on ne fait que de secours extérieurs, et qui sont toujours pris dans la classe de ceux qui fortifient.[212]

210. Irvine (1656)/Maxwell (1679, § 68, 182) : « Spiritum universalem, si instrumentis hoc spiritu impraegnatis usus fueris, in auxilium vocabis : magnum Magorum secetum » ; Id., (§ 9, 169) « Spiritus hic alicubi vel potius ubique quasi liber a corpore invenitur, et qui illum cum corpore congruenti jungere novit, thesaurum omnibus mundi divitiis anteponendum possidet » ; Id., (§ 38, 175).
211. Irvine (1656)/Maxwell (1679, § 69, 183) : « Qui spiritum vitalem particularem efficere novit, corpus, cuius spiritus est, curare potest ad quamcumque distantiam, implorata spiritus universalis ope » ; Id., (§ 78, 184) : « Qui lucem universi spiritum dixerit, à veritate forsan non multum abhorrebit : vel enim lux est, vel in luce domicilium possidet ; ex primo enim lucido destillatione saepius repetita, circulatione varia à perito mago miris modis extrahitur ».
212. Irvine (1656) / Maxwell (1679, 58) : « Verum enim est, quod hic ignorantia morbi non tam perniciosa est, quam in vulgari medicina ; at rationem evidentem esse puto : hic enim externis, idque semper confortantibus ; illic vero internis, aliquando veneno non vacuis, utuntur artifices. Verum licet patienti periculosum non sit, dedecori tamen Medico erit, ut postea apparebit ». Et aux pages 198-9 il reprend le même thème de la façon suivante : « Hic (nisi tua inscitia aliò animum ducat) magneticarum curarum

Irvine (Maxwell, 1679, 199 ; 58) était persuadé que toute maladie provenait de la diminution ou de l'épuisement de l'esprit vital et regardait le magnétisme comme la médecine universelle :

> Qu'il puisse y avoir un remède universel, c'est ce dont on ne peut douter ; car en le fortifiant, on rend l'esprit vital particulier capable de guérir toute sorte de maladies [...]. La médecine universelle n'est autre chose que l'esprit vital augmenté, multiplié dans un sujet convenable.[213]

Il attribuait également à l'esprit vital dûment administré le pouvoir de prévenir les maladies, de conserver la santé et de prolonger la vie.

> Celui qui pourra fortifier l'esprit vital particulier au moyen de l'esprit universel, pourra ainsi prolonger la vie jusqu'à un âge très avancé, si l'influence des astres ne s'y opposait (*nisi stellae reluctarentur*) [...]. Celui qui connaît l'esprit universel et qui sait en faire usage peut éloigner toute corruption, et conserver à l'esprit vital son empire sur le corps.[214]

La *medicina mumialis* rejoint la *medicina magnetica* sur ce point. Car de même que le pouvoir guérisseur de la *mumia* réside, entre autres, dans son effet *anti-pourriture*, de même la vocation foncière de la *medicina magnetica*, telle qu'Irvine l'entend, est d'accroître et de raviver les esprits vitaux des corps animés pour les préserver de la pourriture. Selon l'auteur de la *Medicina magnetica*, la putréfaction est le signe de la corruption de la nature d'un corps qui a déjà atteint la maturité, c'est le résultat de la raréfaction de l'esprit et, tant

praestantiam videre poteris, quarum cumulum sine molestia vel naturae turbatione simul adhibere licet, immo convenit, quod in altera medicina minime fas est. Atque praeterea dum haec fiunt altera illa communis medicina suo munere fungi potest, modo confortativis tantum et specificis utatur. »

213. Irvine (1656) / Maxwell (1679), aphorismes 93, p. 187 (« Medicamentum universale dari posse jam conclamatum est, quia si spiritus particularis vires sumserit, morbos omnes per se curare potis est, ut experientia communi notum est : nullus enim morbus, qui aliquando sine Medicorum ope à spiritu vitalii non sit curatus ») et 94, p. 188 (« Medicamentum universale nihil aliud est, quam spiritus vitalis in subjectum debitum multiplicatus »).

214. Irvine (1656) / Maxwell (1679), § 70, p. 183 (« Qui poterit spiritum particularem spiritu universali fortificare, vitam in aevum producere potis esset, nisi stellae rectarentur : Verum tamen non solum vitam sanam hoc medio prolongabit, verum etiam stellae malitiam aliquatenus infringet, ut qui spiritus hujus habitaculum novit, necessario confitebitur ») et § 92, p. 187 (« Qui spiritum universi ejusque usum novit, omnem corruptionem impedire potest, et spiritui particulari dominium super corpus largiri. Videant Medici quantum hoc ad morbos curandos fecerit »).

qu'un corps baigne dans cet esprit, la putréfaction n'a pas de place[215]. Celle-ci n'est donc pas causée par l'esprit vital, qui est imputrescible, mais par le corps[216] et elle est toujours précédée par un processus de fermentation qui est envisagé comme une action de la chaleur dans l'humidité[217]. Tout en étant causé par un *spiritus*, la *fermentatio* peut se produire de deux manières différentes, naturelle ou artificielle[218]. Car la chaleur est essentiellement un mouvement d'esprits (*vapeurs*) et les esprits peuvent être mis en mouvement soit par les esprits descendant du ciel, comme la lumière du soleil ou des étoiles, soit par les esprits (*vapeurs*) qui s'exhalent des corps terrestres, comme les pierres, les herbes et les animaux mais aussi, et surtout, de l'homme, de ses yeux, de sa bouche et de tout le reste du corps. Enfin Irvine, comme la plupart des magnétistes de la même période, croyait posséder l'art d'agir non seulement sur l'état physique des individus, mais encore sur leurs dispositions morales, qu'il se vantait de pouvoir modifier de plusieurs manières. Il se faisait un devoir de mettre en garde les parties intéressées contre l'abus que l'on pourrait faire d'un secret visant à procurer l'empire absolu sur l'esprit et le cœur des femmes.

> Il n'est pas prudent de traiter ces objets à cause des dangers qui peuvent en résulter. [...] Si même on s'expliquait ouvertement sur ce point, les pères ne pourraient plus être sûrs de leurs filles, les maris de leurs épouses, ni les femmes répondre d'elles-mêmes.[219]

215. Irvine (1656) / Maxwell (1679, 183) : « § 71 – Nihil potest putrefieri, nisi fermentationem prius sentiat, quia nihil pervenit naturaliter ad declinationem nisi per statum. § 72 – Putrefactio est symptoma naturae declinantis sive spiritus avolantis. § 73 – Nihil putrefit, quod spiritus volatilis magnam copiam non possidet ».
216. Irvine (1656) / Maxwell (1679, § 91, 187) : « Putrefactio non a spiritu, sed à corpore ortum ducit, ideoque spiritui contraria ».
217. Irvine (1656) / Maxwell (1679, § 89-90, 187) : « Omnis fermentatio ante debitum tempus consummata immediatae putrefactionis succedentis signum est, ideoque nihil potest putrefieri, nisi prius fermentationem sentiat. Qui fermentationem accelerare, et putrefactionem impedire spiritu universi propitio novit ; contritionem philosophorum intelligit, et mediante ea mirabilia operari potest ».
218. Irvine (1656) / Maxwell (1679, 178) : « § 51 – Fermentation est caloris in humidum actio, qua humor calefit, et spiritui subjicitur ; vel est effectus spiritus se in corpore circulantis, qui in eodem statu permanere non potest, propter materiae fluxibilitatem. »
219. Maxwell (1679, 53-4) : « [...] immo non satis tutum est, de hac multis agere, propter pericula, quae hinc originem ducere apta sunt. Ex hoc enim fonte transplantatio morborum ab homine in homines, à mortuis in vivos, fluit. Praeterea ansam praeber potest luxuriosae libidinis explendae vel maximam. Immo si haec conclusio clare explicaretur,

La notion de *spiritus mundi* réunit la médecine excrémentielle à la magie érotique, car de même qu'agissant sur des excréments quelconques on agit simultanément sur l'individu qui les a produits, de même « il est prouvé qu'entre deux amants, l'amour est un lien si fort que l'un souffre des maux de l'autre »[220].

18. La médecine stercoraire

Pour mieux expliquer le rôle bienfaisant joué par l'onguent armaire dans la guérison des blessés, il faut rappeler à quel point les remèdes à base d'excréments animaux, autrement dit, la médecine stercoraire, étaient en vogue depuis l'antiquité. Pline recommande pour les ulcères des jambes des applications de fiente de porc sèche ou de crottes de chèvre bouillies dans du vinaigre ; pour la guérison des plaies faites par le fer, il préconise de la fiente de porc fraîche ou de la vieille fiente en poudre. Sur les luxations, il faut appliquer de la fiente de sanglier ou de porc fraîche, ou du crottin de veau ; pour les tumeurs, la fiente de porc, chauffée dans un pot et broyée avec de l'huile. S'il fallait ouvrir un abcès ou une tumeur, rien de meilleur que la bouse de vache chauffée sur la cendre, ou la crotte de chèvre délayée dans du vin ou du vinaigre. Les brûlures se guérissent au moyen de liniments de fiente de sanglier ou de porc, vielle et sèche. D'après lui, l'urine de taureau guérit les ulcères purulents de la tête ; l'urine humaine, un peu vieille, avec le cyclamen et le soufre, fournit aussi un remède remarquable[221].

La matière fécale humaine, déjà prônée par Jean de Cuba dans son *Hortus Sanitatis* (1491), parce qu'elle « fait rejoindre et glutiner les playes quand elle est mise dessus », était employée pour panser les plaies au cours du Moyen Âge, notamment sous le règne de Louis VII. Moïse Charas, membre de l'Académie des Sciences et professeur au Jardin du Roi, écrit qu'on la conseille particulièrement pour la guérison des érésipèles ulcérés[222]. Lemery lui reconnaît aussi des propriétés médicales : « L'excrément de l'homme est digestif,

(quod advertat Deus) patre de filiabus, mariti de uxoribus, immo feminae de semetipsis certae esse nequirent. »

220. Agrippa (1992 [1533], I, LXIII, 221) : « Palam quoque est inter amantes aliquos tam fortem esse ligaturam amoris, ut quod patitur unus eorum patiatur et alter. »

221. Pline, *HN*, (XXVIII, I, 46, 74 ; II, 13, 70).

222. Charas (1691, I, 573).

résolutif, amolissant, adoucissant, propre pour l'anthrax, pour faire venir les bubons pestilentiels à suppuration, pour résoudre les esquinancies »[223].

Si la médecine stercoraire s'est réfugiée aujourd'hui dans les classes ignorantes de la société, elle a été cependant l'objet des recherches de médecins réputés. Parmi les traités qui lui ont été consacrés, au XVIIe siècle, on pourrait citer l'ouvrage de Franz Christian Paullini (1643-1712), plusieurs fois réédité. Médecin et érudit, historiographe de l'évêque de Munster et premier médecin de Eisenach, sa ville natale, il publie pour la première fois en 1696 son fameux ouvrage sur les remèdes tirés des excréments : *Pharmacie stercoraire, c'est-à-dire comment presque tout peut être soigné heureusement avec de la fiente et de l'urine, extérieurement ou intérieurement, même les maladies les plus difficiles et vénéneuses et les dommages plus surprenants de la tête aux pieds.* Heurck (1915, 61-62) signale d'autres sources bien plus récentes sur l'usage des excréments en médecine. « Même de nos jours les excréments des hommes et des animaux sont des médicaments très en honneur. Rien de meilleur pour les cancers, les ulcères, les plaies, les brûlures, les piqûres d'insectes, les panaris, les phlegmons, l'érésipèle, etc. » écrivait-on aussi au début du XXe siècle[224]. Dans les pays flamands, les ulcères sont généralement traités par les excréments. Non seulement les paysans de plusieurs pays soignent leurs plaies par des cataplasmes de bouse de vache ou de matière excrémentielle humaine, mais ils sont bien souvent d'une malpropreté étonnante.

> Aussi les éruptions cutanées sont-elles fréquentes dans les campagnes ; aussi les parties où se fait une transpiration abondante, celles qui sont pourvues de glandes sébacées, les pieds, les aisselles, les parties génitales du paysan, exhalent une odeur *sui generis* si nauséabonde, si pénétrante, qu'elle m'oblige souvent à aérer mon cabinet, après une consultation qui n'aura duré qu'un quart d'heure. J'ai vu, mon ami, sur des corps qui avaient *mariné*, pendant septante ou quatre-vingt ans, dans la même sueur, une espèce de croûte plus ou moins foncée, selon les saillies musculaires, qui produisaient un effet de jaspe hideux à voir et à comprendre. C'était la *patine* de la malpropreté [...]. Jamais vous n'obtiendrez du paysan qu'il se lave, qu'il se *lessive* en état de santé.[225]

Il n'est donc pas étonnant que les plaies traitées par des excréments soient plutôt sujettes à s'envenimer et à devenir incurables. Le médecin, l'empirique,

223. Lemery (1727, 264).
224. Cabanès et Barraud (1907, 94).
225. Munaret (1862, 129).

le savant ou le charlatan qui traitaient par l'onguent armaire et la poudre de vitriol, en ordonnant des lavages de la plaie par l'urine, dont les propriétés désinfectantes et émollientes sont connues, en supprimant les emplâtres irritants et sales, en ne tolérant qu'un linge bien blanc pour protéger la plaie, substituent à une absence probablement complète de soins de propreté une action mécanique prolongée de nature à favoriser la guérison des plaies les plus graves.

En insistant sur les justifications théoriques de l'action magnétique de l'onguent et de la poudre nous risquerions d'oublier que les insuccès ont été nombreux. En effet, si la cure opère chez les campagnards, pour qui la propreté n'est le plus souvent qu'un vain mot, il en est de même pour les classes sociales plus élevées, critiques et incrédules, qui n'ignorent pas les soins de toilette. Nicolas Lemery, qui croyait cependant à la volatilité du vitriol, reconnaît qu'il y a eu des guérisons mais il s'empresse d'ajouter :

> Les expériences que plusieurs personnes ont faites, et que les autres peuvent faire encore, montrent bien qu'on a pas toujours été de bonne foi quand on a voulu parler des effets de cette poudre, car si l'on ne met la poudre sur le linge nouvellement ensanglanté dans la chambre même où est le malade, on n'en voit aucun effet : encore arrive-t-il souvent qu'avec ces précautions, elle ne produit pas grand chose, et quelque fois rien.[226]

À mesure que l'hygiène se généralise en France et ailleurs, à mesure que les européens, malgré les protestations indignées des églises chrétiennes, apprennent à se laver plus souvent pour se débarrasser non seulement de la crasse répugnante qui couvre mains et corps, mais encore de la vermine, l'hopliatria cesse de guérir les plaies et tombe finalement en discrédit. Nous avons fait allusion aux églises car elles considéreront longtemps la propreté comme une vanité coupable. Ainsi, pendant des siècles, on a négligé les soins du corps les plus élémentaires. La seule ablution quotidienne du chrétien, disait Jean Chrysostome, devait être la larme. Voilà pourquoi l'usage du bain était considéré comme une pratique condamnable par les gens pieux. Dans les endroits de l'Europe où ce mépris de la propreté du corps survit encore, il n'est pas impossible que l'hopliatria soit toujours estimée et pratiquée avec succès.

Mais malgré l'action mécanique, il n'en demeure pas moins que l'explication par voies naturelles n'exclut pas l'éventualité de l'intervention de certaines *forces occultes*. Nous n'entendons pas par là les effluves et les influences

226. Lemery (1730 [1675], 493).

qui, d'après les magnétistes, émanent des astres. En accord avec Paracelse, nous soutenons que la nature a en elle une force d'accroissement et de nutrition suffisante pour guérir une plaie sans le secours de la médecine et que le chirurgien doit se borner à la préserver de l'action des éléments extérieurs.

> La nature rapproche parfaitement elle-même les lèvres de la plaie et tire de toute les humeurs du corps une humeur visqueuse, la mumie, dont elle arrose les plaies et les ulcères, et qui seule opère la guérison.[227]

Dans un esprit semblable, Bernheim (1891, 31) écrira, trois cent cinquante ans après Paracelse, que toute cellule cérébrale, stimulée par une idée, actionne les fibres nerveuses qui doivent réaliser cette idée. Or, le campagnard a une foi absolue dans l'empirique et le charlatan. Il suit *religieusement* ses conseils, ses prescriptions, tandis qu'il néglige fort souvent ceux des médecins. Faut-il alors s'étonner de ce que les guérisseurs obtiennent des résultats là où la science officielle a échoué ? Combien de fois n'arrive-t-il pas que, tout en allant chez le médecin, un malade court pour le même mal consulter le thérapeute populaire qui dispose, d'après lui, d'un pouvoir magique grâce auquel la guérison est assurée. Il suffit au guérisseur d'appliquer son traitement avec tout le merveilleux qui l'entoure pour que le paysan, persuadé d'avance qu'il va guérir, se trouve sinon guéri, au moins considérablement soulagé. Si, de plus, le paysan croit à l'intervention d'une force occulte qui contribue à la guérison de la plaie, et se l'imagine, les chances de réussite ne pourront qu'être multipliées. Dans le même esprit, à propos du rôle capital joué par la suggestion dans la guérison des verrues, Paul Saintyves affirme :

> Il reste acquis que la suggestion joue le grand rôle, et ce qui est plus important, qu'elle peut déterminer des modifications organiques et anatomiques durables. Cette proposition a une portée considérable et ce serait un grand point de gagné si l'on se décidait enfin à recevoir partout cette vérité : la suggestion n'a pas seulement une action fonctionnelle, mais une action organique, action indirecte, il est vraie, mais certaine et réelle. À la réflexion, on est même étonné qu'une telle vérité rencontre des résistances. Personne ne conteste l'action de la suggestion sur le système nerveux ; chacun admet, d'autre part, que les modifications du système nerveux entraînent des accélérations ou des ralentissements nutri-

227. Paracelse, *Die grosse Wundt-Arztney* (X, I, 2 et 13).

> tifs, des dilatations ou des rétrécissements vasculaires. Or, ces prémisses imposent précisément la conclusion que nous venons de tirer.[228]

En exaltant en nous des propriétés salutaires latentes qui peuvent guérir, la force de l'imagination, la confiance et la foi dans l'efficacité du traitement, unies à la propreté, sont les agents bénéfiques qui interviennent dans l'hopliatria. Nous approchons ainsi de la notion d'imagination efficace, qui constitue la clef de voûte des systèmes de guérison à distance, au moins pour la majorité des magnétistes que nous avons étudiés.

228. Saintyves (1913, 82).

Pour une théorie de l'imagination magnétique : formes possibles de l'énergie de représentation

1. Pourquoi faut-il parler d'énergie de représentation ?

Souvent définie comme une « faculté que possède l'esprit de se représenter des images » ou encore comme « représentation à laquelle ne correspond aucune réalité »[1], l'imagination constitue pourtant une partie capitale de la vie de l'homme. Si, dans son acception courante, le terme « imagination » renvoie le plus souvent de manière péjorative à la sphère de l'irréel et de la subjectivité, la tradition philosophique occidentale l'a chargé aussi d'une signification psychologique fondamentale. De son fonctionnement dépendent nos joies et nos douleurs, nos peurs et nos qualités morales, notre intelligence et notre mémoire aussi bien que la santé ou la maladie. Pensons aux formes multiples du monde extérieur qui touchent nos appareils sensoriels depuis notre naissance et dont subsiste la trace quelque part dans notre corps. Ces formes s'inscrivent en nous *organiquement*. Elles participent activement à notre vie et la régentent, en menant une vie secrète dans les tréfonds du corps. Elles émergent dans nos pensées, gestes et comportements. Comme le dirait Paul Valéry, « nous vivons sans être obligés de savoir que cela exige un cœur, des viscères, tout un labyrinthe de tubes et de fils, tout un matériel vivant de cornues et de filtres, grâce auquel il se fait en nous un échange perpétuel entre tous les ordres de grandeur de la matière et toutes les formes de l'énergie, depuis

1. Rey (1993).

l'atome jusqu'à la cellule, et depuis la cellule jusqu'aux masses visibles et tangibles de notre corps »[2].

Notre corps, au milieu de ses molécules, tissus, organes vitaux, glandes et vaisseaux, renferme une sorte de « capital sensoriel », une quantité remarquable d'informations disparates. En étudiant la magie naturelle et la médecine magnétique à l'aune de cette hypothèse de travail, le sens courant du mot « imagination » s'avère insuffisant pour traiter de ce que les auteurs que nous avons étudiés appellent « imaginatio ». Car l'*imaginatio* prémoderne déborde largement des limites sémantiques de l'*imagination* moderne. Pour mieux rendre le concept d'*imaginatio* ou *phantasia*, il nous semble plus adapté de parler d'*énergie de représentation*. Nous entendons par là une activité biologique inhérente à l'individuation psychique. L'image mentale n'est qu'une des manifestations conscientes possibles de l'*énergie de représentation*. Cette formule traduit avantageusement l'allemand *Einbildungskraft*, souvent rendu en français par le terme « imagination ». La notion d'*Einbildungskraft* fonde la justification de l'*hopliatria* la plus répandue au XVIIe et s'applique à la médecine magnétique dans son ensemble. Afin de l'éclaircir, nous allons adopter le point de vue qu'un médecin magnétique était supposé avoir sur la nature de l'homme et sur ses dispositifs psychologiques. En même temps, nous allons nous efforcer de proposer une *traduction* de ces théories, en les adaptant aux exigences conceptuelles et aux contraintes lexicales d'aujourd'hui. Le mot *énergie*, par exemple, nous semble mieux correspondre au caractère indéterminé de la réalité physique sous-jacente à la foule de *représentations* qui se manifestent dans notre esprit en absence de l'objet représenté. Dans les textes médicaux que nous avons étudiés, le mot *enérgeia*, dans le sens aristotélicien d'*activité*, figure souvent en rapport avec l'*imaginatio*, ce qui convient à la définition de la notion d'*énergie de représentation* en tant que traduction interprétative d'*Einbildungskraft*. L'adjectif substantivé « imaginaire », tout en s'approchant de la notion d'*énergie de représentation* grâce à son côté indéterminé et vague, n'exprime pas pour autant la vitalité, ni le monisme intrinsèques à une définition énergétiste de l'activité imaginative. En effet, si les mots « imagination » ou « imaginaire » renvoient automatiquement à l'opposition ontologique entre réel et fictif (ou irréel) en cantonnant l'activité imaginative du coté de l'irréel, la notion d'*énergie de représentation* pose l'activité

2. Paul Valéry, *Variété V*, Paris, Gallimard, 52.

imaginative en stricte continuité avec son substrat biologique. Les notions de *ferma credulitas* (crédulité inébranlable), *faith healing* (foi qui guérit) et *Einbildungskraft*, qui charpentent la pensée médicale des magnétistes du XVIe et du XVIIe au sujet de l'*imaginatio*, ne pourront être que mieux éclairées.

En accord avec une ample tradition philosophique, nous utilisons le mot « fantaisie » ou « imagination » au pluriel pour désigner les représentations mentales peuplant notre vie psychique sans produire des réactions physiques notables. Dans ce travail, nous ne nous intéressons pas à la question du stockage des informations, autrement dit au fonctionnement de la mémoire, dans la philosophie médicale du XVIIe, ce sujet ayant déjà été largement exploité dans le monde de la recherche des quatre dernières décennies du XXe siècle[3]. Même si, dans l'absolu, une analyse approfondie des procédés mnémoniques pourrait davantage clarifier le problème de l'efficacité des thérapies magnétiques, « mémoire » et « pouvoir thérapeutique de l'imaginaire » sont deux sujets que les médecins, magnétistes ou pas, traitent rarement ensemble. Nous préférons suivre la pensée des magnétistes en nous penchant de préférence sur la façon dont les tenants de l'*hopliatria* envisageaient la relation entre l'énergie de représentation et l'ensemble des énergies corporelles tels que les *spiritus* (*insitus* et *influentes*), les quatre humeurs (sang, pituite, bile blonde et bile noire) et la chaleur innée (*calor innatus*) de la physiologie galénique. Un aperçu historique des théories concernant les pouvoirs de l'imagination nous semble nécessaire avant de définir la relation entre imagination et corps à l'intérieur de l'anthropologie paracelsienne. C'est dans le cadre des théories médicales de Paracelse que l'*hopliatria* naît en tant que thérapeutique savante et trouve pour la première fois sa légitimation intellectuelle. Dans ce paradigme médical, résultant essentiellement d'un nouvel amalgame de théories médicales et philosophiques, anciennes et médiévales, l'*énergie de représentation* embrasse, explique et fonde toutes les manifestations visibles de la vie de l'homme et se confond quasiment avec l'*énergie vitale* et l'âme. Elle est la première manifestation de ce courant de vie qui, tel le courant électrique dans l'électroménager, fait fonctionner la machine du corps humain, qui sinon demeurerait inerte. Ce système de pensée bouleverse la *doxa* quotidienne, qui prend rarement en compte l'imagination dans sa réalité physico-chimique. Car

3. L'ouvrage édité par M. L. Bianchi et M. Fattori (1988) offre une vision satisfaisante de l'état de la question et donne des repères bibliographiques essentiels.

l'imaginaire devient réel. Ici, les représentations mentales sont les formes possibles dans lesquelles l'*énergie de représentation* transforme la matière corporelle qu'elle vivifie. Les implications thérapeutiques de cette théorie de l'imagination nous aident à comprendre le sens et le succès de l'*hopliatria* au XVIIe siècle et peut-être aussi, par ricochet, la permanence d'un style de pensée magique au cœur de la techno-médecine contemporaine.

L'exposé des théories sur l'imagination et ses pouvoirs demande un effort semblable à celui d'un traducteur. Car il faut choisir entre une traduction littérale des notions employées aux XVIe et XVIIe et une traduction interprétative. La première sacrifie l'intelligibilité immédiate à la fidélité formelle, alors que la seconde stimule notre réflexion au prix d'une certaine partialité découlant du vécu et de l'idéologie de l'interprète. Les travaux du premier type — comme ceux de Thorndike ou Debus — bien qu'ils soient très discrets sur l'explication des dispositifs psychologiques, perdurent longtemps dans la communauté scientifique alors que les ouvrages du deuxième type, étant liés aux modes, risquent de se périmer au bout de quelques années. Ces derniers peuvent devenir néanmoins objet d'adoration chez des groupes intellectuels très restreints. Le présent travail se situe dans la tension perpétuelle entre ces deux positions herméneutiques. Ainsi, nous avons tenté de suivre une voie médiane dans l'espoir de fournir au lecteur une interprétation singulière, parfois audacieuse, mais clairement dissociable du sens littérale et de l'interprétation historique des textes.

Malgré l'apparente technicité de la longue tradition philosophique, médicale et littéraire sur laquelle les écrits des magnétistes s'appuient, nous avons souvent essayé de présenter les thèmes et les problèmes touchant à la médecine magnétique de façon vivante et actuelle. Nous prenons donc de temps en temps la liberté d'adapter à l'esprit de notre temps certaines notions philosophiques et psychologiques du XVIIe, en nous souciant toujours de rester le plus fidèle possible à l'esprit du texte. Nous tentons, en somme, de faire ressortir des textes étudiés une partie de la saveur et de la profondeur de l'expérience humaine sur laquelle ils reposent, dans l'espoir que les contenus de la médecine magnétique, dissociés peut-être de leurs applications actuelles et passées, puissent encore interroger le lecteur sur les logiques qui structurent le monde des relations personnelles.

Notre souci principal est de soulever un questionnement nouveau sur quelques dispositifs psychologiques et biologiques impliquant l'imagination du patient dans le chemin de ce dernier vers la santé ou vers la mort. À ce sujet, les perspectives herméneutiques ouvertes par l'œuvre magique de Giordano Bruno et par l'œuvre d'Ernesto De Martino sur le sens de la magie, appliquées aux écrits des magnétistes, ont soutenu notre effort de compréhension du *pouvoir magique de l'imagination*. Cependant, parler de l'*imagination* est une entreprise qui présente autant de risques que de difficultés. Pourquoi ? Parce que, à bien y réfléchir, nous essayons de définir et d'approfondir une notion intimement liée à l'acte du connaître et par conséquent à l'acte de formulation d'un énoncé. Autrement dit, nous prétendons parler du *moyen* même sur lequel notre pensée s'exerce pour écrire ces lignes. Aurions-nous donc la hardiesse de disserter sur l'instrument que nous utilisons pour disserter ? Prétendrions-nous disséquer nos propres instruments de dissection ? Voilà une limite fondamentale de notre recherche.

Nous commençons notre étude par la périphérie du problème en essayant de répondre avant tout à la question suivante : pourquoi nous trouvons-nous devant une telle variété de discours sur l'imagination, ses pouvoirs et ses vertus ? Cela ne reflète pas le fait que l'intensité variable d'*énergie de représentation* susceptible de traverser le corps provoque, dans le corps même de l'imaginant, des manifestations différentes ? Les magnétistes répondraient que nous sommes tous pourvus d'un capital d'*énergie de représentation* qui n'attend qu'à se manifester. La contrainte, le danger, le désir et le besoin nous mettent généralement dans des situations qui galvanisent les réserves d'énergie de représentation, sclérosée, entre autres, par le manque d'exercice et par la routine. L'art de maîtriser l'énergie de représentation doit être l'une des prérogatives du magnétiseur classique, ce qui l'assimile au mage dans sa définition la plus haute : le sage[4]. Notre théorie des trois degré de l'énergie de représentation présente l'avantage de réunir dans un modèle unique une multiplicité de théories.

Nous avons fait le choix d'aborder de manière thématique les différents aspects de la théorie de l'imagination magnétique, séduits par l'idée d'expliciter le parcours qui, dans l'acte médical, métamorphose de simples représentations mentales en un viatique de guérison. Nous mettons ainsi en évi-

4. Bruno (1891, III, 400), *De la magie*, 2002, 7.

dence les emprunts de théoriciens principaux de l'hopliatria — Paracelse, Croll et Van Helmont — à la *magie naturelle* de Marsile Ficin et à la *Philosophia occulta* de Cornelius Agrippa.

Dans ses grandes lignes, la *théorie de l'imagination magnétique* prônée par les hopliatres du XVIIe se révèle être un avatar germanique de la *magie naturelle* de la Renaissance italienne qui, quant à ses implications médicales, se présentait comme une version hermétique et néoplatonicienne des observations des médecins arabes du Moyen âge — al-Kindī, al-Ġazālī, al-Farābī et surtout Avicenne — sur les pouvoirs de l'imagination. Cette longue histoire de rencontres et d'influences philosophiques — des philosophies hellénistiques avec les arabes, des arabes avec les humanistes italiens et de ces derniers avec les réformateurs religieux et médicaux d'outre-Rhin, héritiers de la mystique rhénane des XIIIe et XIVe siècles — est un foyer de *jeux de discours*. En effet, du point de vue épistémologique, on est spectateur d'un travail constant de remaniement de métaphores anciennes par un *discours* nouveau et parfois de la création de métaphores nouvelles. Notre théorie des trois degrés de l'énergie de représentation pourrait s'insérer dans cette longue histoire, bien qu'elle naisse d'une intention exégétique et non pas d'une recherche d'explications scientifiques de l'influence psychologique.

2. Le premier degré de l'énergie de représentation

Avant de nous pencher sur les effets ordinaires et extraordinaires de l'énergie de représentation, nous allons mieux définir en quoi consiste, dans la pensée classique, ce « pouvoir que chaque être sensible sent en soi de se représenter dans son cerveau les choses sensibles »[5], c'est-à-dire le *premier degré de l'énergie de représentation*. Dans la reconnaissance d'un visage, dans l'acte de disposer des assiettes sur la table à manger ou dans la résolution d'un problème élémentaire de géométrie nous exerçons, à chaque fois de manière différente, l'énergie d'imagination à son premier niveau de fonctionnement. À ce niveau, l'image perçue, c'est-à-dire la sensation visuelle, ne provoque pas d'émotion particulière. Elle peut susciter une réaction physiologique d'intensité négligeable. En revanche, un visage particulièrement beau ou laid, un visage

5. Voltaire, *Dictionnaire philosophique*, art. « Imagination ».

aimé ou détesté sont en mesure de provoquer en celui qui le perçoit une émotion très vive qui affecte le corps ; la disposition d'assiettes et couverts sur une table pourrait engendrer un vif énervement si, par exemple, la table présente une forme insolite, si le nombre des conviés ne convient pas à la forme de la table, ou encore si on attend un invité important ; de même un problème de géométrie élémentaire pourrait crisper le néophyte. Or, le déclenchement d'une émotion plus ou moins intense transforme l'énergie de représentation du premier degré (*iconique*) en énergie de représentation de deuxième degré (*émotionnelle*), comme nous l'approfondirons dans la prochaine section. Ici, nous allons retracer cursivement l'histoire de la notion de « *phantasia* / imaginatio » pour mieux en définir la portée philosophique et médicale dans la pensée des auteurs du XVIe et du XVIIe [6]. Cela nous permettra d'établir, dans un deuxième temps, jusqu'à quel point les théories des magnétistes ont fait preuve d'originalité ou s'ils se sont limités à élaborer un nouvel amalgame d'idées anciennes mises au goût du jour.

Malgré les allusions fréquentes aux pouvoirs de l'imagination sur le corps, les sources philosophiques anciennes offrent une *conceptualisation* de l'énergie de représentation qui se borne à sa fonction iconique (premier degré de l'énergie de représentation). Même si les effets de l'imagination du mélancolique et de la femme enceinte évoqués dans les *Parva naturalia* d'Aristote[7] ainsi que les *sympathetic behaviours* décrits dans le *Problème VII* s'inscrivent au nombre des pouvoirs d'une imagination exaltée (deuxième degré de l'énergie de représentation), les auteurs anciens n'étudient pas en profondeur et ne thématisent pas les conditions de cette exaltation.

Pour Platon, l'imagination peut être soit représentation véridique, soit apparence illusoire. Les termes qui la désignent (*phantasia*, *phantazestai*, *phantasis* et *phantasma*) ne sont pas strictement liés à la notion de tromperie mais ils expriment à la fois la condition de vérité et d'erreur, de présence et de représentation.

6. L'ouvrage édité par Bianchi et Fattori (1988) contient un ensemble d'articles fondamentaux sur le sujet.
7. Aristote, *De la mémoire*, 453a15-19 ; *Des rêves*, 460a5-12 ; 461a18-24 ; *De la divination*, 464a33-b4.

Le mot *phantasia* désigne un mélange de sensation et d'opinion[8] alors que l'*eikasia*, une espèce d'opinion, serait destinée à respecter l'image des choses sensibles[9]. La notion d'image est très proche de celle de sensation et d'opinion. Ainsi est-il soutenu dans le *Théétète* que l'image représentative équivaut presque à une sensation[10], alors qu'il y voit en même temps une forme d'opinion[11]. La faculté imaginative est comme une tablette de cire (*ekmageion*) sur laquelle s'impriment les sensations[12] ; le même terme — *ekmageion* — désigne dans le *Timée* l'organe qui, comme une éponge, garde toujours luisant le foie, siège de la divination[13] ; dans les *Lois* il désigne le schéma pratique qui guide l'homme dans l'application de la loi[14]. En faisant converger dans le même mot — *ekmageion* — ce sur quoi l'impression est tracée, ce qui l'efface et ce qui oriente la conduite humaine, la tradition platonicienne perpétue une conception de la *phantasia* à cheval entre théorie de la connaissance et théorie de l'action.

Par ailleurs, le grec *eidon* — idée, image — est un aoriste second de *horao* (« je vois »), relié étymologiquement au latin *video*. Son passé *hoida*, et non pas son présent, signifie « je sais, pour avoir vu avec mes propres yeux ». Une certaine forme de savoir est donc déjà inscrite dans la langue des philosophes de la Grèce ancienne. Ce savoir a l'autorité persuasive de l'évidence puisque à chaque fois que je dis « je sais », j'entends également « j'ai vu avec mes yeux ». La connaissance est assujettie à la vision directe. Il faut voir de ses propres yeux. La vue précède et détermine le fait de savoir. Je vois et, ensuite, je sais. L'écart temporel entre la perception sensorielle de la vue et la compréhension intellectuelle est nécessaire à la formation d'un *eidon*, d'une *image intérieure* correspondant à la chose vue. Voilà l'activité principale de la faculté imaginative. Cette notion d'imagination joue un rôle fondamental, car elle délimite la région liminaire entre le monde extérieur perceptible par les organes sensoriels et le monde des idées[15]. Elle est donc impliquée directement dans tous les phénomènes de la

8. Platon, *Sophiste* (264a).
9. Platon, *La République* (VI, 509d, 510a, 511e).
10. Platon, *Théétète* (152c).
11. Platon, *Théétète* (161e) et *Sophiste* (263d).
12. Platon, *Théétète* (191c).
13. Platon, *Timée* (70d).
14. Platon, *Lois* (801b).
15. Pour avoir un aperçu plus ample sur la question et une bibliographie récente, cf. Giorgio Camassa, Phantasia *da Platone ai Neoplatonici*, dans Bianchi et Fattori (1988,

vie intérieure liés à l'expérience. Toutefois, l'hostilité notoire de Platon à l'égard de l'imitation déformante de la réalité opérée dans l'œuvre d'art et son attachement à l'idée de beauté font ainsi qu'il accorde à l'imagination la fonction passive de pivot dans le processus de connaissance. En effet, l'activité imaginative — *tò phantastikón* — se rapproche étymologiquement du sens de *phantazomai*, qui veut dire « paraître », « avoir l'apparence de », donc « se trouver à l'opposé de ce qui est réel ». Platon n'expose pas dans ses dialogues une véritable doctrine de l'imagination. Pourtant, à travers les indices éparpillés dans son œuvre, il semble manifester une attitude ambivalente vis-à-vis de la faculté imaginative et de ses produits. C'est à partir du jugement sur les produits de celle-ci — *ta phantasmata* — qu'il établit deux façons d'envisager *tò phantastikón*. Tantôt l'imagination est tenue pour une étape cognitive indispensable, tantôt elle est source de connaissances fallacieuses. Cette double estimation de la faculté imaginative traverse l'histoire de la pensée. De notre point de vue, dans les deux cas, le degré d'intensité de l'énergie de représentation est le même car, indépendamment de son contenu de vérité, la représentation n'accroît son énergie que si elle est accompagnée par une émotion intense. Pour un magnétiste du début du XVIIe c'est le *sentiment* de vérité ou de fausseté lié à une image qui peut provoquer une sorte de *pathos* susceptible d'intensifier l'énergie de représentation. Il n'y a rien de plus puissant que la ferme conviction pour mobiliser certaines énergies corporelles endormies.

D'une manière générale, Platon semble peu intéressé par l'étude de la manière dont l'imagination affecte le corps de l'imaginant ou le corps des autres. Le seul passage évoquant l'idée d'une interaction entre intellection et mouvements intérieurs du corps se trouve dans le *Timée*, lorsqu'il est question de la structure et du rôle du foie dans la divination.

> [Un Dieu] a fait le foie épais, lisse brillant, contenant de la douceur et de l'amertume : de la sorte, la véhémence des pensées venues de l'intellect vient se porter sur lui comme sur un miroir, qui reçoit des rayons et laisse apparaître des images. Par là, l'intellect épouvante le foie. Souvent, utilisant à cet effet l'amertume du foie, il lui présente des visions redoutables. [...] D'autres fois encore, un souffle léger et doux, venu de l'intellect, esquisse sur le foie des fan-

23-55). Notre exposé des théories de l'imagination dans l'antiquité est loin d'être exhaustif, car il se limite à mettre en relief certains aspects utiles pour saisir les doctrines des magnétistes dans leur développement historique.

> tômes de nature contraire aux premiers, et apaise son amertume, car ce souffle n'agite point et ne s'attache pas à ce qui est de nature opposée.[16]

Deux éléments retiennent ici notre attention : l'ancrage biologique des images (*phantasmata*) de l'intellect et la présence subreptice de la notion de *sympathie* dans l'image du souffle de l'intellect, qui ne s'attache pas à « ce qui est de nature opposée », car il est attiré par le semblable. Cette métaphore suggère l'idée de la dialectique entre l'activité (*energein*) imaginative — *to phantastikon* — et les produits de celle-ci — *ta phantasmata*.

L'aristotélisme souligne deux aspects que la philosophie platonicienne avait à peine abordés. Chez Aristote, la représentation (*phantasia*) est « le mouvement (*kinêsis*) produit par la sensation (*aísthêsis*) en acte (*kat'enérgeian*) » et elle ne se donne pas sans une sensation (*áneu aistêseôs*)[17]. C'est donc tout un ensemble d'activités intérieures, et non seulement une simple perception, qui intervient dans cette circonstance. L'imagination est un mouvement transmis à l'âme par la sensation qui l'accompagne[18]. On arrive ainsi à la clef de voûte de l'aristotélisme, c'est-à-dire la distinction entre matière et forme, puissance et acte, car la *phantasia* serait une manifestation simultanément matérielle et formelle apte à imprimer son « énergie » à l'âme/forme toute entière par le truchement du corps/matière. La *phantasia* n'est donc pas un état passif mais le passage à l'acte des puissances du sujet. Aristote établit par là un échange fructueux et une communauté profonde entre le *sôma* et la *psychê*, au point que non seulement l'âme mais aussi le corps lui-même sont mus par les images venant de l'extérieur, via la *phantasia*. Dans les deux cas les représentations ont une influence sur le corps[19]. De la sorte, s'il n'y a pas de désir ou pensée sans image[20], ni d'image sans sensation, il s'ensuit que la *phantasia* remplit une fonction intermédiaire entre ces deux activités psychiques : la pensée et la sensation. La *phantasia* dépend de la sensation et informe la pensée, dont elle est la condition. Mais attention, en raison de sa double facette, la *phantasia* est aussi une faculté commune à tous les animaux doués de sensation. Elle est donc partagée en deux, pour ainsi dire, car, étant donné que la sensation existe

16. Platon, *Timée* (71a - 72c). Traduction d'Albert Rivaud, Paris, Les Belles Lettres, 1949.
17. Aristote, *De anima* (429a31-32 et 428b).
18. Aristote, *De anima* (414b16 ; 434a1).
19. Aristote, *De motu animalium* (701b7ss).
20. Aristote, *De anima* (431a16).

indépendamment de l'intelligence, l'activité imaginative s'exerce également sans l'ingérence de l'intellect. Chez les êtres raisonnables, la *phantasia* assure la continuité entre la sensation et la connaissance. Par ailleurs, sensation et pensée diffèrent du fait que la deuxième est sujette à l'erreur, tandis que la première en est exempte. C'est l'antithèse exacte du platonisme. L'erreur réside uniquement dans la pensée alors que la sensation procurée par des objets propres à chaque sens ne peut être erronée. Il n'est donc pas possible de confondre les deux facultés. Terrain mitoyen entre la faculté sensitive et la faculté d'intellection, la fonction principale de la *phantasia*, chez Aristote, est au fond celle de (re)présentation, c'est-à-dire celle de présenter à l'intellect des images d'objets perçus antérieurement, mais qui, depuis, n'en sont plus que le *tupon* (empreinte) et les simulacres (*eikon*)[21].

Pour finir, c'est à Aristote que l'on doit, du terme *phantasia*, une fausse étymologie très célèbre à la Renaissance. En vertu de sa ressemblance avec *phaino* et *phantazo*, *phantasia* tirerait son origine de *phaos* — lumière — car on ne peut voir sans lumière[22]. D'où sans doute l'idée paracelsienne que l'*imaginatio* est une lumière intérieure.

Pour saisir la spécificité de la théorie de l'*imagination magnétique* (troisième degré de l'énergie de représentation), il est primordial de retenir aussi l'opposition entre une *phantasia aisthêtikê* — liée à double fil avec la sensation et commune à tous les animaux — et une *phantasia logistikê* ou une *phantasia bouleutiké*, par lesquelles l'intellect se représente la fin de ses actes ou de ses décisions, propre aux êtres raisonnables[23]. Sinon, on ne comprendrait pas pourquoi l'onguent armaire soigne les douleurs d'un homme aussi bien que celles d'un cheval, vu que seule la *phantasia aisthêtikê*, c'est-à-dire l'interaction entre sensations et représentations, est impliquée dans la guérison symbolique. En effet, Aristote avait déjà remarqué que l'abdication des facultés intellectuelles impliquée par le sommeil, la passion ou la maladie fait fonctionner les êtres raisonnables comme les bêtes, chez lesquelles la *phantasia aisthêtikê* dirige toutes

21. Nous n'avons pas le temps d'approfondir les aspects de la théorie de l'imagination aristotélicienne concernant son rapport avec la science (*epistêmê*) et l'opinion (*doxa*). Par ailleurs, il faudrait nuancer davantage la théorie aristotélicienne de la *phantasia* si l'on s'intéressait aux écrits aristotéliciens en grec pas moins qu'à la tradition aristotélicienne et aux bribes d'Aristote connues par les paracelsistes.
22. Aristote, *De anima* (429a2-4).
23. Aristote, *De anima* (433b-434a). Cf. aussi Platon *Sophiste* (235a-236c).

les actions[24]. Passions et maladies ouvrent la voie à l'empire absolu et désordonné de la *phantasia*, absolu car étranger au travail critique de l'intellect, désordonné car livré aux associations analogiques de souvenirs et d'images récemment formées. Nous approchons ainsi du second degré de l'énergie de représentation.

3. Le second degré de l'énergie de représentation

> Le plus grand philosophe du monde, sur une planche plus large qu'il ne faut, s'il y a au-dessous un précipice, quoique sa raison le convainque de sa sûreté, son imagination prévaudra. Plusieurs n'en sauraient soutenir la pensée sans pâlir et suer[25].

> J'entends par émotion un choc brusque, souvent violent, intense, avec augmentation ou arrêt des mouvements : la peur, la colère, le coup de foudre en amour, etc. En cela, je me conforme à l'étymologie du mot « émotion » qui signifie surtout mouvement[26].

Le deuxième degré d'énergie de représentation résulte de la fusion d'une image, simple ou complexe, avec une *passion* comme l'amour ou la crainte, la joie ou le désespoir, l'audace ou la colère. En passant du premier au deuxième niveau d'énergie d'imagination, le corps subit un choc, qui n'est qu'une réaction corporelle à l'image qui traverse les sens externes ou le sens interne. Il s'agit bien du « pouvoir intransitif de l'imagination » : la capacité que les images intérieures ont de modifier notre état d'âme et notre comportement. Cette activité de l'imagination délimite l'enjeu du deuxième degré de l'énergie de représentation, composé d'une pluralité de degrés, des plus *normaux* aux moins habituels, allant de l'interprétation d'un symbole du code de la route jusqu'aux paralysies autrefois dites *hystériques*, en passant par les émotions plus ou moins fortes que nous vivons tous les jours. C'est un *topos* de l'histoire

24. Aristote, *De anima* (429 a 5-8).
25. Pascal, *Pensées*, II, 82.
26. Ribot (1904, 167).

philosophique et médicale à la Renaissance. Les philosophes s'interrogent de préférence sur la relation entre images mentales, perception, entendement et mouvements corporels, tandis que les médecins (universitaires) réfléchissent à la façon de réparer les dégâts physiques d'une imagination trop vive ou trop figée. La médecine magnétique entreprend en revanche une troisième voie mettant l'imagination et les émotions au profit de la *guérison magique*.

Plotin. Par la médiation des auteurs néoplatoniciens (Plotin et Synésius de Cyrène en particulier), des penseurs arabes et de la « psychologie » des pères de l'église, la *phantasia* de Platon s'incarne dans une réalité de chair et de sang, sans négliger pensées et émotions. Le champ conceptuel de la *phantasia / imaginatio* s'enrichit progressivement de connotations médicales et magiques qui finiront dans le grand chaudron du paracelsisme médical.

Chez Plotin, le mot *phantasia* désigne entre autres la faculté de représentation[27]. Conformément à un schéma processionnel général, l'âme humaine est issue de l'Un. C'est une seule nature douée de plusieurs facultés qui s'étendent de l'activité inconsciente, qui produit (*poiei*) sans être connue (*oude oide*)[28], à l'intellection, en passant par la faculté imaginative, qui est intermédiaire entre la trace (*tupon*) laissée par le monde extérieur et la pensée (*noesis*)[29]. La *phantasia* est la faculté par laquelle l'âme prend conscience de son existence dans le corps, car « l'âme se contemple dans le corps à travers son reflet, son *eidôlon* »[30]. D'une part, procédant de l'âme universelle, l'âme produit d'elle-même toutes les images dont elle a conscience , d'autre part, unie au corps, elle est le réceptacle de données sensibles qui arrivent jusqu'à elle comme purifiées, et auxquelles s'ajoutent les images créées par la raison discursive[31]. La *phantasia* se trouve donc au carrefour des formes toujours vraies provenant de l'âme universelle et des formes fluctuantes laissées par les empreintes sensorielles. Les erreurs naissent donc au niveau de l'imagination, lorsque la lumière de l'âme intellectuelle n'arrive pas à éclairer les formes sensorielles à cause de la rapidité avec laquelle les passions s'emparent de la *phantasia*[32]. Le désir, la colère et la peur

27. Cf. Moutsopoulos (1980, 40-68), Camassa (1988, 40-55).
28. Plotin, *Ennéades* (IV, 4, 13, 7).
29. Plotin, *Ennéades* (IV, 4, 13, 13).
30. Moutsopoulos (1980, 42).
31. Cf. Moutsopoulos (1980, 52), qui cite les passages des *Ennéades* I, 1, 8 ; II, 3, 9 ; V, 5, 2 ; I, 8, 15 ; I, 4, 10.
32. Plotin, *Ennéades,* V, 3, 8.

deviennent ainsi la cause de tous les maux — intellectuels, moraux et physiques — en désagrégeant l'âme individuelle, car une pluralité subsiste sous l'unité apparente de notre être[33]. « Toute chose vit une vie secrète et même ce qui vit consciemment est formé par des parties qui ne vivent pas consciemment et apportent néanmoins des puissances vitales merveilleuses à un organisme ainsi structuré »[34]. Dans ce cadre, l'*extase contemplative* présente le double avantage de libérer la pensée de l'erreur et de délivrer le corps de la maladie. En sortant de son état normal de fusion *sympathique* avec le corps, l'âme humaine brise pour un instant les chaînes qui la lient au corps et s'unit à l'Un se libérant de l'emprise de toute sorte d'images, et même de la sienne[35]. L'extase contemplative guérit l'homme de son passé. Elle efface son histoire grosse des passions qui l'ont induite en erreur et lui ont fait du mal. Même si Plotin ne parle pas explicitement de guérison corporelle, le caractère salutaire de l'extase demeure associé à la tradition néoplatonicienne jusqu'à la Renaissance.

Synésius de Cyrène. Connu dès 1488 grâce à la traduction latine de Marsile Ficin, éditée à Venise en 1497 et à Paris en 1586, le *De insomniis* de Synésius de Cyrène (env.370-413) marque un tournant dans l'histoire des études sur la *phantasia*. Publié dans un seul volume réunissant les *Mystères des Égyptiens* de Jamblique, le *Commentaire à l'Alcibiade* de Proclus, le *De divinis atque daemonibus* de Porphyre, le *De daemonibus* de Psellus et d'autre textes importants de la tradition néoplatonicienne, cet ouvrage porte sur des points de la théorie de l'imagination ignorés par la philosophie grecque. Il explique la genèse des rêves et propose une méthode scientifique d'oniromancie en partant des postulats de la sympathie cosmique et d'une nouvelle définition de la faculté imaginative. À l'instar de Plotin, Synésius considère la *phantasia* comme l'organe qui rend l'homme conscient du contenu de son âme. Comme dans le *Théétète*, la *phantasia* fournit de la matière iconique à l'activité de l'âme en gardant les traces que le monde naturel a imprimées dans les organes de sens.

> L'âme a en soi les formes (*ta eide*) des choses qui deviennent. Elle les a toutes en soi mais elle projette au fur et à mesure seulement celles qui conviennent, en les réfléchissant dans la *phantasia* comme sur un miroir, par lequel on a la per-

33. *Ibid.*, I, 1, 9.
34. *Ibid.*, IV, 4, 36, 18-21.
35. *Ibid.*, VI, 9, 7 ; 9, 11.

> ception de ce qui demeure dans l'âme. En fait, de même que nous ne percevons pas les activités (*tôn energeiôn*) de l'intellect (*toû noû*) avant que la faculté (*dynamin*) qui régit et contrôle ne les transmette au sens commun (*tô koinô*), de même que ce qui ne parvient pas à cette faculté dominante reste caché à l'animal (*to zôon*), ainsi nous ne percevons pas les choses qui se trouvent dans l'âme première avant que leurs empreintes (*ekmageia*) ne soient parvenues à la *phantasia*. La *phantasia* semble une forme de vie (*zôê tis*) d'un niveau légèrement inférieur (*hypobâsa*) et qui subsiste selon une nature qui lui est propre (*en idiotêti physeôs*)[36].

Dans ce passage très dense, Synésius considère la faculté de produire des images comme une *forme de vie* particulière greffée dans l'âme. Ici, non seulement la *phantasia* devient pensable à l'aide d'une nouvelle métaphore mais, de plus, l'image d'un animal (*to zôon*) suggérée par le texte évoque celle de l'utérus voyageur du *Timée* et de la collection hippocratique[37]. Celui-ci est décrit comme un animal doté d'une nature propre liée à la nature du corps tout entier. Tous deux sont pensés comme un vivant dans le vivant. La *phantasia* et l'utérus guettent l'âme raisonnable pour prendre le dessus sur elle et pour diriger éventuellement les fonctions corporelles. De même que la suffocation utérine marque pour ainsi dire le triomphe de l'utérus dans l'économie des énergies corporelles, la raison succombe à la *phantasia* pendant le sommeil. En outre, c'est dans un état de veille caractérisé par une faiblesse intellectuelle, morale ou physique que la lutte entre *noûs* et *phantasia* s'exacerbe. L'erreur, la débauche et la maladie sont le résultat d'une *phantasia* prépondérante. Pour Synésius, les images mentales arrivent à produire de tels effets physiques observables parce qu'elles sont elles-mêmes physiques. Elles sont comme une vapeur subtile à moitié corporelle et à moitié incorporelle. D'où la *callida iunctura* qu'il invente : *pneuma phantastikon*.

36. Nous avons traduit à partir du texte grec de Synésius (1992, IV, 94-96) établi par Antonio Garzya. Le dernier syntagme est ambigu. Une autre traduction possible est « dans les propriétés naturelles ».
37. Platon, *Timée*, 91c : « Chez les femelles, ce qu'on nomme la matrice ou utérus est, en elles, comme un vivant possédé par le désir de faire des enfants. Lorsque pendant longtemps et malgré la saison favorable, la matrice est demeurée stérile, elle s'irrite dangereusement ; elle s'agite en tout sens dans le corps, obstrue les passages de l'air, empêche l'inspiration, met ainsi le corps dans les pires angoisses et lui occasionne d'autres maladies de toute sorte » (trad. Albert Rivaud, Paris, Les Belles Lettres, 1925).

> [La *phantasia*] est le sens des sens (*aisthêsis aisthêseôn*), car le pneuma fantastique (*pneuma phantastikon*) est l'organe sensoriel (*aisthêtêrion*) le plus répandu (*koinotaton*)[38] et le corps premier de l'âme. Mais il est tout intériorisé et régit l'animal comme du haut d'une acropole, car la nature lui a construit autour l'édifice entier de la tête. L'ouïe et la vue ne sont pas des sens, mais des organes (*organa*) de sens au service du sens commun.[39]

Outre l'identification évidente de la *phantasia* avec le sens commun du *De anima* aristotélicien, il est particulièrement significatif de remarquer le caractère « instrumentaliste » de cette théorie de l'imagination : l'âme est l'organe de l'intellect, l'imagination est l'instrument de l'âme, les sens sont les organes de l'imagination. Ce paradigme scientifique constitue un modèle fondamental pour la compréhension de toutes les actions humaines, des plus banales aux plus élevées. Il sera adopté par les théoriciens de la magie naturelle et donnera une contribution théorique décisive aux justifications magnétiques de l'efficacité de l'hopliatria.

Phantasia est aussi le Protée qui séjourne en nous, car le *pneuma phantastikon* prend la forme de tout ce que nous voyons[40]. La conformité parfaite des formes pneumatiques aux formes extérieures n'est pourtant pas donnée à tout le monde, car « celui dont le pneuma *fantastique* est malade (*nosei*), ne peut pas prétendre avoir des visions (*theamata*) claires et limpides »[41]. Nos pensées dépendent donc de la bonne ou mauvaise qualité de l'organe imaginatif et celle-ci dépend de la santé générale du corps. « Celui qui le garde pur au moyen d'une vie conforme à la nature (*tou kata physin biou*) l'a toujours à sa disposition [...]. [Le pneuma] réagit à la disposition de l'âme (*tês psychikês diatheseôs*) et n'est pas asympathique (*ouk asympathes*) comme l'est notre vêtement corporel semblable à une huître »[42].

38. Il est probable que Synésius fasse allusion au *sensus communis* de la tradition aristotélicienne. La formule choisie – *aisthêtêrion koinotaton* – demeure à notre avis assez ambiguë.
39. Synésius (1992, V, 98).
40. Ficin, *Opera*, Basilea, ex officina Henricpetrina, 1576, II, 1825 : « Imaginatio est tamquam Protheus vel Cameleon ». Ce passage est tiré des annotations ficiniennes à la traduction latine de Priscian de Lydie (cité par Eugenio Garin, dans Bianchi et Fattori, 1988, 6).
41. Synésius (1992, VI, 100).
42. *Ibid.*

Le lien entre imagination, sensibilité et sympathie est ici bien plus explicite que dans le *Timée*. Pour Synésius, les images mentales se forment non seulement d'après les données sensorielles provenant de l'extérieur mais aussi à l'état intérieur de l'âme/corps, c'est-à-dire à sa disposition humorale. La faculté de représentation confirme ici sa nature d'interface sensible et sympathique entre le corporel et le spirituel. Mais l'*être sensible* du *pneuma phantastikon* s'assimile à l'*être sympathique*, c'est-à-dire à une réactivité attractive ou répulsive, par opposition à la passivité inerte de la matière et à l'impassibilité active de l'intellect. Cela signifie d'une part que le *pneuma phantasticon* ne prend la forme que de ce qui lui est semblable, d'autre part qu'il est le lieu de la rencontre constante entre les formes du monde extérieur et celles du monde intérieur, entre l'objet et le sujet. La rencontre se résout en harmonie chez le sage à l'*esprit fantastique* clair et limpide mais elle se transforme en affrontement chez celui qui souffre d'une faiblesse dans l'organe du discernement.

> Il est le premier véhicule (*ochêma*) de l'âme, celui qui lui est propre. Quand l'âme se trouve dans de bonnes conditions, il devient fin et éthéré, quand elle est en mauvais état il devient compact et dur comme terre. En peu de mots, [le pneuma] se trouve dans une position intermédiaire entre la raison (*logos*) et son contraire (*alogias*), entre le corporel et l'incorporel. C'est le terrain commun aux deux, par lequel le divin entre en relation (*synginetai*) avec la réalité la plus basse et lointaine.[43]

Synésius ajoute que lui-même peine à le définir par les discours rationnels de la philosophie (*dia philosophia*), car la nature de l'objet à traiter est essentiellement amphibie. En ceci, la notion de *pneuma phantastikon* s'apparente aussi, du point de vue logique, à celle de corps astral, esprit vital, *balsamum*, *mumia* spirituelle. Ils partagent tous la même forme logique, étant des formules langagières différentes désignant un seul « objet » — au sens wittgensteinien du terme — un seul « atome logique »[44] : « C'est en vérité un corps très subtil, presque pas corps et presque déjà âme, presque pas âme et presque déjà corps »[45]. À défaut

43. *Ibid.*
44. Nous faisons allusion à la théorie de l'atomisme logique de Bertrand Russell, telle qu'il l'a exposée dans une série de conférences données à Cambridge en 1918.
45. Ficin (1489, III, 3) : « Ipse vero est corpus tenuissimum, quasi non corpus, et quasi iam anima. Item quasi non anima, et quasi iam corpus ». Agrippa (1992 [1510-33], I, 14) emprunte la définition de Ficin pour parler du moyen terme entre âme et corps : « [...] quod sit quasi non corpus, sed quasi jam anima, sive quasi non anima, et quasi

de croire qu'il a été créé par Dieu, il s'agit d'une entité rationnelle générée par l'exigence scientifique d'expliquer le mariage du visible et de l'invisible, de la temporalité et de l'éternité[46], du corps et de l'âme, du matériel avec l'immatériel, du chaos avec la loi, etc. Sinon toutes les manifestations de la *vie*, en tant que forme médiane entre la matière et l'esprit, demeureraient inexplicables, au moins pour un croyant.

> La substance fantastique (*phantastikê ousia*) est répandue amplement par la nature dans plusieurs parties de la réalité (*tôn ontôn*). [La substance fantastique] descend jusqu'aux êtres (*zôôn*) dépourvus d'intellect (*noûs*). Elle n'est plus le véhicule (*ochema*) d'une âme plus divine, mais elle se sert des facultés qui lui sont soumises, tenant lieu de raison chez les animaux, qui pensent et agissent en conformité [à la substance fantastique].[47]

La tradition aristotélicienne avait déjà associé la *phantasia* à la *sympathia* et à l'*energeia* inconsciente et instinctive des facultés de l'âme. Synésius donne idéalement à ce trinôme une substance — *pneuma* ou *ousia* — ce qui permet de penser simultanément la faculté de (re)présentation et ses produits comme un amalgame indistinct de vapeur sanguine et fluide nerveux, de vie animale et vie psychique[48]. Sur ces assises vaguement scientifiques continuent de se fonder les justifications de la *cruentatio cadaveris* et de l'*hopliatria* données par les *rationalisateurs* modernes des pratiques populaires traditionnelles. En effet, ce serait à cause de l'imprégnation sanguine des *eidola* représentant le meurtrier que le sang s'épanche des blessures au passage du coupable[49].

jam corpus, quo videlicet anima corpori connectatur. Medium autem tale fingunt spiritum mundi, sciliscet, quem dicimus essentiam quintam ». La notion de quintessence pourrait s'ajouter à la liste des figures de la médiation entre âme et corps que nous donnons ci-dessus.

46. Cf. la traduction de Ficin d'un passage du *De insomnis* (IV) : « Spiritus phantasticus inter aeterna et temporalia medius est. »
47. Synésius (1992, VII, 100-2). La source de la conception de la *phantasia* comme raison des animaux est Aristote, *Anim.*, III, 3, 428b10 ; 428d18. Cf. aussi Plotin (*Enn.*, I, 1, 8). L'analogie avec la notion d'instinct est très forte.
48. Synésius (1992, VII, 102) assimile le *pneuma phantastikon* aux esprits animaux de la tradition médicale galénique mais aussi aux démons.
49. Cf. Nymann (1613 [1593], 229) : « Iohannes Baptista Montanus etiam sanguine ex corpore vulnerati aut interempti hominis praesente autore profluere scribit, propter fortem huius imaginationem et trepidationem. ...Nulla enim res naturalis potest quicquam supra naturam suam producere. Simulachra autem et imagines illae animo conceptae non sunt res verae, sed rerum tantum effigies et umbrae, quales in speculis

Par la même synergie de substances psychiques et physiologiques, le remède hopliatrique, composé de substances organiques dont on a extrait la quintessence spirituelle, agirait sur le malade en renforçant la partie amphibie — à la fois matérielle et immatérielle — qui fait recouvrer la santé. Voilà pourquoi, dans la *logique onirique* de l'hopliatria, l'onguent ne peut se tromper de cible : la portion de sang du blessé unie à l'onguent renferme aussi sa carte d'identité, c'est-à-dire les traces *eidétiques* profondes de l'activité imaginative du blessé.

Entre la fin du XVe et la fin du XVIe, comme le remarque Garin, *imaginatio* et *corporalis spiritus* semblent renvoyer constamment l'un à l'autre, tandis que le *spiritus* semble être l'*aethereum vehiculum* des images[50]. Celui-ci et d'autres motifs de la spéculation ancienne sur la *phantasia* convergent dans l'œuvre philosophique de Marsile Ficin[51] et dans ses commentaires aux auteurs grecs. Nous pensons notamment au *Banquet* de Platon qu'il traduit en latin et commente avec une méticulosité à la hauteur de sa fortune éditoriale.

Marsile Ficin. Dans la *Théologie platonicienne* (1468-74) de Marsile Ficin, nous trouvons une description clairement platonicienne de la relation entre Dieu, l'âme intellectuelle, l'âme raisonnable, la fantaisie et le corps.

apparent. » Helmont (*TSA* [1621], 494) : « Sciliscet moriente prae vulnere homine, virtutes inferiores quae mumiales sunt ... vindictae faciundae vestigium, sibi impresserunt hinc praesente homicida, ebullit cruor, et effluit, quasi et in ira, impresso ultionis simulacro agitatus, in sanguine nimirum, etiam post mortem inest suus praesentis homicidae sensus, sua vindicta, quia sua quoque phantasia ». Cf. aussi Ficin, *Sur le Banquet* (1468, VII, 5, 224-5) : « Si vous cherchez la raison de ce miracle, si je puis le nommer ainsi, je vais vous la dire. Hector blesse Patrocle et le tue. Patrocle regarde Hector qui le blesse. Dès lors la pensée lui vient de se venger. Aussitôt, sa bile s'enflamme pour la vengeance, elle enflamme le sang, qui aussitôt se porte vers la blessure, à la fois pour soutenir cette partie de son corps et pour se venger. Au même endroit accourent les esprits et comme ils sont légers, volant jusqu'à Hector, ils émigrent en lui. Sa chaleur les conserve quelque temps, disons sept heures. Si Hector au même instant s'approche du cadavre et regarde attentivement la blessure, celle-ci projette vers lui un jet de sang, car le sang peut en quelque façon jaillir en direction de son ennemi ». Dans la deuxième partie du volume contenant son essai sur l'*hopliatria*, Libavius (1594, II) discute amplement et rigoureusement les questions philosophiques et médicales concernant la *cruentatio cadaveris*. Sur la présence du thème du Moyen Âge à l'âge classique, cf. Thorndike (1958, IV-VIII, passim).

50. Dans Bianchi et Fattori (1988, 4).
51. Nous faisons allusion à la *Théologie platonicienne de l'immortalité des âmes* et au *De vita libri tres*.

> L'âme raisonnable (*anima rationalis*) est créée et unie à un corps par l'intelligence divine et sert d'intermédiaire entre l'intelligence et le corps. Si elle adhérait seulement à l'intelligence, elle ne donnerait pas la vie au corps et si elle adhérait seulement au corps, elle ne comprendrait absolument rien. Elle adhère donc simultanément à l'intelligence et au corps, comme la ligne qui touche à la fois le centre et la circonférence, ou comme la lumière solaire est en même temps unie au soleil et répandue dans l'air. Or ce que l'âme raisonnable est par rapport au corps, l'intelligence l'est par rapport à l'âme raisonnable. Mais la vie corporelle elle-même n'est pas autre chose que l'acte continuel (*actus continuus*) de l'âme répandu dans l'ensemble de ce corps sans quitter l'âme. Par conséquent, la vie de l'âme intelligente n'est pas autre chose que l'acte éternel de l'intellect divin appliqué à l'âme sans être séparé de Dieu. Et comme l'âme introduit dans la vie corporelle les germes des êtres qui seront engendrés, ainsi Dieu enflamme en l'âme les étincelles des réalités qui seront connues[52].

La vision plotinienne d'un univers ordonné par degrés sous-tend l'argumentation de Ficin. La communication des qualités d'un degré à l'autre étant assurée par le principe de participation (*methexis*), une chaîne ininterrompue lie le corps à l'âme, l'âme à l'intelligence et l'intelligence à Dieu. Dans cette procession de l'Un au multiple, seules les hypostases les plus proches de l'Un sont à même d'agir sur les hypostases inférieures, ce qui fait de Dieu l'acteur des acteurs, l'acte pur[53]. À l'extrême opposé, la matière inerte et informe. Unie à une âme, quelle qu'elle soit, elle en subit continûment l'action et forme avec elle un corps vivant. D'où l'explication de sa malléabilité en regard de l'hypostase supérieure : l'âme raisonnable.

> Mais pourquoi n'avons-nous pas conscience du spectacle si merveilleux de cette divine intelligence qu'est la nôtre ? Peut-être, parce qu'en raison de l'habitude continuelle de regarder, nous avons perdu l'habitude d'admirer et de remarquer ou parce que les puissances intermédiaires de l'âme, c'est-à-dire la raison et la fantaisie, étant d'ordinaire plus portées aux nécessités de la vie, ne perçoivent pas clairement les opérations de cette intelligence, de même que lorsque l'œil regarde un objet présent, la fantaisie étant occupée à d'autres choses, ne reconnaît pas ce que l'œil voit. Mais quand les puissances intermédiaires sont

52. Ficin, *TP*, 168-169.
53. *Ibid.*, 172 : « Dieu est à la fois premier moteur et informateur ultime, Dieu est l'acte total en vertu duquel lui-même est toujours Dieu, et l'âme, au moins quelquefois, devient divine ».

> en repos, les étincelles de cette spéculation intellectuelle retombent sur elle comme sur un miroir[54].

Le repos de la pensée et de la faculté représentative constitue ainsi le seul moyen d'élévation de l'âme humaine à l'intellection des formes pures. Il permet à l'intelligence de descendre comme une étincelle sur l'âme raisonnable en l'embrasant avec son énergie divine. C'est l'extase contemplative. Mais malheureusement les instants d'illumination intellectuelle sont très rares et fugaces, car la séduction du monde sensible et l'emprise de ses fantasmes sur l'âme humaine est bien plus forte que celle des formes intelligibles.

> Et il n'est pas étonnant qu'il se passe dans cette intelligence quelque chose dont nous n'avons pas conscience, parce que nous ne remarquons que ce qui se passe par les puissances intermédiaires. C'est pourquoi, bien que la puissance concupiscible ait faim et soif, nous ne le remarquons qu'après que l'intention d'une telle passion a passé dans la fantaisie. La puissance nutritive n'agit-elle pas continuellement ? Pourtant nous n'avons pas du tout conscience de son activité continuelle, ainsi n'avons-nous pas non plus conscience de l'intellection perpétuelle de l'intelligence.[55]

L'*imaginatio* joue ici un rôle clef. Elle est à la fois l'organe par lequel la faculté raisonnable de l'âme agit sur le corps — comme dans le cas des mouvements volontaires — et l'écran par lequel elle se contemple et prend conscience d'elle-même. Cela signifie aussi que l'âme n'est consciente que de ce que sa faculté imaginative lui laisse voir. Plus la sphère d'action de l'imagination est large, meilleure est l'auto-conscience de l'âme, car plus proche de la réalité multiple et changeante de ses manifestations. Mais malgré la qualité des images que l'*imaginatio* présente à l'âme, celles-ci ne pourront jamais égaler la profondeur vraie des produits de l'intellect.

> La preuve principale de cette union très grande [de l'intellect humain avec l'intellect divin] est que la substance intime de l'objet est toujours révélée par l'intellection véritable, parce qu'elle pénètre plus profondément dans l'idée de l'objet que la vue dans l'espèce de la couleur, ou que la fantaisie dans l'image sensible de la couleur, puisque le sens et la fantaisie n'atteignent que la surface des objets.[56]

54. *Ibid.*, 170.
55. *Ibid.*
56. *Ibid.*, 172.

La vision intellectuelle est pour Ficin bien plus puissante et véridique que la vision oculaire donnant lieu aux formes superficielles de l'*imaginatio*, car c'est le destin des représentations sensibles que d'être asservies et dépassées en clarté, profondeur et distinction par les formes géométriques et mathématiques de l'intellect[57]. Pourtant, si tout cela est valable pour Ficin du point de vue de la théorie de la connaissance, les paramètres d'analyse philosophique changent radicalement lorsqu'on étudie les capacités de l'imagination dans le domaine de la théorie de l'action. Par le biais de la première, on s'approche d'un type d'activité imaginative qui ne franchit pas les bornes du premier degré d'énergie de représentation. Lorsqu'on se penche en revanche sur l'alchimie de l'action, et notamment sur celle très complexe de l'acte médical, il n'est pas difficile de détecter l'emprise de l'imaginaire sur l'économie des énergies corporelles.

Au second degré de l'énergie de représentation les images mentales sont unies par un lien causal avec les mouvements intérieurs du corps et y produisent souvent des effets visibles. *Maladie* et *guérison* sont des effets visibles d'une telle activité imaginative, qui se confond avec la physiologie des émotions. Selon Marsile Ficin, les quatre principales émotions (*affectus*) découlent de la *phantasia*. Ce sont le désir (*appetitus*), le plaisir (*voluptas*), la crainte (*metus*) et la douleur (*dolor*) [58]. Quand elles sont très fortes, ces quatre affections modifient immédiatement notre corps. À ce propos, Ficin énumère quelques cas dignes d'intérêt : le désir de vengeance qui échauffe les cœurs, la passion du plaisir (*libido voluptatis*) qui embrase le foie et se manifeste dans le battement très vif du pouls. Ce sont tous des exemples de pouvoir intransitif de l'imagination (deuxième degré d'énergie de représentation). Comme nous l'avons dit, c'est par la *phantasia* que l'âme trouble le corps par des émotions violentes.

> Selon la diversité des sentiments, elle produit dans les membres des qualités diverses : ainsi la colère produit la chaleur, la rougeur, l'amertume et la diarrhée ; la crainte, le froid et la pâleur; la tristesse, la transpiration et un teint sombre ; l'anxiété, la sécheresse et la noirceur.[59]

57. Cf. Koyré (1966 [1943], 166-195) sur *Galilée et Platon*.
58. Les exemples que nous rapportons sont tous tirés de Ficin, *TP*, XIII, 196-245. Ils seront repris au pied de la lettre par Pomponazzi, *De Incantationibus*, 1556, III, 31-8.
59. *Ibid.*, 232.

La classification des émotions respecte ici le schéma tétradique des éléments naturels, de ses qualités et des humeurs humaines associées. Ficin présente les prototypes de l'émotion chaude (colère), froide (crainte), humide (tristesse) et sèche (anxiété), provoquées respectivement par un excès de bile blonde, un défaut de sang, un excès de pituite ou une abondance de bile noire. L'analyse psychologique des émotions de Ficin est donc tout aussi rationnelle et analogique que sa physiologie puisqu'il est impossible de les concevoir séparément. Par exemple, si l'âme maternelle agit sur la forme de l'embryon et du futur enfant, c'est toujours par l'intermédiaire de « ligaments continus qui unissent l'embryon au corps de la mère » que cela est possible.

Cette conception du fonctionnement de la dimension émotionnelle sera formulée dans les termes plus modernes de la psychologie dynamique de Ribot :

> L'émotion est une cause dont les manifestations physiques sont les effets, disent les uns ; les manifestations physiques sont la cause dont l'émotion est l'effet, disent les autres. Selon moi, il y aurait un grand avantage à éliminer de la question toute notion de cause et d'effet (...) et substituer à la position dualiste une conception unitaire (...) Aucun état de conscience ne doit être dissocié de ses conditions physiques : ils composent un tout (...). Chaque espèce d'émotion doit être considérée de cette manière : ce que les mouvements de la face et du corps, les troubles vaso-moteurs, respiratoires, sécrétoires expriment objectivement, les états de conscience corrélatifs (...) l'expriment subjectivement[60].

Les métaphores du souffle (*pneuma*, spiritus) ou celle du rayon (*radium*), si courantes dans la pensée médicale prémoderne, n'avaient fait qu'exprimer de façon imagée l'intuition de la simultanéité des états de conscience et des dispositions corporelles. En effet, pour Ficin, même la diversité du caractère et des traits physiques des enfants est attribuée à la violence des différentes représentations qui ont affecté l'enfant pendant la grossesse. C'est pourquoi les hommes sont plus dissemblables entre eux par la silhouette, les gestes et les habitudes que n'importe quelle espèce animale. De manière analogue, le désir impérieux de certains mets en communique la saveur à la salive des gourmands. Les exemples rapportés par Ficin sur l'action d'un désir excessif sur l'imagination et de celle-ci, unie au premier, sur le reste du corps feront office

60. Ribot (1896, 113).

de preuve dans la mentalité scientifique des XVIe et de la première moitié du XVIIe.

> Elle [l'imagination] peut tuer le corps sur-le-champ et souvent l'affaiblir par une maladie. Sophocle et Denys, tyran de Syracuse, ne sont-ils pas tous deux morts subitement à la nouvelle du succès d'une tragédie[61] ? Une mère expira subitement en voyant son fils revenir de la bataille de Cannes[62]. Nul n'ignore en revanche ce que le chagrin peut causer. [...] Parfois les enfants, même déjà grands, en voyant présenter à quelqu'un un breuvage amer, ressentent immédiatement dans leur bouche une amertume provoquée par leur vive imagination. Parfois, à la pensée d'une telle sensation leur intestin se libère. Chose étonnante, chez quelques-uns les mâchoires se contractent à telle vue, à telle audition.[63]

Les expériences liées à l'imagination intransitive ne font pas défaut sous la plume de Ficin. Elles laissent toutes deviner la même chose : une certaine activité de l'imagination, au deuxième degré de l'énergie de représentation, explique et justifie les phénomènes de sympathie par le truchement d'un modèle physiologique classique. Une énergie de représentation exacerbée, bien innervée dans le corps, est à l'origine des attitudes corporelles et des manifestations physiologiques de celui qui s'apitoie à la vue des misères du monde, de ceux qui s'évanouissent à la seule vue du sang humain, de ceux qui souffrent du coude lorsqu'ils apprennent qu'un autre est blessé au coude, de ceux qui sont pris de vertige en regardant le sol du haut de leurs fenêtres, de ceux qui rougissent par timidité ou pâlissent par crainte, de ceux dont le cœur palpite, les cheveux se dressent, la voix s'arrête, la vie défaille en cas de peur soudaine[64].

Des véritables miracles peuvent arriver grâce à la puissance d'une énergie de représentation portée à son paroxysme lors d'un grand danger. Le sentiment de danger dont il est question naît, pour Ficin, de la rencontre d'une peur très vive et d'un violent désir. Tout aussi violents sont les effets d'une joie ardente. Un récit rapporté par Hérodote[65] vient éclaircir son propos.

> Un Perse voulait tuer le roi Crésus, dont le fils était muet. L'épouvante du jeune homme à l'idée de la mort de son père et son désir de lancer un appel délièrent

61. Tite-Live, XXII, 7.
62. Pline, *HN*, VII, 53-54.
63. Ficin, *TP*, XIII, 197.
64. Cf. Ficin, *Ibid.,* XIII, 214.
65. Hérodote, *Histoires*, I, 85.

> sa langue et il s'écria : « Homme, ne tue pas Crésus ! ». À partir de ce moment, il eut l'usage de la parole[66].

Ficin déduit de ces phénomènes la supériorité de l'âme et de ses affections sur le corps, car elles le modifient énormément. Ces affections (*affectus*) sont dites aussi émotions (*motus animi*). L'âme perd le détachement intellectuel qui la rend inébranlable lorsqu'elle juge quelque chose bonne ou mauvaise, « qu'elle la désire et en jouit, la redoute et s'en afflige ». C'est ainsi que *la nature du corps est entièrement soumise aux émotions de l'âme*[67]. De là vient que le visage de l'homme présente non seulement des signes évidents des inclinations de son âme, mais aussi des indices très sûrs de chacune de ses affections. Ces signes, seuls les physionomistes savent les interpréter ; ces indices, les gens les plus simples les comprennent. On reconnaît aisément que l'âme désire, craint, est courroucée, joyeuse ou triste. De là vient aussi que le rire et les larmes sont particuliers à l'homme, en raison du très grand pouvoir qu'exercent sur le corps les émotions de l'âme. *Corpus humanus animae suae cedit facillime*, le corps humain se soumet très aisément à son âme[68], veut dire aussi que le corps humain est assujetti aux représentations qui hantent son esprit. De plus, il n'est pas étonnant de voir que Ficin, philosophe et médecin, explique l'idée de la souplesse extrême du corps aux mouvements de l'âme au moyen de la *physique des qualités*, c'est-à-dire par un paradigme moniste. Toute proportion gardée, certains aspects de la démarche du philosophe florentin, sur le plan purement logique, ne sont pas très lointains des attitudes intellectuelles des néo-empiristes du XXe, selon lesquelles les sciences humaines doivent s'exprimer dans le vocabulaire des sciences physiques et s'inspirer de leur méthodologie. Chez Ficin, même des sujets spirituels sont exposés à travers des notions provenant de la science physique dominant à son époque.

> Ce qui est compact et consistant en raison de l'abondance de terre n'obéit pas facilement. C'est pourquoi, par comparaison avec celui des autres animaux, notre corps renferme une infime quantité de terre et même de terre très fine, mais une grande quantité d'éléments supérieurs ; aussi est-il le réceptacle d'une âme céleste. On peut en voir la preuve en ce que les hommes intelligents ont

66. Ficin, *TP*, XIII, 197.
67. Ficin, *TP*, XIII, 198 : « Unde sequitur naturam corporis animae motibus penitus subiici ».
68 *Ibid.*

> une chair molle, sont maigres, de santé délicate et leur corps subit à l'extrême les variations de leurs propres émotions.[69]

Cet extrait illustre l'attitude physicaliste propre à la rhétorique scientifique de Ficin. C'est un gage de sérieux pour un esprit rationnel que de réduire les phénomènes psychiques à des structures ou des processus naturels. Un modèle semblable est utilisé pour expliquer comment de très vives émotions de l'âme peuvent désagréger et décomposer le corps, le rendant malade. En effet, compte tenu du fonctionnement protéiforme de la dimension émotionnelle de l'homme, caractérisée par l'interpénétration de l'âme et du corps, les médecins doivent penser rétablir simultanément la santé du corps et de l'âme. Ils interviennent sur le corps par le moyen des médicaments et agissent sur l'âme en projetant dans l'imagination du malade des impressions fortes, visant à remettre en place l'équilibre perdu entre l'âme et le corps. Il en résulte, d'une part, que l'on peut recouvrer la santé par la voie à travers laquelle on l'a perdue, c'est-à-dire la santé de l'âme par la cure de l'âme et la santé du corps par la cure du corps. D'autre part, l'on peut soigner le corps en ayant l'intention de soigner l'âme et soigner l'âme à travers la *cura corporis*. Tout cela ne fait pas une ride dans la pensée de Ficin et parcourt les pages de la plupart des traités conformes aux doctrines médicales établies.

Agrippa de Nettesheim : imagination, désir et foi. Dans l'histoire de l'imagination intransitive, l'œuvre de Cornelius Agrippa de Nettesheim occupe une place importante. Ses *Trois livres sur la philosophie occulte* (*De occulta philosophia libri tres*), rédigés pour la première fois en 1510 et parachevés dans l'édition de 1533, constituent une des sources primordiales de la philosophie et de la médecine magnétiques. Le *Tractatus de magnetica vulnerum curatione* (1621) se rallie à cette thèse[70]. Il s'agit néanmoins d'un ouvrage dont la seule originalité réside dans la systématisation d'une matière philosophique plus ancienne et dans l'efficace rhétorique de l'auteur. Après tout, l'originalité, au sens moderne du terme, n'a jamais eu de valeur particulière au sein de la tradition philosophique à laquelle se rattache Agrippa : la magie naturelle. Van Helmont

69 Ficin, *ibid.*, 198.

70. Helmont (*TSA* [1621], 487) : « En habes nunc rationem positivam magnetismi, in unguento naturalis, ex magia naturali depromptam ; cui assentitur , lux veritatis ».

souligne même que le fondement de toute la magie naturelle est placé dans les vertus de l'âme s'éveillant du sommeil infécond de la science livresque[71].

Selon Agrippa, la principale caractéristique de l'état psychique associé au pouvoir intransitif de l'imagination est l'hégémonie de la *phantasia* sur les passions, sur le corps et sur la façon même dont on perçoit les choses :

> Quand les passions de l'âme viennent d'une appréhension sensuelle, la phantasia, dite aussi faculté imaginative, les gouverne. En effet, par la puissance qu'elle a sur les différentes passions, premièrement elle altère et change son propre corps d'une manière sensible, en changeant les accidents dans le corps et faisant aller l'esprit en haut ou en bas, en dehors ou en dedans, et en produisant différentes qualités dans les membres. Ainsi la joie chasse les esprits, la crainte les resserre, la honte les fait monter au cerveau. Dans la joie le cœur se dilate peu à peu au dehors, dans la tristesse il se resserre peu à peu en dedans. De même dans la colère et dans la crainte, mais tout d'un coup.[72]

Le second degré d'énergie de représentation est caractérisé par des contractions et des relâchements physiques, outre une circulation anomale des *pneuma* corporels. Les passions mues par la *phantasia* provoquent ainsi un déséquilibre, une *diskrasis* morbide momentanée, qui risque de se transformer en maladie s'il se réitère. De plus, « il est évident que de telles passions, quand elles sont très violentes, peuvent entraîner la mort »[73]. Aussi les passions de l'âme peuvent-elles changer le corps par l'imitation inconsciente d'un phénomène extérieur, comme cela arrive dans les *sympathetic behaviours* étudiés par Aristote.

71. Helmont (*TSA* [1621], 495) : « [...] in eo nempe sitam esse totam basim magiae naturalis ».
72. Agrippa (1992 [1533], I, LXIII, 221) : « Passionum autem animae, quando sensualem apprehensionem sequuntur, vim regitivam habet phantasia seu virtus imaginativa : haec enim de sua potentia iuxta passionum diversitatem primo diversimode alterat et transmutat corpus proprium transmutatione sensibili, mutando accidentia in corpore et movendo spiritum sursum vel deorsum, ad extra vel ad intra et diversitas qualitates producendo in membris. Sic in gaudio spiritus expelluntur, in timore retrahuntur, in verecundia moventur ad cerebrum ; sic in gaudio dilatatur cor extra paulatim, in tristitia constringitur paulatim ad intra : simili modo in ira vel timore, sed subito ». Voir aussi Ficin, *TP,* XIII, 1, 4, 196-7. Pour la traduction française, Agrippa [1910, I, 180].
73. Agrippa (1992 [1533], I, LXIII, 221) : « Manifestum praeterea est passiones eiusmodi, quando vehementissimae sunt, posse mortem inferre ».

> Les passions susdites altèrent quelquefois le corps par le mode de l'imitation, à cause de la vertu que la ressemblance a de changer les choses. Cette vertu est excitée par une imagination vive et violente — comme quand on est étourdi, et qu'on a les dents agacées pour avoir vu ou entendu quelque chose, ou parce que nous voyons ou croyons voir quelqu'un manger des choses aigres ; c'est ce qui fait que l'on bâille quand on voit bâiller ; et il y en a qui, quand ils entendent nommer des chose acides, la langue leur devient acide. Le déplaisir aussi de quelque fâcheux spectacle dégoûte et produit la nausée ; il y en a qui se trouvent mal en voyant du sang humain ; d'autres qui, voyant porter quelqu'un quelque chose d'amer à manger, sentent dans leur bouche leur salive amère.[74]

La *phantasia* réalise ici sa fonction imitative dans le corps de l'imaginant luimême. Le sang, les humeurs et le pneuma vital sont les instruments par lesquels elle accomplit sont œuvre, à l'instar d'un artiste qui peint sur une toile le paysage qu'il contemple. La toile et les couleurs sont les os et les muscles, les humeurs et les *spiritus* étant les pinceaux. Toutefois l'analogie avec la peinture a ses limites, car l'énergie de représentation du deuxième degré est mue par une passion qui affecte l'imaginant : la joie ou la colère, l'envie ou la crainte. Le sujet rationnel se tait.

> Quand une réflexion [*cogitatio*] véhémente émeut violemment l'imagination [*species*], la *cogitatio* peint dans l'imagination la figure de la chose à laquelle elle a pensé. Cela se reproduit dans le sang ; le sang l'imprime dans tous les membres qu'il nourrit, tant avec ses propres espèces qu'avec des espèces étrangères quelquefois ; c'est ainsi que l'imagination d'une femme grosse imprime sur le fœtus la marque de la chose souhaitée, et que l'imagination d'un homme mordu par un chien enragé imprime dans son urine des images de chiens enragés.[75]

Parmi les exemples probatoires de la force de l'imagination, celui de la femme enceinte est de loin le plus fréquent et le plus résistant dans la littérature européenne[76]. La prégnance de ce modèle explicatif de l'action de l'imagination sur le corps est illustrée de surcroît par des légendes auxquelles plusieurs auteurs scientifiques du XVIe croient volontiers comme si elles étaient des faits historiques.

74. Agrippa (1992 [1533], I, LXIV, 222-3). Trad.fr. d'après Agrippa (1910, I, 182-3).
75. Agrippa (1992 [1533], I, LXIV, 223). Trad.fr. d'après Agrippa (1910, I, 183-4).
76. Le livre de Claudia Pancino (1996) sur l'histoire des « taches de vins » (« le voglie materne ») contient une quantité remarquable de sources littéraires et scientifiques.

> Quelquefois même les corps des hommes se transforment, se transfigurent et se transportent, souvent en songes, et quelquefois en veillant. Ainsi Cyppus, qui fut ensuite élu roi d'Italie, après avoir regardé avec enthousiasme un combat et une victoire de taureaux, et après y avoir réfléchi, s'étant endormi dans cette violente pensée, il fut trouvé le lendemain matin avec des cornes. Cela se fit par la vertu végétative excitée par une forte imagination [*vehementi imaginatione stimulata*] qui fit remonter à la tête des humeurs cornifères [*corniferos humores*], et lui fit naître [*producere*] des cornes[77].

Sous l'influence de la *phantasia*, la matière corporelle s'avère ainsi extrêmement malléable, comme l'avait remarqué de façon très lucide Avicenne dans son *Liber de anima sive sextus de naturalibus* :

> Lorsqu'une forme est venue à l'existence dans la faculté imaginative (*aestimatione*), il s'en suit un changement de la complexion : une chaleur, une humidité et un *spiritus* ; et s'il n'y avait pas cette forme, il n'y aurait pas dans la nature quelque chose qui les mût. Pour résumer, nous disons qu'un changement de la complexion arrive souvent dans la matière corporelle par l'âme et que ce changement se produit sans action ni passion corporelles ; ainsi une chaleur n'est pas occasionnée par le chaud, non plus que la froideur par le froid : car lorsque l'âme imagine un phantasme (*imaginat anima aliquam imaginatione*) et que celui-ci est devenu fort dans l'âme, la matière corporelle reçoit immédiatement une forme ou une qualité qui lui sont semblables.[78]

S'il est désormais évident que l'imagination déploie son action jusqu'aux viscères, tout le monde n'est pourtant pas naturellement doué de la même puissance et de la même endurance dans les élans imaginatifs propres au deuxième degré d'énergie de représentation. À ce propos, Agrippa signale que « certaines personnes peuvent pleurer à volonté comme d'autres vomissent

77. Agrippa (1992 [1533], I, LXIV, 223).
78. Avicenna, *De anima*, (éd. Van Riet, 1968), IV, 4, 62 : « [...] sed qui forma habetur in estimatione, secuta est permutatio in complexione et calor et humiditas et spiritus ; et nisi esset illa forma, non haberet natura quid moveret eam. Nos autem dicimus ad summam quod ex anima solet contingere in materia corporali permutatio complexionis quae acquiritur sine actione et passione corporali, ita quod calor accidat non ex calido et frigiditas non ex frigido : cum enim imaginat anima aliquam imaginationem et corroboratur in ea, statim materia corporalis recipit formam habentem comparationem ad illam aut qualitatem. » Cf. Avicenne (1956, 140) pour la traduction française à partir du texte arabe.

tout ce qu'elles ont mangé comme si elles vidaient un sac »[79], tandis que d'autres n'en seraient pas capables. Rappelons également que le tempérament mélancolique dispose traditionnellement à l'hégémonie de l'imagination sur toutes les autres facultés corporelles. Cependant, lorsque l'inclination naturelle fait défaut, un fervent désir, une volonté inébranlable et une foi ardente sont à même d'intensifier l'énergie de représentation.

En parcourant les textes de magie naturelle, la notion de *désir* semble occuper une place primordiale et originelle dans la production de toutes les passions, car le désir leur est à la fois antérieur et postérieur. Ainsi, nous avons affaire à deux types de désir que nous qualifions d'*originel* ou de *conscient*. Le premier n'a pas d'objet déterminé car il est en quelque sorte la première expression de la dimension *charnelle* de la nature humaine, la chair étant considérée comme enivrée de fantasmes[80]. C'est le résultat du *esu pomi* et de la chute du paradis. Le désir originel est donc la concupiscence au sens large. Le deuxième est en revanche le désir d'un objet déterminé, postérieur à la passion pour l'objet et à sa représentation mentale mais antérieur à la volonté de l'obtenir. Ce deuxième type de désir est de nature à développer et entretenir une énergie de représentation de deuxième degré. Agrippa fait des remarques fondamentales au sujet des passions de l'âme et du désir.

> Les passions de l'âme ne sont autre chose que certains mouvements, ou des inclinations qui proviennent de ce que l'on regarde une chose comme bonne ou comme mauvaise, comme convenable ou non. Or il y a trois sortes de ces regards ou appréhensions, à savoir les sensuelles, les raisonnables et les mentales [...]. Le sujet des passions de l'âme est la puissance concupitive de l'âme [*vis animae concupitiva*] qui se divise en concupiscible [*concupiscibilis*] et irascible [*irascibilis*], et l'une et l'autre regarde le bien et le mal, mais différemment ; [...] Et ainsi nous trouvons onze passions dans l'esprit, qui sont : amour,

79. Agrippa (1992 [1533], I, LXIV, 224) : « Notum quoque est aliquos flere cum volunt et ubertim lachrymas profundere ; quosdam etiam repertos, qui eorum quae deglutissent varia paulatim tanquem de sacculo quod placuisset proferrent. ».
80. « Ô chair plus enivrée de fantasmes charnels (*carnalibus phantasiis*) que de vin ! » s'exclamait Adelman de Liège dans sa lettre à Bérenger de Tours (Adelmannus Leodiensis, *Epistula ad Berengarium Turonensem*, éd. R.B.C. Huygens, dans « Studi medievali », VIII (1967), 482), citée par Anne-Marie Bautier, *De l'image à l'imaginaire dans les textes du haut Moyen Âge*, dans Bianchi et Fattori (1988, 93).

haine, désir, horreur, joie, douleur, espérance, désespoir, audace, crainte et colère.[81]

Un désir *originel*, sans objet, est la cause des passions qui troublent le corps. L'instrument par lequel le désir soumet le corps pour accomplir ses desseins est la *phantasia*. La situation est donc renversée, car l'*imaginatio*, au deuxième degré d'énergie de représentation, quitte sa fonction gnoséologique d'organe de l'âme immatérielle ou de l'intellect pour devenir l'organe du désir dans le cadre d'une théorie de l'action.

Ainsi il y en a plusieurs qui sont portés d'un lieu à un autre, passant par les fleuves, et les feux, et les lieux inaccessibles, et cela arrive quand les espèces d'une concupiscence violente, de quelque crainte, ou hardiesse, étant imprimée aux esprits et mêlées de vapeurs émeuvent l'organe du toucher dans son origine avec la phantasia, qui est le principe du mouvement local. C'est pourquoi les membres et les organes du mouvement sont excités au mouvement et sont émus et portés au lieu que l'on s'est imaginé, non par la vue, mais par le phantasia intérieure. Telle est la force de l'âme sur le corps, qu'elle enlève le corps même, et le porte partout où elle s'imagine et où elle songe.[82]

Le désir est une véritable puissance intérieure. En tant que désir de guérison, il est aussi l'un des principaux moteurs de l'éveil des vertus naturelles d'autoguérison. Car les magnétistes sauront jusqu'à quel point « l'esprit des hommes a une certaine vertu de changer, d'attirer, d'empêcher et lier les choses et les hommes à ce qu'il désire, et toutes choses lui obéissent quand il est porté à un grand excès de quelque passion ou vertu, de manière qu'il surpasse ceux qu'il lie »[83]. La maladie étant une condition qui porte l'âme corporelle dans ses pires extrémités, ce sera la tâche du médecin rusé que de canaliser ce paroxysme vers la guérison.

Les idées de la médecine arabe répandues au XVe mettaient déjà en évidence la relation entre *phantasia* et désir dans l'acte médical. La représentation accompagnée par le désir ardent de la chose représentée peut agir, selon al-Kindī, sur le monde extérieur. Le désir de l'homme, qui imagine que la chose existe, constitue le premier et le principal *accident* nécessaire à la production d'un phénomène

81. Agrippa (1992 [1533], I, LXII, 220). Trad. fr. d'après Agrippa (1910, I, 178-9).
82. Agrippa (1992 [1533], I, LXIV, 223-4). Trad. fr. d'après Agrippa (1910, I, 184).
83. Agrippa (1992 [1533], I, LXVIII, 230). Trad. fr. d'après Agrippa (1910, I, 193).

corporel calqué sur le modèle de l'image mentale correspondante[84]. Le désir intense fait de la *mimesis* un processus organique : le corps s'efforce d'imiter l'image qui hante l'*imaginatio* et attise le désir. L'énergie de représentation est comme accrue par le désir. De même, un remède purgatif comme la scammonée, après avoir été administré par l'art personnel du médecin, renforce sa propre vertu matérielle et visible par de simples raisons qu'aujourd'hui l'on qualifierait de psychologiques. La représentation mentale du traitement fait partie du traitement. Elle en constitue la moitié invisible. De surcroît, un remède matériel invisible, c'est-à-dire un *remède spirituel* comme le désir de guérir, complète l'acte thérapeutique. Encore une fois, il est possible de lire en filigrane l'idée paracelsienne[85] que la pilule, le comprimé ou le suppositoire ne produisent pas, par leurs vertus spécifiques, tout le résultat qu'ils obtiennent lorsqu'ils sont revêtus des *rayons* du désir et de la foi. Voilà pourquoi il ajoute que « le désir, joint à l'imagination, est semblable à la scammonée unie à la médecine, qui constitue par sa vertu propre l'ensemble du remède laxatif »[86]. Et il parachève son propos en ajoutant que la foi dans un effet futur est un autre accident nécessaire à la production d'un effet tangible. Car la foi, vue comme « espoir fermement établi envers l'événement désiré » (*spes firma super eventu desiderato*), est la force et le soutien du désir. Elle aide le désir lui-même à provoquer l'effet[87].

Spes firma super eventu desiderato définit la notion profane de *fides*, telle que nous pouvons la retrouver dans la littérature médicale. On y retrouve l'idée qu'un sentiment ou une émotion dégagent dans le corps une forme d'énergie saisissable intellectuellement par la métaphore du rayon, quelque chose de matériel et de très volatil à la fois, qui s'insinue dans tous les replis du corps l'incitant au mouvement et à l'action.

84. Al-Kindī, *De radiis*, V, 37 : « Primum quidem et principale accidens ad rei generationem per exemplum ymaginis mentalis necessarium est desiderium eiusdem hominis qui imaginatur ut res fiat. »
85. Paracelse, *De causis* (1968 [1631-2], 242).
86. Al-Kindī, *De radiis*, V, 37 : « Desiderium enim adiunctum ymaginationi est tamquam scamonea admixta medicine, que virtute sua totam medicinam constituit laxativam. »
87. *Ibid.* : « Fides sive spes firma super eventu desiderato robur et fulcimen desiderii, iuvans ipsum desiderium ad effectum sicut aptatio scamonee iuvat eam ut laxet cum est danda ad medicinam. »

> Ainsi le désir qui prend l'homme de voir se produire un mouvement dans une ou plusieurs choses individuelles, ajouté à l'imagination de ce même mouvement, rend cette imagination capable de mettre en mouvement les choses individuelles situées à l'extérieur, grâce aux rayons qui leurs sont transmis et qui ont un effet moteur[88].

Mais il faut aussi que le désir et la foi soient intenses pour qu'ils aient un effet moteur, « car ce qui est effectué négligemment ne suffit pas pour produire l'effet moteur désiré »[89]. Ainsi, les observations précédentes peuvent être traduites dans le contexte médical. L'état pathologique caractérisé par un déséquilibre est provoqué par un manque. Le manque de quelque chose engendre vite le besoin de cette chose. Dès lors, le besoin fait naître le désir de la chose manquante. Celui-ci confère ensuite à l'énergie de représentation une force inhabituelle, se traduisant, par la foi dans la possibilité d'obtenir la chose désirée, en des attitudes corporelles conformes aux images fabriquées dans le cerveau. Si par notre comportement nous arrivons à concrétiser dans la réalité extérieure l'objet correspondant à notre désir et comblant notre besoin, l'équilibre salutaire sera recouvré plus aisément. La satisfaction qui nous saisit par ricochet, du fait que le monde imaginé par le désir et le besoin devient réalité, nourrit ainsi la confiance dans la possibilité de réitération de ce processus. Cette confiance fortifie l'énergie de représentation du sujet impliqué.

L'émotion particulière, liée au désir ardent de la chose imaginée, n'est qu'un rayonnement de l'imagination pouvant susciter des crispations ou des décontractions musculaires, une sensation de chaud ou de froid. La métaphore du *rayon*, ici, permet d'envisager n'importe quelle expérience psychique d'un point de vue physicaliste. Car l'approche naturaliste et matérialiste, propre à ce style de pensée scientifique, nous donne à voir le même ensemble de phénomènes sous un autre jour. En effet, c'est une substance spirituelle, le *spiritus* chez Galien, les *rayons* chez al-Kindī, qui produit des attitudes corporelles réelles par la simple imagination (*spiritus ymaginativus*). Conformément à ce

88. *Ibid.*, V, 38 « Sic desiderium hominis assumptum super motu aliquo ut adveniat alicui vel aliquibus individuis, adiunctum cum ymaginatione eiusdem motus, reddit eandem ymaginationem motivam individuorum extra positorum per radios qui ad ea transmittuntur cum effectu motus. »

89. *Ibid.* : « Oportet quoque desiderium esse intensum ut effectum motus habeat cum aliis que exiguntur. Que enim negligenter exibetur ad effectum motus qui intenditur non sufficient. »

modèle scientifique, Agrippa expose ses réflexions sur les vertus de la foi naturelle, assimilant cette dernière à la crédulité (*credulitas*) constante.

> En magie, il faut que l'officiant ait une foi constante (*constanti credulitate*), de la confiance (*confidentem*), ne jamais douter en aucune manière de la réussite et des conséquences qu'auront les opérations, ne jamais hésiter en son for intérieur. Car comme une foi ferme et constante (*firma et pertinax credulitas*) accomplit des merveilles, même au cours d'une opération fausse, de même la méfiance et l'hésitation dans l'esprit de l'officiant (*animi operanti*), qui se tient au milieu de deux extrémités, fait que tout se dissipe et que tout se brise. D'où il arrive qu'on se frustre, et qu'on perd l'influence qu'on a souhaitée des corps célestes, qui, sans une vertu solide et constante de notre âme, ne peut se joindre ni s'unir aux choses et aux opérations.[90]

Par la transformation du désir en foi inébranlable, l'esprit humain peut se joindre aux âmes et aux intelligences célestes afin de donner certaines vertus aux choses inférieures à l'aide de ces forces admirables.

> Les philosophes, surtout les arabes, disent que quand l'esprit (*animus*) de l'homme s'attache attentivement à la réalisation d'une œuvre par ses passions et ses affects (*passiones et affectus*), elle se joint avec les âmes des étoiles et avec les intelligences [qui les régissent] ; alors même la cause leur est si unie qu'une vertu admirable descend [*infundatur*] sur nos opérations et sur nous-mêmes, d'une part parce que l'esprit [*animus*] humain comprend toutes choses et peut agir sur elles, d'autre part parce que tout lui obéit naturellement et parce que de toute nécessité, tout se meut selon son désir le plus intense (*quod desiderat animus fortis desiderio*). Ensuite, c'est là qu'on vérifie l'efficacité [*artificium*] des *characteres* et des signes, des incantations et des discours, ainsi que de bien d'autres expériences merveilleuses à propos de tout ce à quoi l'esprit s'attache [*omnem rem quam animus affectat*].[91]

Par la force d'un désir intense les facultés de l'homme microcosme atteignent les puissances du monde macrocosme, en raison de leur parenté spirituelle, de l'analogie formelle qui les caractérise et de la sympathie cosmique qui unit les semblables. C'est le troisième degré de l'énergie de représentation qui est illustré ici, celui qui est décrit aussi par Ficin, pour qui l'*esprit imaginatif* exalté — pensons à Synésius de Cyrène — s'unit à son confrère, l'*esprit du monde*, pour faire des miracles.

90. Agrippa (1992 [1533], I, LXVI, 228). Trad. fr. d'après Agrippa (1910, 190).
91. Agrippa (1992 [1533], I, LXVII, 229). La source directe de ce passage est sans doute Ficin, *De vita* (1489, III, 20), d'après Avicenne, *De anima* (VI, 4, 2).

> Tout ce que l'esprit met en œuvre, tout ce qu'il ordonne par les caractères, les signes, les paroles, les gestes et autres choses semblables, aide l'appétit de l'âme [*adiuvantia appetitus animae*], et acquiert des vertus admirables tant de la part de l'âme de celui qui opère, au moment même où elle est envahie le plus par cette sorte d'appétit, que de l'opportunité et de l'influence céleste qui meut alors l'esprit. En effet, notre esprit, lorsqu'il se porte à quelque grand excès, de quelque passion ou de quelque vertu, il saisit de lui même l'heure ou l'opportunité la plus forte, la meilleure et la plus convenable [92].

Pour Agrippa, les fortes passions suscitées par un désir intense sont à même de produire des actions merveilleuses mais, il faut le préciser, toujours de façon naturelle. Le pouvoir céleste que le désir humain peut attirer sur son âme n'est pas un élément étranger et surnaturel qui s'ajouterait à ses facultés naturelles. Ce n'est pas non plus un dispositif nouveau qui se grefferait à la *machine* humaine. La foi, en tant que *crédulité constante*, travaille à l'intensification des puissances naturelles par l'augmentation du pouvoir d'autosuggestion. Ainsi, nos désirs influencent ceux des individus qui nous entourent, car plus la conviction dans les *eidola*, que le désir amplifie dans notre esprit, est forte, plus nous avons de chances de convaincre les autres par une sorte de séduction naturelle.

Aujourd'hui nous n'ignorons certes pas cette dynamique de la psychologie relationnelle. Nous constatons très souvent que les individus les plus sûrs d'eux arrivent à imposer leurs désirs de manière très naturelle, surtout si leur comportement est conforme à leurs actes et à leurs discours. Cependant, d'autres conditions sont requises, dans l'ère postmoderne, pour l'exercice de l'influence personnelle, la simple foi naturelle ne suffisant pas à l'emporter sur les préjugés moraux et intellectuels ni sur les conventions sociales. Le *topos* scientifique et littéraire de la *fides adhibenda in medicum*[93] — la confiance envers le médecin — révèle en effet l'importance de la *doxa* qui, en tant que trame de pensées, désirs et émotions, lie à soi les manifestations inconscientes de la vie affective susceptibles de déclencher des énergies d'autoguérison. Un examen attentif des liens profonds nouant le malade à son thérapeute s'avère

92. Agrippa (1992 [1533], I, LXVII, 229).
93. Galeotto Marzio (1949, 971) : « Ex huius igitur praestantissimi viri [sc. Avicenna] sententia, fiducia concepta de medico maioris est efficaciae quam illa omnia quae ars permiscuit et medicorum solertia excogitavit ». Johann Lange, *Epistolarum medicinalium volumen tripartitum*, lib. I, ep. 33, Hannover, 1605, 142 : « Ut ex confidentia in medicum, pharmacis plus energiae, sic ex fide verbis incantationum aliquid vitium accrescere, non temere suspicetur. »

être fondamental pour la compréhension de l'« acte médical total » où s'insère la pratique de l'hopliatria.

La médecine magnétique comme science des ligatures. Deux opuscules *magiques* composés par Giordano Bruno entre 1589 et 1591 — *De la magie* (*De Magia*) et *Des liens* ou *Des ligatures* (*De Vinculis in genere*) — jettent une lumière philosophique sur la pratique de la médecine magnétique. Publiés seulement en 1891, dans l'édition établie par Tocco et Vitelli, les deux traités proposent une interprétation subtile et cohérente des dispositifs profonds qui règlent le monde des relations humaines. Cette interprétation se fonde sur une notion de *lien* que Bruno définit et approfondit tout au long de ses deux opuscules. Si les *rayons* d'al-Kindī étaient une métaphore physicaliste à la fois utile et nécessaire pour ériger la magie naturelle en science, la métaphore du *lien*, adoptée par Bruno dans son *œuvre magique*, exprime sa façon d'envisager le monde physique et « psychologique ».

La science des liens éclaire la dimension relationnelle. Pour définir le *lien*, Bruno évoque le lien d'amour, de Cupidon, considéré comme le modèle général de lien[94]. Tous les liens dépendent du lien d'amour ou consistent en ce type de lien. C'est donc par le prisme de la sphère érotique que l'on peut étudier toute relation humaine, en tant que formes affaiblies de la relation amoureuse. Il n'est tout de même pas facile pour Bruno d'élucider l'essence du lien.

> Le lien, pour Platon, est la beauté, ou accord de la forme, selon le genre ; pour Socrate, c'est la suprême beauté de l'esprit, pour Timée une tyrannie de l'âme, pour Plotin un privilège de nature, pour Théophraste une tromperie silencieuse, pour Salomon un feu caché, des eaux furtives, pour Théocrite quelque ivoire dilapidé, pour Carnéade un règne tourmenté, pour moi, c'est une tristesse gaie, une gaieté triste.[95]

Le lien se présente comme le lieu d'une tension entre forces opposées. Son fondement est indéfinissable car « un lien n'est ni beau ni bon ; il est en effet ce par quoi toutes choses, et chacune, recherchent le beau et le bien ; il met en relation ce qui reçoit avec ce qui est reçu, ce qui donne avec ce à quoi il est fait don, le liable avec le lieur, ce qui suscite appétit avec ce qui prouve cet appétit »[96]. Bruno passe en revue les « portes » des liens, c'est-à-dire les moyens

94. Bruno, *De vinculis* (2001, 58).
95. *Ibid.*, 69.
96. *Ibid.*, 74.

pour en créer, le nombre, l'origine, les degrés, etc., sans jamais le définir de façon univoque. La seule chose à peu près sûre est que le lien entre deux termes — entre une personne et un animal, un objet, une image mentale, un rituel, une couleur, un projet de vie, etc. — se noue toujours de façon souterraine et aveugle, comme une sympathie naturelle. Mais la notion de lien est encore plus générale, puisqu'elle englobe les sympathies dites *naturelles* et les sympathies qu'on pourrait qualifier d'*occasionnelles*, bien que ces dernières aient aussi un ancrage naturel. Cet enracinement naturel commun aux sympathies et aux liens est à rechercher dans la notion de besoin, car nous sommes liés par ce dont nous éprouvons le besoin :

> On le comprend, il est autant de genres et de variétés de liens qu'il est de genres et variétés du beau : variétés pas moins nombreuses (à ce qu'il semble) que celle des choses particulières, selon l'espèce évidemment. Ajoute que dans chaque espèce, les différents individus sont liés diversement par des choses différentes. L'affamé est lié à la nourriture, l'assoiffé à la boisson, le mâle plein de semence à Vénus ; tel est lié à une beauté sensible, tel autre à une beauté intelligible ; celui-ci à une beauté naturelle, celui-là à une beauté artificielle ; un mathématicien est lié par les abstractions, un esprit pratique par les réalités concrètes ; un ermite qui se masturbe, par quelque beauté absente, un homme qui vie dans le monde par quelque beauté bien présente.[97]

La notion de lien se modèle aussi sur la réalité des appétits et des instincts. « En tout acte de ligature il est un rapport de proportion, que nous éprouvons constamment quand il s'agit de manger ou de copuler »[98]. L'analogie avec la vie sexuelle est très forte mais elle ne se réduit pas, chez Bruno, qu'à une simple association d'idées. Il soutient la théorie selon laquelle la force du lien est proportionnelle à la quantité d'énergie sexuelle, ou « force séminale », du sujet liable.

> Quant aux affections naturelles, les petits enfants sont moins liés par elles, pour la raison que la nature en eux s'applique à la croissance, et se trouve bouleversée par un changement majeur : toute la nourriture est requise pour la croissance et la constitution de l'individu. Puis vers la XIVe année ils commencent à pouvoir être liés assez bien ; en effet, quoi que leur âge soit encore tendu dans l'effort de grandir, la croissance alors n'est plus si rapide ni si importante qu'au cours de l'enfance. Enfin, les hommes à l'âge adulte, qui ont en eux une plus

97. *Ibid.,* 66-7.
98. *Ibid.*, 29.

> grande force séminale et génitale, semblent pouvoir être liés encore davantage. [...] Il en va tout de même dans les autres affections qui connaissent un rapport d'analogie, d'opposition ou de conséquence avec Vénus.[99]

Puisque Bruno partage, dans les grandes lignes, les mêmes conceptions que Ficin en matière d'imagination[100], les développements de la théorie des trois degrés d'énergie de représentation sont ici particulièrement intéressants. Si la faculté imaginative régit les actions et les émotions des individus en proie aux passions et si le lien est une sorte de passion, alors le fonctionnement de l'énergie de représentation, à son deuxième degré, ne peut que clarifier l'étude des liens, et vice-versa[101]. Le « lien » est en effet un amalgame indissociable de *phantasmata* et d'émotions. Se libérer volontairement, accidentellement ou artificiellement d'un lien signifie dissocier nettement les *phantasmata* et les émotions. Or, si l'on applique aux émotions le modèle de la *ligature* théorisé par Bruno, il en résulte que, comme l'a brillamment mis en évidence Couliano, les associations mentales et les pulsions érotiques dépendent les unes des autres. Nos opinions et jugements étant généralement fondés sur des associations plus ou moins rigoureuses d'idées, tous nos actes, sauf ceux qui résultent d'un raisonnement impartial et libre d'affects, sont produits *magiquement*, c'est-à-dire de manière automatique et machinale, par la tension entre les dimensions imaginaire et érotique, entre pensée et sexe.

> En principe, la magie dont nous nous occuperons ici est une science de l'imaginaire, qu'elle explore par des moyens qui lui sont propres et qu'elle prétend manipuler à peu près à son gré. À son plus haut degré de développement, qu'elle atteint dans l'œuvre de Giordano Bruno, la magie est une méthode de contrôle de l'individu et des masses, basée sur une connaissance profonde des pulsions érotiques personnelles et collectives. Ce n'est pas seulement l'ancêtre lointain de la psychanalyse qu'on peut reconnaître, mais aussi, et en premier lieu, celui de la psychosociologie appliquée et de la psychologie des masses. En tant que science de la manipulation des fantasmes, la magie s'adresse en pre-

99. *Ibid.*, 45-6.
100. Cf. Tirinnanzi (2000).
101. Cf. la définition que Vairo (1583, 13) donne du charme (*fascinatio*) : « Charme n'est autre chose qu'une dommageable et pernicieuse qualité qui provient de haine ou d'amour, et se fait tant par le moyen d'une forte imagination, que par la vue, l'attouchement et la voix, tout ensemble ou séparément, et bien souvent avec l'observation des corps célestes. »

mier lieu à l'imagination humaine, dans laquelle elle essaie de susciter des impressions persistantes.[102]

Bien que l'allusion à la psychanalyse freudienne ne soit peut-être pas pertinente dans une approche historico-philosophique pure, un grand nombre de lecteurs contemporains de l'œuvre de Bruno ne pourra pas s'empêcher de penser au rôle joué par la sexualité dans la formation du caractère d'un individu, tel que Freud l'envisage dans ses écrits. Il sera donc précieux de se tourner vers le monde de la magie érotique comme vers un modèle de la relation entre thérapeute et patient, car les rapports entre le sorcier et son objet rituel, entre le médecin et le malade, entre l'amant et l'objet d'amour peuvent être conçus comme des figures du jeu de force entre un individu *actif* et un individu *passif*. Nous allons procéder par petites touches à l'élucidation de cette idée en étudiant trois types différents de liens.

La notion de lien est issue de l'arsenal magique ancien[103]. Dans le lexique du sorcier le terme *ligatura* désigne généralement un *nœud physique*, fait avec un tissu ou de la paille, destiné à se transformer en *nœud spirituel* dans l'imagination de la victime par l'intermédiaire de l'intention du sorcier. La victime est le réceptacle passif de la puissance active du sorcier. Agrippa avait bien exprimé cette idée dans sa *Philosophie occulte*.

> Nous avons parlé des vertus et de l'efficacité merveilleuse des choses naturelles. Il nous reste maintenant à aborder un sujet de grand intérêt : la façon de lier [*ligatio*] les hommes pour l'amour comme pour la haine, pour la maladie comme pour la santé, la façon de lier [*ligatio*] voleurs et larrons pour leur interdire un lieu quelconque, la façon de lier [*ligatio*] des marchands afin qu'ils ne puissent acheter ou vendre en un endroit, une armée pour qu'elle ne puisse franchir une frontière, des navires pour qu'ils ne puissent plus sortir d'un port, quelle que soit la force du vent, toutes voiles dehors, même avec un vent favorable. [...] On peut lier par les poisons, les collyres, les onguents, les potions, les philtres ; par les nœuds (*alligationes*) et les charmes suspendus ; par les anneaux, par la fascination, par la concentration de la pensée et la force de la volonté ; par les signes et les caractères ; par les incantations, par les imprécations ; par les lumières et par les sons ; par les nombres, les paroles, les noms ; par les invocations, les sacrifices, les adjurations, les exorcismes, les consécra-

102. Couliano (1984, 14).
103. Cf. Luck (1997) avec la riche anthologie de textes magiques.

tions, les prières. Par tout cela aussi et par toutes les pratiques superstitieuses analogues et par tous les rites semblables.[104]

La correspondance entre amour et santé, haine et maladie, au début de cet extrait, corrobore ultérieurement l'analogie entre sorcier et médecin. Nul besoin donc de transposer de façon plus explicite le contenu de ce texte magique dans le contexte médical pour comprendre à présent que, dans l'hopliatria, l'*obligatio* de l'arme avec un linge est un procédé chargé de références à la magie naturelle. D'où la méfiance des contemporains de Croll et Van Helmont à l'égard de l'onguent armaire.

Dans la même lignée qu'Agrippa, Bruno mène la science des liens à un degré d'abstraction supérieur lorsqu'il affirme que « trois facteurs sont requis pour que les actions sur les choses soient menées à leur terme : la *puissance active* dans l'agent, la *puissance passive* dans la sujet ou le patient (c'est-à-dire la disposition définie comme l'aptitude, ou l'absence de répugnance, ou encore l'impuissance à résister : trois termes qui se réduisent à un seul, les potentialités (*potentia*) de la *matière*) et l'*application appropriée* aux circonstance temporelles et locales, et autres données concomitantes »[105]. Bruno résume en trois mots les différents facteurs qui rendent pensable la médecine magnétique : agent, matière et application. Cette rationalisation de la praxis médicale fournit une grille herméneutique qui peut s'appliquer à la fois à l'analyse de l'*hopliatria* en tant que paradigme de la médecine magnétique du XVIIe, et à l'*acte médical total*, dans un sens que nous empruntons à Marcel Mauss, par analogie avec la notion de *fait social total*[106].

L'actif. Dans la dimension relationnelle propre à l'acte médical, considéré comme un acte magique reposant sur les pulsions érotiques, l'élément *actif* est incarné par la figure du médecin ou du sorcier, de l'envoûteur ou de l'amant parfait. Les caractéristiques de l'*actif* ressemblent à la description que la tradition médicale et magique fait du *sage*, en tant qu'abrégé de toutes les vertus humaines. Selon cette tradition, les âmes nobles des sages agissent plus fortement sur les autres parce que la proportion et l'équilibre de leur tempérament les a dotés d'un organe de l'imagination, et donc d'une énergie de représentation, obsolument remarquable. Puisque l'âme est considérée par Ficin comme

104. Agrippa (1992 [1533], I, XL, 158-9).
105. Bruno, *De magia*, 67.
106. Mauss (1950).

le « vicarius Dei » sur la terre[107], il faudra placer celle du sage au sommet de la hiérarchie des âmes. Détachée, libérée des chaînes spirituelles qui la lient au monde des apparences, l'âme intellectuelle du sage a le pouvoir d'attirer les forces mystérieuses des astres par sa propre imagination et de diriger ces forces vers des corps différents du sien[108]. Cette théorie a pour corollaire que l'âme du sage peut transformer à son gré l'âme d'un sujet passif — en commençant par son propre corps — en vertu de sa supériorité. Pour Agrippa cela est tout aussi naturel que l'action des astres et des phénomènes célestes sur la matière terrestre, comme le montrent clairement plusieurs exemples tirés de l'histoire naturelle.

> Ce qui est supérieur lie ce qui est inférieur et l'assimile. Pour la même raison, l'inférieur est assimilé au supérieur, transformé ou agi par lui. C'est pourquoi, les choses, qui tiennent le degré supérieur relativement à la propriété d'une étoile, lient, attirent ou empêchent les choses qui tiennent le degré inférieur, selon qu'elles s'accordent ou non avec elles. Ainsi le lion craint le coq parce que les vertus solaires sont plus intenses chez le coq que chez le lion ; ainsi l'aimant attire le fer parce qu'il lui est supérieur, correspondant dans l'ordre céleste à l'Ourse du ciel. Ainsi le diamant arrête l'action de l'aimant parce qu'il lui est supérieur dans l'ordre de Mars.[109]

La sage attire à soi les autres et les transforme de manière aussi naturelle que l'aimant attire le fer. Il est lui-même comme un « aimant spirituel ». En tant que puissance énergétique, la matière joue ici un rôle fondamental, car seuls les individus ayant une bonne *complexion*, c'est-à-dire une bonne composition corporelle et *humorale*, peuvent accéder aux plus hauts degrés du savoir et du *pouvoir psychique*. Selon al-Kindī, de même que toutes les graines ne donnent pas des plantes, tous les hommes ne peuvent devenir des sages, et cela ne dépend pas d'une grâce divine mais des « exigences de l'harmonie ». Ceux

107. Ficin, *Theologia Platonica*, XIII, 4, 298 : « Hinc efficitur apud Platonicos sectatoresque Avicennae, ut omnis rationalis anima per essentiam suam atque potentiam super totam sit mundi materiam...; totam movere possit atque formare, videlicet quando ad haec Dei fit instrumentum. »
108. Albertus Magnus, *De somno et vigilia*, lib. III, tract. I, cap. vi, Opera omnia IX, cura Augusti Borgnet, Parisiis 1890, p. 185 : « In animabus nobilibus separatis agentibus, in quarum corporibus organum imaginationis optime est complexionatum et compositum et commensuratum et universaliter remotum. »
109. Agrippa (1992 [1533], I, LXVIII, 230).

que l'harmonie a favorisés au moment de leur naissance pourront donc influer sur les choses de deux manières, par la parole et par l'activité manuelle[110].

La figure du sage ressemble à celle du mage naturel décrit par Agrippa. Peu importe si ses vertus sont innées ou bien acquises, sages et mages possèdent des qualités personnelles exceptionnelles leur assurant un grand succès auprès des masses de *passifs*. « Celui qu'on trouve habile et heureux en maintes choses, selon espèces et modes, celui-là liera et dominera un grand nombre de personnes, et par celles-ci triomphera de toutes, en leur espèce »[111]. Il aura aussi l'intelligence et la sensibilité nécessaires à lui ouvrir la voie vers les cœurs des hommes et des femmes, car il saura adapter ses actes aux besoins de ceux avec qui il entre en relation. « Qui désire lier dans la vie civile fera bien de sonder la diversité des compositions ou complexions, et de délibérer, statuer et décider d'une manière différente pour les êtres héroïques, les créatures ordinaires, les naturels plus grossiers »[112]. Les caractéristiques du sage décrites par Bruno peuvent avoir ainsi des retombées sur la vie politique et sociale, car le sage dirige le corps social et le corps des malades avec une efficacité comparable à celle avec laquelle il dirige son propre corps. Comme l'intellect du sage est bien séparé de sa propre âme corporelle, il peut agir sur celle-ci comme il le souhaite grâce à l'esprit corporel qu'est la *phantasia* et il s'en sert comme d'un instrument pour œuvrer sur les âmes/corps des autres. La séparation du sujet agent (l'intellect) et de l'objet qui lui est soumis (son corps multifonctionnel) s'avère être la condition préalable à l'action libre et volontaire sur le corps, pouvant donner lieu à des effets admirables sur le corps d'autrui. Avicenne a bien théorisé cette dynamique occulte. L'âme du sage donne à la matière, librement et volontairement, la forme qu'il se représente[113]. Dans le *Canon* on peut lire la même constatation[114]. Ceci est particulièrement visible dans le cas

110. Al-Kindī, *De radiis*, 39-40.
111. Bruno, *Des vinculis*, I, 13, 19.
112. *Ibid.*, II, 15, 45.
113. Avicenna, *De anima*, IV, 4, 62 : « Nos autem dicimus ad summam quod ex anima solet contingere in materia corporali permutatio complexionis quae acquiritur sine actione et passione corporali [...] : cum enim imaginat anima aliquam imaginationem et corroboratur in ea, statim materia corporalis recipit formam habentem comparationem ad illam aut qualitatem. »
114. Avicenna, *Canon*, Basileae 1556, lib. I, fen. ii, cap. 14, p. 68 : « Et est etiam cum corpus patitur propter affectiones animales alias ab istis quas nominabimus, sicut sunt imaginationes animales : ipsae enim imprimunt res naturales. »

de la *fascinatio*, car les âmes nobles — d'après Avicenne (*De anima*, IV, 4) — ont un pouvoir de séduction bien supérieur à celui des autres. En effet, l'âme influe souvent sur un autre corps comme elle influe sur son propre corps, à la manière dont influent le mauvais œil et l'imagination efficace. Plus « l'âme est forte, noble, ressemblant aux principes », plus « la matière qui est dans le monde lui obéit et pâtit par elle, et dans la matière se trouve ce qui a été conçu en elle »[115]. « Car si cette sorte de dépendance donne à l'âme (le pouvoir) de transmuer la matière relative au corps hors de ce qu'exige la nature de celui-ci, il n'est pas étonnant que l'âme noble et extrêmement forte soit excessivement active par son influence sur ce qui, parmi les corps, lui est propre »[116]. L'âme du sage guérit les malades et rend malades les méchants[117].

> Donc ce qui n'est pas feu devient feu, et ce qui n'est pas la terre devient la terre, et, de plus, par sa volonté surviennent les pluies et une fertilité, de même qu'il survient une pénurie et une épidémie, tout d'après l'être nécessaire et intelligible.[118]

Avicenne poursuit son propos en observant que la matière corporelle obéit davantage à l'âme plutôt qu'à la lutte des agents contraires s'agitant dans le corps humain[119]. Thomas d'Aquin répondra aux thèses d'Avicenne sur les pouvoirs magiques des âmes nobles en consacrant un chapitre entier de sa *Summa contra Gentiles* à la discussion de l'opinion du médecin arabe sur l'imagination transitive[120]. La question de la guérison intéresse Thomas au plus

115. Avicenna, *De anima*, IV, 4, 65 : « Immo cum anima fuerit constans, nobilis, similis principiis, oboediet ei materia quae est in mundo et patietur ex ea, et invenietur in materia quicquid formabitur in illa. »
116. *Ibid.* : « Et quandoquidem propter hoc modum colligationis potest ipsa permutare materiam corporalem ab eo quod expetebat natura eius, tunc non est mirum si anima nobilis et fortissima transcendat operationem suam in corpore proprio. »
117. *Ibid.*, 65-66 : « [...] sanet infirmos et debilitet pravos [...] ».
118. *Ibid.*, 66 : « [...] quod non est ignis fiat ei ignis, et quod non est terra fiat ei terra, et provoluntate ieus contingant pluviae et fertilitas sicut contingit absorbitio a terra et mortalitas, et hoc totum proveniat secundum necessitatem intelligibilem. »
119. *Ibid.* : « Omnino enim possibile est ut comitetur eius velle esse id quod pendet ex permutatione materiae in contraria. Nam materia oboedit ei naturaliter et fit ex ea secundum quod videtur eius voluntati : materia etenim omnino est oboediens animae et multo amplius oboedit animae quam contrariis agentibus in se. »
120. Thomas d'Aquin, *Summa contra gentiles*, III, 103, 1 : « Ce fut une thèse d'Avicenne que la matière, dans la production d'un effet, obéit bien davantage aux substances séparées qu'aux choses agissant en sens contraire sur la matière [De l'âme, IV, 4]. Aussi

haut point, car le Christ lui-même avait guéri beaucoup de malades. Il s'agit donc d'un sujet délicat et l'auteur de la *Summa contra Gentiles* reste discret sur les guérisons miraculeuses rapportées dans les Évangiles, car il faut préserver l'excellence de l'âme du Christ sans qu'on puisse le qualifier de mage ou le réduire à un simple sage.

> De cela il trouve un indice dans notre âme, dont l'imagination peut être tellement forte qu'un seul acte d'appréhension suffit à modifier le corps [...]. Il est également manifeste qu'un seul acte d'appréhension de l'âme suffit à faire s'échauffer le corps, comme c'est le cas chez ceux que saisit la convoitise ou la colère, ou à le refroidir, comme c'est le cas chez ceux qui ont peur. Parfois aussi, il est rendu malade par un fort acte d'appréhension, qui lui donne la fièvre, voire la lèpre. Cela fait dire à Avicenne que si l'âme est pure, qu'elle n'est pas assujettie aux passions corporelles, et que son acte d'appréhension est fort, c'est non seulement son propre corps, mais aussi les corps extérieurs qui obéissent à son appréhension – à tel point qu'un acte d'appréhension de sa part peut guérir un malade, ou produire autre chose de ce genre. Et telle est pour lui la cause du mauvais œil (*fascinatio*), c'est-à-dire du fait que l'âme de quelqu'un, violemment possédée par la malveillance, a le pouvoir d'imprimer un préjudice à quelqu'un, surtout à un enfant, que la fragilité de son corps rend particulièrement réceptif à l'impression. Aussi veut-il que l'acte d'appréhension des substances séparées, qui sont pour lui les âmes ou les moteurs des sphères, soit plus largement encore suivi d'effets dans les réalités inférieures, sans action d'aucun agent corporel.[121]

On en revient toujours aux pouvoirs que la faculté imaginative de l'âme acquiert en se libérant de l'emprise des passions. Il s'agit de la voie royale permettant de lier les âmes inférieures. « La racine même de ce lien est toute

soutient-il qu'un acte de l'appréhension de ces substances est parfois suivi d'un effet dans les réalités inférieures, par exemple des pluies, ou de la guérison d'un malade, sans passer par l'intermédiaire d'un agent corporel » (*Fuit autem positio Avicennae, De anima, quod substantiis separatis multo magis obedit materia ad productionem alicuius effectus quam contrariis agentibus in natura; unde ponit quod ad apprehensionem praedictarum substantiarum sequitur interdum effectus aliquis in istis inferioribus... absque aliquo corporeo agente medio*).

121. *Ibid.*, 2 : « Cuius quidem signum ab anima notra accepit, quae quum fuerit fortis in sua imaginatione, ad solam apprehensionem immutatur corpus... Et per hunc modum dicit quod, sit anima sit pura... obedit apprehensioni eius, non solum corpus proprium, sed corpora etiam exteriora... Unde vult quod multo amplius ad apprehensionem substantiarum separatarum, quas ponit animas vel motores orbium, sequatur alicui effectus in istis inferioribus absque actione alicuius corporalis agentis. »

dans la forte concentration de l'âme et dans sa détermination en accord avec l'ordre céleste »[122]. Al-Kindī avait été clair aussi sur le fait que la connaissance des causes occultes et de leur rapport à l'harmonie céleste forme la panoplie du sage. « Celui que l'on dit le plus sage, et qui l'est, est celui qui perçoit, dans les choses et leurs propriétés, ce qui est le moins perceptible. D'où le fait que ceux qui sont formés par le saint désir de la sagesse travaillent beaucoup à la compréhension des qualités cachées des choses »[123].

Selon Bruno, « il est nécessaire que celui qui doit former un lien possède en quelque façon une compréhension d'ensemble de l'univers, s'il veut être capable de lier un homme — lequel est comme l'épilogue de toute la création »[124]. Détenant la raison de l'univers ou au moins la nature de la chose particulière qu'il doit lier, sa disposition, son inclination, son usage et sa fin, le sage lie tout ce qu'il veut[125]. En décrivant le lien qui procède de la faculté *intellective*, Bruno résume enfin toutes les conditions déterminant le succès du sage ou du médecin dans le monde des relations : détachement en regard des fantasmes corporels, confiance en soi, talents naturels, éloquence et renommée bien établie.

> Les spectres qui lient et enchaînent l'esprit de l'idiot, du sot, du crédule et du pauvre superstitieux sont tournés en dérision, méprisés et tenus pour des ombres vaines par une intelligence sensée, bien née et rigoureuse. Aussi tous les opérateurs, mages médecins ou prophètes, n'aboutissent à rien si certaine foi préalable fait défaut : c'est en effet selon le nombre de cette foi qu'ils opèrent. (Ici, nous entendons « foi » en un sens plus universel que celui qui est adopté par d'autres, individuellement ou collectivement). Cette foi est obtenue par l'effet de dispositions préalables, qui sont chez certains bien ordonnées, mais comme perturbées chez d'autres. Les ligatures sont puissantes, qui émanent des paroles d'hommes éloquents – de cette espèce qui fait naître et favorise certaine disposition dans l'imagination, unique porte de tous les affects internes et, de fait, lien des liens. D'où la sentence bien connue d'Hippocrate : « Le plus efficace des médecins est celui en qui a foi le plus grand nombre », parce que celui-ci lie la plupart des gens par son éloquence, sa présence, sa renommée. Et cela

122. Agrippa (1992 [1533], I, LXVII, 231) : « Radix vero eiusmodi ligationis ipsa est affectio animae vehemens et exterminata cum concursu ordinis coelestis. »
123. Al-Kindī (2003, I, 9, 11).
124. Bruno, *De vinculis*, 7 : « Ut eum qui vincire debet necessarium est rerum quodammodo universalem rationem habere. »
125. *Ibid.*, I, 11, 16 : «Vincire ergo novit, qui universi rationem habet vel saltem rei particularis vinciendae naturam, dispositionem, inclinationem, habitum, usum, finem. »

ne vaut pas seulement pour le médecin, mais aussi pour quiconque pratique tout autre genre de magie, ou détient tout autre titre de puissance – si tant est que l'opérateur du lien dispose d'autres moyens d'éveiller l'imagination.[126]

Il est difficile de distinguer chez Bruno la description des qualités du sage, de celle du mage et du médecin[127], d'autant plus que leur évolution personnelle et professionnelle est axée sur le travail de l'imagination, celle-ci étant « la porte majeure et le principal accès des actions, des passions et de tous les affects qui peuvent toucher un être vivant »[128]. L'évocation du *topos* de la *fides erga medicum* ouvre la voie à l'interprétation anthropologique de la guérison, car, comme nous l'avons vu, le contexte historique et culturel oriente le choix et le succès des thérapies, qu'elles soient magiques ou scientifiques. Ainsi, l'histoire culturelle de la maladie s'enracine dans le système de croyances structurant l'imaginaire du malade et déterminant ses peurs et ses espoirs.

Le passif. Plusieurs indices, épars dans les textes de magie naturelle et de médecine, permettent de corroborer l'idée que l'élément passif dans l'acte médical est le plus souvent un mélancolique, qu'il le soit par nature ou qu'il le soit devenu à cause de la maladie. Nous n'allons pas nous attarder sur les raisons doctrinaires, linguistiques et médicales qui, dans la mentalité prémoderne, font en quelque sorte du mélancolique le malade par excellence et de l'état mélancolique la disposition psychologique entraînant à la longue des dysfonctionnements organiques dans bien des affections physiques[129]. Nous voudrions insister essentiellement sur l'activité imaginative du mélancolique comme condition propice à l'entretien d'un état morbide mais aussi au recouvrement de la santé, cette idée étant suggérée entre autres par une observation d'Andrea Libau : « puisque les mélancoliques ont les esprits extrêmement figés et attentifs, toute chose leur est possible »[130]. C'est au portrait que le *Problème* XXX, 1 du pseudo-Aristote dresse du mélancolique que remonte la représentation *savante* de la mélancolie et l'image du mélancolique comme être

126. Bruno, *De magia*, 88-9.
127. Bruno, *De magia*, 88 : « Comme il arrive que les sens soient liés et asservis de toutes ces façons, le médecin ou mage doivent accorder une vive attention au travail de l'imagination. »
128. *Ibid.*
129. Cf. Fumaroli (1998, 403-39), Klibansky, Panofsky, Saxl (1989 [1964], 31-347), Burton (1621).
130. Libavius (1594, § 128) : « Et cum melancholici habeant maxime fixos spiritus, et attentissimos, in horum potestate essent omnia. »

hors du commun. Les autres allusions aristotéliciennes sur ce sujet présentent le mélancolique comme un individu vivant à la « traîne de ses images »[131], ce qui lui procure un sommeil difficile[132] et des actions irréfléchies[133]. Galien souligne à plusieurs reprises l'interdépendance entre la présence plus ou moins abondante d'humeur mélancolique dans la complexion générale et la bonne qualité des images que les esprits animaux forment dans le cerveau[134], cela pouvant induire un état que l'on qualifierait aujourd'hui de dépressif[135]. Le mélancolique vit dans un état que Bruno qualifie de « rêve éveillé ».

> S'ils entendent ce qu'ils entendent effectivement, et voient bien ce qu'ils voient, ce qui se présente à eux par leur sens intérieur sous les espèces d'un phantasme, ils sont persuadés aussi de l'entendre comme un son extérieur qui s'insinue par l'oreille, ou une forme extérieure par la vue ; et ils prétendent que ces élaborations des sens intérieurs sont la réalité objective. Aussi arrive-t-il qu'ils se refusent à être ramenés à une estimation plus saine des choses par les témoins : ils aimeraient mieux les entraîner dans leurs propres fictions, et les jugent véritablement sourds et muets. Les médecins attribuent ce genre de troubles à la manie et à la mélancolie [136].

Aussi Agrippa dépeint-il les mélancoliques à l'aune de la longue tradition médicale et philosophique en mettant en relief la relation entre *fureur*, ravissement de l'âme et humeur mélancolique. À la suite du *Malleus maleficarum* (1486-7), la réflexion sur la nature du *raptus* des mélancoliques avait amené Kaspar Peucer (1566) et Ioan Godelmann (1591) à cerner le responsable — un démon — et à répandre ainsi l'interprétation théologique de l'humeur atrabilaire comme « bain du diable » (*balneum diaboli*)[137] et de l'imagination comme la faculté atteinte par le Malin[138].

131. Aristote, *De la mémoire*, 453a15-19.
132. Aristote, *Des rêves*, 461a18-24.
133. Aristote, *De la divination*, 464, a33-b4.
134. Galien, *De locis affectis*, III, 10, éd. Kühn, VIII, 191 : « De même que l'obscurité du dehors remplit la plupart des hommes de crainte, à moins qu'ils ne soient très courageux ou très avertis, de même la couleur sombre de la bile noire engendre la peur, en cela qu'elle obscurcit le siège de la raison. »
135. *Ibid*, 190 : « Hippocrate a eu raison de ramener tous les symptômes de la mélancolie à ces deux-ci : la peur et l'abattement. »
136. Bruno, *De magia*, 84.
137. Godelmann (1591, II, 10).
138. *Ibid.*, 37 : « ubi autem est caput melancholicum, ibi diabolus habet praeparatum balneum » et « imaginationem vitiat diabolus. »

> Il arrive aussi que non seulement ceux qui dorment, mais ceux qui veillent, ayant quelquefois l'esprit détaché et excité, devinent. Aristote appelle cette divination fureur [*furor*] et enseigne qu'elle provient de l'humeur mélancolique[139] [...]. S'il y a donc dans le corps humain quelque chose qui cause de la fureur, c'est l'humeur mélancolique : non pas celle qu'on appelle *bile noire*, qui est une chose si mauvaise et si horrible que les naturalistes [*physici*] et les médecins assurent que son impétuosité, outre qu'elle provoque la folie [*mania*], peut faire venir les mauvais démons assiéger le corps humain. Nous entendons ici cette humeur mélancolique qui s'appelle bile naturelle et blanche [*candida*][140], laquelle, quand elle est allumée, excite la fureur qui nous mène à la science et à la divination, surtout quand elle est aidée par quelque influence [*influxus*] céleste, particulièrement de Saturne, qui étant froid et sec, comme est l'humeur mélancolique, la pénètre tous les jours, l'augmente et la conserve.[141]

Troublée par l'humeur noire, l'âme perd son *principium individuationis* pour devenir pâture substantielle des forces démoniaques intermédiaires entre ciel et terre.

> L'on dit, outre cela, que l'humeur mélancolique est si impérieuse que par son impétuosité elle fait venir dans les corps humains les esprits célestes, dont la présence et l'inspiration débauche les hommes et leur fait dire des choses merveilleuses, au dire des anciens. Cela arrive de trois manières différentes, suivant les trois sortes d'appréhension de l'âme : l'imaginative, la raisonnable et la mentale [*imaginativam, rationalem et mentalem*].[142]

Le mélancolique s'éloigne à tel point de la réalité extérieure qu'il plonge dans une intériorité grosse d'images sur lesquelles il modèle son comportement. Si la mélancolie est le bain du diable, il est tout aussi vrai qu'elle marque le triomphe absolu de l'imagination dans l'économie spirituelle de l'homme. C'est ainsi que l'âme devient toute imagination, puis proie des démons.

> Lorsque l'âme est entraînée par l'humeur mélancolique, rien ne l'arrête. Elle rompt la bride et les liens [*vincula*] du corps et des membres. Elle est toute transportée en imagination [*imaginationem*]. Aussitôt elle devient la demeure de démons inférieurs, desquels elle apprend souvent les manières merveilleuses des arts manuels [*artium manualium*].[143]

139. Arist. *Div.* II, 464a ; *Probl.* XXX, 1, 954a-b.
140. Ficin, *De vita,* I, 5 – 6 ; III, 11, 22.
141. Agrippa (1992 [1533], I, LX, 212).
142. Agrippa (1992 [1533], I, LX, 213).
143. Agrippa (1992 [1533], I, LX, 214).

Si les dons de la mélancolie éveillent l'âme aux activités artistiques et que ceux de la raison sont très utiles pour la vie civile, les dons de l'intellect s'avèrent extraordinaires, car ils insufflent la science divine. En effet, « lorsque l'âme toute entière s'élève jusqu'à l'esprit [*mentem*], elle devient réceptacle des démons supérieurs [*sublimium daemonum receptaculum*], qui lui apprennent les secrets divins [*arcana divinorum*], les mystères de l'harmonie divine, les ordres des anges et ce qui relève de la science des choses éternelles et du salut des âmes »[144]. Chez Agrippa, le rapport de domination entre l'actif et le passif est lisible aussi en termes démonologiques comme l'expression d'un rapport de forces au sein d'une hiérarchie angélique bien établie. Les troubles de l'imagination mélancolique sont comparables à ceux que l'usage de certains collyres est susceptible de produire sur la vue, organe sensoriel principal de l'imagination[145]. L'humeur noire devient ainsi pensable comme un collyre spirituel rendant trouble le regard intérieur de la faculté imaginative.

> Pour cette même raison, les maniaques et les mélancoliques croient qu'ils voient et qu'ils entendent des images et des sons réels, alors que tout se passe dans leur imagination : ils redoutent ce qui n'est pas à craindre, soupçonnent à tort et prennent la fuite alors que nul ne songe à les poursuivre, ils se battent contre des ennemis imaginaires et se mettent en colère sans raison. Les opérations magiques peuvent ainsi produire de ces sortes de passions par les parfums, les onguents, les potions, les poisons, des lampes et des lumières, des miroirs et des images, des enchantements et des vers, par des sons et des accords de certaines cordes animales, composés avec une certaine harmonie.[146]

Aussi pour le père Kircher (*Ars Magna lucis et umbræ,* 1646) l'humeur mélancolique est-t-elle la cause formelle des effets les plus étranges de l'imagination efficace[147], car les vapeurs atrabilaires s'impriment matériellement

144. *Ibid.* : « Cum vero anima tota in mentem assurrexerit, tunc sublimium daemonum receptaculum effecta ab illis arcana ediscit divinorum, puta Dei legem, ordines angelorum et quae ad aeternarum rerum cognitionem animarumque salutem pertinent. »
145. Agrippa (1992 [1533], I, XLV, 170).
146. Agrippa (1992 [1533], I, XLV, 171). Trad. fr. d'après Agrippa (1910, I, 116).
147. Kircher (1646, 152), *De radiatione imaginationi* : « Unde vero mira hæc vis ? Respondeo causam efficientem esse radiationem phantasiæ materialem res extrinsecas vehementi imaginatione apprehendentem : formalem et exemplarem esse humorem melancholicum cellulis cerebri receptum, qui propter dispositionem pravam et præternaturalem, tenacitemque immobilis, species extrinsece apprehensas, mediante phantasia, ceu agente principali, vectore spiritu in dispositi humore veluti speculo

dans la *phantasia* en marquant de leurs qualités lourdes et *terreuses* les formes de l'esprit[148]. L'opacité fuligineuse du rayon de l'imagination s'avère être ainsi la cause première des délires mélancoliques[149], l'expérience montrant que les fous recouvrent la santé mentale à la disparition des *phantasmes* (*experientia docet : nam mutata phantasia cessat insania... ; una cum phantasia etiam insania illa evanuit*).

Jusqu'à la fin du XVIIe, le mélancolique sera considéré par les médecins galéniques et chimiques comme un sujet problématique. Hartmann (1677, 16) rappelle encore dans un manuel important de thérapeutique, répandu notamment à Marburg et à Wittemberg, que la complexion mélancolique est analogue à l'élément *terre*, froid et sec. Les mélancoliques sont lents, paresseux, tristes, méfiants, suspicieux, ennuyeux dans leurs conversations, toujours à contre-courant, scrupuleux, timides, incrédules et toujours tournés vers des constructions merveilleuses et imaginaires (*semper miris et aliis inventis phantasiis dediti sunt*). Ils rient rarement et se régalent difficilement dans les joies de la musique[150].

L'éros. La chair humaine grouillant de *phantasmata* et ceux-ci étant étroitement liés aux pulsions sexuelles, il en découle que l'imagination du mélancolique est souvent teintée d'éros. De plus, l'énergie séminale étant tacitement considérée comme la puissance la plus forte dans la complexion humaine, du fait qu'elle est le siège de la faculté générative, plusieurs médecins verront dans la mélancolie érotique la forme la plus véhémente de maladie de l'imagination.

quodam imprimit, quæ deinde reflexæ movet phantasiam, et ad id determinant, quod ipsæ referunt, non secus ac colorum species per medium radiantes, tunc primum comparent, cum in obscuro loco, ceu speculo quodam recollectæ fuerint. »

148. *Ibid. :* « Ita et extrinsecæ res per fortem et vehementem apprehensionem per phantasiam, ceu sensorium quoddam in nebulosum, vaporosumque cerebri medium transmissæ, illisæ reflexis radiis phantasiam ad id movent, quod referunt. Idem sentiendum est de somniantium speciebus : neque enim ulla differentia inter somniantes, et melancholicos, nisi quod illis in naturali vaporis speculo dormientibus, his in præternaturali vigilantibus species rerum phantasiæ ope exibeantur, qui quidem humor subinde ex stomachi vaporibus, ut in somniantibus, interdum ex hepate, nunnunquam ex hypochondriis et splene, uti hypochondriaci, uti et ex fumosis exalationibus in fæminis menstruatis originem trahit ».

149. *Ibid. :* « certum est hunc humorem melancholicum [153] cum mœrore mentis plurimum augeri, ac proinde tetra hac cerebri fuligine dissipatam hominem ad pristinum statum propediem redire ».

150. Hartmann (1677, 16).

Puisque de surcroît la faculté générative est plus proche d'une certaine *animalité*, on en viendra à soutenir que la fureur amoureuse transforme l'homme en bête[151]. À l'instar du mélancolique qui souffre du fait de ne pas *être* entièrement là où il est[152] — de fuir la présence et l'instant —, le mélancolique amoureux n'est pas à même de contenir l'irruption des émotions qui l'affectent en la présence de l'objet de son amour impossible[153]. Si la lubricité de l'imagination des mélancoliques est bien connue des démonologues[154] et que les poètes ont chanté les effets néfastes du désir amoureux inavouable, non assumé et inassouvi, sur la complexion corporelle et sur les organes sensoriels[155], c'est bien à cause de la connexion étroite entre énergie sexuelle, imagination et santé/maladie. Grâce à cet enchevêtrement organique de facteurs, que le langage sépare alors qu'ils sont des aspects différents d'une même réalité, l'amour pour le médecin peut sauver le malade[156]. Agrippa avait déjà souligné l'importance irréfutable du sentiment amoureux du patient envers le médecin pour la bonne réussite de toute sorte de cure. Il a été souvent vérifié auprès des médecins qu'une foi bien

151. Ficin, *In Convivium*, VII, 12, 236-7, Combien est nuisible l'amour vulgaire (*Quam noxius vulgaris amor*) : «C'est ainsi que cette fureur a pour effet de changer l'homme en bête» (*Hoc itaque furore homo bestie naturam devoluitur*).
152. Cf. Céard (1985, passim) et notamment les citations de Plaute.
153. Racine, *Phèdre*, II, 2 : « Présente je vous fuis, absente je vous trouve ».
154. Cf. Wier, *De praestigiis daemonum, et incantationibus ac veneficis libri sex* (1660, [1564], III, 7, 179-180) : « De melancholicorum depravata imaginatione ».
155. Cf. Sappho, *L'égal des dieux*, dans Dionysius Longinus, *De sublimi genere dicendi*, Venise, P. Manuzio, 1555 [trad. fr. par J. Pigeaud dans Longin, *Du sublime*, Paris, Payot, Petite Bibliothèque Rivages, 1991] : « Il me paraît, celui là-bas, égal aux dieux, qui face à toi est assis, et tout près écoute ta voix suave et ton rire charmeur qui a frappé mon cœur d'effroi, dans ma poitrine ; tant il est vrai que si peu que je te regarde, alors il ne m'est plus possible de parler, pas même une parole ; mais voici que ma langue se brise, et que subtil aussitôt sous ma peau court le feu ; dans mes yeux il n'y a plus un seul regard, mes oreilles bourdonnent ; la sueur coule sur moi ; le tremblement me saisit toute ; je suis plus verte que la prairie ; et je semble presque morte ; mais il faut tout endurer puisque...». Les traductions de ce poème grec ne se comptent pas aux XVIe et XVIIe - Louise Labé (1555), Rémi Belleau (1556), Pierre de Ronsard (1560) Jean-Antoine De Baïf (1567-1573) - ainsi que les exemples d'influence de la voix, du regard et de la simple présence de la personne aimée sur le sujet aimant. On en trouve l'écho dans Racine, *Phèdre*, I, 3 : « Je le vis et je rougis, je pâlis à sa vue ; Un trouble s'éleva dans mon âme éperdue ; Mes yeux ne voyaient plus, je ne pouvais parler ; Je sentis tout mon corps et transir et brûler. (...) Un reste de chaleur tout prêt à s'exhaler. »
156. Cf. Ciavolella (1976), Burton (1621, III), Ferrand (1610) sur l'histoire de la maladie d'amour.

assise, un espoir inébranlable, de l'amour pour le médecin et du respect pour la médecine, aident puissamment à rétablir la santé du malade, plus même que le remède[157].

Dans l'acte médical on assiste à un renversement partiel du modèle de la mélancolie érotique. C'est en effet une manière de manifester son amour impossible pour le médecin que de bien vouloir guérir[158] tandis que, à défaut de les assouvir, seule la mort poserait un terme aux désirs morbides du mélancolique. Car ce qui fait toute la vertu et l'efficacité du remède, le médecin peut le faire par la seule force de son esprit en changeant en qualité le corps du malade, ce qu'il est possible de réaliser surtout lorsque le malade donne sa confiance au médecin et est ainsi préparé à recevoir la vertu du médecin et du remède[159]. Tout cela avait déjà été conceptualisé dans la doctrine aristotélicienne de l'âme systématisée par Avicenne[160]. « Et réfléchis à l'état du malade qui s'imagine être déjà guéri, et du valide qui s'imagine être malade. Car il survient souvent de cela que, lorsque la forme s'est affermie dans son âme et sa faculté estimative, sa matière corporelle pâtit par la forme, donc il y aura santé ou maladie »[161]. Ces remarques illustrent admirablement un *topos* de la médecine de l'Humanisme et de la Renaissance, que Paracelse reformule en discréditant les remèdes matériels par l'estimation très positive des vertus personnelles du médecin et des énergies d'autoguérison endormies dans le corps de tout un chacun.

> Notre exposé suffit donc, pour révéler en conclusion comment les choses se passent et comment les gens recouvrent la santé par des forces naturelles sans boire de sirop, sans manger de bolet, sans avaler de friandise ni oindre les

157. Agrippa (1992 [1531-3], I, LXVI, 228) : « Et verificatum est apud medicos firmam credulitatem, spem indubiam et amorem erga medicum et medicinam ad sanitatem plurimum conferre, etiam aliquando vel plus quam medicinam » [1510].
158. Aussi serait-il possible de manifester cet amour par l'entretien d'un état intermédiaire entre maladie et guérison.
159. Agrippa (1992 [1531-3], I, LXVI, 228) : « Nam cum hoc, quod operatur medicinae virtus et efficax vis, operatur etiam medici fortis animus, potens immutare qualitates in corpore aegroti, maxime quando ille medico adhibens fidem eo ipso sese disponit ad medentis et medicinae virtutem suspiciendam. »
160. Cf. Hasse (2000).
161. Avicenna, *De anima*, IV, 4, 64 : « Attende dispositionem infirmi cum credit se convalescere, aut sani cum credit se aegrotare multotiens enim contingit ex hoc ut cum corroboratur forma in anima eius, patiatur ex ea ipsius materia et proveniat ex hoc sanitas aut infirmitas, et est haec actio efficacior quam id quod agit medicus instrumentis suis et mediis. »

> membres. Ils sont en ce sens plus forts qu'Hippocrate qui ne pouvait rien faire sans potion. Ils recouvrent la santé de façon invisible et il n'y a pas de différence entre ces deux modes de guérison. L'absorption du médicament est en effet sans importance, car le médicament n'est pas ce que les dents mâchent. Il est invisible, pour ces raisons le corps du médicament est inutile et il est seulement pour nos yeux, car un remède immatériel nous serait impraticable.[162]

Si l'idée que le corps humain est naturellement pourvu d'une énergie intérieure favorable à la guérison se trouve déjà dans la tradition médicale ancienne et dans la philosophie néoplatonicienne, Paracelse l'adapte à sa propre anthropologie et cosmologie, fondées sur la distinction radicale entre visible et invisible, extérieur et intérieur, matériel et spirituel, ombre et lumière, passif et actif.

> Nous découvrons en nous des maladies dont nous ne pouvons saisir l'origine dans le corps visible; or, ces maladies ne sont que des œuvres qui ne nous incitent pas à dire qu'elles dépassent notre entendement, mais qui allument la lumière qui nous permet de dire qu'elles nous sont compréhensibles. Et si nous suivons cette lumière, l'autre moitié de l'homme se manifeste aussi.[163]

Quand on pense que cette vision de l'univers et cette conception des pouvoirs spirituels seront reprises, développées et amplifiées par Croll et van Helmont dans leur analyse de l'hopliatria, cela ne peut que corroborer l'idée selon laquelle la médecine magnétique de la deuxième moitié du XVIIe est essentiellement une traduction médicale et paracelsienne des théories néoplatoniciennes et arabisantes de Ficin, Agrippa et Pomponazzi sur l'*imagination efficace*.

L'état du malade est selon Paracelse une sorte de *furor* qui s'ajouterait à la hiérarchie platonicienne (*Phèdre*, 244a-250b) des formes de *mania* permettant d'atteindre directement la sagesse. Le malade est *extatique* au sens étymologique. Il est hors de l'état normal de santé à cause de la séparation entre l'homme invisible (l'*imaginatio*) et l'homme visible (le corps élémentaire), qui renforce le pouvoir de l'imagination sur le corps de l'imaginant.

> Dieu est celui qui cause toutes les maladies, et en même temps celui qui les guérit[164]. Il y a dans la maladie une signification profonde que l'on ne peut comprendre que si l'on remonte à Dieu. La maladie n'est pas un simple phénomène de la nature. Elle n'est pas un secret dont la solution pourrait être trouvée dans

162. Paracelse, *De causis*, IV, 13, 242.
163. Paracelse, *De causis*, 196.
164. Cf. Paracelse, *De Religione perpetua*, II, 1, 96ss, et *Volumen Paramirum*, IX, 104ss.

> la connaissance de la nature. Être malade signifie être en rapport avec Dieu. La maladie n'est pas uniquement du ressort de la nature, elle est quelque chose d'humain, de personnel : *ma* maladie, *ma* souffrance, telle que Dieu me la fait subir. La maladie sert en quelque sorte de trait d'union entre le monde magique de la nature et le monde religieux. C'est grâce à elle que l'homme trouve son Dieu à lui : Dieu et le malade. Le malade attend sa guérison de Dieu.[165]

C'est donc en passant par l'épreuve de la maladie que l'homme arrive à se connaître et à connaître Dieu. L'homme est nature, et ses maladies sont déterminées par la nature. Il est un monde, entraîné dans le cours qui suit le monde et placé dans le temps, à une certaine époque de ce monde. Mais le monde ne s'occupe pas de lui. Seul Dieu est au courant de ce qui lui arrive. L'homme s'en rend compte chaque fois qu'il est malade. C'est Dieu alors qui se charge de lui. Dieu se sert du médecin pour le guérir.

> La maladie mène donc l'homme, au-delà de la nature, vers Dieu. Le médecin, dans son activité professionnelle, est lié à la nature. Mais il sait, en même temps, que ce n'est pas de là que lui vient son art. Il est le « serviteur de la nature », *Knecht der Natur*, non pas « le maître », *Herr der Natur* (*Vol. Paramirum*, l. c., p. 109. Voir aussi : *Drei Bücher der Wundarznei*, VI, 55). Dieu prend comme collaborateur le médecin. Il veut que ce soit l'homme qui guérisse l'homme. Dans sa volonté de guérir son prochain, l'homme sait qu'il est uni à Dieu. C'est elle qui élève le médecin au-dessus du domaine de la nature. Il travaille pour le salut des hommes. L'homme par son activité en tant que guérisseur, se trouve ici en rapport immédiat avec Dieu. Cet homme explore la nature ; il chercher à comprendre comment va le monde ; il vit dans la vision du Tout. Mais il ne cesse d'être attiré par l'homme, de se tourner vers sa souffrance. C'est ici qu'il trouve son Dieu, le Dieu qui se charge de l'homme. C'est sur ce Dieu que l'homme doit s'appuyer. Voilà ce que nous apprend la maladie. La maladie nous enseigne que tout notre savoir, tout notre pouvoir ne sont rien (*Vol. Paramirum*, l.c., p. 105) Car toutes les choses sont incertaines et il nous faut recourir à Dieu, afin que, ce que la nature nous donne, nous soit donné par Dieu.[166]

Ainsi, les magnétistes pensent que la guérison peut être accélérée, voire même provoquée, par la seule exaltation de l'imagination du malade[167] et que

165. Groethuysen (1931, 229-30).
166. *Ibid.*, 230.
167. Kozak (1663) : CAPUT X, *De illis quae ad quotidianum usum faciunt Medicorum & Aegrorum*, Sectio XVI (imaginatio) : « Imaginationis humanae exaltatae magna certe vis est, in morborum solutione, & ligatione, attractione & abactione ; ita ut sine concursu imaginationis aegri, vel parum, vel nihil proficiant medicamenta, vel admodum tarde

la confiance affermie envers le médecin et son remède est la manière la plus sûre de la provoquer[168]. Cette théorie classique repose sur la théorie paracelsienne de l'imagination.

Paracelse ou l'imagination plurielle. La théorie de l'imagination est un des piliers de l'anthropologie, de la gnoséologie et de la théologie du père spirituel de l'*hopliatria*. Paracelse présente les formes différentes de la vie intérieure de l'homme comme des manifestations possibles et contingentes d'une énergie de représentation unique. En tant que lumière intérieure, l'imagination / *imaginatio* est l'instrument primordial pour l'appréhension et la connaissance véritable de la nature. En tant qu'activité pensante et imaginante, l'imagination / *Einbildungskraft* est le moteur authentique de la partie visible de l'homme. En tant qu'homme intérieur, l'imagination est le *Gestirn*, l'empreinte vivante et vivifiante que la puissance sidérale imprime dans le corps. S'il fallait le localiser dans une partie déterminée du corps, il siégerait dans le cœur, source de toute action volontaire.

Pour Paracelse, nous n'avons pas d'autre moyen que la lumière naturelle pour connaître toutes les choses naturelles. Cette lumière pénètre dans l'invisible en partant du visible. Grâce à cette lumière de la nature, l'invisible devient visible. En effet, ce que les yeux voient dans la moitié visible du monde n'a pas besoin de démonstration, car les yeux voient le macrocosme et l'insèrent dans la philosophie de la nature visible aux yeux. Ce qu'elle démontre est visible. En fait, « l'aveugle n'est pas né en vain, mais pour nous montrer notre aveuglement

operentur, quae felicius operata fuissent imaginatione aegri exacuata. Nam cuiuscumque rei imago impraegnaverit mentem ; in rem eam trahit quoque omnes internas & externas possessoris facultates, & sensiora, corporisque membra : Imo in rem eam integrum quasi conformat, vel conformare studet hominem ipsum, tali imagine praegnantem ; nisi serio se opposuerit, & internae imagini, extrinsecus contraria molitus fuerit. »

168. Bartholin (1673, 4) : « Cum magna sit imaginationis vis in iis qui nesciunt quid distent aera lupinis, saepe arcanis istis fidentes, quamquam apud sapientes rerum arbitros qui intima scrutantur, in nullo pretio sint, sanitatem sibi procurant, frustra a remediis pharmaceuticis, quibus non fidunt, expectandam. Hoc fundamento amuleta prosunt, transplantatio succedit, aliaque arcana, quae arcana esse negas, miro effectu credulorum mentes affascinant. Alios qui febrem alterius in se derivent. Alios qui devorata Medici praescribentis schedula, vel aspersa arena, convaluerint. Abest a plerisque superstitio et magia, a nullis fixa credulitas. Amuletis praeterea et periaptis et pentaculis et his similibus auctoritas accedit a corporum effluviis. »

dans la lumière naturelle, bien que nos yeux voient »[169]. Mais, si à travers un gros travail on amène l'invisible vers le visible, l'on s'aperçoit que le monde et tout ce que nous voyons et saisissons dans sa sphère ne sont que la moitié du monde. « Dieu crée ses merveilles et il crée l'école de la lumière naturelle pour que nos yeux ne soient pas seuls rassasiés mais pour que, dans les choses naturelles, nous nous étonnions aussi et appliquions nos recherches au spectacle de ce que la vue ne saisit pas et qui se dresse pourtant devant nous avec la netteté d'une colonne devant un aveugle ».

Paracelse invite le lecteur à ouvrir les yeux, à tout regarder par cette *lumière naturelle* qui apprend si clairement qu'il est possible de rendre visible ce qui est invisible. Un simple raisonnement analogique facilite la compréhension de la notion paracelsienne de *Licht der Natur*. « La lune est une lumière qui ne permet pas de distinguer les couleurs, mais dès que le soleil apparaît, toutes les couleurs se distinguent. La nature est donc supérieure à la lumière du soleil et par rapport à ce que ne peuvent voir les yeux, la nature est un maître, comme le soleil par rapport à la lune »[170]. Dans cette lumière, les choses invisibles deviennent visibles mais une lumière éclipse l'autre. Or, comment l'esprit humain s'achemine-t-il vers la connaissance de l'invisible, sinon par les œuvres ? Les œuvres aident à reconnaître leur propre origine. Si les œuvres sont visibles, dit Paracelse, mais leur origine invisible, la raison est que nous ne nous trouvons pas dans la lumière qui rend cette origine visible. Chaque chose a sa propre lumière où l'apercevoir et chaque lumière rend visible ce qui lui appartient. « Nous trouvons donc dans la nature une lumière qui nous rend visible ce que n'éclairaient ni le soleil ni la lune »[171].

Le processus d'appréhension cognitive est pour Paracelse un mouvement qui commence par ce qui est immédiatement perceptible par les sens pour en aller au-delà. Ainsi, les yeux corporels et les autres structures perceptives rendent visible ce dynamisme naturel qui n'était pas apparu à première vue et qui ne pourra jamais se révéler à l'observateur distrait. Le travail de l'alchimiste paracelsien, comme le soulignait M. L. Bianchi[172], commence par la même procédure laborieuse suivie par tous ceux qui, dans n'importe quel domaine, considèrent

169. Paracelse, *De causis*, 194 (trad. Gorceix).
170. *Ibid.*, 195.
171. *Ibid.*, 196.
172. M.L. Bianchi, *The visible and the invisible. From alchemy to Paracelsus*, dans Clericuzio et Rattansi (1994, 28).

que l'objectif de la connaissance est constitué par ce que la perception sensible dissimule et indique. Cette forme de recherche se résout dans l'interprétation des signes. Par ce biais, l'alchimie paracelsienne manifeste son affinité élective avec toute école de pensée qui n'identifie pas le résultat de sa démarche scientifique avec la réception passive des données empiriques. Ces dernières sont à considérer comme signes, symboles ou chiffres d'autres choses. Comme l'indique Bernard Joly, la différence d'approche médicale du corps entre Paracelse et la médecine institutionnelle de son temps est considérable.

> Il reste que l'opposition théorique entre la médecine galénique et la médecine paracelsienne semble évidente et fondamentale. Le corps humain dont le médecin bâlois trace le portrait au fil de ses innombrables traités n'a plus grand chose de commun avec celui du médecin de Pergame. Les quatre humeurs ont disparu pour laisser place aux trois principes alchimiques, tandis qu'un nouveau concept de maladie, qui fait de cette dernière une réalité quasiment autonome par rapport au malade, est venue remplacer les considérations d'origine hippocratique sur la crise et sa résolution. Bien plus, l'attitude même du médecin face au malade, les conditions de sa formation et de la constitution du savoir médical diffèrent du tout au tout. Un certain rapport au savoir est en jeu lorsqu'on s'interroge sur l'autorité des anciens, mais aussi sur le rôle que jouent le livre, le raisonnement et l'expérience aussi bien dans la formation des médecins que dans la constitution du savoir médical. De ce point de vue, le paracelsisme ne marque pas seulement un refus du galénisme sur le plan de la doctrine médicale et pharmacologique, il correspond aussi à une rupture épistémologique et philosophique.[173]

Aussi l'*astrologie*, si présente dans la culture du XVIe, acquière-t-elle chez Paracelse des connotations nouvelles. Tout en étant un des quatre piliers de la médecine, son astrologie a désormais peu affaire avec la doctrine des mélothésies. Les astres du ciel n'inclinent pas les hommes à se conduire de telle ou telle manière. Ils ne déterminent pas le cours des choses terrestres. Les astres de Paracelse sont sur terre, dans la matière, et ne gardent qu'une parenté lointaine avec ceux du ciel. Leur relation est désormais purement analogique, métaphorique. Elle est pourtant réelle dans l'esprit du savant, de l'enquêteur des secrets de la nature et de ce qui relie l'univers au delà des multiples facettes phénoméniques. Les astres de Hohenheim n'influencent pas, directement ou

173. Joly (1997, 303-4)

indirectement, les corps naturels[174]. Ce sont des êtres spirituels comparables aux hommes et doués d'une vie propre et indépendante. Ils sont nés de la matière primordiale — *Materia prima* ou *Iliaster* — d'où est née la terre et ils suivent leurs propres lois. À la différence des étoiles, l'homme naît de la rencontre fusionnelle d'un esprit et d'un corps, d'une étoile et d'un ensemble d'éléments terrestres, d'une flamme et d'une mèche, bref, de la lumière et de l'ombre. Les uns ne peuvent pas être séparés des autres, comme deux mains applaudissant. L'union s'étant réalisée, la destinée de ce flambeau ardent qu'est l'homme, astucieusement dissimulé par le mirage de l'anatomie, ne dépend d'autres choses que de ses qualités intrinsèques. Une *impressio astralis* s'opère dans l'acte de la conception. Une étoile quitte sa nébuleuse, son paradis extraterrestre et pourtant *intermundanus*, pour secourir une planète malade : elle est envoyée par le Père céleste pour guérir la terre. Dès lors l'essence astrale de l'homme se révèle à elle-même lorsque, en se détachant intérieurement du corps malade dans lequel elle est incarnée, c'est-à-dire sa nature souffrante, elle reconnaît son origine astrale, elle se rappelle de sa mission. Le dicton qui assignait à la nature la tâche de soigner les maladies semble se transformer en celui qui voit dans l'homme lui-même, l'homme spirituel, la cause de sa propre guérison — *homo homini salus*. Ici, l'homme qui soigne est l'homme astral, l'*Aster*, non pas l'homme élémentaire imprégné du premier, la *mumia*. La matière est non seulement le réceptacle d'une puissance active immatérielle, sorte de vase réfractaire d'un faisceau de lumière, elle est au contraire un tonneau en bois qui vit en synergie avec le vin, substance fluide en fermentation permanente. La matière corporelle s'imprègne de son *Astrum* comme le bois s'imprègne du vin ; et chair et bois trempent dans l'astre et dans le vin en distillant leur essence matérielle, leur parfum terrestre. C'est ainsi que la chair morte, le corps humain écarté de l'essence astrale qui lui avait donné le jour, garde l'essence de celle-ci, dépourvue cependant de la contemplation lu-

174. Croll (1624 [1609], 24) : « Chaque végétal et sensitif porte avec soi et en soi son propre Ciel, ou Astre. Les étoiles supérieures, par le cours du Zodiaque excitent les inférieures, leurs fournissant les rosées, pluies et tempêtes, mais pourtant il n'est pas à dire qu'elles leurs influent un Astre interne d'accroissement. Toutes choses proviennent de l'Astre ou ouvrier interne et non de l'externe. Les Astres externes n'apportent aucune inclinaison ni nécessité à l'homme. Le monde, avec tous les corps créés n'est autre chose qu'une fumée épaisse et condensée par les trois substances (soufre, sel, mercure). »

mineuse, de l'imagination active et intentionnelle. Elle fermente une deuxième fois : elle devient vinaigre. Si l'essence *fermentescible* retourne au ciel pour son propre bien, l'essence doublement fermentée — la *mumia* — reste sur la terre pour la santé des autres, en réalisant une très haute fonction médicale.

Or, bien que l'*Einbildungskraft* de Paracelse opère les miracles que nous venons de décrire, il serait cependant malhonnête de réduire sa médecine à cet aspect fondamental de son anthropologie et de sa thérapeutique, car il occupe une place assez réduite de son œuvre. La fascination que les questions de magie peuvent exercer sur l'esprit d'un lecteur d'aujourd'hui, la tentation de simplifier la pensée d'un auteur pour servir un sujet de recherche choisi et l'envie d'interpréter la pensée magique en termes d'anthropologie ou de psychologie dynamique pourraient nous mener à de graves erreurs d'évaluation historique. En effet, nous pourrions affirmer que très peu de médecins savants ont lu les œuvres complètes de Paracelse disponibles à cette époque. De plus, la question du pouvoir transitif et intransitif de l'imagination séduisant aussi les esprits du XVIIe, on ne retenait généralement de lui que ses affirmations en matière de *philosophie occulte* et l'on qualifiait vite de paracelsien, voire de paracelsiste, quelqu'un qui, dans la deuxième moitié du XVIIe, prônait la *faith-healing*, un concept déjà assez banal dans l'hippocratisme, le galénisme et l'arabisme médical. Si l'on ajoute à ce tableau général le fait que les manuels de magie naturelle que les colporteurs diffusaient dans les campagnes européennes sous le nom d'*Agrippa*, petit et grand *Albert*, *Kräutermann*, *Thesauriolus*, *Helden-Schatz*, etc. citaient constamment Paracelse lorsqu'il était question de pouvoirs de l'imagination ou de transplantation des maladies, on comprend aisément les raisons pour lesquelles son nom était indissolublement lié à la médecine magnétique et à l'*hopliatria*. Dès lors, il nous semble plus vraisemblable de soutenir l'hypothèse que l'arrière-plan philosophique de l'*hopliatria* et de la médecine magnétique au XVIIe est représenté par la magie naturelle de Ficin, Pomponazzi, Bruno et Campanella. En passant par les filtres de la *philosophia occulta* d'Agrippa et de la *medicina coelestis* d'un pseudo-Paracelse, la *magia naturalis* se médicalise et devient populaire sous la plume d'auteurs qui, pour la plupart, présentent un manque quasi absolu d'originalité par rapport aux sources philosophiques et médicales des siècles précédents, leur souci étant essentiellement de perpétuer un savoir médical traditionnel interprété à l'aune des nouvelles théories ou des modes scientifiques.

L'explicitation de la métaphore du *lien* par l'analyse des conditions nécessaires à sa naissance (un actif, un passif, un temps et un lieu favorables) et de ses résultats possibles (la maladie ou la guérison d'amour) nous mènent aux conclusions que le deuxième degré d'énergie de représentation peut rendre l'homme sain ou malade, car les *phantasmes* sont étroitement *liés*, au sens fort, à la complexion du corps, et que l'éros est le lien des liens[175].

Il reste cependant à étudier dans le détail la manière dont ces deux dispositifs invisibles interagissent concrètement dans l'acte médical, c'est-à-dire le mode par lequel l'imagination du médecin agit efficacement sur l'imagination du patient. En amour, en magie et en médecine la voie de l'influence psychique est la même. Elle se subdivise en deux, car deux sont les sens par lesquels l'âme est charmée : la vue et l'ouïe. C'est à travers la « porte de la vue » — comme écrivait Bruno — que la faculté imaginative de l'amoureux, de la victime d'un envoûtement et du malade s'imprègne des formes de l'idole d'amour, de l'envoûteur et du médecin en subissant surtout la fascination fatale de son regard. C'est par la « porte de l'ouïe » que les mots et les discours de l'idole d'amour, de l'envoûteur ou du médecin lient les facultés mentales de l'amoureux, de l'envoûté ou du malade. Les *actifs* en-chantent l'émotivité des *passifs* par le timbre et le ton de la voix. La beauté du physique, du regard et de la voix représentent les éléments actifs contre la passivité de la vue, de l'ouïe et du premier degré d'énergie de représentation. Par le prisme de la théorie des trois degrés, nous montrerons comment le degré supérieur domine le degré inférieur, car le physique, le regard et la voix nécessitent une disposition imaginative intérieure bien précise pour devenir efficaces. Ainsi, le pouvoir transitif de l'imagination sera pensable comme le plus haut degré d'intensité de l'énergie de représentation. Au troisième degré de l'énergie de représentation, la volonté, la foi naturelle, les représentations mentales et les émotions convergent harmonieusement dans l'action.

175. Bruno, *De vinculis*, « De vinculo cupidinis et quodammodo in genere », XVI, 80 : « Vinculum quippe vinculorum amor est ».

4. Le troisième degré de l'énergie de représentation

Dans le deuxième degré d'énergie de représentation, l'élément déclencheur d'une modification organique était l'*affectus*, c'est-à-dire une émotion générée par la faculté imaginative sans le concours de la raison. Il s'agissait d'une réaction involontaire, machinale et irréfléchie, où le sujet, agi par son imagination et ses passions, était incapable d'en maîtriser les effets. Un tel processus pouvait être influencé par certaines dispositions naturelles, déterminées en particulier par l'humeur atrabilaire. En somme, la passivité intellectuelle du sujet caractérise le deuxième degré d'énergie de représentation. Au troisième degré, par contre, l'*imaginatio* d'un individu d'une complexion naturelle exceptionnellement équilibrée est en mesure d'agir *consciemment* et *volontairement* à la fois sur son propre corps et sur des corps extérieurs. Le sujet domine la situation sur laquelle il *veut* intervenir. En ce degré d'activité, les images mentales sont censées transiter, d'une certaine manière, d'un sujet à l'autre. D'où l'expression « imagination transitive » pour désigner ce type d'influence psychologique.

L'état que nous venons de décrire modifie le *rayonnement* habituel de l'âme/corps envers le monde entourant l'imaginant. C'est à ce plan que se situe la différence subtile entre le deuxième et le troisième degré. L'énergie de représentation, à son deuxième degré d'intensité, influence certes le monde extérieur, mais *involontairement*. Cela se passe grâce à la force des affects dégagés par l'expression des émotions. L'imaginant ne sait pas jusqu'où le mèneront ses affects cependant. En revanche, une énergie de représentation de troisième degré produit des effets psychiques que le sujet imaginant maîtrise ou croit maîtriser. J.-B.Van Helmont décrit clairement cet état intérieur du sujet et connaît ses applications possibles en médecine.

> De la volonté de l'homme se dégage, en effet, un petit peu d'esprit vital, qui se complétant, pour ainsi dire, par une forme déterminée, devient un être idéal. Et dès lors, cet esprit vital se trouve, par sa nature, quelque chose d'intermédiaire entre les êtres corporels et les êtres incorporels. Et il va alors où le dirige la volonté : cet être idéal n'est donc soumis à aucune des lois qui régissent le lieu, le temps, l'espace ; ce n'est pas un démon, ce n'est pas un effet d'une puissance démoniaque : c'est une certaine action spirituelle de l'homme qui nous est tout à fait naturelle et propre[176]. J'ai différé jusqu'à maintenant de dévoiler ce grand

176. Van Helmont (1621, 139).

> mystère de montrer que l'homme a en lui, à portée de sa main, une énergie, qui, par sa seule volonté et sa seule force d'imagination, peut agir en dehors et imprimer son action, exercer une influence capable de persévérer sur un objet absent et même très lointain.[177]

L'*imagination transitive* dont il est question ici, tout en présupposant une activité intransitive (les deux premiers degrés), est le résultat d'une imagination créatrice et volontaire, libre et active. Il s'agit de l'*Einbildungskraft* dans toute sa splendeur. L'influence par contact invisible s'explique par le fait que, dans la cosmologie de nos auteurs, l'air est pensé comme le véhicule du *spiritus* terrestre ou même comme l'élément de l'*Anima mundi.* À chaque inspiration, les corps absorbent une vapeur subtile contenant aussi une portion infinitésimale de l'élément des étoiles. Au moyen de cet esprit, véritable vecteur de toutes sortes d'*influence*, l'activité astrale se prolonge jusqu'à la terre. De plus, l'activité des corps terrestres *nourrit* les étoiles, d'une part, et essaime des formes et des qualités imperceptibles, de l'autre.

Sur le plan individuel, l'énergie de représentation s'intensifie grâce à la fusion entre la représentation mentale et l'*esprit vital* mélangé au sang. La synergie entre imagination et physiologie humorale, entre le mental et le physique, est au maximum de ses possibilités. L'énergie de représentation de troisième degré produit dans le corps de l'imaginant des effets relevant du deuxième degré, mais pas n'importe quel effet. Au troisième degré d'intensité, l'énergie de représentation façonne le corps de manière à ce qu'il exprime des émotions contrôlées, chargées de la force nécessaire à réaliser le but préfixé : la formation ou la dissolution d'une émotion dans un sujet extérieur. C'est ainsi que l'imagination agit à l'extérieur du corps de l'imaginant : par la manipulation des émotions qui le cristallisent dans un état souvent pathogène.

Ici, les explications de l'action à distance formulées dans le *De radiis* d'al-Kindī, au IXe, tiennent lieu de modèle[178] et sont à l'origine de l'idée que

177. Van Helmont (1621, 168).
178. Maxwell (1679, 182) : « § 66 – A stellis ortum ducit amor, vel quando disposition coeli tempori nativitatum similis, ut abunde docent astrologi. Atque haec maxime firma est, ideoque expetenda ; vel benefici stellarum radii ad propositum apti *in materiam dispositam* tempore congruo recipiuntur, et debito modo in usum deducuntur, ut naturales magi plenius docent. »

« l'âme peut sortir du corps par l'intense activité imaginative ou la grande concentration de la pensée » (Agrippa, *De occulta philosophia*)[179].

L'imagination et les corps extérieurs. La généalogie de la conception transitive de l'imagination est clarifiée par les propos d'Al-Ġazālī qui, dans sa *Métaphysique*, développe la position d'Avicenne sur l'influx de l'imagination sur les corps des autres. Tout d'abord, il considère l'imagination comme la vertu de retenir les informations croisées provenant des sens de la vue, de l'ouïe, du toucher, du goût et de l'odorat, autrement dit, du *sens commun*[180]. Il décrit très précisément la façon dont l'imagination agit sur la matière en provoquant aussi, par exemple, des phénomènes atmosphériques. La force de l'imagination peut imprimer dans l'air les formes qu'elle se représente. Elle peut être ainsi à l'origine des orages[181]. Les deux causes des miracles sont pour lui la *virtus speculativa* unie à la *fantastica virtus*, c'est-à-dire la puissance de la réflexion rationnelle unie à la puissance de l'énergie de représentation. Pour mieux éclaircir la portée de la vertu imaginative, Al-Ġazālī établit un parallèle avec un phénomène naturel observable. Ainsi, de même que l'imagination influence le développement du corps humain, le soleil influence la vie terrestre, car la matière est toujours soumise à l'action des formes spirituelles qui la traversent. Si les rayons calorifiques du soleil ont le pouvoir de transformer la matière terrestre, il en va de même pour l'imagination, soleil du microcosme[182]. Mais lorsque l'imagination atteint un corps étranger, selon al-Ġazālī, elle peut produire les effets les plus stupéfiants. Les tenants de la théorie de l'imagination transitive fondent leur doctrine sur une *évidence métaphysique* :

179. Agrippa (1992 [1533], I, LXIV, 224) : « Sic anima nunnunquam per vehementem imaginationem vel speculationem a corpore omnino abstrahitur. »

180. Munckle, *Algazel's Metaphysics* (1933, 170) : « Imaginativa est virtus retentiva eius quod impressum fuit sensui communi. »

181. *Ibid.*, 193 : « De causis miraculorum » : « Quod proprietas est in virtute animae, et eius essencia, ut inprimat in hyle mundi, removendo unam formam, et conferendo aliam; inprimat enim in aerem convertendo illum in nubes, et provenit pluvia sicut diluvium, vel sicut quod congruit tempori, vel alius huius modi. »

182. *Ibid.*, 193 : « Quod hyle subiecta est animabus, et imprimitur ab eis et quod hee forme adveniunt in eam ab impressionibus celestium animarum; anima vero humana eiusdem substancie est cum illis et est similima eis, cuius tamen comparacio ad illas est sicut comparacio candele ad solem, sed hoc non prohibet esse similiam, eo quod candela agit caleficiendo, et illuminando sicut sol, similiter anima humana agit in hyle mundi, sed pocius agit in suo mundo proprio, id est, corpore eius... Igitur sola imaginatio est causa fiendi has permutaciones in hyle corporis. »

les forces spirituelles des astres peuvent influencer la sphère sublunaire tout comme l'âme humaine, en tant que *substantia spiritualis* apparentée aux astres, peut intervenir dans le monde qui lui est ontologiquement inférieur[183]. D'autres penseurs ont préféré expliquer l'action de l'imagination sur la matière par le biais de notions comme celles de vapeur (*spiritus*), particule (*aporrhias*), atome ou encore par la notion de rayon (*radium*). Ils ont ainsi concrétisé le moyen par lequel l'influence à distance se réalise, en ouvrant à la philosophie naturelle un riche éventail de justifications causales matérialistes des pratiques magiques. Un exemple très significatif de cette attitude de pensée est représenté par la *théorie des rayons* d'al-Kindī, qui eut une audience proportionnelle à l'influence formidable qu'elle a exercée sur la pensée magique.

Selon al-Kindī, toute chose faisant partie de la « machina mundi » *dégage*, de la façon qui lui est propre, des rayons matériels chargés des propriétés de l'objet dont ils se détachent. Il en résulte que le monde est le théâtre sans cesse changeant du jeu des influences réciproques des corps terrestres et célestes. Cependant il n'y a pas d'anarchie, car l'*harmonia coelestis* discipline et détermine directement d'en haut ce qui se passe en bas. Le monde des éléments est une image du monde sidéral. De la sorte,

> [...] s'il était en effet donné à quelqu'un de comprendre complètement l'état de l'harmonie céleste, celui-ci connaîtrait le monde de l'élément avec toutes les choses qu'il contient en n'importe quel lieu et n'importe quel temps, comme la chose causée est connue grâce à sa cause.[184]

Le contraire est tout aussi vrai, car la connaissance de la manière d'être de quelque chose révèle aussi l'harmonie céleste. On remonte à la cause (l'harmonie céleste) par l'observation de l'effet (le monde élémentaire). Chaque chose, si modeste que soit son action dans le monde des éléments, est l'effet de la totalité de l'harmonie céleste[185]. L'être humain occupe dans ce système une place très particulière. Il a la faculté extraordinaire de se représenter

183. Feyens (1635 [1608], 202) : « Ergo eodem modo, quo illae [sc. intelligentiae], poterit [sc. anima] in omnes res corporeas agere, et eos pro libito permutare. »

184. Al-Kindī, *De radiis*, 22 : « Si enim alicui datum esset totam condicionem celestis armonie comprehendere, mundum elementorum cum omnibus suis contentis in quocumque loco et quocumque tempore plene cognosceret tanquam causatum per causam. ».

185. *Ibid.* : « Omnis enim res, quam modica in mundo elementorum agens, totius celestis harmonie est effetus. »

dans son esprit les éléments et les composés qui peuplent la terre, tout en ne les ayant pas devant les yeux. Cet « esprit imaginatif », corroboré par l'énergie du désir, de la volonté ou de la foi, émet des rayons conformes aux rayons du monde (*spiritus ymaginarius habet radios conformes radiis mundi*) et meut les objets externes avec ses propres rayons.

> L'homme donc, par son existence proportionnée, se présente comme semblable au monde lui-même. C'est pourquoi nous disons qu'il est un petit monde et qu'il reçoit, comme le monde, le pouvoir d'induire un mouvement dans une matière appropriée grâce à son action, à condition d'avoir d'abord élaboré dans son âme une imagination, une intention et une foi. En effet, l'homme qui veut réaliser quelque chose imagine tout d'abord la forme de la chose qu'il veut imprimer par son action dans une certaine matière ; une fois l'image de la chose conçue, selon qu'il a jugé cette chose utile ou inutile pour lui, il la désire dans son âme ou il la rejette. Par conséquent, s'il a jugé que cette chose était digne de son désir, il désire les accidents grâce auxquels cette chose peut venir à l'acte, selon l'opinion qu'il s'en est faite.[186]

Bien que les effets de l'imagination transitive soient considérés par les penseurs arabes comme des *mirabilia*, ils sont toujours décrits de manière physicaliste.

> Quand l'homme conçoit par l'imagination une chose corporelle, cette chose reçoit une existence actuelle selon l'espèce dans l'esprit imaginatif. D'où il s'ensuit que l'esprit lui-même émet des rayons qui meuvent les choses extérieures, comme la chose dont il est image. L'image conçue dans l'esprit concorde donc en espèce avec la chose produite en acte sur son modèle, par une opération volontaire, naturelle, ou les deux à la fois. C'est pourquoi il ne faut pas être surpris si la configuration astrale qui produit une image dans l'esprit de l'homme produit la même dans un autre sujet, puisque l'une et l'autre ne diffèrent pas, sauf par la matière.[187]

L'influence du *De radiis* et de la tradition arabe pendant le Moyen Âge et la Renaissance est immense[188]. La réflexion de Ficin et Agrippa sur les arts magiques leur doit beaucoup. Aussi la synthèse théorique que Ficin opère au

186. Al-Kindī, Ibid., 36.
187. Al-Kindī, *Ibid.*, 37.
188. Cf. Naudé (1625, 358) ; Thomas d'Aquin, *Summa contra Gentiles*, III, 104 : « Fuerunt autem quidam dicentes quod huiusmodi opera nobis mirabilia quae per artes magicae fiunt, non ab aliquibus spiritualibus substantiis fiunt, sed ex virtute caelestium corporum » fait probablement allusion à ce passage de Al-Kindī.

sujet des miracles aura-t-elle une diffusion considérable dans l'occident européen moderne, surtout en ce qui concerne l'assimilation de la figure du prêtre à celle du sage et du guérisseur.

> [...] non seulement l'intelligence humaine revendique pour elle comme un droit divin de former et de façonner la matière au moyen de l'art, mais encore de transformer les espèces des êtres par son propre pouvoir. Cette opération s'appelle miracle, non pas qu'elle dépasse la nature de notre âme quand elle devient l'instrument de Dieu, mais parce qu'en raison de son importance et de sa rareté, elle engendre l'étonnement. Nous nous étonnons de ce que les âmes consacrées à Dieu commandent aux éléments, soulèvent les vents, condensent les nuages en pluie, chassent les brouillards, guérissent les maladies des corps humains et le reste.[189]

Les autorités mythiques d'Hermès Trismégiste, d'Orphée et des théologiens postérieurs sont toujours invoquées par Ficin à titre de confirmation de ces phénomènes qui surprennent l'opinion publique. Même la question de la génération de l'homme donne à Ficin l'occasion de réfléchir sur l'action à distance. L'âme paternelle s'étend jusque dans la semence masculine éjaculée dans la matrice et exerce son action formatrice en absence du père. De la même façon, ajoute-t-il, « lorsque l'homme lance au loin une pierre, tout l'élan que cet homme a communiqué à la pierre y demeure et continue à pousser dans la partie de l'air jusqu'au but vers lequel cet homme l'avait dirigée »[190]. Il en découle que, si la partie de l'âme propre à diriger le corps est à même d'agir, par l'énergie vitale, sur un corps étranger et lointain, pourquoi les énergies supérieures — la sensible, la rationnelle et l'intellectuelle — devraient être étrangères à l'action à distance ? L'exemple de la *fascination* le prouve et Ficin en propose une interprétation scientifique conforme aux théories physiques établies à son époque. Pour Ficin, il est tout aussi normal d'admettre que des énergies supérieures de l'âme humaine agissent sur les corps extérieurs et qu'un corps soit corrompu par l'âme d'un autre. En effet, par nos fréquentations, nos âmes s'imprègnent des qualités et des vices des âmes voisines. Par une argumentation semblable, on parvient à la conclusion que les corps peuvent être infectés par les maladies provenant de la vapeur d'un autre corps. Les épidémies, la lèpre, la démangeaison, la dysenterie, la pleurésie et les rou-

189. Ficin, *TP*, XIII, 229.
190. *Ibid.*, 233.

geurs des yeux sont les effets sensibles d'une transmission insensible de *vapeurs animales*[191].

Si la fantaisie a une influence si grande, la raison a pour Ficin une puissance majeure. Car la raison l'emporte sur la fantaisie et le bien sur le mal. Il place dans la catégorie des êtres supérieurs ceux qui sont doués d'un tempérament particulièrement équilibré, qui suivent un régime sain et frugal, qui ont des mœurs honnêtes et dont l'attention est toute tournée vers Dieu. Ils arrivent ainsi à sauver les corps caducs des autres, surtout s'ils se consacrent à l'art d'Hippocrate. Le parfait médecin est donc pour lui, comme pour Paracelse et bien d'autres, l'homme parfait dont la pensée rationnelle modifie positivement la réalité des corps qui lui sont extérieurs. L'âme du vrai médecin est la plus puissante par l'avantage que lui procure l'équilibre du tempérament physique et la vie réglée et honnête. Leur esprit est plus dispos parce qu'il n'est pas troublé par l'agitation d'humeurs superflues et n'est pas alourdi par le fardeau du corps. Une force pareille leur est donnée parce qu'ils sont, en un sens, des instruments de la puissance divine. Enfin, « la raison, étant plus noble que la fantaisie, lorsque, se donnant toute entière à Dieu, elle s'oriente vers l'unique tâche de procurer un bienfait, la première disposition naturelle, par laquelle l'âme est unie à son propre corps, se relâche tout à fait et elle agit, indépendante de lui, en faveur d'un autre »[192]. Voilà expliqué, dans le paradigme philosophique de Ficin, le dispositif du transfert psychique entre médecin et patient, à la condition, il faut le préciser, que le médecin soit un homme aux qualités exceptionnelles. Dans ses *Trois livres des charmes, sortilèges et enchantements* (*De fascino libri tres*, 1583), Leonardo Vairo synthétise efficacement les thèmes touchés jusqu'ici :

> Ces opérations de l'âme nous peuvent engendrer une altération, lesquelles sont cause d'une grande émotion d'esprits en diverses parties du corps tant intérieurement qu'extérieurement : or est-il que cela se fait en nous par la force d'imaginer, il faut donc supposer cela comme chose toute notoire. Il est aussi facile de croire que l'imagination peut toucher et altérer les corps extérieurs, car l'esprit et mouvement du cœur est porté à l'imagination avec toute telle qualité dont il est abreuvé, et par celle-ci l'air est selon l'intention de l'imaginant infecté et corrompu, duquel puis après le charme se concrée. Cet esprit donc obéissant à l'imagination, ni plus ni moins que si c'était un astre raisonnable, darde et

191. *Ibid.*, 234.
192. *Ibid.*, 236.

épare sur quelque chose que ce soit, des rayons salutaires ou mauvais, suivant l'appétit de celui qui l'imagine attentivement. Par ce moyen le Charmeur peut exciter amour ou haine, peut guérir ou envoyer maladies, peut faire vivre ou mourir ce qu'il veut. Il s'en trouve plusieurs qui estiment que telle puissance est communiquée et infuse en l'imagination d'aucuns par les corps célestes sous le bénigne aspect desquels elle a été procréée.[193]

De même, lorsque Thomas Feyens établit la filiation de l'idée selon laquelle l'âme, par son imagination, agit sur les corps extérieurs[194] (*anima per imaginationem suam operatur in corpore alieno*), la présence de Ficin, sans doute par l'intermédiaire de Pomponazzi (*De incantationibus*), sera encore importante.

Aussi longtemps qu'elle [l'âme] est vouée à ce corps, elle anime les éléments de ce petit univers, c'est à dire les quatre humeurs, leur amène la chaleur, le froid, l'humidité, la sécheresse, toutes les couleurs et les saveurs, comme on l'a montré précédemment, soit à propos de l'acte vital, soit à propos des affections de la fantaisie. Aussi, quand délivrée de ce corps, elle émerge dans l'espace, désormais remplie de Dieu, elle met en mouvement les humeurs de ce grand animal, c'est à dire les quatre éléments du vaste univers, comme les siennes propres. Car elle est devenue, pour ainsi dire, l'âme du monde, c'est à dire de la partie du monde envers laquelle elle est le mieux disposée. En effet, ce qui dans l'ordre et la dignité de la nature dépasse tout l'ensemble du corps peut remplir et mouvoir toute la masse aussi bien qu'une partie de l'ensemble. Si la puissance vitale de l'âme raisonnable tient de Dieu lui-même une influence sur les sphères de l'univers, elle possède aussi une influence sur celles de la raison et sur les dispositions de l'intelligence. Donc par sa seule disposition elle soulèvera les vents, sur l'ordre de Dieu, assemblera les nuages dans un ciel serein et les condensera en pluies, puis elle apaisera les vents et rassérénera l'atmosphère.[195]

193. Vairo (1583, 15-17).
194. Feyens (1635 [1608], 58) : « Et enim Avicenna IV.6. naturalium cap. 6 quem secuti sunt Algazel, Albertus Magnus, Marsilius Ficinus, Pomponatius, Paracelsus et alii; adeo magnam vim animae et imaginationi adscripsit, ut dicat eam non tantum in corpus proprium sed etiam in corpora externa et longe dissita agere posse : ea non tantum alterare, fascinare, et aegritudinibus afficere, sed et loco movere posse ». Sur l'association stricte entre théorie de l'imagination et magie on pourrait voir aussi Gianfrancesco Pico della Mirandola, *De rerum praenotione, libri IX*, lib. II, cap. IV, *Opera quae extant omnia*, Basileae, 1601, 281, ou encore Martin Del Rio, *Disquisitionum magicarum libri sex*, Coloniae Agrippinae 1679, lib. I, cap. III, quaestio 3, p. 18b.
195. Ficin, *TP*, 235.

L'idée selon laquelle « il faut tout croire, car il n'est rien d'incroyable » et que « tout est facile pour Dieu, rien n'est impossible » (*Credenda sunt omnia, nihil enim est incredibile. Facilia Deo omnia sunt, nihil est impossibile*)[196] sera reprise par Oswald Croll dans son introduction à la *Basilica chymica* (1609), car elle exprime efficacement l'attitude spirituelle des médecins pieux et des médecins magnétiques. Dans la même lignée que Marsile Ficin, Francesco Diacceto[197] soutient la théorie suivant laquelle la force de l'imagination d'hommes exceptionnels peut attirer les forces célestes et les concentrer ensuite dans un objet extérieur. Que l'on croit ou pas à l'influence des étoiles ou au rayonnement de l'âme par des vapeurs invisibles circulant à l'intérieur des nerfs — les *esprits animaux* — la question sur la relation entre la pensée et le corps demeure actuelle.

196. Ficin, *TP*, 236, citation tirée de Stobée, *Florilège*, IX, 1. La traduction littéraire du premier vers donne textuellement : « On doit tout espérer, car il n'est rien qu'on ne puisse espérer. »
197. Diacceto, F., *De pulchro libri tres*, II, 4, dans *Opera omnia*, Basileae 1563, 46 : « His omnibus addit [sc. sedulus erraticarum luminis captator], quod quidem plurimum valere putaret, vehementum imaginationis affectum, a quo more praegnantium spiritus huiusmodi signatus charactere cum per meatus relinquumque corpus, tum maxime per oculos evolitans, quasi coagulum cognatam coeli vim fermentat et sistit. »

4. 1. L'énergie du regard

> Quant à la fascination, la stupeur créée [...], l'attente indéfinie, – tout l'être devenant un sens passif, un œil qui ne voit plus qu'une chose, une oreille qui suit, précède, obéit, – obéit en devançant – et tout l'être devenant inhabité par soi-même, désert comme ce lieu lunaire, prêt à recevoir une volonté étrangère. [198]

> [...] on a dit qu'une vipère [...] le fixant lorsqu'il (le rossignol) chante, le fascine par le seul ascendant de son regard au point qu'il perd insensiblement la voix et finit par tomber dans la gueule béante du reptile.[199]

> Isti oculi tui per meos oculos ad intima delapsi praecordia, acerrimum meis medullis commovent incendium. [200]

> Votre vue est la rhubarbe, la casse, et le séné qui purgent toute la mélancolie de mon âme.[201]

Le regard est sans doute le premier instrument dont l'énergie de représentation du médecin magnétique (sage et actif) se sert pour agir sur celle du patient. Lorsque le regard de l'*actif* se pose sur les yeux du *passif* bien disposé, un canal privilégié pour la transmission d'images efficaces s'établit entre les deux. La voix, la gestuelle et la forme physique de l'actif y contribuent. Ce processus psychique très complexe constitue le fondement du troisième degré de l'énergie de représentation. Dans la culture prémoderne il porte un nom technique, *fascinatio*, que l'on traduit couramment par *fascination*, *charme* ou *sortilège*.

198. Paul Valéry, *Suite*, 71-72.
199. Buffon, *Histoire naturelle des oiseaux*, « Le rossignol », *Œuvres*, II, p. 503.
200. Apulée, *Métamorphoses*, X, 3, 5, cité par Agrippa (1992 [1533], I, 50, 181).
201. Molière, *Le médecin malgré lui*, III, 3.

Comme nous l'avons déjà remarqué à plusieurs reprises, la notion de *fascinatio* joue un rôle primordial dans le discours des médecins-philosophes. La fascination secrète que la personne du médecin et son savoir spécifique peuvent exercer chez le patient est décrite comme un canal invisible entre ces deux sujets : un mouvement naturel permettant le passage du *fluide* du médecin vers le malade. Ici, la métaphore du fluide synthétise et dissimule tout un ensemble d'attitudes corporelles, de rituels, de paroles, de sons et d'odeurs liés à la personnalité du médecin. Elle est l'enveloppe extérieure d'une réalité extrêmement complexe. Par leur côté agréable ou désagréable, mais en tout cas exceptionnel et peu habituel, les formes et les actes du médecin lient l'énergie de représentation du patient au plus haut point. C'est à ce stade que l'imagination reçoit de façon très forte les *formes* émanant du médecin. Puis elle influence le corps tout entier par l'intensité de l'énergie de représentation se déployant dans le corps des malades. Car la maladie augmente le pouvoir naturel de l'imagination.

La fascination peut donc être définie comme l'action que l'ensemble des formes générées par le regard, la voix, la *sensualité* et l'intelligence de quelqu'un peut induire chez un sujet prédisposé, en un temps et un lieu opportuns. On n'insistera jamais assez sur ces deux derniers points, car il est évident que les formes qui émanent d'un individu ne peuvent être actives et efficaces qu'envers un autre individu ressentant le besoin vif de ces formes. C'est bien le cas de la personne gravement blessée, susceptible de se faire soigner par l'onguent armaire. Le plus souvent, un état de précarité physique tend à engendrer un état de précarité psychologique qui prédispose le sujet à s'ouvrir de façon inhabituelle au monde extérieur. Sa dimension sensorielle est exacerbée par la difficulté physique. Ainsi, si le besoin de recouvrer l'état normal de santé est très fort et qu'aucun préjugé intellectuel n'entrave la libération de l'énergie de représentation de deuxième degré, la fascination du médecin va déclencher le plus naturel des remèdes : la foi qui guérit.

La fascination repose sur l'expérience de la domination. En effet, dans un état de misère psychologique lié à une expérience négative comme celle de la blessure provoquée par une arme blanche, l'individu peut perdre l'énergie morale de décision et de choix. Il égare ainsi cette présence à soi-même qui l'accompagne dans l'état normal. Dans une telle situation, l'*hopliatria* s'avère être la solution libératrice de toute influence négative. Par le sentiment de domination que le charme naturel du magnétiseur provoque chez le blessé, elle délivre de l'inquiétude l'individu égaré dans une expérience psychologique négative. Dans la dimension mythique de sa conscience, le médecin et la médecine représentent le guide vers la guérison. Pour les raisons que nous venons d'évoquer, la fascination constitue un exemple d'*imagination transitive*. Cette notion particulière de fascination relève de la magie naturelle. Cependant, le même mot désigne le thème fondamental d'une des formes de la magie cérémonielle, c'est-à-dire la forme de magie impliquant l'invocation et l'intervention de démons. Contrairement à la fascination naturelle, l'on ne peut donner d'explication et de justification naturaliste de cette forme de fascination propre à la magie rituelle.

Ernesto de Martino (1908-1965). Dans la magie cérémonielle du sud de l'Italie, étudiée par Ernesto De Martino dans *Sud et magie* (1959, 15), on indique par le terme de *fascinatura* une « condition psychique d'empêchement et d'inhibition, et en même temps un sens de domination. Un être agi par une force aussi puissante qu'occulte, qui ne laisse aucune marge d'autonomie et aucune capacité de choix et de décision à la personne ». Par le mot d'*affascino* on entend aussi une force hostile circulant dans l'air et provoquant des formes d'inhibition et de constriction à agir. L'image de la *ligature* et du fasciné comme quelqu'un de *lié* est déjà présente dans une des étymologies possibles du mot *fascination* et se retrouve dans le synonyme *attaccatura* (« attachement »). La fascination cérémonielle fonctionne selon un dispositif analogue à celui de la fascination naturelle. En effet, la notion de *fascinatura* comprend l'idée de l'action malveillante d'un agent fascinateur sur un sujet passif, une victime du mauvais œil (*malocchio*, regard envieux). En revanche, la fascination naturelle du magnétiseur, tout en se fondant sur l'opposition entre sujet actif et sujet passif prédisposé, consiste en un regard bienveillant porté sur le malade, comme dans le rituel d'enlèvement de la *fascinatura*.

Le terrain d'élection de la fascination et de la *fascinatura* est, chez De Martino, la vie érotique. Ce n'est pas le hasard qui fait dériver le terme *fascination*, entre autres, du latin *fascinum*, désignant le sexe masculin[202]. En effet, il s'avère que l'attraction sexuelle plus ou moins cachée et le possible lien amoureux entre le médecin et le patient sont, pour le magnétiste et pour les sorciers du Sud de l'Italie, le *medium* privilégié par lequel la stratégie thérapeutique

202. Quignard (1994, 74-106).

préconisée accroît son efficacité. C'est bien de l'*érotomagnétisme* du père Kircher qu'il est question dans ce contexte. En outre, comme le souligne De Martino, l'usage du sang menstruel, du sperme et des poils du pubis pour lier à soi l'objet d'amour dans la fascination cérémonielle s'ajoute à la définition de la place capitale de la dimension sexuelle dans cette forme d'action à distance qu'est la *fascination*[203].

La fascination. Dans la tradition médico-philosophique, la voie naturelle par laquelle la puissance de l'énergie de représentation se transmet à l'extérieur du corps de l'imaginant sont les yeux. En tant que phénomène lié à la magie naturelle, cette transmission de qualités occultes est appelée *fascinatio*[204]. Le thème de la fascination est un *topos* de la littérature médicale médiévale sur les puissances de l'âme et sur la manière de les apprivoiser. La référence la plus célèbre est le fameux quatrième chapitre du quatrième livre du *De anima* d'Avicenne[205]. La même idéologie de la fascination se trouve dans le *Livre des directives et des remarques* (1961, 521) d'Avicenne et chez Gilles de Rome[206]. Chez Agrippa de Nettesheim, la *vis oculorum* est présentée comme une puissance de l'âme sensitive commune aux brutes et aux humains :

> Dans les yeux du basilic se trouve une vertu puissante qui rend son regard mortel pour les hommes. Une vertu semblable se trouve dans les yeux de la hyène, car si elle fixe un animal, il s'immobilise comme frappé de stupeur, comme in-

203. De Martino (1959, 21).
204. Algazel, *Metaphysics*, 1933, 194 : « Aliquando autem impressio alicuius anime pertransit ad aliud corpus, sic ut destruat spiritum estimacione, et inficiat [sc. interficiat] hominem estimacione, et hoc dicitur fascinacio. Et propter hoc est illud proverbium, quod oculus mittit hominem in fossam, et camelum in caldarium, et dicitur quod homines fascinari verum est; huius autem rei sensus hic est, quod quia multum placet ei camelus, et miratur de eo, et eius anima est maligna, et invidiosa, estimat casum cameli, et inficitur corpus cameli ab eius estimacione, et statim cadit; postquam autem hoc possibile est, tunc non est longe quin aliqua anima multo forcior quam ista, aliquando imprimat in hyle mundi, faciens calorem, et frigiditatem, et motus ex quibus tribus, sciliscet calore, frigiditate, et motu derivatur omnis prosperitas huius mundi, sicut predictum est in his que fiunt in aere et aliis, et huius modi dicitur magnificencia et miraculum proprie. »
205. Avicenna, *De anima*, IV, 4, 64-5 : « Sic autem fuerit hoc in anima communi quae est coeli et mundi, possibile est tunc ut eius operatio sit ad naturam totius. Sic vero fuerit in anima particulari, poteri operari in natura particulari. Multotiens autem anima operatur in corpore alieno sicut in proprio, quemadmodum est opus oculi fascinatis et aestimationis operantis. »
206. Gilles de Rome, *Errores philosophorum,* 1944, 36 [*Errores Avicennae*, n° 13, 14].

> capable de faire un geste. Cette même vertu existe aussi dans les yeux des loups dont le regard paralyse celui qu'ils arrivent à fixer, l'empêchant de crier, le privant même de l'usage de la voix. Comme l'a dit Virgile : « Moeris a perdu la voix parce que les loups l'ont vu les premiers »[207]. Il y avait chez les Scythes en Illyrie et chez les Triballes des femmes qui, dit-on, faisaient mourir tous ceux qu'elles fixaient avec colère. Les Telchines de Rhodes, changeaient en mal tout ce qu'ils regardaient ; aussi furent-ils noyés par Jupiter. Les sorciers qui pratiquaient la fascination emploient des collyres à base d'yeux d'animaux afin de provoquer par leur regard les passions symbolisées par ces animaux.[208]

Celui qui veut séduire les âmes d'autrui doit trouver en lui ou dans l'art magique les moyens de ressembler à une bête plutôt qu'à un être raisonnable, car ce sont les puissances charnelles et les passions bestiales dont la chair est enivrée qui doivent se communiquer par les yeux, miroirs de l'âme[209]. En effet, les médecins arabes (al-Ġazālī et Avicenne) conviennent que le regard de certains hommes dégage des rayons capables de provoquer la mort d'un autre homme ou d'un chameau[210]. Gilles de Rome[211] stigmatisera cette théorie, les effets de l'imagination étant purement spirituels « nudo imperio et sola spirituali apprehensione »[212].

La *fascinatio* est la manière par laquelle la *phantasia* d'un sujet s'étend à autrui en lui communiquant son état d'âme.

> Certains auteurs disent que toutes les vertus et propriétés des choses dépendent de ces principes, de même que l'homme étend son intelligence à toutes les choses intelligibles et son imagination à tout ce qui est imaginable. C'est ce qu'ils veulent dire par exemple en affirmant que l'âme peut sortir d'un être,

207. Virgile, *Bucoliques*, IX, 53-54.
208. Agrippa (1992 [1533], I, XX, 125).
209. Vairo (1583, 25) : « Il semble que la vue ait été façonnée pour exprimer les affections et perturbations de l'âme, rapportant au vif son image et faisant voir comme un miroir sa nature invisible. »
210. L'expression suivant laquelle « oculus mittit hominem in fossam et camelum in caldarium » se retrouve chez : Pietro d'Abano, *Differentia*, 135 ; Agrippa, *Occulta Philosophia*, II, 65 ; Fienus, *op. cit.* p. 85 ; Giulio Cesare Vanini, *De admirandis naturae reginae deaeque mortalium arcanis*, Paris, 1616, 440 ; Gaspar de los Reyes, *Elysium jucundarum quaestionum campus*, Bruxelles, 1661, qu. 50, n. 21, p. 632 ; Frommann (1675, 54).
211. Gilles de Rome, *Errores philosophorum*, 1944, 44-6.
212. Sur ce sujet, Albert le Grand écrivait que « umquam probatum per philosophiam, quod intelligentia simpliciter per se physice aliquid agat vel causet » et Fienus, *op. cit.* p. 202, portera un avis concordant avec cette tradition.

> pour entrer dans un autre et le posséder [*fascinare*], empêchant alors les opérations habituelles, comme le diamant empêche l'aimant d'attirer le fer.[213]

Une énergie de représentation de second degré rayonne ainsi sur le *passif*. L'*actif* a atteint le troisième degré par la foi et la conviction. Les passages de la *Théologie platonicienne* consacrés à l'action des vapeurs de la « puissance sensitive » (*vis sensitiva*) de l'âme sur les corps extérieurs sont d'une grande clarté et ont influencé aussi bien l'histoire de la magie naturelle que celle de la médecine magnétique. L'action des âmes à l'extérieur de leurs enveloppes corporelles n'a pour Ficin rien de surprenant si l'on pense qu'une des évidences scientifiques de sa *Weltanschauung* était l'influence des âmes célestes sur certaines plantes et pierres exhalant des vapeurs efficaces. L'âme, dit-il, ne manque pas d'une série d'intermédiaires pour faire passer son action sur un corps étranger. Par exemple, la fantaisie d'un homme pervers qui en veut au corps d'un jeune enfant lui communique la fièvre. L'imagination de la fièvre ébranle les « esprits fébrigènes » ou bilieux, comme l'imagination de l'accouplement met en mouvement les esprits séminaux et les organes génitaux. Cet esprit, bilieux et *fébrigène*, éveille les vapeurs fétides et *fébrigènes* qui peuvent être dans le corps de l'homme pervers. Aussitôt qu'elles sont éveillées, elles se précipitent comme des flèches en même temps que l'*esprit* vers l'objectif que la fantaisie malfaisante avait visé. Elles s'élancent surtout des yeux du vieillard et passent par les yeux de l'enfant, à la manière des rayons provenant de corps transparents et passant par des corps transparents, et contaminent les esprits et les humeurs de l'enfant. Les hommes qui possèdent le plus de pouvoir pour ce genre de maléfices sont ceux chez qui, dès leur naissance, un mauvais aspect de Saturne, la semence terrestre des parents et un genre de vie semblable ont forgé une constitution riche en vapeurs fétides et bilieuses : les mélancoliques. De plus, « la cruelle puissance de Mars a ajouté de petits feux de bile ». Quand ces hommes, dans la faiblesse de l'âge, mènent une vie terrestre et mélancolique, ils sont très tristes, s'emportent vivement contre n'importe qui et profèrent des malédictions d'un caractère très haineux. À coup sûr, poursuit

213. Agrippa (1992 [1533], I, XIV, 112-3) : « [...] et ab his virtutes rerum dependere dicebant, quia solius animae sit ab una materia extendit intellectum ad intelligibilia et imaginatione ad imaginabilia : et hoc est quod intelligebant, dicentes videlicet unius entis animam egredi et in alud ingredi et fascinare ipsum et suas operationes impedire, quemadmodum adamas impedit magnetem ne ferrum attrahat. »

Ficin, ils fixent par leurs vœux la fantaisie d'une manière plus durable et plus efficace, à cause de leur humeur terreuse. Cette humeur une fois enflammée brûle violemment et s'éteint tardivement, comme le feu dans du bois épais et des matériaux durs[214].

Expression des yeux, impression du cœur. La puissance du regard est à l'origine du pouvoir de fascination et constitue une des voies par lesquelles l'énergie de représentation de troisième degré agit sur le monde extérieur. Dans le treizième livre de la *Theologia platonica*, au bout de son parcours argumentatif, Ficin peut enfin affirmer que l'âme est plus puissante que le corps. La puissance de l'imagination est remarquable lorsque les vapeurs des yeux servent les affections de l'âme (*Tanta est imaginationis potentia, praesertim quando affectibus animi vapores oculorum subserviunt*). L'attention augmente la puissance de la fantaisie. Voilà pourquoi dans l'attention d'une fantaisie malfaisante, l'affection naturelle qui unit l'âme à son corps se relâche un peu, ce qui fait que, devenue plus indépendante de son corps, elle commence à transformer la nouvelle matière à laquelle elle vient d'être affectée, comme un corps nouveau qui lui appartient[215].

Suivant la même filiation d'idées, il est possible de trouver une définition exemplaire de la *fascination* comme puissance de l'âme, agissant à distance, dans la *Philosophie occulte* d'Agrippa. Le texte qui suit peut être considéré comme une petite somme du savoir ancien sur la *fascinatio* mais aussi sur la science des médecins magnétiques à propos de l'influence du regard sur les émotions des patients.

La fascination est un lien (*ligatio*) qui, issu de l'esprit du fascinateur, passe par les yeux du fasciné et arrive jusqu'à son cœur. L'instrument de la fascination est l'esprit, c'est-à-dire une vapeur pure, transparente, subtile, née de la chaleur du cœur et du sang le plus pur. L'esprit émet toujours ses rayons par les yeux, la vapeur qui en provient apparaît dans les yeux enflammés et malades. C'est donc une vapeur de sang corrompu que véhiculent les rayons de ces yeux malades et, frappant d'autres yeux, cette vapeur les contamine, leur

214. Ficin, *TP*, II, XIII, 233-4.

215. Cf. Vairo (1583, 30) : « Le mutuel regard de ceux qui ont quelque perfection en beauté et bonne grâce, et que ce qui sort des yeux soit une lumière ou flux d'humeurs, fait maigrir et dessécher les amoureux en broyant de l'angoisse parmi leur volupté, et en telle sorte il sort une telle ardeur intérieure des yeux, que la vue offense bien plus âprement que le touchement et l'ouï. »

communiquant la même maladie et les mêmes maux. Un œil grand ouvert qui fixe avec une forte concentration de sa pensée imaginative fait pénétrer les pointes de ses rayons comme autant de véhicules de l'esprit dans les yeux de son vis-à-vis. Cet esprit ainsi dirigé frappe violemment les yeux de l'envoûté et, comme il vient du cœur, il heurte avec violence le diaphragme, blessant le cœur qui se trouve alors corrompu par un esprit étranger, ému par une impulsion étrangère. Ce qui a fait dire à Apulée : « Tes yeux sont entrés par mes yeux jusqu'au plus profond de moi-même et ont allumé dans ma moelle un incendie dévorant »[216]. Tu dois donc savoir qu'on peut facilement envoûter les hommes qui ont l'habitude de plonger leurs yeux grands ouverts dans ceux des autres, car les rayons s'entremêlent, les images se confondent, l'esprit se noue à l'esprit et lance des éclairs. Ainsi les liens les plus puissants, les grands amours, naissent d'un seul regard soudain réfléchi, pénétrant comme une flèche dans tout le corps. L'esprit et le sang de l'amant sont atteints tout autant que le sang de l'amante, ils portent avec eux le même charme. De même le sang et l'esprit de vengeance de la victime d'un meurtre poussent à tuer, ce qui fait dire à Lucrèce dans ses vers sur les charmes de l'amour : « Le corps vise l'objet qui a blessé l'âme d'amour, car c'est un fait général que le blessé tombe du côté de sa plaie : le sang gicle dans la direction où le coup nous a frappés, et l'ennemi, même s'il se trouve à portée, est couvert par le jet rouge »[217]. La force de l'envoûtement est grande surtout lorsque les vapeurs venues des yeux la renforcent[218]. C'est pourquoi les magiciens utilisent des pommades, des onguents et des nœuds afin de mieux préparer l'esprit à tel mode d'action particulier et afin qu'il soit plus efficace. Pour provoquer l'amour on utilisera un collyre de Vénus à base d'hypomane, de sang de colombe ou de passereau et d'autres choses du même genre. Pour provoquer la peur on préparera un collyre de Mars fait avec des yeux de loup ou d'hyène mêlés à d'autres substances correspondantes. Pour provoquer calamités et maladies on se servira du collyre de Saturne et l'on agira de même pour provoquer les opérations qui relèvent des autres planètes.[219]

216. Apulée, *Métamorphoses*, X, 3, 5.
217. Lucrèce, *De Rerum Natura*, IV, 1048-51.
218. Ficin, *TP*, XII, 3, 234.
219. Agrippa (1992 [1533], I, 50, 180) : « Fascinatio est ligatio, quae ex spiritu fascinantis per oculos fascinati ad cor ipsius ingressa pervenit ; fascinationis autem instrumentum spiritus est, sciliscet vapor quidam purus, lucidus, subtilis, a cordis calore ex puriori san-

En définissant la fascination comme un lien, Agrippa souligne ce que les ethnologues modernes appellent « dialectique entre envoûté et envoûteur ». Tous deux doivent en effet appartenir à un même système de valeurs et de symboles pour que le charme opère. À la base de l'envoûtement, il doit y avoir une sorte de *contrat social* entre l'envoûteur et sa victime, c'est-à-dire la reconnaissance tacite d'un système de symboles. C'est là-dessus que repose aussi l'efficacité de la magie et de l'hopliatria.

Il est intéressant de relire ce passage à la lumière de la physiologie galénique des esprits qui était enseignée et acceptée dans la plupart des universités européennes. Ainsi on comprendra la raison pour laquelle elle pouvait être considérée comme un phénomène naturel touchant la vie de l'homme jusqu'à sa dimension quotidienne.

guine ganeratus. Hic similes sibi radios per oculos semper emittit ; radii isti emissi vaporem spiritalem secum ferunt, vapor ille sanguineum, sicut apparet in lippis ac rubentibus oculis, cuius radius usque ad obvios spectantis oculos emissus vaporem una secum corrupti sanguinis trahit, cuius contagione cogit spectantis oculos morbo simili laborare. Sic patefactus et in aliquem intentus oculus cum forti imaginatione pro suorum radiorum aculeis, qui spiritus vehicula sunt, ipsos in adversos oculos iaculantur ; qui quidem lentus spiritus fascinati diverberans oculos, cum a percutientis corde incitatur, percussi praecordia tanquam regionem proprias sortitus, cor vulnerat et spiritum inficit peregrinus hic spiritus. Unde Apuleius : « Isti – inquit – oculi tui per meos oculos ad intima delapsi praecordia, acerrimum meis medullis commovent incendium ». Scias itaque homines tunc maxime fascianri, quando frequentissimo intuitu aciem visus ad aciem dirigentes oculi oculis reciproce inhiant, radii radiis copulantur et lumina luminibus iunguntur, tunc spiritus spiritui iungitur et scintillas defigit, sic fortissimae ligationes, sic amores acerrimi solis oculorum radiis accenduntur etiam vel repentino quodam intuitu < veluti iaculo seu ictu totum corpus penetrante : unde tunc spiritus et sanguis amatorius sic vulnerati non aliter in amantem et fascinantem feruntur, quam sanguis et spiritus vindictae alicuius caesi prolabuntur in caedentem. Unde Lucretius de his amatoris fascinationibus cecinit : *Idque petit corpus mens unde est saucia amore / Nanque omnes plerunque cadunt in vulnus et illam / Emicat in partem sanguis quaque icimur ictu / Et si cominus est hostem rubor occupat humor.* > Tanta est fascinationis potentia, praesertim quando affectui vapores oculom subserviunt. Iccirco utuntur fascinantes collyriis, unctionibus, illigationibus et huiusmodi ad spiritum tali vel tali modo afficiendum et corroborandum – ut ad inducendum amorem collyriis utuntur venereis ex hippomane, sanguine columbarum vel passerum et ex similibus ; ad inducendum timorem collyriis utuntur martialibus, ut ex oculis luporum, hyaenae et similibus ; ad calamitatem vel aegritudinem utuntur saturnalibus : simils de singulis ratio est habenda. »

La fascination est un mouvement de vapeurs, d'esprits corporels élaborés dans le corps humain. À l'origine de ce mouvement il y a le cœur du sorcier, de l'individu voulant dominer psychologiquement le cœur d'un autre individu. D'après le galénisme universitaire, dans les cavités du cœur se forme une vapeur très subtile, dite vitale (*spiritus vitalis*), née du mélange des vapeurs naturelles (*spiritus naturalis*) remontant du foie après la digestion des aliments et de la vapeur chaude immanente au cœur (*spiritus insitus*, *calor innatus*). La vapeur vitale atteint ensuite les cavités du cerveau à travers la *rete mirabile*. L'art du sorcier réside ici en la capacité de diriger cette vapeur subtile vers les yeux, puis de ses propres yeux jusqu'aux yeux de la victime. La matérialité des vapeurs oculaires avait déjà été illustrée par Ficin dans le *Commentaire au Banquet* (1468) de Platon :

> Aristote écrit que souvent les femmes, au moment de leurs règles, peuvent par leur seul regard, souiller le miroir de fines gouttelettes de sang. Cela vient à mon avis de ce que l'esprit, qui est une vapeur du sang, paraît être un sang extrêmement léger, au point d'échapper au regard, mais en se densifiant sur la surface du miroir, il devient nettement perceptible. Vient-il à tomber sur une matière moins dense, comme un tissu ou un morceau de bois, on ne le voit pas parce qu'il ne reste pas à la surface, mais pénètre à l'intérieur. Si c'est une surface dense, mais rugueuse, comme des pierres, des briques etc., il se disperse et se brise du fait des aspérités de ce corps. Le miroir en revanche par sa dureté arrête l'esprit sur sa surface. Par son poli et sa douceur, il le conserve sans le briser. Par son éclat, il favorise même et augmente le rayonnement de l'esprit. Par sa froideur, il condense en fines gouttes ce très léger nuage. Ainsi, chaque fois que, la bouche ouverte, nous soufflons avec insistance sur une vitre, nous laissons sur sa surface une fine buée de salive. C'est que l'haleine qui s'envole de la salive, en se condensant sur cette matière, se résout à nouveau en salive.[220]

Dans la *fascinatio*, la vapeur subtile s'accroche ainsi au rayonnement des yeux et atteint de cette façon les yeux de l'autre[221]. La vapeur subtile du sorcier s'achemine vers le cerveau de la victime, s'empare de son imagination et prend d'assaut son cœur et ses sentiments. C'est une des formes d'extériorisation de cette énergie qu'on appellera plus tard *fluide magnétique*. Car le

220. Ficin (2002, 220).
221. Cf. Vairo (1583, 27) : « On jette par ces yeux certains rayons qui sont portés comme flèches au cœur de ceux qu'on veut charmer, auxquels on empoisonne tout le corps : et en telle sorte on infecte d'une venimeuse qualité et fait-on mourir les arbres, les blez, les bêtes et les hommes. »

mot *fluide* est un avatar du terme *spiritus* chez Galien, de même que le terme *magnétique* est une adaptation moderne de la notion très ancienne de *sympathie*.

Hopliatria et fascinatio. Comme le rappelle Christian Frommann[222] dans sa somme sur la fascination, l'âge classique connaît trois reconstructions étymologiques de *fascinatio*[223] : 1) du grec *baskanon* (Aulu Gelle, *NA*, XVI, 12), par la transformation consonantique du « b » en « f » et par apophonie de « a » en « i », « fascination » s'apparente au verbe *baskainein* (envier) et au substantif *baskania* (envie) ; 2) du latin *fasce* ou *fascius*, qui veut dire « ligature » et évoque le grec *periaptos* (attaché, lié) et *periapta* (amulettes) ; 3) du latin *fando* — par ouï-dire — dérivé du verbe *fari* (parler).

Le même terme est utilisé en médecine dans les significations suivantes : I) « lésion » provoquée par la vue (*visu*) ou par une louange (*laudatione*) ; II) « vapeur virulente » — *aporrhoia* (*defluvium*) — provenant d'un corps nocif ; III) « illusion sensorielle » (*ludificatio sensuum*) provoquée par un mage grâce à un démon ; IV) « membre viril », le *fascinum* ; V) « art rhétorique » ; VI) toute chose douée d'une vertu excellente capable de contraindre les autres (Turnèbe, *Advers.* XX, 35) ; VII) la convenance et la « disconvenance » entre magnétisme et « électricisme » (*electricismus*), entre amour et haine, sympathie et antipathie (Helmont, *TSA*, 494).

La fascination s'avère être une notion clef à la fois de la magie naturelle et de la médecine, domaines indissociables dans une approche anthropologique de l'acte médical.

> La fascination est une action par laquelle on croit pouvoir produire un dommage corporel par la vue, les paroles, le contact ou par des effluves nocifs agissant de manière occulte par une force naturelle ou surnaturelle.[224]

Dans la conceptualisation de la pratique médicale, de la thérapeutique et de la guérison, la notion de fascination exprime un aspect primordial de la

222. Cf. Pagel (1984, passim). L'ouvrage de Frommann ne marque pas un *revival* sincère des croyances sur la fascination en pleine révolution scientifique, car il fait état des formes de magie pratiquées dans la médecine de son temps dans une intention essentiellement critique.
223. Frommann (1675, 1).
224. Frommann (1675, 8) : « Fascinatio est actio, qua corpori noxa visu, verbis, contactu aut effluviis malis occultô modô agentibus per vim seu naturalem seu supernaturalem inferri putantur. »

composante *magique* inhérente à toute médecine. Dans une perspective anthropologique, l'acceptation et la réussite d'une stratégie médicale, de la plus primitive à la plus sophistiquée, exigent deux conditions psychologiques préalables, valables à toute époque : la confiance du patient envers le médecin et envers le remède. Quel serait donc le moyen le plus efficace pour acquérir cette fameuse confiance, sinon la fascination naturelle que la personne du thérapeute (son regard, sa voix, ses qualités intellectuelles et son habileté manuelle) exercerait sur le patient.

La fascination, remarque Bruno, « a de la ressemblance [...] avec l'optique par les fascinations du regard »[225]. Ainsi, dans le *Chandelier*, il décrit le processus magique de la fascination en des termes qui rappellent Marsile Ficin et Cornelio Agrippa :

> La fascination agit par la vertu d'un esprit lumineux et subtil [...], émis, un peu comme un rayonnement, par les yeux ouverts : dans l'effort que l'on fait pour fixer l'image de l'autre en le regardant, ces rayons s'en vont le blesser, le toucher au cœur, affecter son corps et son esprit, et lui faire éprouver de l'amour, de la haine, de l'envie, de la mélancolie, ou toute autre espèce de qualité possible.[226]

Un autre extrait de la *Philosophia occulta* sur les vertus des onguents montre la conformité parfaite entre la logique « sympathique » sur laquelle repose l'onguent armaire et les concepts de la magie naturelle.

> Les collyres et les onguents qui font ensemble les vertus des choses naturelles et des choses célestes sur notre esprit, peuvent multiplier, changer, transfigurer, transformer notre esprit autrement, et attirer sa transposition par la force de celles dont ils sont composés, de manière qu'il puisse non seulement agir sur son propre corps, mais sur celui qui est proche de lui, et lui donner cette qualité par les rayons visuels, par les sortilèges et par les attouchements. Or notre esprit vital étant une vapeur du sang subtile, pure, brillante, aérée et onctueuse, c'est pour cela qu'il est bon de composer ces collyres de semblables vapeurs, qui aient plus de rapport en substance avec notre esprit, l'attirent plus par leur ressemblance et le transforment ; certains onguents et autres confections possèdent de pareilles vertus.[227]

225. Bruno, *De magia*, 13.
226. Bruno, *Chandelier*, (éd. Belles Lettres, trad. M. Aymard), I, x.
227. Agrippa (1992 [1533], I, XLV, 169-70), trad. fr. Agrippa (1910, 114-5).

L'action du *fascinateur* et celle de l'onguent armaire sont ainsi soutenues par le même fondement physique : l'esprit vital, actif et sympathique, exhalé par le sang.

> Les passions de l'âme qui suivent la *phantasia*, quand elles sont véhémentes, peuvent non seulement changer le corps propre, mais encore elles s'étendent jusqu'à opérer sur un corps étranger, de manière qu'il se produit ainsi de merveilleuses impressions dans les éléments et dans les choses à l'extérieur, et qu'elles pourraient aussi de cette manières arrêter ou guérir les indispositions de l'esprit et les maladies du corps ; car les passions de l'âme sont la principale cause du tempérament du corps propre. Ainsi une âme qui est forte et qui est échauffée donne la santé ou la maladie, non seulement à son corps propre, mais encore aux corps étrangers.[228]

Toujours à propos de la fascination, on retrouve une description semblable, mais philosophiquement plus approfondie, dans le *De magia*[229], lorsqu'il est question des liens spirituels procédant du sens de la vue. Bruno y distingue deux types de fascination partant des yeux : active et passive. Les fascinations actives sont l'effet de l'art consommé de ces sorciers qui « savent nous toucher à travers de certains traits qui sont en nous, par le biais, sans doute, de l'esprit et de l'âme multiples ». Les yeux sont toujours le moteur primordial de ce mouvement d'esprits. Car les gens de cet acabit « font passer des influences mauvaises par nos yeux jusque dans notre esprit et notre corps, mais secrètement, par des moyens que nous ne pouvons juger, et cependant avec une efficacité extrême »[230]. Leur pouvoir est immense puisqu'ils arrivent à causer la destruction de l'âme en séduisant clandestinement les esprits[231].

Bruno préfère s'attarder sur cette forme de fascination qui opère indépendamment de la volonté du fascinateur. Il s'agit de la fascination *passive* provoquée par la vue de quelque chose de beau, qui éveille le sentiment de l'amour[232]. Les yeux reçoivent sans arrêt des impressions qui affectent d'abord

228. Agrippa (1992 [1533], I, LXV, 225), trad. fr. Agrippa (1910, 186).
229. Bruno, *De magia* (2002, 80).
230. *Ibid.*, 80-1 : « Sunt alii qui etiam peiores animo atque corpori ingerunt impressiones per oculos, sed non evidenter per ea quae non possimus iudicare, efficacissime tamen movent per aliqua quae sunt in nobis, nempe per multiplicem spiritum et animam. » (Tocco-Vitelli, 1891, III, p. 447, l. 16-20).
231. *Ibid.*, 82 : « Per oculum ad animae exitium usque spiritus captivant et inculcant.» (Tocco-Vitelli, 1891, III, p. 448, l. 20-1).
232. *Ibid.*, 80 : « Pulchri quoque species affectum amoris excutit. »

l'esprit, puis l'âme, puis encore le corps tout entier. C'est ainsi que naissent certaines émotions, par un mouvement de l'esprit / vapeur qui trouble l'âme et le corps d'un seul coup. Des visages pleins de tristesse incitent à la tristesse et à la compassion, même si nous n'avons pas de bonnes raisons d'être tristes. Par contre un visage souriant et serein nous dispose tout de suite à la gaieté. Ainsi sommes-nous émus aux larmes en voyant certains gestes, émotions et mouvements. À la vue du sang versé ou en assistant à la dissection de cadavres pourrions nous-mêmes tomber en pâmoison. Il n'en faut pas chercher d'autre raison qu'un « affect qui lie par la vue » (*affectio per oculos devinciens*)[233].

Dans cette perspective, il s'avère que la théorie de la fascination naturelle convient parfaitement à l'art de provoquer des émotions par les yeux et de lier par ce moyen l'esprit du patient, ce qui constitue l'apanage exclusif du troisième degré de l'énergie de représentation. L'idée d'action à distance renferme cette notion de fascination puisqu'il persiste chez Bruno l'image d'un *esprit du monde* comme véhicule de qualités extrasensibles. Néanmoins, les qualités spirituelles ne peuvent être efficaces que sur un sujet prédisposé, susceptible de se laisser lier par l'*image active* de la chose qui le lie. Et le besoin spirituel profond, inconscient, du lien est le terrain le plus favorable à la formation du lien spirituel. Il est indispensable de rappeler que, dans la théorie de Bruno et dans celle des magnétistes, tout ce processus est entièrement et subtilement matériel. *Extra et sine materia nihil* (hors la matière, sans la matière, rien) [234], voilà l'un des adages qu'il est nécessaire de garder à l'esprit lorsqu'on aborde la philosophie magnétique des *hopliatres*. Et cette matière est toujours quelque chose de fluide et de vivant, voire d'intentionnel dans le cas des démons. Elle est divine, puisqu'elle accueille en soi toutes les formes. Sans elle, aucune forme n'est possible. Sinon la forme ne serait rien. En effet, dans cette vision du monde, la forme est toujours un aspect de la matière[235].

D'al-Kindī à Agrippa, de Ficin à Frommann, de Vairo à Mesmer, les yeux et le regard sont considérés les uns comme la structure organique, l'autre comme le vecteur de la force intérieure des êtres humains. Le Baron du Potet,

233. *Ibid.*, 83 (Tocco-Vitelli, 1891, III, p. 448, l. 27).
234. Bruno, *De vinculis in genere*, 2001, 78 (Tocco-Vitelli, 1891, III, p. 696, l. 1).
235. Bruno, *ibid.*, 78 : « Et divinum ergo quoddam est materia, sicut et divinum quoddam existimatur esse forma, quae aut nihil est aut materiae quiddam est » (Tocco-Vitelli, 1891, III, p. 695, l. 29-30). Sur le panthéisme de Bruno et sa relation avec la conception de la matière comme « mère de toute chose », voir Dagron (1999, XII, 347ss.).

fameux magnétiseur du XIXe, mettra encore en relation cette force avec la loi de sympathie.

> Oui, il existe une force merveilleuse, rayon de la puissance et de la lumière divine ; cette force, versée en nous avec une libéralité que nous avons méconnue, nous agite et nous maîtrise à chaque instant, sans que jamais la science actuelle daigne la reconnaître et en faire usage. Elle s'échappe de nos yeux par torrents, elle enveloppe la surface de notre corps, et chaque mouvement que nous exécutons en lance au loin des flots précipités. Notre pensée la porte dans autrui, et deux corps organisés ne se sont jamais approchés sans s'en pénétrer mutuellement. De là les attractions et les répulsions, les sympathies et les antipathies. De là enfin ces passions subites qu'un regard a fait naître et qui survivent quelque fois jusqu'au delà du trépas.[236]

En dernière analyse, lorsqu'une forme de beauté provoque la fascination, la personne ensorcelée par le charme du fascinateur est comme une matière passive et malléable, prête à se laisser transformer par la parole et le regard du charmeur. L'individu fasciné est comme anéanti en tant que personne aux traits comportementaux bien définis. Hypnotisé par le fascinateur, l'individu fasciné est conscient de ce qu'il pense et fait. Il oblitère pendant un temps plus ou moins long les traces multiformes que l'expérience a marquées dans son corps. Il est neuf, comme un enfant, également soumis à la volonté d'autrui, et il se laisse *façonner*. Ainsi, le regard du fascinateur peut ouvrir l'individu fasciné à une dimension onirique consciente. Toujours liée aux yeux ou à la vision, la fascination étouffe les activités rationnelles de l'esprit pour l'ouvrir à une appréciation poétique et mystique du monde. Cela exige tout de même une certaine prédisposition de l'individu à se laisser fasciner par telle ou telle personne, par tel ou tel objet. La sympathie naturelle, que l'on peut éprouver envers un objet particulier, crée l'aptitude à être fasciné par cet objet. Ainsi, la fascination agit sur la partie la plus instinctive de l'individu, sur cette *imagination animale* qui informe le mouvement corporel, et non pas sur la partie rationnelle de l'esprit.

236. Du Potet (1868, 380).

4. 2. L'énergie de la voix

Les mots sont des actes.[237]

Sanguis mane in tua vena, sicut Christus in sua poena, sanguis mane fixus, sicut Christus quando fuit crucifixus.[238]

Les théories sur le pouvoir des sons et des mots clarifient ultérieurement la question de la *fascinatio* et permettent d'approfondir notre analyse du troisième degré d'énergie de représentation. Comment pouvait-on comprendre, au début du XVIIe, le « pouvoir des mots » et notamment l'idée soutenue par les magnétistes selon laquelle les mots seraient des corps invisibles ? D'une part, il s'agit d'une conception philosophique dont le noyau primordial remonte à l'atomisme ancien et qui, en passant par les *Problemata* d'Aristote, se répand dans la philosophie arabe du Moyen Âge et dans la médecine philosophique de la Renaissance[239]. D'autre part, l'idée de *parole efficace* relève surtout du discours religieux dominant. En effet, les écrits bibliques attribuant une puissance active au *verbum*, aucun penseur chrétien n'aurait l'audace de considérer la parole comme un simple souffle sonore[240]. Ainsi, la doctrine de la parole efficace trouve sa légitimité à la fois dans des systèmes philosophiques matérialistes et dans des formes de pensée spiritualistes. Les magnétistes la récupèrent en en faisant un pilier de leur thérapeutique. Le médecin cabalistique Pistorius Niddanus, à la fin du XVIe, avait déjà réformé la tripartition traditionnelle de l'art médical en *diététique*, *pharmacopée* et *chirurgie* en y ajoutant la *rhêmatikê*, c'est-à-dire l'art de soigner par les mots et notamment par ceux de la langue hébraïque[241]. En effet, des suggestions provenant de la mystique hébraïque sont présentes dans les écrits des magnétistes. Lorsqu'ils parlent de « pouvoir des mots » ou de « parole efficace », les médecins magnétiques con-

237. Wittgenstein (2002, [1945], 109).
238. Weier, *De praestigiis daemonis*, V, 4.
239. Cf. Matton (1977), Rosier-Catach (2004), Delaurenti (2007, 333-398) sur l'incantation comme phénomène naturel reposant sur la force de l'imagination et sur la confiance.
240. Cf. Bono (1995), Rosier-Catach (2004, 86-91).
241. Cité par Libavius (1594, 40).

sidèrent comme une évidence la dichotomie entre vertus *naturelles* et vertus *artificielles* des mots et des discours. Ils distinguent la *voix*, en tant que phénomène physique objectif, inconscient et extérieur à l'esprit du locuteur, et le *discours*, en tant que phénomène historique et culturel ainsi que comme production consciente d'un esprit humain (*mind*) jouant avec les mots et leurs signifiés mais toujours dans le respect de certaines règles culturellement déterminées. En effet, quand nous entendons quelqu'un parler dans une langue que nous maîtrisons, nous sommes touchés par une impression physique liée au ton, au timbre, à la hauteur et au rythme de sa voix. De même, cette vibration de l'air qu'est la voix humaine véhicule une opinion particulière qui nous *touche* intellectuellement. Dès lors, il nous arrive de dire de quelqu'un qu'il a une voix fort agréable et qu'il nous est sympathique même si nous ne partageons pas ses opinions ou, à l'inverse, qu'il nous est antipathique même si nous sommes d'accord avec tout ce qu'il dit. Aussi peut-on dire d'une personne qu'elle est fort agréable et sympathique en même temps qu'elle a un discours intéressant[242].

Cette distinction, formulée différemment selon les auteurs, est d'une importance primordiale si l'on veut tenter d'extraire des éléments théoriques chargés d'une certaine valeur anthropologique et psychologique de la médecine magnétique. En ce sens, nous espérons donner par ce travail d'analyse textuelle et historique de la tradition médicale magique et magnétique, une modeste contribution ressortissant à l'anthropologie philosophique.

Dans la vision de l'homme que la magie naturelle nous renvoie, les malédictions, les souhaits et les prières sont un état intérieur des individus qui les prononcent avant même d'être formulées. L'état interne dont on parle ici s'extériorise avant tout dans le ton de la voix, ainsi que dans les attitudes posturales. Voilà pourquoi on peut, encore aujourd'hui, s'exprimer sur un ton de prière ou de malédiction sans s'adresser intérieurement ou extérieurement à une quelconque divinité et sans utiliser des formules établies. Le XVIIe marque un tournant très important à ce sujet[243]. En effet, si l'idée d'une efficacité matérielle de la parole fait encore partie de la panoplie intellectuelle de tout savant

242. Pour un approfondissement de la métaphysique et l'anthropologie de la voix, cf. Bologna (2000 [1992], passim) et notamment les sections intitulées « La voce del Corpo e le passioni dell'Anima » (La voix du corps et les passions de l'âme, p. 61-71) et « La voce malata / la voce che sana » (la voix malade / la voix qui guérit, p. 117-26).

243. Cf. Febvre (1924), Mascall (1965) et Kirk (1987).

réfléchissant sur la médecine magnétique, elle commence à se désolidariser de la croyance en la toute-puissance d'un Dieu miséricordieux qui exhausse ses fidèles. La pensée de certains magnétistes s'insère ainsi dans ce processus de laïcisation de la pensée qui traverse l'Europe entière, car dans la spiritualisation des puissances naturelles et dans la matérialisation des influences spirituelles, on pourrait déjà lire une exigence de la pensée moderne à réduire toutes les actions terrestres à un paradigme naturaliste. L'opinion selon laquelle « les paroles sont des corps invisibles »[244] est donc à cheval entre deux paradigmes scientifiques : la magie naturelle et la science expérimentale. Elle hérite de la première l'importance accordée au monde spirituel et invisible, tout en partageant le réductionnisme matérialiste de la seconde[245].

Al-Kindī. Quelles sont les explications que la tradition philosophique, magique et médicale parvenue au XVIe siècle donne de l'efficacité naturelle de la voix ? Il faut revenir à al-Kindī pour repérer la théorie matérialiste la plus *rationnelle* justifiant l'action *spirituelle* très particulière consistant dans l'émission de la voix[246]. Le terme « son » (*vox*) est assez général et comprend dans le *De radiis* plusieurs espèces de sons, comme les sons strictement naturels, les sons émis par les animaux et ceux que les êtres humains utilisent en leur attribuant une signification conventionnelle. À l'instar de toute autre action naturelle, les sons aussi émettent des rayons qui agissent sur le monde élémentaire.

> Parce que donc les hommes croient que les mots contiennent un effet moteur, nous répétons à ce propos que les sons produits en acte émettent des rayons comme le font les autres choses en acte, et qu'ils agissent sur le monde des éléments de la même manière que les choses individuelles[247].

244. Leonardi (1502, 47).
245. Il est évident pour tout le monde que le réductionnisme matérialiste n'est pas une invention des âges modernes, car il s'enracine dans l'atomisme et le stoïcisme anciens.
246. Cf. Delaurenti (2007, passim), Travaglia (1999, 17-48), Rosier (1994), Wiesner (1993), Tornero Poveda (1992), Atiyeh (1966). Voir Burnett (1999, 13-30) sur la réception d'al-Kindī à la Renaissance. M.-T. D'Alverny et F. Hudry (1975, 191-193) signalent que deux manuscrits du *De radiis* ont été donnés en 1634 par le chevalier Kenelm Digby à la Bodleian Library d'Oxford (Digbeianus 91 et 183), ce qui prouve la continuité entre la tradition magique du Moyen Âge et certains hérauts de la science nouvelle.
247. Al-Kindī (1975, 233) : « Quia igitur verba creduntur ab hominibus effectum motus continere, de hoc resumentes dicimus quod voces in actum producte radios faciunt sicut

De plus, à des sons différents correspondent des émanations et des vertus différentes qui touchent les individus, les animaux, les plantes, les minéraux et les éléments en renforçant l'action que les astres exercent continuellement sur eux[248]. La voix humaine, par exemple, n'agit sur autrui qu'en exaltant le sentiment amoureux, inspiré par la planète Venus, ou le courage, insufflé secrètement par l'influence ininterrompue de Mars.

> L'harmonie céleste donne leur effet propre aux sons, ainsi qu'aux herbes et à d'autres choses et, de la même manière, elle donne des effets qualitativement très variés dans les choses différentes. En effet, certains sons renforcent l'action de Saturne, d'autres celle de Jupiter, de Mars, du Soleil, de Vénus, de Mercure ou encore de la Lune[249].

Des effluves invisibles coulent sans arrêt du ciel vers la terre de telle sorte que tout passage de la puissance à l'acte, chez un corps élémentaire, est comme porté par l'influence invisible des étoiles fixes et des constellations. Si les astres agissent par leurs rayons, ces effets pourront être modifiés par l'émission des rayons provenant de la *vox*, soit pour renforcer l'influence des astres, soit pour la combattre. Voilà la raison pour laquelle « certains sons sont efficaces lorsqu'ils sont prononcés sous une configuration astrale et une domination particulières, et certains autres le sont sous d'autres ». De plus, même si les sons diffèrent dans leurs effets, c'est toujours dans l'*harmonie céleste* que leurs pouvoirs, dit al-Kindī, est à rechercher. Cependant, les lois de cette harmonie sont très complexes, car il est très difficile de déterminer le *moment opportun* pour la production d'un son qui soit censé exercer une action efficace *prévisible* et *maîtrisable* sur un objet extérieur.

> De même, certains sons ont un pouvoir à un certain moment, d'autres à un autre moment. Certains ont un pouvoir dans un lieu, d'autres dans un autre. Certains ont un effet par soi, d'autres seulement lorsqu'ils sont prononcés avec d'autres sons. Certains ont un effet particulier lorsqu'ils sont prononcés d'une certaine manière, d'autres lorsqu'ils sont prononcés d'une autre manière. Cer-

et alie res actuales, et suis radiis operantur in mundo elementorum sicut et alia individua » (trad. fr., 2003, VI, 1, p. 40-1).

248. *Ibid.*, VI, 3, 42.

249. Al-Kindī (1975, 233-4) « [...] sortite sunt voces suum effectum a celesti armonia, sicut herbe et res alie, et similiter effectus qualitatem valde diversam in diversis. Vocum enim quedam confortant operationem Saturni, alie Iovis, alie Martis, alie Solis, alie Veneris, alie Mercurii, alie Lune » (trad. fr. 2003, VI, 1-2, p. 41).

tains ont un effet seulement lorsqu'ils sont prononcés une fois, d'autres seulement lorsqu'ils sont prononcés plusieurs fois.[250]

L'action des sons sur l'esprit humain est purement naturelle et matérielle car « chaque mot, et même chaque parole, qu'ils soient significatifs ou non, a une matière propre donnée par l'harmonie », et la matière propre aux sons est l'air. Car c'est en vertu de la ressemblance entre la substance aérienne des mots et l'esprit humain que l'influence à distance de la *parole efficace* se trouve justifiée par des voies strictement rationnelles.

Les paroles sont en effet des formes aériennes, et c'est pour cette raison qu'elles sont plus opérantes sur une matière aérienne que sur une autre. [...] De là vient le fait que certains mots, prononcés rituellement, modifient la sensation des animaux, et des hommes en particulier. En effet, l'esprit humain est de nature aérienne, et de ce fait les mots, comme d'autres choses, provoquent facilement un changement en lui.[251]

Le seul postulat à accepter pour la compréhension de ce modèle d'action à distance est de concevoir l'esprit humain (*spiritus*) comme une vapeur subtile qui parcourt les différentes parties du corps et qui relie notamment le cœur au cerveau. Car, « durant la prononciation de certains mots, des images venues de l'extérieur se forment dans l'imagination, dans la raison et dans la mémoire de l'homme envoûté »[252]. Et, en descendant du cerveau au cœur, ces images sont capables de changer la volonté et les passions humaines.

C'est aussi pour cela que différentes passions sont modifiées dans l'âme humaine grâce à la prononciation de mots, comme par exemple la crainte, l'espérance, la joie, la douleur, et cela se produit de manière semblable dans les autres animaux. La volonté de l'homme aussi est modifiée par la prononciation de mots, lui faisant désirer quelque chose qu'il ne désirerait pas en fonction du cours naturel de la volonté. C'est ainsi que, grâce à la prononciation de mots,

250. Al-Kindī (1975, 234-5) : « Item quedam voces habent potestatem in uno tempore, alie in alio. Item quedam habent postatem in uno loco, alie in alio/ Item quedam habent effectum per se, alie vero tantum cum aliis prolate. Item quedam habent unum effectum uno modo prolate, alie alio modo. Item quedam habent effectum tantum semel prolate, alie non nisi pluries » (trad. fr. 2003, VI, 4, p. 42-3).
251. Al-Kindī (2003, VI, 24-5, p. 52-3).
252. *Ibid.*, VI, 25, p. 53

> s'acquiert l'affection des princes, et que l'on éveille l'amour des femmes pour certaines personnes.[253]

Le cœur étant « le centre d'où proviennent toutes les actions volontaires » et le siège du « désir humain » (*desiderium enim hominis in corde est centrum a quo sunt omnes operationes voluntarie*)[254], il est possible maintenant de se représenter le parcours des rayons de la bouche du locuteur aux actions de l'homme envoûté par analogie avec le dispositif de la *fascinatio*.

Pourtant, l'harmonie céleste n'est pas le seul facteur utile pour définir le pouvoir des mots, car al-Kindī est conscient du fait que les mots ont, d'une part, une action naturelle, dépendante de la voix et de l'intention du locuteur (*harmonia celestis*), et, d'autre part, une action artificielle qui consiste dans la transmission d'une image signifiante reposant sur des conventions culturelles et sur l'accident. De plus, les deux actions s'interpénètrent et l'une affaiblit ou renforce l'action de l'autre.

> L'attribution de tel son pour signifier telle chose provient donc d'abord de l'harmonie, et, à travers elle, de la complexion des hommes. D'autre part, le son, amené à signifier par l'attribution et la pratique des hommes, reçoit une propriété en se chargeant d'une signification qu'il ne possédait pas auparavant. De ce fait, lorsqu'il est prononcé en acte, le son émet des rayons d'une manière différente de ce qu'il ferait s'il restait sans signification pour les hommes. Il s'ensuit qu'il introduit dans la matière un mouvement différent de celui qu'il produisait auparavant.[255]

L'efficacité *magique* d'un acte linguistique se passe de grimoires ou de mystérieux rituels ésotériques. Elle en est indépendante, même si le contexte rituel peut la renforcer. Ce n'est pas une pratique fondamentalement rationnelle car les effets sont produits grâce à l'émission de *rayons*, peu importe si le locuteur y croit ou pas. Les mots ont ainsi un double rayonnement, un double pouvoir : naturel et accidentel. Néanmoins, la double action du rayonnement verbal est subordonnée à la force de l'intention de celui qui parle, au degré d'intensité de l'énergie de représentation du locuteur. En effet, lorsque les paroles rendues significatives par l'intelligence humaine sont prononcées en étant liées à la manière d'un discours achevé, « elles reçoivent souvent de cette liai-

253. *Ibid.*, VI, 26-7, p. 53-54.
254. *Ibid.*, VI, 35, p. 57.
255. *Ibid.*, VI, 9-10, p. 45.

son un effet qu'elles n'ont pas lorsqu'elles sont prononcées de façon isolée, surtout quand elles sont favorisées par le désir de celui qui les prononce »[256]. Une fois encore, c'est l'attitude intérieure du parlant qui investit la parole du pouvoir de changer le cours des événements. Cet état intérieur ne peut être déterminé que par la représentation de l'événement à produire, et par le désir ardent d'un changement. L'union des deux est nécessaire pour clarifier et renforcer l'intention.

> D'autre part, pour que l'effet se produise, il faut toujours qu'il y ait, chez celui qui profère les sons, l'intention et l'imagination de la forme qu'il désire voir venir s'actualiser dans la matière grâce à la prononciation des sons.[257]

Contrairement à des penseurs comme Ficin et Agrippa, al-Kindī semble moins attentif à une autre condition essentielle pour l'action de la *parole efficace* : la disponibilité de l'écouteur à se laisser impressionner. Car selon lui, les mots prononcés produisent toujours un changement dans la matière élémentaire, même si le changement n'est pas perçu par l'un des sens. *Per verba prolata cum debita solemnitate* (par des mots prononcés avec la solennité qui convient) l'esprit d'un homme agit *nécessairement* sur la volonté d'un autre. Al-Kindī insiste souvent sur ce point, car la phrase latine citée ci-dessus revient plus de dix fois dans son petit livre. Les images sculptées, les paroles et les gestes acquièrent le pouvoir de transformer le monde élémentaire conformément aux désirs éclairés de celui qui les produit si, et seulement si, l'accomplissement du rituel extérieur est soutenu par une activité émotionnelle très intense. Nous insistons sur la notion de désir éclairé, ou conscient, puisqu'au troisième degré de l'énergie de représentation — le seul qui permet à l'imagination d'agir à l'extérieur du corps imaginant — les pulsions sont accessibles au sujet. Ce dernier doit les voir pour les maîtriser et les traduire en formes corporelles (voix, regard, gestes) capables d'influencer l'imagination d'autrui. Des raisonnements ne pourraient pas renforcer le caractère solennel du rituel, car seul le désir, l'espérance et la crainte peuvent intensifier les rayons qui émanent de chaque individu vers les autres choses. « C'est pour cette raison que l'addition de la volonté dans une action humaine ajoute quelque chose à son effet »[258].

256. *Ibid.*, VI, 33, p. 57.
257. *Ibid.*, VI, 6, p. 43.
258. *Ibid.*, IV, 5, p. 32.

> Donc l'esprit humain ou celui d'un autre animal, ainsi modifié, produit dans son sujet une volonté de mouvoir ses membres selon un certain type de mouvement, local ou autre. Il n'avait pas cette volonté auparavant, et ne l'aurait pas eue si ces mots n'avaient été prononcés. Les mots altèrent aussi la volonté elle-même (*Ipsam etiam voluntatem alterant verba*), comme cela a été dit. [...] En effet, dans de tels cas, soit la volonté naturelle suit le mouvement des esprits de l'animal enchanté, produit par les mots, soit sa propre volonté se trouve en elle-même altérée, ayant été transformée en une forme nouvelle par des mots, forme qu'elle n'aurait pas eue en suivant le cours naturel des choses.[259]

L'attention d'al-Kindī est constamment tournée vers les états intérieurs, les émotions et les représentations mentales des individus. De telles affirmations expriment sa volonté de se séparer de toute considération religieuse et de progresser dans les explications purement rationnelles : les prières ne fléchissent pas la volonté de Dieu, car elle est immuable, mais elles modifient le cours normal de la propagation des rayons. En effet, si toute parole émettait des rayons qui se propagent selon des lois immuables, toutes les prières devraient être exaucées. La prière et les différents types de discours n'ont d'efficacité que prononcés dans des circonstances convenables. Tous les hommes sont capables de prononcer des sons et des paroles, mais pour que celles-ci obtiennent un résultat, il faut que le désir de réalisation soit fort, que l'individu ait confiance en ses capacités, et qu'il respecte certains rites particuliers. Encore une fois, dirait al-Kindī, c'est l'ignorance qui nous fait douter de la puissance des mots ou qui nous induit à qualifier d'imposteur celui qui s'en sert.

Parole incantatoire et harmonie du monde. En associant intimement le *spiritus phantasticus* à la *vox*, les observations du *De radiis* permettent de penser la voix comme un vecteur matériel d'émotions et la parole comme une extension perceptible de la pensée imaginante. Puisque dans l'acte linguistique la voix est bien soudée à la parole, la communication d'une idée sera toujours dotée d'une tonalité émotionnelle[260]. Autrement dit, la *praxis* langagière est nécessai-

259. *Ibid.*, VI, 28-9, p. 54-5.
260. Agrippa (1992 [1533], I, LXVII, 232) : « Il y a deux sortes de verbes : le verbe interne et le verbe exprimé. Le verbe interne est la propriété conceptuelle de l'esprit et des démarches qu'il accomplit sans le secours de la parole. Il nous semble alors parler et discuter en songe ou à l'état de veille mais silencieusement et suivre tous les s d'un raisonnement ou d'un discours. Le verbe exprimé est celui qui se manifeste par la voix et le langage articulé avec pour instruments la respiration de l'homme, l'ouverture de la bouche et les mouvements de la langue. La nature a uni la voix et le verbe comme

rement imprégnée du degré d'énergie de représentation des locuteurs. C'est une forme d'action à distance, car la matière même de la pensée figurative (*phantasia*) sort du corps comme une vapeur fine qui atteint la matière *fantastique* de l'entourage. D'où l'influence sur les personnes et les choses, car le *pneuma phantastikon* baigne la nature toute entière, conçue comme un grand animal. C'est dans cet esprit que les magnétistes lisaient les textes de référence de la *magie naturelle*.

> Le verbe est donc le moyen le plus adéquat de communication qui existe entre un sujet qui parle et un sujet qui écoute. Il porte en lui non seulement les concepts et les pensées de celui qui parle mais aussi une vertu particulière qui se transmet avec une certaine énergie à ceux qui écoutent et reçoivent les paroles. Le pouvoir du verbe est si grand qu'il transforme ceux qui l'entendent et ceux qui le reçoivent sans le comprendre comme les corps dépourvus d'intelligence et les animaux.[261]

La voix chantée renferme un pouvoir irrésistible car elle imite les émotions du locuteur en même temps que l'harmonie céleste, dont elle reçoit l'influence.

> Souviens-toi que le chant est l'imitateur le plus puissant de toutes choses, car il imite les intentions et les affections de l'âme et les paroles. Il représente aussi les gestes et mouvements du corps, et les actions et mœurs des hommes, et imite et fait tout avec si grande véhémence qu'il induit soudain les auditeurs à imiter ou faire les mêmes choses. Et par la même vertu, quand il imite les choses célestes, d'une part il conduit merveilleusement notre esprit vers l'influence céleste et, de l'autre, il conduit l'influence céleste vers notre esprit.[262]

Agrippa soutient la même thèse en des termes différents mettant en évidence la force magique des mots.

> Ainsi toute parole signifiante a été donnée selon un influx de l'harmonie céleste avant d'être imposée par l'homme. Cependant l'inverse peut souvent se produire. Mais lorsque les deux expressions sont réunies dans un seul mot ou dans un même nom – la parole qui vient de l'harmonie céleste et celle qui est donnée par les hommes – lorsque ces deux expressions sont réunies, la force naturelle

l'esprit est uni à l'intelligence, comme notre intelligence conceptive est unie à notre intelligence énonciative, afin que nous puissions communiquer avec autrui ». Sur la notion de *verbe interne*, cf. Panaccio (1999, 120-149).

261. Agrippa (1992 [1533], I, LXVII, 232).
262. Ficin, *De vita*, 1489, III, 21.

alliée à la force de la volonté fait de ce nom un facteur puissant d'action, à condition qu'il soit prononcé dans les conditions voulues de temps et de lieu, selon une intention précise. Il doit être aussi fixé dans une matière choisie selon sa nature et pouvant être impressionnée par lui.[263]

On perçoit clairement l'influence des doctrines néoplatoniciennes, selon lesquelles toutes les choses appartenant à l'ordre cosmique sont mutuellement en rapport psychique et pneumatique et les influences célestes se communiquent à ce qui leur est *sympathique*. Comme nous l'avons déjà souligné, pour Plotin la prière est un procédé magique, dont l'effet résulte de la sympathie existant entre les deux parties du cosmos comme entre les cordes de deux lyres, dont l'une résonne parce que l'autre est touchée[264]. C'est sur des considérations analogues que sont fondées les pratiques décrites dans les grimoires, les *Clavicula Salomonis*, les livres d'exorcisme, de sortilèges et d'évocations, comme le *Vinculum Spirituum*, qui prétendent contenir des conjurations auxquelles nul esprit ne peut résister.

Tous les auteurs admettent que les noms propres des choses sont indispensables aux opérations magiques. La force des choses naturelles va d'abord de l'objet aux sens puis à l'imagination ou faculté de représentation et de là à l'esprit qui les conçoit avant de les projeter par le verbe et de les manifester par des paroles. Les Platoniciens disent que la force d'une chose est cachée dans la structure même des sons qui la désignent et enfermée dans un certain nombre de sons articulés.[265]

Dans le propos d'Agrippa, la métaphore de la génération intervient efficacement pour souligner que la matière est comme fécondée par la parole, car le verbe lui-même est l'expression du pouvoir fécondateur du *spiritus phantasticus*. L'acte linguistique réalise ainsi une chaîne d'influences qui vont de la pensée du locuteur à la pensée ou à la faculté imaginative de celui qui l'écoute.

Cette vie de la chose ou forme du signifié définie par le signifiant est une vie secrète conçue d'abord par la pensée et fécondée par l'existence des choses comme par une semence. Elle est mise au monde comme un enfant lorsque les paroles l'expriment, enfin, elle est fixée et conservée par l'écriture. Les Mages disent que les noms propres des choses ont un rayonnement toujours latent conservant la force même des choses que les noms désignent pour autant que

263. Agrippa (1992 [1533], I, LXX, 232).
264. Plotin, *Ennéades*, IV, 4, 41, 35-37.
265. Agrippa (1992 [1533], I, LXX, 232).

> l'essence de la chose désignée se trouve définie. Ils connaissent ces noms autant par l'examen des choses elles-mêmes que par intuition.[266]

Les actions décrites sont une fois encore le résultat du jeu déterministe des forces naturelles régies par la sympathie universelle.

> Dans le corps humain, un membre est mis en mouvement par le mouvement d'un autre, et dans la harpe, une corde touchée vibre et fait vibrer les autres. Lorsqu'on fait vibrer un quelconque élément constitutif du monde, les autres éléments entrent aussi en vibration comme s'ils avaient reçu, à leur tour, l'impulsion première. La connaissance de la relation des choses entre elles est à la base de toute œuvre, elle est nécessaire pour que les choses supérieures puissent exercer leur influence sur les choses inférieures. Le verbe de l'homme fait partie des choses naturelles, il exerce donc son action puisque tous les éléments constitutifs du monde agissent les uns sur les autres.[267]

La puissance magique de la parole est particulièrement visible dans le domaine médical.

La parole : un remède invisible. L'interrogation et les théories sur les vertus médicales de la parole sont présentes dans la civilisation occidentale depuis des temps très reculés, comme le suggère l'*Historia naturalis* de Pline :

> À propos des remèdes tirés de l'homme, se pose aussitôt une question très grave et toujours pendante : les formules magiques et les incantations ont-elles quelque pouvoir ? Si ce pouvoir est réel, il faudrait le porter au compte de l'homme. Les plus savants pris individuellement rejettent cette croyance, mais dans l'ensemble elle n'en domine pas moins, quoique inconsciemment, tous les moments de la vie (*in universum vero omnibus horis credit vita nec sentit*). Ne semble-t-il pas inefficace d'immoler des victimes ou de consulter rituellement des dieux sans une formule de prière ?[268]

Ficin reconnaît le pouvoir de la parole[269] et le considère même comme un médicament d'un niveau supérieur aux remèdes tirés des plantes ou des animaux.

266. Agrippa (1992 [1533], I, LXX, 233).
267. Agrippa (1992 [1533], II, 60, 394-5).
268. Pline (*HN*, XXVIII, III, 10).
269. Ficin, *De Vita*, III, 21 : « In verbis autem certis vim esse certam atque magnam Origenes asserit contra Celsum, et Synesius atque Alchindus de Magiâ disputantes. Item Zoroaster vetans barbara verba mutari ; Jamblicus quoque similiter. Item Pythagorici verbis et cantibus atque sonis mirabilia quaedam Phoebi et Orphaei more facere consueti. »

> Or la matière de l'harmonie est pareille et plus semblable au ciel que la matière d'une médecine. C'est en effet de l'air, chaud ou tiède, qui souffle encore, c'est en quelque sorte un vivant, composé comme un animal dans ses parties et membres. Il en apporte le mouvement et en représente l'affection, mais il renferme aussi une signification, comme la pensée, à tel point qu'on peut le définir en tant qu'« animal aérien ».[270]

Ce passage revêt une importance centrale dans notre discours, car la personnification et la matérialisation de la *vox* prépare le terreau où germeront les thèses des magnétistes. Aussi, la *magie naturelle* donnera aux hopliatres des indications précieuse sur le degré d'énergie de représentation nécessaire au médecin pour influencer l'état d'âme de son patient.

> Les paroles sont d'autant plus efficaces qu'elles représentent et expriment l'essence mystique des plus grandes choses intellectuelles, célestes et surnaturelles. Tout a été ordonné et établi par la force sacrée du langage : certains signes, certaines représentations, certains objets consacrés aux forces célestes et supra-célestes obtiennent par le verbe une force nouvelle. Les paroles expriment la vertu propre des choses et en sont les véhicules. Elles ont la force que leur donne la vertu de celui qui les a ordonnées en phrases et qui les prononce.[271] [...] Le mage prononçant une invocation agit par le verbe, il met en œuvre les forces correspondantes de la nature attirant des choses l'une vers l'autre par l'amour, les contraignant en les liant dans une chaîne d'effet à cause, les séparant en mettant en œuvre leur opposition, leur différence, provoquant ainsi la haine.[272]

Encore une fois, la notion brunienne de *lien* éclaire significativement le pouvoir que le verbe a de remuer les couches profondes des l'organisme humain et, par ricochet, de son psychisme.

> Les propriétés diverses contraires ou différentes s'unissent en une seule force à l'intérieur d'un même corps par l'effet de la vertu céleste des choses. Si donc les choses sont mues par la vertu céleste, c'est qu'elles ne sont pas étrangères au ciel. L'homme qui reçoit l'influence d'un lien ou d'un envoûtement, ne la reçoit pas dans son âme raisonnable mais dans son âme sensible, et s'il souffre parce que l'un quelconque de ces organes est atteint, il souffre dans son âme animale qui habite ce plan inférieur. Le sens de l'harmonie chez un musicien plein de talent fait naître dans l'âme de ses auditeurs des passions diverses ; les uns se met-

270. Ficin, *De vita*, 1489, III, 21.
271. Agrippa (1992 [1533], I, LXVII, 232).
272. Agrippa (1992 [1533], II, LX, 394).

tent à l'unisson de la musique, d'autres en suivent le rythme par leurs gestes, comme malgré eux, parce que leurs sens sont ravis. Dans tous ces cas, la raison n'a pas à intervenir.[273]

Les paroles, à l'instar des son musicaux, peuvent produire des réactions viscérales et instinctives, par imitation, car la dimension instinctive gouverne la complexion du malade / passif. En revanche, pour que l'énergie de représentation puisse agir à son troisième degré, il est nécessaire que l'âme toute entière soit régie par la faculté contemplative, la seule faculté active de l'être humain, la seule citadelle résistant à la tyrannie des *phrênes*. Cela n'est réalisable que par une minorité de gens éclairés (les sages) capables de parvenir à la vision et à la maîtrise des dispositifs cachés de la machine humaine.

Mais le vulgaire n'a aucune admiration, aucune aversion non plus pour ces envoûtements, ces charmes qui font partie de sa vie quotidienne. Il réserve son étonnement pour de simples phénomènes physiques qu'il ne comprend pas et dont il n'a pas l'habitude. Aussi est-il facile de tomber dans l'erreur et de penser que bien des choses sont supranaturelles ou contre l'ordre de la nature, alors que tout cela est dans la nature et se déroule selon ses lois.[274]

À partir de ces assises théoriques, Goclenius (1613) reconnaît pleinement la fonction thérapeutique du discours que le médecin tient devant le malade. Partant du principe que toute vertu du ciel et de la terre descend de Dieu, de même que les médicaments sont des corps visibles, ainsi « les paroles sont des corps invisibles ; et l'herbe et la parole font guérir puisque Dieu est dans la cause, c'est-à-dire l'Esprit de Dieu uni à la nature par le mot *Fiat*. C'est pourquoi l'herbe même n'est pas une médecine et la médecine se cache dans l'herbe, infusée invisiblement de Dieu. Voilà la raison pour laquelle il ne faut pas stigmatiser et berner immédiatement les choses plus lointaines des sens communs dont les causes semblent abstruses »[275].

273. Agrippa (1992 [1533], II, 60, 395).
274. Agrippa (1992 [1533], II, 60, 394-5).
275. Goclenius, *Tractatus...*, 1613, 33 : « Nulla enim virtus vel in coelo vel in terra, quae non descendat a Deo : sic medicamenta sunt corpora visibilia, verba corpora invisibilia, sive herba sive verbum sanet, in causa est Deus, id est, spiritus Dei naturae coadunatus per verbum Fiat. Unde ipsa herba non est medicina, sed haec in illa latet, invisibiliter a Deo videlicet insita. Quapropter non protinus ad orcum usque sunt damnanda, insulseque deridenda, quae a sensibus sunt remotiora, et causas habent astrusas. »

L'attribution d'un pouvoir médicamenteux aux paroles est ici très clairement énoncée. Avant Goclenius, en 1583, le père Leonardo Vairo illustrait cette dynamique psychophysiologique d'une manière semblable à celle des tenants les plus acharnés des vertus magnétiques de la parole dans la cure des blessures par onguent armaire. Dans le passage suivant, on pourrait lire aussi une allusion à l'hopliatria.

> Par la prolation d'aucuns mots toutes maladies sont dejectées du corps de l'homme, les playes sont guéries, et les flèches qui tiennent aux os sont arrachées sans aucune douleur, et il s'en trouve d'aucun qui se vantent de pouvoir guérir ceux qui seront mordus de chiens enragés, ou de serpents, ou qui seront tourmentés de quelque autre venin, encor qu'ils soient absents et même bien éloignés d'eux, et qu'ils ne s'aideront en cela d'aucun autre remède que la prononciation de quelques mots.[...] D'autres guérissent les blessés de la même épée dont ils ont été frappés, et dit-on qu'ils font consolider et rejoindre proprement la plaie, et ce qui est digne non seulement d'admiration mais aussi d'un non-ouï étonnement, c'est qu'à l'heure que les mots sont proférés, si avec les doigts ils frottent l'épée en haussant la main, ils disent que le blessé ne sent aucune douleur, mais qu'en abaissant il souffre une angoisse indicible.[276]

Dans les herbes, de façon visible, et dans les mots, de manière invisible, est contenue une substance spirituelle d'origine divine.

On pourrait dire des modèles interprétatifs que nous avons étudiés à propos de la *guérison par la force de l'imagination* ce qui à été dit à propos de la maladie mentale[277]. En dépit des changements du contexte culturel, politique et social, ces paradigmes représentent des constantes dans le devenir des discours scientifiques. Ils semblent s'enraciner dans un mécanisme inné de l'esprit humain. L'histoire des *doctrines médicales* révèle que la conceptualisation de la relation entre l'imagination et le corps s'est développée de façon assez contrastée. L'on a commencé par des conceptions animistes, magiques et démonologiques relevant de la sphère du sacré. Les approches rationnelles et cliniques sont une affaire récente. Cependant, le devenir des conceptions médicales est-

276. Vairo (1583, 52).
277. Roccatagliata (1986, 3-14).

il un gage de l'évolution, voire du progrès, de l'esprit humain ? Chaque époque voit prévaloir certaines hypothèses au détriment d'autres qui demeurent souvent dans l'ombre. Des hypothèses que l'on qualifie de nouvelles ne sont le plus souvent que de nouveaux amalgames de conceptions antérieures. Pourtant, il nous semble que, peut-être en raison de son caractère transculturel, le paradigme du sacré constitue le fondement de tout développement en matière de psychologie de l'acte thérapeutique. Il est constamment présent dans les cultures et les civilisations dites préscientifiques, car il traduit un mode d'interprétation de la réalité, une sorte d'adhésion émotionnelle aux questions sur l'existence des choses ainsi qu'un mode de fonctionnement propre de la sphère *analogique* et *symbolique* de l'esprit de l'homme.

Contrairement au vivant, soumis aux lois de la génération et de la corruption, le monde des constructions idéales de l'homme se soustrait curieusement à ces lois. Vivraient-elles éternellement chez l'homme puisqu'elles sont les produits plus ou moins élaborés d'une manière typiquement humaine d'intuitionner le monde et, en tant que telles, destinées à revenir de façon cyclique ? L'historien de la médecine est témoin de la résurgence constante de vieilles idées qui se présentent dans les doctrines de la maladie et dans les méthodes de traitement. On habille souvent avec de nouveaux vêtements des connaissances anciennes. Une grande part de ce qui a déjà été exprimé dans le passé, bien que sous une autre forme, revêt une apparence de nouveauté absolue du seul fait d'une méthode d'enquête inédite et extrêmement raffinée, alors que les pensées directrices fondamentales remontent aux périodes les plus anciennes. L'idée d'une relation osmotique entre vie psychique et vie organique, entre l'imagination et le corps, fait sûrement partie de ces intuitions profondes, jaillissant de l'expérience individuelle quotidienne. Cette relation peut être mieux étudiée, selon nous, par le biais de la maladie. Car la *krisis*, en tant qu'état de crise organique du malade, est un état propice à la *krisis* en tant que jugement critique sur soi-même. L'anomalie et le dysfonctionnement ouvrent la porte à des formes d'appréhension *autres* de la réalité humaine, en dissolvant le mirage de l'*individualité* dans le flux de la vie psychophysique. C'est ainsi que, dans la philosophie médicale de Paracelse et de ses disciples, l'histoire des doctrines croise l'anthropologie médicale.

> Il n'y a pas ici une âme qui contemple ce monde et son propre corps d'un point de vue supramondial, une âme reposant en elle-même qui serait déjà là-haut, tandis que le corps demeurerait en bas : mais l'âme et le corps forment sur terre

> une inséparable communauté de sort. L'homme souffre ; il souffre dans son corps et dans son âme. Plus profondément que toute spéculation contemplative, l'épreuve de la maladie lui fait voir leur unité. Dans la souffrance, dans la maladie, disparaissent toutes ces différences qui séparent l'homme en quelque sorte en deux êtres, l'un psychique, l'autre physique. Aussi ne s'agit-il plus ici de l'homme qui cherche à devenir conscient de ce qui le distingue de la nature pour s'élever au-dessus d'elle ; il ne s'agit plus de l'homme spirituel qui désire avant tout atteindre la contemplation de sa dignité psychique. L'homme de Paracelse éprouve en lui-même le mystère de la nature. Il est constamment conscient de la dépendance dans laquelle il se trouve de la nature. Il est solidement ancré dans ce monde, indissolublement lié à la nature par la maladie et la santé. Il ressent le monde à travers ses propres souffrances. Il n'est pas un spectateur de la nature ; il est lui-même nature, nature souffrante.[278]

Les magnétistes les plus éclairés étaient conscients de cette intimité de la pensée et du corps physique dans l'état pathologique. L'histoire de l'hopliatria nous a montré jusqu'où pouvaient aller leurs stratégies thérapeutiques.

La maladie entraîne un état d'exacerbation sensorielle : un corps malade est passif, donc réceptif. Le malade n'est plus à même d'accomplir la plupart des activités quotidiennes. Il est ainsi prédisposé pour recevoir des impressions qui ne l'affectent pas habituellement. Un abaissement du seuil perceptif normal fait que les perceptions infraliminaires sont amplifiées. Selon cette conception de la maladie, le malade se place dans une extase contemplative où le mal et la souffrance procurent au sujet une connaissance profonde de son être au monde, comme si la lumière de la connaissance ne se rendait visible que dans l'obscurité et le chaos de la maladie.

278. Groethuysen (1931, 217).

Conclusion

> Les hommes prient les dieux pour avoir la santé et ils ignorent qu'il est en leur pouvoir de l'avoir[1].

> Il nous faut un monde onirique pour découvrir les caractéristiques du monde réel que nous croyons habiter[2].

> *Imaginatio* est astrum in homine, coeleste sive supracoeleste corpus[3].

> Crois donc ! Cela ne fait pas de mal. – Croire signifie se soumettre à une autorité. Une fois qu'on s'y est soumis, on ne peut, sans s'insurger contre elle, la remettre en question et la trouver à nouveau digne d'être crue[4].

Le regard historico-critique que nous avons porté sur l'*hopliatria* a dévoilé, d'une part, la continuité entre la croyance dans la sympathie universelle et la valeur thérapeutique des correspondances analogiques, d'autre part la filiation directe entre la magie naturelle des auteurs arabes du Moyen Âge, de Ficin et d'Agrippa, et la philosophie magnétique de la nature de Paracelse et de ses disciples modernes. La médecine magnétique repose en effet sur la foi en la conspiration de tous les êtres, en la correspondance de toutes choses entre elles, dans les signatures indélébiles qui

1. Démocrite, B68-234 (21 N. Stobée, III, 18, 30), 795.
2. Feyerabend, (1979 [1975], 29)
3. Ruland (1612, *ad vocem*).
4. Wittgenstein (2002, [1944] 108).

marquent les hommes, les animaux, les plantes et les pierres. De cette foi, le magnétisme du XVIIe siècle, de même que le médecin-philosophe des XVe-XVIe siècles, prétend rendre un compte scientifique à la faveur d'anciennes théories de la matière réaccréditées par les communautés scientifiques les plus dynamiques. Dans notre périple, nous avons parcouru un champ où peut germer et s'épanouir la pensée de l'historien comme celle du philosophe. Si nous négligeons la séduction toujours sensible de l'anecdote et de la petite histoire, ce chapitre de la médecine sympathique ne peut-il revendiquer sa place dans l'histoire des sciences comme dans celle de la philosophie ? Cette marche lente, incertaine, rétrograde parfois, vers une connaissance positive du monde ne saisit-elle pas l'esprit autant que la pérennité des conceptions magiques ? Si maintenant nous tentons de cerner le sujet de la médecine magnétique elle-même et de l'hopliatria, une première question est inévitable : quelle est la valeur thérapeutique de la cure sympathique ? Plusieurs réponses sont possibles ici. Une première attitude, la plus facile et courante, consiste à s'émerveiller même de notre question. Il va de soi que la médecine magnétique représente une manière périmée de soigner les malades et que son efficacité est nulle. Une autre attitude prendrait le contre-pied de celle-là et adhérerait intégralement aux croyances des sympathistes, recevrait donc avec confiance leurs recettes et leurs interprétations et s'estimerait assurée de l'issue du traitement. Cette position, qui est peut-être celle de quelques magnétiseurs et de quelques occultistes contemporains, nous paraît aussi hâtive et aussi peu acceptable que celle des détracteurs *a priori*. Il reste une troisième attitude, une attitude médiane qui n'esquive pas le problème et ne l'estime pas résolu, mais s'en empare et lui fait face. Cette position nous autoriserait à examiner la médecine magnétique et ses effets sans le préjudice de l'appareil pseudo-scientifique dont nos auteurs l'ont revêtu. Leurs explications sont à la fois trop métaphysiques et trop matérialistes. Leur interprétation de la cure sympathique est aujourd'hui dépassée.

Abandonnons les raisons matérielles et fluidiques invoquées pour justifier le succès de l'*hopliatria*. Abandonnons les fluides et la *mumia*, les fermentations et le *balsamum*, les corpuscules et la *transplantatio morborum* des XVIe, XVIIe et XVIIIe siècles. Aucune expérience certes n'a jamais été tentée avec l'onguent armaire ou la poudre de sympathie dans des conditions satisfaisantes de précision et de contrôle. Quelques remarques échappées aux magnétistes confirment que leurs réalisations sont indépendantes des principes sur lesquels ils les ont appuyés et rapprochent ces réalisations des découvertes de la psychologie et de la médecine contemporaine. Paracelse, Agrippa et Porta avaient insisté sur le rôle du désir et de l'imagination dans la pratique magique en général et dans la médecine sympathique en particulier. Van Helmont, dans la même veine que Paracelse et Croll, caractérise de façon très prégnante les effets corporels d'une imagination exaltée.

> Il y a donc dans le sang un certain pouvoir *extatique* capable, quant il lui arrive d'être mis en jeu par un désir ardent, d'être porté par le *spiritus* de l'homme extérieur sur quelque objet absent. Mais ce pouvoir, dans l'homme extérieur, est à l'état latent, comme en puissance : il ne passe à l'acte que sous le coup d'une excitation étrangère, quand l'imagination, par exemple, est enflammée par un désir ardent ou de toute autre manière semblable. L'âme, disons, l'esprit, ne pourrait nullement mouvoir et exciter l'esprit vital (qui est un esprit corporel), bien moins encore la chair et les os, si une certaine force naturelle, magique cependant et d'ordre spirituel, ne se communiquait de l'âme à l'esprit et au corps. De quelle manière en effet, l'esprit qui est corps, obéirait-il à l'ordre de l'âme, si cet ordre ne devait pas mouvoir l'esprit et ensuite le corps ? Mais à l'idée de cette forme motrice magique tu objecteras aussitôt qu'elle est cantonnée dans son domaine naturel délimité, dans son domaine propre ; et c'est pourquoi nous avons beau la qualifier de sorcière, il n'y aura qu'un détournement de nom et un abus, si, en réalité et faussement magique, elle n'a pas son principe dans l'âme ; puisqu'elle ne peut rien mouvoir en dehors de son corps, rien changer ou déplacer que son corps. Je réponds qu'une force naturelle par laquelle l'âme peut agir au dehors, en vertu de sa ressemblance avec Dieu, une force magique elle aussi, existe déjà obscurément dans l'homme comme à l'état de sommeil (depuis le moment de la prévarication) et ayant besoin d'excitation étrangère. Cette force, du reste, serait tous les jours en nous comme dans un certain état de somnolence et d'ivresse, suffisant cependant pour l'accomplissement de ses devoirs envers le corps auquel elle est liée : la science et la puissance magique sont donc là, sommeillant dans l'homme, et n'entrent en action qu'à sa volonté[5].

Quel psychologue, quel médecin moderne refuserait de souscrire, toutes réserves faites sur la terminologie, à ces propos ? Ces lignes reprennent seulement la doctrine constante de la magie selon laquelle la personne de l'expérimentateur et celle du sujet sont les facteurs essentiels de toute opération. L'aspect physique du médecin, son attitude, le décor de sa demeure même ne sont pas indifférents ; ils doivent contribuer à créer avec le malade un milieu harmonieux, d'où la maladie sera chassée. La leçon de l'hopliatria nous paraît précisément concerner les relations encore mal élucidées qui unissent le psychisme à la matière et qui rattachent entre eux les psychismes individuels. Il n'est pas inutile de remarquer que l'on entre alors dans un

5. Van Helmont (1621, 71).

monde de symboles, dans ce royaume de correspondances et d'analogie où la philosophie médicale de Paracelse veut nous introduire.

Si nous quittons maintenant le domaine des applications thérapeutiques pour nous tourner vers l'esprit même de l'art médical qu'inspirèrent ces applications, la cure sympathique témoigne de l'existence d'une tradition médicale au sein de la magie sans doute, mais aussi d'une tradition magique en médecine. Existe-t-il en fait des remèdes dont l'efficacité est indépendante des attentes, des idées, des attitudes et des espoirs du patient ainsi que de son substrat physiologique ?

Aucun médecin ne formule un diagnostic sans s'appuyer sur l'observation des signes cliniques clairement perçus ou sur le résultat d'analyses chimiques rigoureuses. Mais aucun médecin ne peut non plus éviter que son malade, à des degrés divers, ne considère le geste qui donne un nom comme un acte magique. Car ainsi, le médecin, tel le chaman ou le sorcier, individualise la maladie, la crée en quelque manière et entre ainsi avec elle dans un rapport qui lui permet d'agir sur elle, la mettant à sa merci. Les trois facteurs fondamentaux de l'acte magique — le prestige, la foi, la suggestion collective — sont en effet réunis dans l'hopliatria. Et aujourd'hui, l'essor de la médecine psychosomatique n'est-il l'aveu du caractère intrinsèquement magique de l'art d'Esculape ? De ce caractère, les malades, bon gré, mal gré, accablent la médecine et ses praticiens, bien qu'ils l'accueillent avec satisfaction chez le guérisseur quand les médecins semblent se dérober.

BIBLIOGRAPHIE
SOURCES (XVIe - XVIIIe siècles)

Agricola, Iohannis, *Chirurgia Parva, oder Kleine Wund-Arzney*, Nürnberg, Endter, 1643.

Agrippa, Cornelius, *De occulta philosophia. Libri tres*, (éd. Vittoria Perrone Compagni) Leiden – New York – Köln, E. J. Brill, 1992 [1533] (trad. fr. : Paris, éditions traditionnelles, 1910 [réadaptation moderne de la traduction d'A. Levasseur (La Haye, 1727) par K.F. Gaboriau] ou Paris, L'île verte – Berg International, 1982 [traduction de Jean Servier]).

Ashmole, Elias, *Theatrum Chemicum Britannicum*, 1652 (reprint New York, 1967, avec une introduction d'A. G. Debus).

Audiguier, Vital d' (sieur de Ménor), *Histoire trage-comique de notre temps, sous les noms de Lysandre et de Caliste*, Paris, Toussaint du Bray, 1616.

August, Duc de Braunschweig et Lüneburg, *Gustavi Seleni Cryptomenytices et Cryptographiae Libri IX.*, Lüneburg, 1623.

Bacon, Francis, *The Works of Francis Bacon*, Spedding, R. Ellis et D.D. Heath (éds.), Londres, 1858-1874. œ

Id., *Œuvres de Francis Bacon, chancelier d'Angleterre*, traduites par Antoine Lasalle, avec des notes critiques, historiques et littéraires, 15 vols, Dijon-Paris, 1800-1803.

Id., *Sylva Sylvarum, A Naturall History in Ten Centuries*, Londres, J. H. for William Lee, 1627.

Id., *La sagesse des anciens*, trad. fr. par Jean-Pierre Cavaillé, Paris, Vrin, 1997 [Spedding, VI, 619-686].

Barbette, Paul, *Praxis Barbettiana,* Amsterdam, Lescaille, 1665 (*...cum notis et observationibus Frederici Deckers*, Leyde, Gaasbekios, 1669).

Id., *Opera chirurgico-anatomica ad circularem sanguinis motum aliaque recentiorum inventa accomodata*, Leyde, ex officina Hackiana, 1672, (*...illustrata et aucta*, Genève, J. A. Chouët, 1688(a)). Trad. fr. *Œuvres chirurgiques et anatomiques de Paul Barbette, Docteur en Médecine, et jadis fameux praticien à Amsterdam, Appropriées à la circulation du sang, et autres découvertes des modernes*, Genève, François Miege, 1675 (Lyon, Faeton, 1680 ; Lyon, Guillimin, 1687).

Id., *Opera omnia medica et chirurgica*, Genève, J. A. Chouët, 1688(b).

Bartholinus, Thomas, *De Transplantatione morborum dissertatio epistolica*, Hafniae Daniel Paull, 1673 [*TSA*, 528-531].

Baumgarten, Samuel (dit Pomarius), *Tractatus de consensu et dissensu corporum naturalium*, Wittemberg, Andrea Hartmann, Johann Hakens, 1669.

Beckher, Daniel le Père, *Medicus microcosmus, seu spagyria microcosmi exibens medicinam corpore hominis, tum vivo, tum extincto docte eruendam, scite praeparandam et dextre propinandam*, Rostock, 1622 (éds. consultées : Leyde, Jacobus Marcus, 1633 ; Londres, J. Martin, J. Allestry et T. Dick, 1660).
Beckher, Daniel le Fils, *De Unguento Armario*, dans *TSA*, 514-526.
Belin, Jean Albert, *La poudre de sympathie justifiée*, Paris, Pierre de Bresche, 1658.
Id., *Traité des Talismans ou Figures Astrales*, Paris, Pierre de Bresche, 1658.
Belon, Pierre, *Les observations de plusieurs singularitéz et choses memorables trouvées en Grèce, Asie, Iudée, Egypte, etc.*, Paris, 1553.
Bellwood, Marcus, *On the Weapon-Salve,* MS Dd.VI. 10, Cambridge University Library, 141, 1636.
Beverwyck, Jan van, *Vervolgh van de HEEL-KONSTE, Verhandelende Wonden, Gehardtheydt, Oorspronck van Bus-poeder, ende Geschut, Kout-vyer, Ontleden, ende gebroke Beenderen*, Amsterdam, Iaer onses Heeren, 1651.
Id., *DD. virorum epistolae et responsa, tum medica, tum philosophica. Quibus ob materiae affinitatem adduntur Encomia medicinae, nec non pulveris sympathetici compositio accuratissima*, Rotterdam, Rudolphus a Nuyssel, 1665.
Biermann, Martin, *De magicis actionibus exetasis*, Helmstadt, Iacob Lucius, 1590.
Blancardus, Stephanus, *Lexicon Medicum*, Jena, 1683 [Leiden, 1680]. Reprint : Hildesheim, Olms, 1973.
Borellus, Petrus, *Historiarum et Observationum medicophysicarum, Centuriae IV,...* Paris, Billaine, 1657 [*De curationibus sympatheticis* dans *TSA*, 526-528].
Boulton, Samuel, *Medicina Magica tamen Physica : Magical, but Natural Physick. Or a Methodical tractate of Diastatical Physick. Containing the general Cures of all infirmities*, Londres, Brook, 1656.
Broglia, J. Josepho, *Exercitatio medica in lyceo iatrico, lucali praefatione, habita, qua vulgo infames pulveris sympathici vires propugnantur, naturae genio vitae hominum patrocinanti conceduntur, quamvis magicarum ritu in dissita per immensas locorum intercapedines agant corpora ac prope lethalibus cicatricem procul moliantur et inducant vulneribus*, Aquis Sextiis, Roize, 1644.
Bruno, Giordano, *Iordani Bruni Nolani Opera Latine Conscripta*, (éd. Tocco et Vitelli), Florence, vol. III, 1891.
Id., *Des liens* [*De vinculis in genere*], (trad. fr. Danielle Sonnier et Boris Donné), Paris, Allia, 2001.
Id., *De la magie* [*De magia*], (trad. fr. Danielle Sonnier et Boris Donné), Paris, Allia, 2002.
Buckisch-Löwenfels, Carl Josef von, *Tractatus curiosus sympatheticus, actiones magneticas et curae sympatheticae observationes complectens*, s.l., s.n., 1732.
Burgravius, Ioan Ernst, *Balneum Dianae magnetica Priscorum Philosophorum Clavis.* Leyde, Lud. Elzevirum, 1600.
Id., *Lampas vitae et mortis omniumque Graviorum in Homine pathõn*, Leyde, Haestens, 1610.
Id., *Biolychnium, seu Lucerna, cum vita eius, cui accensa est mystice vivens jugiter, cum morte eiusdem expirans, omnes affectus graviores prodens. Huic accessit cura morborum magnetica ex Theophrasti, Paracelsi mumia, itemque omnium venenorum Alexipharmacum*, Franeckerae, Uldericus Dominicus Balck, 1611.
Burgravius, Johannes Philippus, *Lexicon medicum universale*, Francfort-sur-le-Main, typis Viduae Waldovianae, 1783.
Bürlein, Jacobus, *Disputatio Medica de Pernicioso Paracelsistarum Hoplochrismate*, s.l., sub praesidio Christophon Nicolai Altdorff, s.d. [dans *TSA*, 624-649].

Burringelius, I.G., *Oeconomische Schatz- und Kunst- Kammer bestehend aus erlesenen Arcanis und Secretis medicis, chirurgicis, sympatheticis und antipatheticis, auch vielerley andern Künstlern und Professionsverwandten*, Stuttgart, D.B. Faber, 1734.

Burton, Robert, *Anathomy of Melancholy*, Oxford, Printed by Iohn Lichfield and Iames Short, for Henry Cripps, 1621 1ère éd. (rééditions :.1624, 1628, 1632, 1638, 1651), texte édité par Thomas C. Faulkner, Nicolas K. Kiessling, Rhonda L. Blair ; commentaires par J.B. Bamborough, Martin Dodsworth, VI vols, Oxford, Clarendon Press, 1989.

Butler, Samuel, *Hudibras*, Edinburg, John Fairbairn, 1799 [1663-1678].

Cabeus, Nicolaus (s.j.), *Philosophia magnetica*, Ferrara, Succius, 1629.

Id., *In quatuor libros Metereologicorum Aristotelis, Commentaria et quaestiones*, Rome, Francesco Corbelletto, 1646.

Cardane, Hieronimus, *De Venenis libri tres*, Pavie, P. Frambotto, 1553.

Id. *Les livres de Hiérome Cardanus... de la subtilité*, Paris, Le Noir, 1556.

Castelli, Bartolomeo, *Lexicon medicum*, Venise, Pola - Bolzetta, 1604.

Castiglione, Pietro Maria, *Admiranda naturalia ad renum calculos curandos*, Milan, Gratidei Ferioli, 1622.

Cattier, Isaac, *Divers traités, à savoir de la nature des bains de Bourbon... de la macreuze, de la poudre de sympathie*, Paris, Pierre David, 1650.

Id., *Réponse à M. Papin, docteur en médecine, touchant la poudre de sympathie*, Paris, Edme Martin, 1651.

Charas, Moïse, *Pharmacopée Royale galénique et chymique*, Paris, D'Houry, 1681 [1676].

Charleton, Walter, *A ternary of paradoxes*, Londres, 1650.

Id., *Physiologia Epicuro-Gassendiana-Charltoniana*, Londres, 1654.

Chiocco Andrea, *Musaeum Franc. Calceolarii*, Vérone, Tamo, 1622.

Clauder, Gabriel, *Methodus balsamandi corpora humana*, Altenburg, Richter, 1679.

Coeler, August Friderich, *Dissertatio inauguralis botanico-medico-magica. De usnea, seu musco cranii humani, &c.*, Leyde, 1732.

Comenius, Johan Amos, *Physicae ad lumen divinum reformatae synopsis*, Leipzig, Gotofredus Grossus, 1633.

Conringius, Hermannus, *De Hermetica Medicina, Libri duo.* Helmestadii, Typis & sumptibus Henningi Mulleri, 1669 (Le chapitre XVIII du premier livre, paru originairement en 1648 (Helmstadt, Richter), *De morborum remediis magicis & unguento armario*, figure dans *TSA*, 613-623).

Croll, Oswald, *Basilica chymica*, Francfort, C. Marnius, 1609 (trad. fr. par J.-Marcel de Boulenc, Lyon, chez P. Drouet, 1624).

Cuba, Johannes de, *Hortus sanitatis*, Mayence, Meydenbach, 1491 (trad. fr., *Jardin de santé*, Paris, Antoine Verard, 1500).

De Castro, Roderigo, *De meteoris microcosmi libri quatuor*, Florence, 1621,

De Nible, B., *Promethei furtum, seu de nova curatione vulnerum*, Paris, Beauflet, 1645.

De Sgobbis, Antonio, *Nuovo, et universal theatro farmaceutico*, Venise, Iuliana, 1667.

Deusing, Anton, *Sympathetici pulveris examen*, Groningue, J. Callen, 1662.

Digby, Kenelm, *Two Treatises in the one of which, The Nature of Bodies ; in the other, The Nature of Human Soule, is looked into...*, Paris, G. Blaizot, 1644.

Id., *Discours fait en une célèbre assemblée par le Chevalier Digby... touchant la guérison des plaies par la poudre de sympathie, où sa composition est enseignée et plusieurs autres merveilles de la nature sont développées*, Paris, A. Courbé, 1658 (Rouen, 1660, 1666 ; Paris, Joly, 1669 ; Paris, C. Osmont, 1681 ; Paris, Librairie spiritualiste, 1895) et dans *TSA*, 72-124 (*Oratio de pulvere sympathetico*).

Id., *Of bodies, and of mans soul. To discover the immortality of reasonable souls. With two discourses of the powder of sympathy and of the vegetation of plants*, Londres, 1669.

Dionis, Charles, *Dissertation sur le taenia ou ver-plat [...], avec une lettre sur la poudre de sympathie propre contre le rhumatisme simple ou goutteux. On y a joint la manière de l'apprêter et de s'en servir et le discours prononcé par M. le Chevalier Digby sur l'efficacité de cette poudre*, Paris, Le Mercier, 1749.

Döringius, Michael, *De medicina et medicis adversus iatromastegas et pseudiatros*, Giessen, 1611.

Dorn, Gerard, *Medicina coelestis*, Bâle, Perna,1570.

Id., *Dictionarium Th. Paracelsi, continens obscuriorum vocabulorum, quibu in suis scriptis passim utitur, definitiones*, Bâle, 1573 (Reprint éd. Frankfort, 1584 : Hildesheim, Olms, 1981).

Dryden, John, *Dramatic Works*, Londres, J. Tonson, 1735.

Dubé, Paul, *Le Medecin des Pauvres, qui enseigne le moyen de guérir les maladies par des remèdes faciles à trouver dans le pays, suivi du Chirurgien des Pauvres*, Paris, Couterot, 1678 [1669].

Ettmüller, Michael (1644-1683), *Opera Medica Theoretico-Pratica,* Francfort-sur-le-Main, J. D. Zunner, 1696.

Ettmüller, Michael Ernst (1673-1732), *Disputatio medica. Corpus humanum sympatheticum*, Leipzig, J. Georg, 1701.

Etzler, August, *Isagoge physico-magico-medica.*, Argentinae, C. Dietzel, 1631.

Evans, John, *The universal medicine : or the virtues of my magnetical or antimoniall cup*, Londres, Hodgkinsonne, 1642.

Fernel, Jean, *De abditis rerum causis*, Paris, Wechel, 1548 (éd. et trad. angl. par J. Forrester, *Jean Fernel's* On The Hidden Causes of Things. *Forms, Souls and Occult Diseases in Renaissance Medicine*, Leiden-Boston, Brill, 2005).

Feyens, Thomas, *De viribus imaginationis tractatus,* Leyde, Off. Elzeviriana, 1635 [1608].

Flem[m]ing, Hans [Joannes] Friedrich von*, Der Vollkommene Teutsche Jäger*, Leipzig, Martini, 1724.

Fludd, Robert (de Fluctibus), *Anatomiae amphitheatrum effigie triplici, more et conditione varia designatum*, Francfort-sur-le-Main, 1623 (*Discursus de unguento armario*, Sect. I, Port. 3, Part. 3, Lib. 2, Chap. 9, dans *TSA*, 507-513).

Id., *Dr. Fludds answer unto Mr Foster on the squeesing of Parson Fosters sponge ordained by him for the wiping away of the weapon salve*, Londres, N. Butter, 1631.

Id., *Clavis philosophicae et alchymiae Fluddanae, sive Roberti Fluddi Armigeri, ut medicinae doctoris, ad epistolicam Petri Gassendi theologi exercitationem responsum*, Francfort-sur-le-Main, G. Fitzerum, 1633.

Id., *Philosophia moysaica*, Gouda, P. Rammazenius, 1638 (trad. angl. Londres, H. Moseley, 1659).

Forer, Laurentius (s.j.), *Disputatio Philophica de Sympathia et Antipathia*, Ingolstadt, Gregorius Haelin, 1618.

Id., *Viridarium Philosophicum*, Dilinga, 1624.

Foster, William, *Hoplochrisma spongus, or a sponge to wipe away the weapon-salve, a treatise wherein is proved that the cure late taken up amongst us by applying the salve the weaponis unlawful and magical*, Londres, 1631.

Fouquet, Mme, *Recueil de préceptes,* Paris, Jean Certe, 1676.

Fracastoro, Hieronymus, *Liber I de sympathia et antipathia rerum*, Lyon, 1550 [Venise, 1546].

Franck von Franckenau, Georg, *Drei Bücher der magnetischen Heilkunde*, Stuttgart, Scheible, 1855.
Freitagius, Joannes, *De unguento armario*, dans *TSA*, 609-612.
Frommann, Johann Christian, *Tractatus de fascinatione novus et singularis, in quo Fascinatio vulgaris profligatur, naturalis confirmatur, et magica examinatur ; hoc est nec visu, nec voce fieri posse Fascinationem probatur. Fascinatio naturalis non per contagium, sed alio modo explicatur. Magos de se nec visu, nec voce, nec contactu, nec alio modo lædere posse roborantur, theologis, jurisperitis et medicis, præsertim animarum Sacerdotibus provincialibus, quibus cum variis superstitionum montriis sæpe est pugnandum, imo omnibus hoc seculo corrupto, quo non tantum pravus circa fascinum sensus simpliciorum ingenia fascinat, sed et præservatio et curatio morborum verbalis (ad quam per occasionem hic fit digressio) ad akmèn tendere videtur*. Nuremberg, Endter, 1675.
Fuchs, Leonhard, *Operum. Tomus tertius*, Francfort, Feyerabend, 1566-67.
Gabelkhover, Oswald, *Arztneybuch*, Tübingen, 1595.
Gangloff, Jacobus Henricus, *Resp. Disputatio de Sympathia. Sub Praes. J.M. Schwimmer*, Jena, 1669.
Gaffarel, Jacques, *Curiosités Inouyes sur la sculpture talismanique des persans, horoscope des patriarches et lecture des estoiles*, Paris, H. Du Mesnil, 1629.
Gassendi, Pierre, *Opera omnia*, Lyon, Anisson et Devenet, 1658.
Georgius, Franciscus, *De harmonia mundi totius cantica tria*, Venise, Vitali, 1525.
Gilbert, William, *De Magnete magneticisque corporibus, et de magno magnete tellure, physiologia nova, plurimis et argumentis et experimentis demonstrata*, Londres, Short, 1600.
Glapthorn, Henry, *The Plays and Poems*, (éd. R.H. Shepherd) Londres, John Person, 1874.
Goclenius, Rodolphus (junior), *Aphorismorum chiromanticorum tractatus compendiosus a M. Rodolpho Goclenio, Addita est praxis astrologica auctore eodem*, Lichae, Erben, 1597.
Id., *Oratio qua defenditur vulnus non applicato etiam remedio citra ullum dolorem curari naturaliter posse*, Marboug, R. Hutwelcker, 1608.
Id., *Uranoscopiae, chiroscopiae contemplatio, qua probatur divinationemex astris lineisque manuum, fronte, facie et oculis nec impiam esse nec superstitiosam*, Francfort, J. T. Schönwetter, 1608.
Id., *De vita proroganda, hoc est animi corporisque vigore conservando salubriterque producendo tractatus*, Mayence, J. Albin, 1608.
Id., *Tractatus novus de magnetica vulnerum curatione mirandarum et in naturae majestate abditarum rerum causas patefaciens. Huic annexus est alter de luxuriosis ac portentosis nostri saeculi conviviis*. Francfort, Muscul et Pistor, 1613 (trad. all., *Pulvis sympatheticus / unguentum armarium bei einigen Ärzten des 15. – 18. Jahrhunderts, pro und contra*, Hamm, 1977) [dans *TSA*, 177-225].
Id., *Loimographia, in qua graves quaedam arduaeque quaestiones medicorum quorundam ignorantiam et errorem in curanda peste detegentes explicantur authore Rodolpho Gocleniio, Quid in specie in peste Marpurgensi hoc anno 1611 evenerit lector passim insertum reperiet*, Francfort, Muscul, 1613.
Id., *Physicae generalis libri II, e rerum natura et rationali experientia deprompti*, Francfort, Muscul et Pistor, 1613.
Id., *Urania cum geminis filiabus, hoc est astronomia et astrologia nunc primum in lucem emigrans*, Francfort, Bringer, 1615.

Id., *Synarthrosis magnetica opposita infaustae anatomiae Joh. Roberti, pro defensione tractatus de magnetica vulnerum curatione*, Marbourg, Saurius, 1617 [dans *TSA*, 237-308].
Id., *Morosophia Joannis Roberti, in refutatione synarthroseos goclenianae anno 1618, Luxemburgi excusa in qua criminis falsi et apertorum mendaciorum convincitur*, Francfort, vid. Bringer, 1619.
Id., *Acroteleution astrologicum*, Marbourg, Egenolph, 1618.
Id., *Synopsis methodica geometriae, astronomiae, astrologiae, opticae et geographiae*, Francfort, Unckel, 1620.
Id., *Assertio medicinae universalis adversus universalem vulgo jactatam, authore Rodolpho Goclenio*, Marbourg, Hutwelcker, 1621.
Id., *Tractatus physicus et medicus de sanorum diaeta, seu de septem rebus non naturalibus cum appendice praecipuorum corporis humani morborum*, Francfort, Unckel, 1621.
Id., *Mirabilium naturae liber, concordias et repugnantias rerum in plantis, animalibus, animaliumque morbis et partibus manifestans, nunc primo in lucem datus, a Rodolpho Goclenio, Adjecta est in fine brevis et nova defensio magneticae curationis vulnerum ex solidis principiis*, Francfort, Emmel, 1625 (Francfort, Zunner, 1643).
Id., *Physiognomica et chiromantica specialia in lucem emissa a Rodolpho Goclenio.* Francfort, Unckel, (Hambourg, Naumann, 1661).
Godelmannus, Ioannes Georgius, *Tractatus de Magis, Veneficis et Lamiis*, Francfort, Nicolai Baffa, 1591.
Goris, Gerard, *Mercurius triumphator,... quibus... annectitur de curationibus sympatheticis tractatulus*, Leyde, T. Hack, 1717.
Grube, Hermann, *De arcanis medicorum non arcanis commentatio...*, Copenhague, D. Paul, 1673.
Id., *De transplantatione morborum Analysis nova*, Hambourg, G. Schultze & Amsterdam, Jansson-Waesberg, 1674.
Guyon, Loys, *Les diverses Leçons*, Lyon, Chard, 1625 [1604].
Happelius, Everhard Guerner, *Relationes curiosae, oder Denckwürdigkeiten der Welt/ worinnen Allerhand* remarquable *Seltenheiten/ merckwürdige und bißher unbekannte Geschichte/ Lebens-Beschreibungen berühmter/ insonderheit um die Hamburgische* Republique *und Kirche verdienter Männer/ ernsthaffte und lustige Sinn- und Grag-Schrifften/ durch und durch mit schönen Kupferstücken und andern Figuren ausgezieret*, Hambourg, Reumann, 1707.
Hart, James, *Klinikh, or The diet of the diseased*, Londres, John Bale, 1633 [1631].
Hartmann, Johannes et Cardilucius, Johannes Hiskia, *Officina Sanitatis sive praxis chymiatrica plane aurea... locupletata à Johanne Hiskia Cardilucio*, Nuremberg, Endter, 1672.
Hartmann, Melchior Philipp, *Diatriba de pulvere sympathetico*, Königsberg, Typis Georgianis, 1702.
Hauber, *Bibliotheca sive Acta et Scripta Magica*, Lemgo, J. H. Meyer, 1738-45.
Herwig, Henning Michael, *The art of curing sympathetically, or magnetically, proved to be most true by its Theory and Practice, exemplified by several Cures performed that way*, Londres, s.n., 1700.
Highmore, Nathaniel, *The history of generation. Examining the several opinions of divers authors, especially that of Sir Kenelm Digby, in his Discourse of bodies... To which is joyned a Discourse of the cure of wounds by sympathy... especially by... Sir Gilbert Talbots powder*, Londres, J. Martin, 1651.
Hildebrand, Wolffgang, *New augierte weitverbesserte und vielvermehrerte Magia naturalis, das ist Kunst und Wunderbuch darinnen begriffen wunderbare Secreta, Ge-*

heimnüsse und KunstStücke...Mit Privilegien begnadet in 10. Jahren nicht nach zu drücken, Erfurt, Jacob Sachssen, 1614.
Irvine, Christopher, *Medicina magnetica, or the rare and wonderful art of curing by sympathy, laid open in aphorismes, proved in conclusion, and digested into easy method*, Londres, s.n., 1656.
Jackson, Seguin Henry, *A treatise on sympathy*, Londres, Murray, 1781.
Joelis, Franciscus, *De morbis hyperphysici*, Rostock, 1580.
Keckermannus, Bartholomaeus, *Systema Physicum*, Dantzig, Hunefeld, 1610.
Kestler, Johann Stephan, *Physiologia Kircheriana experimentalis,* Amsterdam, Jansson-Waesberg, 1680.
Kestner, Heinricus Andreas, *De Transplantatione Morborum. Dissertatio medica inauguralis pro Doctoris gradu, summisque in arte medica obtinendis honoribus ac privilegiis*, Jena, Krebs, 1686.
Kircher, Athanasius (s.j.), *Ars Magnesia*, Wurtzburg, Zinck, 1631
Id., *Magnes, sive de arte magnetica*, Rome, Grignani, 1641.
Id., *Ars Magna lucis et umbræ, in X libros digesta*, Rome, Hermann Scheus, 1646.
Id., *Sententia de Unguento Armario ex libro III. eiusdem de Arte Magnetica desumpta*, dans *TSA*, 567-572.
Kozak, Johan Sophronius, *Tractatus medicus de sale, eiusdem in corpore humano resolutionibus salutaribus et noxiis. Omnibus Medicinae Practicis valde utilis et Aegrotis necessarius*, Francfort, Balthasar Kühnen, 1663.
Lamy, Honoré, *Abbrégé chirurgical, tiré des meilleurs auteurs de la médecine*, Paris, Cardin Besongne, 1644.
Lancillotti, Carlo, *Guida alla chimica che conduce gl'affetionati per il regno animale, dimostrando di anatomizzarli conforme l'arte spagirica*, Modène, Soliani, 1679.
Langenmantel, Hieronymus Ambrosius, *Magnetismus sive disquisitio physio-theologica*, Augsbourg, Johann Schoenigk, 1673.
Lanus, Gl., *Dissertatio de Unguento Armario*, Leipzig, s.n., 1680.
Lebenwald, Lebwald von, *Erste Tractätel von dess Teuffels List und Betrug in der Hebreer Cabala. In der Astrologia Judiciaria ;... ; In der Waffen-Salben und sogenandten Sympathetische Pulver ; In der Transplantation oder Uberpflanzung der Kranckheit...*, Salzbourg, J.B. Mayr, 1680-1681.
Le Grand, Antoine, *Curiosus rerum abditarum naturaeque arcanorum perscrutatio. Sive, compendium rerum jucundarum et memorabilium in quo naturae arcana, multae rerum sympathiae et antipathiae, et auctoris observationes referantur*, Nuremberg, J. Zuger, 1681.
Lemery, Nicolas, *Dictionnaire ou traité universel des drogues simples*, Rotterdam, 1727.
Id., *Cours de Chymie, contenant la manière de faire les opérations qui sont en usage dans la Médecine*, Paris, L'auteur, 1675 (1677[2], 1679[3], 1681[4], 1682, 1683[5], 1687[6], 1690[7], 1696[8], 1701[9], 1713[10], 1730[11], nombreuses traductions et réimpressions).
Libau, Andrea (Libavius), *Tractatus duo physici, prior de impostoria vulnerum per unguentum armarium sanatione paracelsicis usitata commendataque, posterior de cruentatione cadaverum in justa caede factorum praesente qui occidisse creditur. His accessit epistola de examine panaceae amwaldinae.* Francfort, P. Kopf, 1594.
Id., *Alchemia. Opera e diversis passim autorum veterum et recentium exemplis collecta explicata et in integrum corpus redacta. Accesserunt tractatus nonnulli physici, chymici, item methodice ab eodem autore explicata*, Francfort, Saurium, 1597.
Id., *Alchymia triumphans de injusta in se collegii Galeni spurii in Academia parisiensi censura*, Francfort, P. Kopf, 1607.
Id., *Appendix necessaria Syntagmatis arcanorum chymicorum Andreae Libavii, in qua, praeter arcanorum nonnullorum expositionem et illustrationem, quorundam item*

medicorum hermeticorum et mysticorum descriptionem,continentur defensiones geminae, Francfort, P. Kopf, 1615.
Leonardi, Camillo, *Speculum lapidum*, Venise, Sessa, 1502 (Venise, 1516 ; Paris, 1610 ; Hambourg, 1717).
Locques, Nicolas de, *Les vertus magnétiques du sang, de son usage interne et externe, pour la guérison des maladies*, Paris, Jacques le Gentil rue des Noyers, et se vend chez l'Autheur, rue des Mauvais Garçons, à l'Image Saint Martin, 1664.
Lubbert, Henricus, *Von der Waffen-Cur*, Lübeck, s.n., 1675.
Lufneu, Hermannus, *Lettres à Mr B**** [i.e. François Bayle] *sur l'impossibilité des opérations sympathiques*, Rotterdam, Acher, 1697.
Macilwain, Georg, *Remarks on the utility of the body, as by some of the more striking phenomena of sympathy, both mental and corporeal, with a view of elarging the grounds and improving the application of the constitutional treatement of local deseases*, Londres, S. Highley, 1836.
Magati, Cesare, *De rara medicatione vulnerum, seu de vulneribus raro tractandis*, Venise, Ambrogio et Bartolomeo Dei, 1616.
Mairhofer, Matthias, *De principiis discernendi philosophiam veram reconditioremque a magia infami ac superstitiosa disputatio philosophica*, Ingolstadt, Sartori, 1581.
Manfredi, Girolamo *Libro intitulato Il Perchè*, Venise, Ventura de Salvador, 1588.
Mansi, J. D., *Sacrorum Conciliorum nova et amplissima collectio...*, 53 vols, Florence, Venise, Paris, Leipzig 1759-1927 (cont. I. B. Martin, L. Petit).
Marques, Jacques de, *Méthodique introduction à la Chirurgie*, Paris, Prome, 1643.
Marzio, Galeotto, *De doctrina promiscua liber, varia multiplicique eruditione refertus, ac nunc primum in lucem editus*, Florence, 1548 [1488] (Lyon, 1552 ; Frankfurt, 1602 ; trad. it. par Mario Frezza, Naple, 1949).
Matthaeus, Joannes, *Enodatio quaestionis : An armorum unguentum, ad curanda vulnera, nec visa nec tractata aliquid conferat*, dans *TSA*, 573-584.
Mattioli, Pietro Andrea, *Discorsi nei sei libri di Pedacio Dioscoride Anazarbeo « Della Materia Medicinale »*, Venise, V. Valgrisi, 1563 (réimpr.1989).
Maxwell, William, *De Medicina Magnetica libri III*, Francofurti, G. Franco, 1679 (trad. all. par G. Frank : *Drey Buecher der magnetischen Artzney-Kunst*, Francfort, G. Zieger, 1687).
Meelführer, Johann Christoph, *De sympathia atque antipathia rerum naturalium disputationem physicam, sub praesidio Constantini Ziegra*, Wittemberg, M. Henckel, 1663.
Mersenne, Marin, *Correspondance du P. Marin Mersenne*, 18 vols, éd. M. Tannery, C. de Waard et alii, Paris, Centre national de la recherche scientifique, 1932-1988.
Meyssonier, Lazare, *La poudre de sympathie preuvée naturelle*, dans Digby (Kenelm), Leyburn (John) et White (Thomas), *Demonstratio immortalitatis animae rationalis, sive tractatus duo philosophici, in quorum priori natura et operationes corporum, in posteriori vero natura animae rationalis*, Francfort, Wust, 1669.
Id., *Pentagonum Philosoph.-Medicum, sive Ars Nova Reminiscentiae*, Lyon, Prost, 1639.
Milich, Jacob, *Oratio de consideranda sympatia et antipathia in rerum natura, Recitata a Iacobo Milichio Doctore artis Medicae, cum decerneretur gradus, Doctori Vito Ortel Winshemio*, Wittemberg, Kreutzer, 1550.
Minderer, Raymundus, *Threnodia medica, seu planctus medicinae lugentis*, Vienne, Aperger, 1619.
More, Henry, *The immortality of the soul, so farre forth as it is demonstrable from the knowledge of nature and the light of reason*, Londres – Cambridge, printed by J. Flesher for W. Morden, 1659.

Moyus, Erycius, *Pulvis sympatheticus quo vulnera sanantur absque medicamenti ad partem affectam applicatione et superstitione, Galenicarum, Aristotelicarumque rationum cribro eventilatus... N. Papinii... methodus*, s.l. 1634 et Bruxelles, 1640, dans *TSA*, 165-176.–
Müller, Joannes Christophorus, *Apologia principium*, Erfurt, s.n., 1636 (1687).
Nardius, Joannes, *De prodigiosis vulnerum curationibus*, dans *TSA*, 605-608.
Naudé, Gabriel, *Apologie pour tous les grands personnages qui ont esté faussement soupçonnés de magie*, Paris, 1625.
Id., *Syntagma de studio militari*, Rome, Facciotti, 1637.
Nierenberg, Juan Eusebio (s.j.), *Oculta filosofia. De la sympathia y antipathia de las casas*, Madrid, Impr. del Reyno, 1633.
Nymann, Hieronymus, *Oratio de imaginatione*, Wittemberg, 1593.
Ochsenfurt, Justinus, *De naturae aliquot arcanis, sympathiis et antipathiis, insignibusque medicamentis*, Bosphori, C. Iustinum, 1622.
Papin, Nicholas, *De pulvere sympathetico dissertatio*, Paris, S. Piget, 1647, dans *TSA*, 143-164, (trad. fr. *Dissertation sur la poudre de sympathie, nouvellement traduite par le sieur Rault*, in Digby, *Discours*...Rouen, D. Berthelin, 1673 et Paris, C. Osmont, 1681).
Id., *La poudre de sympathie, deffendue contre les objections de Mr Cattier, médecin du roy*, Paris, S. Piget, 1651.
Paracelsus, pseud. de Theophrast von Hohenheim, *Sämtliche Werke*, 14 vol., éd. Karl Sudhoff, Munich - Berlin, 1929-33.
Id., *Die Bücher von den unsichtbaren Krankheiten (De causis morborum invisibilium)*, dans Sudhoff (1929-33 [1631-2], IX, 251 – 367). [trad. fr. par B. Gorceix : Paracelse, *Œuvres médicales*, Paris, P.U.F., 1968, 193 – 259].
Id., *Astronomia magna (Philosophia sagax der grossen und kleinen Welt)*, dans Sudhoff (1929-33, XII). [trad. fr. partielle par P. Deghaye : *La grande astronomie*, Paris, Dervy, 2000].
Parkinson, John, *Theatrum Botanicum : The Theater of Plantes or an Herbal of large extent*, Londres, s.n., 1640.
Paré, Ambroise, *Œuvres complètes*, J.-F. Malgaigne (éd.), III vols, Paris, Baillière, 1840-41.
Id., *Discours de la mumie*, Paris, G. Buon, 1582.
Paullini, Franz Christian, *Heilsame Dreck-Apotheke, wie nemlich mit Koth und Urin Fast alle, ja auch die schwerste gifftigste Kranckheiten, und bezauberte Schaden vom Haupt bis zum Füssen, inn-und äusserlich glücklich curiert worden*, Francfort, s.n., 1696.
Peterman, Adam, *Geo-magus in archiducali universitate Friburgo-Brisgoia, praeside Leonardo Bildstein,... academico examini publice propositus per Adamum Peterman,... anno 1631, menso junio*, Fribourg-en-Brisgau, T. Meyer, s. d.
Peucer, Caspar, *Oratio de Sympathia Cordis et Cerebri in Magnis Doloribus Animi. Recitata a Caspare Peucero, Philosophiae et Medicinae Doctore, cum fieret renunciatio duorum in Medicina Doctorum, M. Micaeli Schreiber, Averbacensis, & M. Petri Wandereisen Norinbergensis. Quarto Calend. Novembris, Anno 1561.* Wittemberg, Schwertel, 1566.
Piccart, M. - Soner, E., *Philosophia Altdorphiana*, Nuremberg, M. Külsner, 1644.
Piperno, Pietro, *De effectibus magicis libri sex,* Naples, Colligni - Montanari, 1647.
Pistorius, Johann, *Daemonomania Pistoriana. Magica et cabalistica morborum curandorum ratio*, Langen, typis Palatinis, 1601.
Placet, R.P. François, *La corruption du grand et du petit monde*, Paris, Alliot, 1668.

Id., *La superstition du temps... contre un livre anonyme intitulé les Talismans justifiés, avec la poudre de sympathie soupçonnée de magie*, Paris, Alliot, 1668.
Pomponazzi, Pietro, *De naturalium effectuum causis sive De incantationibus*, Bâle, 1556 (réimpr. Hildesheim, 1970).
Primerose, James, *De vulgi in medicina erroribus libri quatuor.*, Londres, B. Alsop & Thomas Fawcet, 1638, 431 p. (Amsterdam, Jansson, 1639, 237 p. ; trad. angl. par R. Wittie, Londres, printed by W.Wilson for N. Bourne, 1651, 461 p. ; éd. augm. Roterodami, A. Leers, 1668, 561 p. ; trad. fr. par M. de Rostagny, Lyon, J. Certe, 1689, 860 p.).
Porta, Giovanni Battista, *Magia Naturalis libri XX*, Naple, Salvianum, 1589.
Purmann, Matthaeus Gothofredus, *Chirurgi und Stadt-Arztes zu Brezlau/ Grosser und ganz neugewundener Lorbeer-Krantz / Wund-Artznei*, Francfort-Leipzig, Joh. Chr. Brandeburgern, 1692.
Rattray, Sylvester, *Aditus novus ad occultas Sympathiae et Antipathiae causas inveniendas : Per principia philosophiae naturalis, ex fermentorum artificiosa anatomia hausta, patefactus*, Glasgow, Anderson, 1658, dans *TSA*, 1-72.
Reichelt, Julius, *Exercitatio, De Amuletis aeneis figuris illustrata*, Strasbourg, apud Joh. Frid. Spoor & Reinhard. Wechtler, 1676.
Renaudot, Eusèbe et Théophraste, *Recueil général des questions traitées és Conférences du Bureau d'Adresse, sur toutes sortes de Matières. Par les plus beaux esprits de ce temps*, Lyon, Antoine Valançol, 1666.
Reuchlin, Johannes, *De verbo mirifico*, Bâle, 1494.
Id., *De arte cabalistica*, Hagenau, 1517.
Revel, *Brevis elucidatio recreti Domini Revel, pulvere sympathico sudores excitantis, ad instar dissertationis dominis de Williers de eodem secreto Hagae gallico idiopate editae Ceodani*, Rein, 1711.
Roberti, Johannes (s.j.), *Tractati novi de magnetica vulnerum curatione anatome*, Louvain, 1615 [dans *TSA*, 226-236].
Id., *Goclenius Heautontimoroumenos : id est curationi magneticae et unguenti armarii ruina*, Luxemburgi, 1618 [dans *TSA*, 309-457].
Id., *Metamorphosis magnetica calvino-gocleniana, quae calvino dogmatistae, et in primis D. Rodolphus Goclenius stupendo Magnetismo in Giezitas migrant. Et alia mysteria magnetica mirificissima : vi et nova, miraque arte ipsius D. Goclenii. Descripta a R.P. Ioannes Roberti, Societ. Iesu Doct. Theologo*, Liège, Ioann Ouwex, 1618.
Id., *Curationis magneticae et unguenti armarii magica impostura clare demonstrata... modesta responsio ad perniciosam disputationem J.-B. Van Helmont contra eumdem Roberti*, Luxembourg, Reulandt, 1621.
Rochas D'ayglun, Henry de, *La Physique réformée, contenant la réfutation des erreurs populaires et le thriomphe des vérites philosophiques*, Paris, 1648.
Ruland, Martin, *Lexicon Alchemiae*, Francfort, 1612 (Hildesheim, Olms, 1987).
Rummel, Johann Pharamund, *Opuscula chymico-magico-medica*, s.l., s. n., 1635.
Santanelli, Ferdinando, *Philosophiae reconditae sive magicae magneticae mumialis scientiae explanatio*, Cologne, 1723 (*Geheime Philosophie oder magisch-magnetische Heilkunde*, Stuttgart, Ambra Aurum Verlag, 1978).
Sauvageon, Guillaume, *Discours de la poudre de sympathie*, dans Lamy (1644, 1 – 35, annexe).
Scaligero, Giulio Cesare, *Exotericarum exercitationum libri [...] ad Hieronimum Cardanum*, Paris, Vascosanus, 1557.
Schenck, Johann, *Observationum medicarum rerum novarum et admirabilium et monstrosarum*, Fribourg-en-Brisgau, s.n., 1596.

Schmu(n)ck, Martin, *De occulta magico-magnetica morborum quorundam curatione naturali tractatus : das ist, wie man auff verborgene natürliche weise... vielerley Kranckheiten... heilen soll*, Schleusingen, s.n., 1636.
Id., *Secretorum Naturalium, Chymicorum, & Medicorum, THESAURIOLUS, Oder Schatzkästlein/ Darinnen 20. Natürliche/ 20. Chymische/ und 20. Medicinische Secreta, und Kunst Stücklein zu befinden*, Schleusingen, P.S., 1637.
Schott, Kaspar (s.j.), *Physica curiosa*, Herbipoli – Norimbergae, Erdter, Hertz, 1662.
Schröder, Johannes, Pharmacopoeia Medico-Chymica, *sive Thesaurus Pharmacologicus, Quo composita quaeque celebriora ; hinc Mineralia, Vegetabilia & Animalia Chymico-Medice describuntur, atque insuper Principia Physicae Hermetico – Hippocraticae candide exhibentur. Opus non minus utile Physicis, quam Medicis*, Ulm, J. Gerlin, 1649.
Schwenter, Daniel, *Steganologia et Staganographia aucta*, Nürnberg, Halbmayer, 1622.
Sennert, Daniel, *De Unguento Armario*, dans *Praticae Medicinae*, V, 4, 10, Wittemberg, 1632 (trad. angl. : *The Weapon-Salves Maladie, or, a Declaration of its Insufficiency to Perform what is ascribed to it*, Londres, John Clark, 1637) et dans *TSA*, 585-598.
Id., *De chymicorum cum Aristotelicis et Galenicis Consensu ac Dissensu*, Wittemberg, Schürer, 1619.
Servius, Petrus, *Dissertatio de Unguento Armario sive de Naturae Artisque Miraculis*, Rome, 1642 (imprimatur en 1637), dans *TSA*, 532-573.
Severinus, Petrus, *Idea medicinae philosophicae*, Bâle, Heinricpetri, 1571.
Slevogt, Johann Adrian, *Prolusio de sympathetica morborum curatione mediante urina publicae invitationi ad dissertationem inauguralem de effluviorum efficacia in corpus humanum*, Jena, Literis Gollnerianis, 1704.
Sorel, Charles, *Des Talismans, ou figures faites sous certaines Constellations, pour faire aymer et respecter les hommes, les enrichir, guerir leurs maladies, chasser les bestes nuisibles, destourner les orages, & accomplir d'autres effets merveilleux.Avec des observations contre le livre des Curiosités Inouyes de M.I. Gaffarel. Et un traicté de l'unguent des armes, ou unguent sympathétique & constellé, pour sçavoir si l'on en peut guérir une playe l'ayant appliqué seulement sur l'espée qui a fait le coup, ou sur un baston ensanglanté, ou sur le pourpoint & la chemise du blessé. Le tout tiré de la seconde partie de la Science des Choses corporelles. Par le Sieur de l'Isle.* Paris, Anthoine de Sommaville, 1636.
Staricius, Johannes, *Heldenschatz*, Franckfurt, Stenius, 1615 (s.l., s.n. : 1616, 1647, 1670, 1685, 1690, 1706, 1730, 1769 ; Köln & Weimar, s.n., 1750 ; reprint Freiburg in Breisgau, Edition Ambra (Aurum Verlag), Biblithek Kuriosen Raritäten, 1978).
Starck, Johann Elias, *Dissertatio de prodigiis sanguinis*, Francfort-sur-Oder, 1676.
Stillingfleet, Edward, *Irenicum. A weapon-salve for the Churches Wounds. Or the Divine Right of Particular Forms of Church Gouvernement*, Londres, H. Mortlock, 1648[2].
Strauss, Laurentius, *Epistola ad Digbaeum*, dans *TSA*, 127-142.
Strüppe, Joachim, *Consensu celebriorum medicorum... super secretiss. ac preciosiss. Quibusdam medicinis fere exoticis, primum super mumia ei cognatis*, Francfort, 1574.
Tagliacozzi, Gaspare, *De curtorum chirurgia per insitionem libri duo*, Venise, G. Bindonum, 1597.
Id., *Cheirurgia nova de narium aurium labiorumque defectu per insitionem cutis ex humero arte hactenus omnibus ignota sarciendo*, Frankfurt, 1598 [1597].
Tandler, Tobias, *Dissertationes physicae-medicae : I. De Spectris quae vigilantibus obveniunt, II. De Fascino et incantatione, III. De Melancholia et huius amolitione, IV.*

De Melancholicorum vaticiniis aliisque mirandis operibus, V. De Noctisurgio,... publice propositae ac discussae... a Tobia Tandlero,... Quibus accesserunt... D. Hieron. Nymanni, VI. *De Imaginatione oratio, et D. Martini Biermanni, VII. De Magicis actionibus* exetasis, Leucoreis Athenis, Schurer, 1613.

Tentzel, Andreas, *Medicina diastatica*, Jena, J. Birckner, J. G. Hertz, 1629.

Id., *Medicina diastatica, or sympathetical mumie, [...] Translated out of the Latine by Ferdinando Parkhurst, Gent.*, Londres, T.Newcomb, 1653.

Id., *Medicinisch-philosophisch- und sympathetische Schrifften*, Leipzig, J. S. Strauss, 1726 (Fribourg-en-Brisgau, Ed. Ambra, 1978).

Theatrum Sympatheticum, Nuremberg, Endter, 1660 (Amsterdam, Fontani, 1661) [259 pages].

Eröffnung unterschielicher Heimlichkeiten der Natur... trad. all. par M. A. Hupka, Francfort, 1660, puis, s.l., B. C. Wust, 1671.

Zum siebendenmal gedruckt. Petri Servii... Bedencken von der insgemein so genennten Waffen-Salben, oder von den Wunderwercken des Natur und Kunst, s.l. (Francfort), 1684, puis Francfort et Leipzig, 1727.

Theatrum sympatheticum ofte wonder toneel der natuirs verbogentheden, behelsende een uitstekende oratie over het gebrurk des poeders de sympathie... door Kenelmus Digby... door N. Papinius en A. Kircher... Amsterdam, J. ten Hoorn, 1709.

Theatrum Sympatheticum Auctum, *exibens varios auctores de pulvere sympathetico quidem Digbeum, Straussium, Papinium et* Mohyum ; *de unguento vero armario Goclenium... et Weckerum. Praemittitur his Sylvestri Rattray aditus ad sympathiam et antipathia*, Nuremberg, Endter, 1662. [722 pages].

Theatrum Chemicum, 6 vols, Strasbourg, Zetzner, 1659.

Thomson, George, *Chymiatrorum Acus Magnetica, sive de recta chymice curandi methodus quondam Anglico, nunc Latino sermone commonstrata a G. Hennicken*, Francfort, G. E. Martii, 1636.

Tidicaeus, Franciscus, *De Theriaca et eius multiplici utilitate, ac recta conficiendi ratione, in Andromachi senioris*, s.l., Andrea Coteni, 1607.

Id., *Microcosmus : descriptio hominis et mundi parallelos*, Leipzig, Nerlich, 1615.

Tiphaigne De La Roche, Charles-François, *L'Amour dévoilé, ou le Système des simpathistes [sic], où l'on explique l'origine de l'amour, des inclinations, des simpathies [sic]...*, s.l., s.n., 1749.

Trinum Magicum, *sive secretorum magicorum opus. Continens : I. De magia naturali, artificiosa et superstitiosa disquisitiones axiomaticas, II. Theatrum naturae praeter curam magneticam et veterum sophorum sigilla et imagines magicas.. exhibens, III. Oracula Zoroastris, et mysteria mysticae philosophiae,* Francfort, C. Longinus, 1630.

Turner, Robert, *Paracelsus, Of the supreme mysteries of nature. Of the spirits of the planets. Of occult philosophy. The magical, sympathetical and antipathetical cure of wounds and diseases. The mysteries of twelve signs of the Zodiack*, Londres, N. Brook and J. Harison, 1656.

Vairo, Leonardo, *De fascino libri tres*, Paris, Chesneau, 1583 (trad. fr. par J. Baudon, *Trois livres des charmes, sortilèges et enchantements*, Paris, 1583).

Vallemont, Pierre de Lorrain, *La physique occulte, ou traité de la baguette divinatoire,* Paris, J. Boudot, 1709 [Paris, 1693].

Vanderhouven, Petrus, *De Sympathia, seu affectu per consensum brevis tractatus*, Rotterdam, Waesberg, 1621.

Van Helmont, Jean Baptiste, *De magnetica vulnerum curatione*, Paris, V. Le Roy, 1621, dans *TSA*, 457-507.

Vitale, Girolamo, *Lexicon mathematicum astronomicum geometricum... [Digressio physio-theologica ad verbum « sympathia », de magnetica vulnerum curatione]*, Paris, Billaine, 1668.
Wenckh, Gaspar (s.j.), *Nota unguenti magnetici et eiusdem actionis*, s.l., Sermondi, 1626.
Wechtler, Joannes Conradus, *De Unguenti Armarii difficultatibus*, dans *TSA*, 598-604.
Wecker, Hieronymus, *Dissertatio Philosophico-Medica, De Paracelsistarum Unguento Armario, sub praesidio Johan. Georgii Pelshoferi... publico examini exposita Wittenbergae, ...d. 23 Junii, 1630*, dans *TSA*, 705-722.
Wecker, Joannes Jacob, *De secretis libri XVII, ex variis authoribus collecti, methodice digesti, & aucti per Joan. Jacobum Weckerum, Basiliensem, Medicum Colmariensem*, Basileae, J. Regis, 1662.
Wende, Georg, *Cl. Servier pathologium sympatheticum...*, Wratislavia, G. Gründer, 1677.
Wirdig, Sebastian, *Nova Medicina Spirituum,* Hambourg, G. Schulzen, 1673.
Willis, Thomas, *Opera omnia*, Amsterdam, H. Westenium, 1682.
Id., *De cerebri anatome*, Londres, Martyn and Allestry, 1664.
Wolf, Jacob, *Scrutinium Amuletorum Medicum,* Leipzig-Jena, vid. R. Waechtleri, 1690.
Worm, Olaus, *Musaeum Wormianum seu historia rerum rariorum*, Amsterdam, Elzevirius, 1655.
Zimara, Marco Antonio, *Antrum magico-medicum*, Francofurti, I. F. Wiesii, 1525.
Id., *Antri magico-medici pars secunda in qua arcana naturae, sympathiae et antipathiae rerum in plantis, animalibus animaliumque morbis et partibus... continetur.* Francfort, 1526.

SOURCES (avant 1500)

Abd-Allatif, *Relation de l'Égypte*, Paris (éd. Sacy), 1810.
Afer, Constantinus (dit l'Africain), *Opera conquisita undique magni studio*, Bâle, 1536.
Alexandre de Tralles, *Libri duodecim de re medica* (*Therapeutika*), éd. et trad. all. par T. Puschmann, Vienne, 1878-9 [réimpr. Amsterdam, 1963] ; trad. fr. par F. Brunet, Paris, 1933-7.
Al-Ġazālī, *Algazel's Metaphysics*, (éd. Munckle, J.T.), Toronto, 1933.
Al-Kindī, *De radiis*, texte latin établi par F. Hudry dans M.-T. d'Alverny et F. Hudry, *De radiis*, dans « Archives d'histoire doctrinale et littéraire du Moyen Âge », 41 (1974) Paris, Vrin, 1975, p. 139-260 (trad. fr. Didier Ottaviani, Paris, Allia, 2003).
Aristote, *Problèmes*, Paris, Les Belles Lettres, 1991-1994.
Avicenne (Ibn Sīnā), *Liber de anima seu sextus de naturalibus*, éd. S. Van Riet, intr. G. Verbeke, Louvain- Leiden, Brill / éditions orientalistes, 1968.
Id., *Psychologie d'Ibn Sīnā (Avicenne) d'après son œuvre Aš-Šifā'*, (éd. et trad. fr. par Ján Bakoš), Prague, édition de l'Académie tchécoslovaque des sciences, 1956.
Id., *Livre des directives et des remarques*, Paris, Vrin, 1961 (trad. fr. A.-M. Goichon).
Id., *Opera*, Venise, 1564.
Barthélemy de Salerne, *Practica*, éd. S. De Renzi, *Collectio Salernitana*, t. IV, 1856 (trad. it. par A. Capparoni, Rome, 1960).
Boethius, Severinus, *De institutione musica libri V*, dans « Patrologie latine » (éd. Migne), vol. 63.
Calcidius,*Platonis Timaeus interprete Chalcidio cum eiusdem commentario*, éd. Ioh. Wrobel (Leipzig, Teubner 1876), Francfort, Minerva, 1963.

Corpus Hermeticum, éd. A.- J. Festugière, Paris, Les Belles Lettres, 1945-54.
Dioscorides, *De materia medica*, Paris, Simon de Colines, 1537.
Ficin, Marsile, *Theologia platonicienne de l'immortalité des âmes*, (texte établi et traduit par Raymond Marcel), Paris, Les Belles Lettres, 1964.
Id., *Commentarium in Convivium*, (texte établi et traduit par Pierre Laurens), Paris, Les Belles Lettres, 2002.
Id., *De vita libri tres*, Florence, Antonio Miscomino, 1489 (trad. it. Milan, Rusconi, 1995).
Galenus, Claudius, *Claudii Galeni Opera Omnia*, éd. Kühn, Leipzig, 1821-33 (reprint, Hildesheim, 1997).
Gilles de Rome, *Errores philosophorum*, (éd. Josef Koch), Milwaukee, Wisconsin, 1944.
Hildegarde de Bingen, *Liber simplicis medicinae* (*Physika*), éd. par C. Daremberg et F. A. Reuss, dans Migne (PL, Paris, 1855, 197).
Hippocrate, *Œuvres complètes*, édition et traduction d'Émile Littré (10 vol.), Paris, Baillère, 1839-1861.
Ibn al Baytar, *Traité des simples*, dans « Notices et extraits des manuscrits de la Bibliothèque nationale », éd. et trad. L. Leclerc, 26 (1883), n°2190.
Institor, Heinrich et Sprenger, Jakob, *Malleus maleficarum*, Strasbourg, 1486-7 (trad. fr. par A. Danet, Paris, Jérôme Millon, 2005).
Marcellus de Bordeaux, *De medicamentis*, éd. et trad. all. par E. Liechtenhan, J. Kollesch et D. Nickel, Berlin, 1968 (CML, V, 2).
Matthaeus Platearius, *Circa instans* (*Liber de simplici medicina*), Venise, 1497 (trad. fr. par P. Dorveaux, Paris, 1913).
Mondeville, Henri de, *Chirurgie de Maître Henri de Mondeville*, Paris, 1893.
Pline l'Ancien, *Historia naturalis*, (éd. Ernout), Paris, Les Belles Lettres, 1947-85.
Plotin, *Ennéades*, (éd. Bréhier), Paris, Les Belles Lettres, 1926-1938.
Rhazès, *Opera*, Bâle, 1544.
Sappho, *L'égal des dieux*, (éd. Philippe Brunet), Paris, Allia, 1998.
Serapion, *Practica*, Leiden, 1525.
Soranos d'Ephèse, *Maladie des femmes*, texte établi, traduit et commenté par P. Burguière, D. Gourevitch et Y. Malinas, Paris, Les Belles Lettres, 1988.
Synesius de Cyrène, *Encomio della calvizie. I sogni*, (éd. et trad. it. par Antonio Garzya), Turin, UTET, 1992.
Théodore Priscien, *Euporiston*, éd. par V. Rose, Leipzig, 1894 (trad. all. par T. Meyer, Jena, 1909 ; réimpr. Wiesbaden, 1967).
Théophraste, *De sensibus*, éd. et trad. angl. par G. M. Stratton, New York, 1964².
Thomas d'Aquin, *Somme contre les gentils* [*Summa contra Gentiles*], 4 vol. (trad. fr. par Vincent Aubin, Cyrille Michon et Denis Moreau), Paris, Flammarion, 1999.
Thomas de Cantimpré, *De natura rerum*, éd. par H. Boese, Berlin – New York, 1973.
Vincent de Beauvais, *Speculum naturale*, dans « Speculus quadruplex sive Speculus maius », I, Douai, 1624 (réimpr. anastatique Graz, 1964).
Walafrido Strabo, *Hortulus*, Bâle, 1510. Éd. par K. Sudhoff, Munich, 1926 (éd. et trad. fr. par H. Le Clerc, Paris, 1933 ; trad. all. par W. Nef et M. Gabathuler, Saint-Gall, 1962 ; trad. angl. par R. Payne et W. Bunt, Pittsburgh, 1968 ; trad. it. par G. P. Dalla Capanna, Pise, 1969).

SOURCES SECONDAIRES

Ackerknecht, Erwin H., *Primitive Medicine and Culture Pattern*, dans « Bulletin of History of Medicine », XII, 1942, n. 4, 545-574.

Id., *Psychopathology, Primitive Medicine and Primitive Culture*, dans « Bulletin of History of Medicine », vol. 14, 1943, n. 1, 30-67.
Id., *Natural Diseases and Rational Treatement in Primitive Medicine*, dans « Bulletin of History of Medicine », vol. 19, 1946, n. 5, 467-497.
Id., *« Mesmerism » in primitive societies*, dans « Ciba Symposia », vol. 9, n. 11, 1948, 826-831.
Id., *Medecine and Ethnology*, Bern, Hans Huber Verlag, 1971.
Id., *Säftelehre, einst und jetzt*, dans « Curare », Braunschweig/Wiesbaden, Friedr. Vierweg & Sohn Verlag, 7 (1984), 111-116.
Akerman, Susanna, *Queen Christina of Sweden and her Circle. The transformation of a Seventeenth-Century Philosophical Libertine*, Leiden – New York – Copenhagen – Köln, E. J. Brill, 1991.
Alexander, Franz, *Psychosomatic medicine : its principles and applications*, New York, Norton, 1950 (trad. fr. Paris, Payot, 2002).
Allers, Rudolph, *Microcosmus from Anaximandros to Paracelsus*, dans « Traditio », 2 (1944), 319-408.
Alverny, Marie-Thérèse et Hudry, Françoise, *Al-Kindi. De radiis*, dans « Archives d'histoire doctrinale et littéraire du Moyen Âge », Paris, Vrin, 1975, 139-260.
Amadou, Robert, *Un chapitre de la médecine magnétique. La poudre de sympathie*, Paris, Nizet, 1953.
Ambrosi, Luigi, *La psicologia dell'immaginazione nella storia della filosofia*, Rome, Società editrice Dante Alighieri, 1898.
Armogathe, J.-R., *Le groupe de Mersenne et la vie académique parisienne*, dans « XVIIe siècle », 175 (1992), 131-9.
Atlan, Henri, *À tort et à raison*, Paris, Seuil, 1986.
Bachelard, Gaston, *La formation de l'esprit scientifique*, Paris, Vrin, 1996 [1938].
Bächtold-Stäubli, H., *Handwörterbuch des deutschen Aberglaubens*, Stuttgart, 1927-41.
Baldini, Umberto, *Legem impone subactis. Studi su filosofia e scienza dei Gesuiti in Italia. 1540-1632*, Rome, Bulzoni, 1992.
Baldwin, Martha, *Alchemy and the Society of Jesus in Seventeenth Century : Strange Bedfellows ?*, dans « Ambix », 40 (1993), 41-64.
Baudry, Hervé, *Contribution à l'étude du Paracelsisme en France au XVIe siècle (1560-1580) de la naissance du mouvement aux années de maturité : le Demonsterion de Roch le Baillif (1578)*, Lille, Atelier national de reproduction de thèses, 1989 (Paris, Honoré Champion, 2005).
Baumann, F. A., *Das Erbario Carrarese und die Bildtradition des Tractatus de herbis*, Bern, Benteli, 1975.
Benz, Ernst, *Les sources mystiques de la philosophie romantique allemande*, Paris, Vrin, 1968.
Bernès, Anne-Catherine et Halleux, Robert, *La cour savante d'Ernest de Bavière*, dans « Archives Internationales d'Histoire des Sciences », 134 (1995), 1-26.
Bianchi, Massimo Luigi, *Occulto e manifesto nella Medicina del Rinascimento : Jean Fernel e Pietro Severino*, dans « Atti e Memorie dell'Accademia Toscana di Scienze e Lettere, La Colombaria », 48 (nuova serie 33), 1982, 183-248.
Id., *Signatura rerum. Segni, Magia e Conoscenza da Paracelso a Leibniz,* Rome, Edizioni dell'Ateneo, 1987.
Id., *Introduzione a Paracelso*, Rome-Bari, Laterza, 1995.
Bianchi, Massimo Luigi et Fattori, Marta (éds.), *Spiritus : IV Colloquio Internazionale del Lessico Intelletuale Europeo (Roma, 1983)*, Rome, Edizioni dell'Ateneo, 1984.
Id., *Phantasia/imaginatio*, Rome, Edizioni dell'Ateneo, 1988.

Bidon-Alexandre, Danièle et Treffort, Cécile, *À réveiller les morts : La mort au quotidien dans l'Occident médiéval*, Lyon, Presse Universitaire de Lyon, 1993.
Binski, Paul, *Medieval Death*, Londres, British Museum Press, 1996.
Birch, Thomas, *The History of the Royal Society of London*, 4 vols, Londres, Millar, 1756-57.
Bloch, Marc, *Les rois thaumaturges*, Paris, Gallimard, 1983 [1961].
Bloch, Olivier R., *La philosophie de Gassendi. Nominalisme, Matérialisme et Métaphysique*, La Haye, Martinus Nijhoff, 1971.
Blum, Paul R., *Qualitates occultae : Zur philosophischen Vorgeschichte eines Schlüsselbegriffs zwischen Okkultismus und Wissenschaft*, dans Buck (éd.) 1992, 45-64.
Blumenberg, Hans, *Die Lesbarkeit der Welt*, Frankfurt am Main, Suhrkamp, 1981.
Boas, Marie, *The scientific Renaissance. 1450-1630*, Londres, Collins, 1962.
Boehm L. et Raimondi E. (éds.), *Università, accademie e società scientifiche in Italia e in Germania dal Cinquecento al Seicento*, Bologna, Il Mulino, 1981.
Boll, Marcel, *L'atomisme moderne et ses rapports avec la médecine*, dans « Hippocrate », 1 (1933), 66-84 ; 381-401.
Bologna, Corrado, *Flatus vocis*, Bologna, Il Mulino, 2000 [1992].
Bonardel, Françoise, *L'Hermétisme*, Paris, P.U.F., 1985.
Id., *Philosopher par le feu*, Paris, Seuil, 1995.
Bonnet, Charles, *Considérations sur les corps organisés*, Paris, Fayard, 1985 [1762].
Bono, James Joseph, *The word of God and the languages of man : interpreting nature in early modern science and medicine*, Madison, University of Wisconsin Press, 1995.
Id., *Medical Spirits and the Medieval Language or Life*, dans « Traditio », 40 (1984), 91-130
Born, W., *Fetisch, Amulett und Talisman*, dans « Ciba-Zeitschriften », Basel, 47 (1937).
Bosch, Klaus, *Zur Vorgeschichte chemitrischer Pharmakopöepräparate im 16./17. Jahrhundert*, Braunschweig, Veröffentlichungen aus dem Pharmaziegeschichte Seminar der Technischen Universität Braunschweig, Bd. 21, 1980.
Boutaric, Jean-José, *Les applications médicales de l'aimant de l'Antiquité au XIXe siècle*, dans « Histoire des sciences médicales », 28 (1994), 255-263.
Bouteiller, Marcelle, *Médecine populaire d'hier et d'aujourd'hui*, Paris, Maissoneuve & Larose, 1966.
Brann, Noel, *The Abbot Trithemius (1461-1516). The Renaissance of Monastic Humanism*, Leyde, Brill, 1981.
Braun, Lucien, *Paracelse*. Paris-Genève, Slatkine (Fleuron), 1995.
Id., Introduction et notes dans Paracelse, *De la magie* (anthologie de textes de Paracelse sur la magie), Presses Universitaires de Strasbourg, 1998.
Brentini, P., *Die* Institutiones medicinae *des Daniel Sennert (1572-1637)*, Zurich, Juris, 1971.
Brockliss, Laurence et Jones, Colin, *The Medical World of Early Modern France*, Oxford, Clarendon Press, 1997.
Brody, Howard M.D., *Placebos and the Philosophy of medicine. Clinical, Conceptual, and Ethical Issues*, Chicago & Londres, University of Chicago Press, 1977.
Broeckx, C., *Essai sur l'histoire de la médecine belge avant le XIXe siècle*, Bruxelles, Société Encyclopédique des Sciences Médicales, 1838.
Id., *Notice sur le manuscrit* Causa J.B. Helmontii, *déposé aux archives archiépiscopales de Malines*, dans « Annales de l'Académie d'Archéologie de Belgique », 9 (1852), 277-327 ; 341-67.
Id., *Interrogatoires du docteur J.B. van Helmont sur le magnétisme animal*, dans « Annales de l'Académie d'Archéologie de Belgique », 13 (1856), 306-350.

Büchi, Jacob, *Die Entwicklung der Rezept- und Arzneibuchliteratur*, Juris Druck Verlag, Zurich, 3 vol. 1982 (vol. 1), 1984 (vol. 2), 1986 (vol. 3).
Buck, August (éd.), *Die okkulten Wissenschaften in der Renaissance.* Wolfenbütteler Abhandlungen zur Renaissanceforschung, Band 12. Wiebaden, Otto Harrassowitz, 1992.
Bundy, Murray Wright, *The theory of imagination in classical and mediaeval thought*, Urbana, The University of Illinois, 1927.
Burnett, Charles, *Al-Kindî in the Renaissance*, dans « Sapientia amemus : Humanism und Aristotelismus in der Renaissance » (Festschrift Eckhard E. Kessler), éd. P. R. Blum, München, 1999, 13 – 30.
Buschan, F., *Tiere und tierische Produkte als Heilmittel in der Volksmedizin*, dans « Ciba-Zeitschrift », 86 (1942).
Buch, Douglas, *Science and English Poetry*, New York, Oxford University Press, 1950.
Butler, E.M., *Ritual Magic*, Cambridge, Cambridge University Press, 1949.
Buzon, Frédéric de, *Sympathie et antipathie dans le* « Compendium musicae », dans « Archives de philosophie », 46, 4 (1983).
Bynum, William F., *The Weapon Salve in 17th century drama*, dans « Journal of History of Medicine », 21 (1966), 8-23.
Cabanès, Augustin et Barraud, J., *Remèdes de bonne femme*, Paris, Maloine, 1907.
Cahagnet, L.-A., *Magie magnétique ou traité historique et pratiquede fascinations*, Paris, Germer Baillère, 1854.
Caillet, Clarence, E.W., *Sympathie, Mumia, Amulette*, vol. XII de la collection « Okkulte Medizin », Berlin, 1927.
Camille, Michael, *The corpse in the garden*, dans « Micrologus », 7 (1999), 297-318.
Camporesi, Piero, *Il sugo della vita*, Milan, Mondadori, 1988 (trad. fr. « La sève de la vie », Paris, Le Promeneur, 1990).
Id., *I balsami di Venere*, Milan, Garzanti, 1989 (trad. fr. « Les baumes de l'amour », Paris, Hachette, coll. Pluriel, 1997).
Canguilhem, Georges, *La formation du concept de réflexe au XVIIe et XVIII^e^siècles*, Paris, P.U.F., 1955.
Id., *La connaissance de la vie*, Paris, Vrin, 1965.
Id., *Le normal et le pathologique*, Paris, P.U.F., 1966.
Id., *Études d'histoire et de philosophie des sciences*, Paris, Vrin, 1968.
Id., *Idéologie et rationalité dans l'histoire des sciences de la vie*, Paris, Vrin, 1977.
Cannon, W, *"Voodoo" Death*, dans « American Anthropologist », 44, 169-181, 1942.
Casini, P., *L'universo-macchina*, Rome-Bari, Laterza, 1969.
Cassirer, Ernst, *Individuum und Kosmos in der Philosophie der Renaissance*, Leipzig, Teubner, 1927 (trad. it., Florence, La Nuova Italia, 1935 ; trad. fr., Paris, éd. de Minuit, 1983).
Céard, Jean, *La nature et les prodiges. L'insolite au XVI^e^siècle*, Genève, Droz, 1996 [1977].
Céard, Jean (éd.), *La folie et le corps*, Paris, Presses de l'École normale supérieure, 1985.
Chalmers, Gordon Keith, *Effluvia, the History of a Metaphor*, dans « PMLA », 52, 4 (1937), 1031-1050.
Charcot, J. M., *La foi qui guérit*, Paris, Alcan, 1892.
Chevalier, J. et Gheerbrant A., *Dictionnaire des symboles*, Paris, Laffont, 1997.
Ciavolella, Massimo, *La malattia d'amore. Dall'antichità al medioevo*, Rome, Bulzoni, 1976.

Clericuzio, Antonio, *From Van Helmont to Boyle : A study of the transmission of helmontian chemical and medical theories in seventeenth-century England*, dans « The British Journal of the History of Science », 26/3 (1993), 303-334.
Clericuzio, A. et P. Rattansi (éd.), *Alchemy and Chemistry in the 16th and 17th Centuries*, Doldrecht / Boston / Londres, Kluwer Academic Publishers, 1994.
Collin de Plancy, *Dictionnaire infernal*, Paris, 1825.
Conger, George Perrigo, *Theories of Macrocosm and Microcosm in the History of Philosophy*, New York, Russell and Russell, 1967 [1922].
Conry, Yvette, *Thomas Willis ou le premier discours rationaliste en pathologie mentale*, dans « Revue d'Histoire des Science », 31 (1978), 193-231.
Copenhaver, Brian P., *Symphorien Champier and the Reception of the Occultist Tradition in Renaissance France*, La Haye – Paris – New York, Mouton, 1978.
Corbin, Henry, *L'imagination créatrice dans le soufisme d'Ibn'Arabi*, Paris, Flammarion, 1977 [1958].
Corsi, Pietro et Weindling, Paul (éds.), *Information Sources in the History of Science and Medicine*, Londres – Boston – Durban – Singapore – Sydney – Toronto – Wellington, Butterworth Scientific, 1983.
Couliano, Ioan Peter, *Eros et Magie à la Renaissance*, Paris, Flammarion, 1984.
Cubeddu, Italo et Formigari, Lia (éds.), *Imago in phantasia depincta. Studi sulla teoria dell'immaginazione*, Rome, Carocci, 2000.
Crosland, M. P. (éd.), *The Emergence of Science in Western Europe*, Londres-Basingstoke, MacMillan, 1975 (trad. it., Bologne, Il Mulino, 1979).
Dagron, Tristan, *Unité de l'être et dialectique. L'idée de philosophie naturelle chez Giordano Bruno*, Paris, Vrin, 1999.
Dainville, F. de, *L'éducation des jésuites (XVI*[e]*-XVIII*[e] *siècles)*, Paris, éd. de Minuit, 1978.
Dannenfeldt, K. H., *Egyptian Mumia : The Sixteenth Century Experience and Debate*, dans « The Sixteenth Century Journal », 16 (1985), 163 – 80.
Darmon, Albert, *Les corps immatériels : Esprit et images dans l'œuvre de Marin Cureau de la Chambre (1594-1669)*, Paris, Vrin, 1985.
Debus, Allen G., *Robert Fludd and the circulation of the blood*, dans « Journal of the History of Medicine », 16 (1961), 374-93.
Id., *Robert Fludd and the use of Gilbert's* De Magnete *in the Weapon-Salve Controversy*, dans « Journal of the History of Medicine and Allied Sciences », 19 (1964), 389-417.
Id., *The English Paracelsians*, Londres, Oldbourne Press, 1965 (New York, Franklin Watts, 1966).
Id., *The Chemical Philosophy : Paracelsian Science and Medicine in the Sixteenth and Seventeenth Centuries*, 2 vol., New York, Charles Scribner's Sons, 1973-4.
Id., *The French Paracelsians. The Chemical Challenge to Medical and Scientific Tradition in Early Modern France*, Cambridge, Cambridge University Press, 1991.
Debus, G. Allen et Walton, T. Michael (éds.), *Reading the book of nature : the other side of the Scientific Revolution*, Sixteenth Century Journal Publishers, 1998.
Debru, Armelle (éd.), *Galen on pharmachology. Philosophy, history and medicine*, Leiden, New York, Köln, Brill, 1997.
Deghaye, Pierre, *La naissance de Dieu ou la doctrine de Jacob Boehme*, Paris, Albin Michel, 1985.
Delaurenti, Béatrice, *La puissance des mots. « Virtus verborum ». Débats doctrinaux sur le pouvoir des incantations au Moyen Âge*, Paris, Cerf, 2007.
Delumeau, Jean et Cottret, Monique, *Le catholicisme entre Luther et Voltaire*, Paris, P.U.F., 1996 [1971].

De Martino, Ernesto, *Il mondo magico. Prolegomeni a una storia del magismo,* Turin, Boringhieri, 2000 [1948].
Id., *Sud e magia*, Milan, Feltrinelli, 1959.
Id., *La terra del rimorso*, Milan, Feltrinelli, 1961.
Detienne, Marcel, *Les maîtres de vérité dans la Grèce archaïque*, Paris, Maspero, 1967.
Devyver, André, *Le sang épuré : les préjugés de race chez les gentilshommes français de l'ancien régime (1560-1720)*, Bruxelles, Presses de l'Université, 1973.
Dieck, Alfred, *Aegyptische Mumien und europäische Moorleichen als offizielle Heilmittel in Mittel- und Westeuropa*, dans « Curare », Braunschweig/Wiesbaden, Friedr. Vierweg & Sohn Verlag, 1984 (1), pp. 211-31.
Dilg, Peter et Rudolph, Hartmut (éds.), *Neue Beiträge zur Paracelsus-Forschung*, Akademie der Diözese Rottenburg-Stuttgart, 1995.
Dijksterhuis, E. J., *The Mechanisation of the World Picture*, Oxford, Oxford University Press, 1961 [1950].
Dobbs, Betty J. Teeter, *Studies in the Natural Philosophy of Sir Kenelm Digby*, dans « Ambix », 18 (1971), 1-25.
Id., *The Foundation of Newton's Alchemy or « The Hunting of green lyon »*, Cambridge, Cambridge University Press, 1975 (trad. fr. Paris, Guy Trédaniel, 1981).
Id., *The Janus Faces of Genius. The Role of Alchemy in Newton's Thought*, Cambridge, Cambridge University Press, 1991 (trad. fr., *Les fondements de l'alchimie de Newton*, Paris, Trédaniel, 1991).
Dodds, E.R., *The Astral Body in Neoplatonism*, dans Proclus, *The Elements of Theology*, Oxford, Clarendon Press,1963, 313-21.
Dorveaux, P., *Le livre des simples médecines*, Paris, 1913.
Douglas, Andrew Halliday, *The philosophy and Psychology of Pietro Pomponazzi*, Cambrige, Cambridge University Press, 1910 (reprint Hildesheim, 1962).
Du Cange, C. du F., *Glossarium mediae et infimae latinitatis*, Graz, 1954.
Dulmen, Richard (van), *Hexenwelten. Magie und Imagination vom 16-20 Jahrhundert*, Frankfurt, Fischer Taschenbuch Verlag, 1990.
Duminil, Marie-Paule, *Le sang, les vaisseaux, le coeur dans la collection hippocratique*, Paris, Les Belles Lettres, 1983.
Du Potet (Baron), *Manuel de l'étudiant magnétiseur*, Paris, Baillère, 1868 [1846].
Duveen, Denis I., *Bibliotheca alchemica et chemica*, Londres, Dawson, 1949.
Eamon, W., *From the Secrets of Nature to Public Knowledge*, dans Lindberg et Westman (1990, 333-65).
Id., *Science and Secrets of nature : Books of Secrets in Medieval and Early Modern Culture*, Princeton, Princeton University Press, 1994.
Eckart, W., *« Auctoritas » versu « Veritas » or : Classical Authority and Its Role for the Perception of Truth in the Work of Daniel Sennert (1572-1637)*, dans « Clio Medica », 18 (1983), 131-40.
Edighoffer, Roland, *Rose-Croix et société idéale selon Johann Valentin Andreae*, 2 vol., Paris, Arma Artis, 1982-1987
Id., *Les Rose-croix et la crise de la conscience européenne au XVIIe siècle*, Paris, Dervy, 1998.
Ellenberger, Henri F., *The Discovery of unconscious. The History and Evolution of Dynamic Psychiatry*, Nex York, Basic Books, 1970.
Ernout, A. et Meillet, A., *Dictionnaire étymologique de la langue latine*, Paris, Klincksieck, 1994 (1ère éd.1932, révisée et augmentée par J. André en 1985).
Evans, R.J.W., *Rudolph II and his World : A Study in Intellectual History*, Oxford, Oxford University Press, 1973 (1984).
Faivre, Antoine, *Accès à l'ésotérisme occidental*, Paris, Gallimard, 1986.

Faivre, Antoine et Zimmermann, Rolf Christian (éds.), *Epochen der Naturmystik. Hermetische Tradition im wissenschaftlichen Fortschritt*, Berlin, Schmidt, 1979.
Fara, Patricia, *Sympathetic Attractions. Magnetic practices, beliefs and symbolism in eighteenth-century England*, Princeton University Press, 1996.
Fattori, Marta, *Introduzione a Francis Bacon*, Rome – Bari, Laterza, 1997.
Favret-Saada, Jeanne, *Les mots, la mort, les sorts. La sorcellerie dans le Bocage*, Paris, Gallimard, 1977.
Fearing, Franklin, *Reflex action*, Baltimire, Williams & Wilkins, 1930.
Febvre, Lucien, *Le problème de l'incroyance au XVIe siècle : la religion de Rabelais*, Paris, Albin Michel, 2003 (1924).
Ferguson, J., *Bibliotheca Chemica*, Glasgow, 1906 (nouv. éd. Londres, Derek Verschoyle Academic and Bibliographical Publications, 1954).
Ferran, Côme, *La médecine de Lyon au XVIIe Lazare Meyssonier : conseiller et médecin du roi et de S. A. R. Docteur de l'Université de Montpellier, agrégé au Collège des Médecins de Lyon*, dans « Bulletin de la société française d'histoire de la médecine », 29 (1935), 179-208.
Ferraris, Maurizio, *L'immaginazione*, Bologne, Il Mulino, 1996.
Festugière, A.-J., *La Révélation d'Hermès Trismégiste* [1944-54], IV vol., Paris, Les Belles Lettres, 2007.
Feyerabend, Paul, *Farewell to Reason*, Londres – New York, Verso, 1987 (trad. fr., Paris, Seuil, 1989).
Id., *Against Method*, Londres, New Left Books, 1975 (trad. fr. Paris, Seuil, 1979).
Fichtner, Gerhard, « *Transplantatio* ». *Zur Geschichte eines Begriffs und einer Vorstellung in der Medizin*, 1, Teil. Med. Diss. Tubingen, 1968.
Fießinger, Christian, *La thérapeutique de Daniel Sennert*, dans « Thérapeutiques des vieux Maîtres », Paris, 1897, 116-122.
Figuier, Louis, *Histoire du merveilleux dans les temps modernes*, Paris, Hachette, 1840.
Fleitmann, Sabrina, *Walter Charleton (1620-1707) « Virtuoso » : Leben und Werke*, Frankfurt am Main – Bern – New York, Lang, 1986.
Fossel, Viktor, *Volksmedizin und medizinischer Aberglaube in Steiermark : ein Beitrag zur Landeskunde*, Schaan –Liechtenstein, Saedig Reprint Verlag, 1983 [1886].
Foucault, Michel, *Les mots et les choses*, Paris, Gallimard, 1966.
Fox, Ruth, *The Tangled Chain : The Structure of Disorder in the Anatomy of Melancholy*, Berkeley – Los Angeles – Londres, 1976.
Franck, J. D., *Persuasion and healing*, New York, Schocken, 1974 [1961].
Frazer, James George, *The Golden Bough*, Londres, Macmillan, 1911-15.
French, Peter, *John Dee : The world of an Elizabethan Magus*, Londres – Boston – Henley, Routledge and Kegan, 1972.
French, Roger, *The origins of the sympathetic nervous system from Vesalius to Riolan*, dans « Med. Hist. », 15 (1971), 45-54.
Freud, Sigmund, *Totem e tabu*, Bari, Laterza, 1953 (1912[1]).
Freudenthal, Gad, *Theory of the matter and cosmology in William Gilbert's* De Magnete, dans « Isis », 74 (1983), 22-37.
Funkenstein, Amos, *Theology and the Scientific Imagination*, Princeton, Princeton University Press, 1986.
Gaber, Daniel et Ayers, Michael (éds.), *The Cambridge History of Seventeenth-Century Philosophy*, Cambridge, 1998.
Galeazzi, Olivio (éd.), *Healing. Storia e strategie del guarire*, Florence, Olschki, 1993.
García Ballester, Luis, French, Roger et alii, *Pratical Medicine from Salerno to the Black Death*, Cambridge, U.P., 1994.
Garin, Eugenio, *Medioevo e Rinascimento*, Rome-Bari, Laterza, 1954.

Id., *L'Ermetismo del Rinascimento*, Rome, Editori Riuniti, 1988 (tr. fr, par B. Schefer, *Hermétisme et Renaissance*, Paris, Allia, 2001).
Gatto, R., *Tra scienza e immaginazione. Le matematiche presso il collegio gesuitico napoletano (1552-1670 ca.)*, Florence, Leo Olschki, 1994.
Gauthier, Léon, *Antécédents gréco-arabes de la psychophysique*, Beirut, Imprimerie catholique, 1939.
Geertz, Clifford, *The Interpretation of culture*, New York, Basic Books, 1973.
Gelbart, Nina Rattner, *The intellectual development of Walter Charleton*, dans « Ambix », 18, 3 (1971), 149-168.
Geertz, Clifford, *The Religion of Java*, Glencoe, Illinois, 1960.
Giard, Luce (éd.), *Les Jésuites à la Renaissance. Système éducatif et production du savoir*, Paris, P.U.F., 1995.
Giglioni, Guido, *La teoria dell'immaginazione nell'« idealismo » biologico di Johannes Baptista Van Helmont*, dans « La Cultura », 39, 1/2 (1991), 110-145.
Id., *Malattie del corpo, dell'animo e dell'anima. Modelli di medicina nella filosofia di Comenio*, dans « Johannes Amos Comenius. 1592-1992 », Atti del Convegno Internazionale di Studi (Macerata, 2-5 dicembre 1992, éd. Clara Ferranti), Macerata, Quodlibet, 1998, 51-76.
Id., *Immaginazione e malattia. Saggio su Jan Baptiste van Helmont*, Milan, Franco Angeli, 2000.
Gillespie, Charles C. (éd.), *Dictionary of Scientific Biography*, New York, 1970-80.
Ginzburg, Carlo, *I benandanti*, Turin, Einaudi, 1966.
Id., *Il formaggio e i vermi*, Turin, Einaudi, 1976.
Id., *L'alto e il basso. Il tema della conoscenza proibita nel '500 e nel '600*, dans « Aut-Aut », 1981, 3-17.
Godet, Alain, *« Nur was ist die Imagination anderst als ein Sonn im Menschen ». Studien zu einem Zentralbegriff des magischen Denkens*. Thèse de Doctorat soutenue à Université de Bâle, Zürich, 1982.
Godwin, Jocelyn, *Athanasius Kircher, A Renaissance Man and the Quest for Lost Knowledge*, Londres, Thames et Hudson, 1979.
Id., *Harmonies of Heaven and Earth (The Spiritual Dimension of Music from Antiquity to the Avant-Garde)*, Londres, Thames and Hudson, 1984 (trad. fr., Paris, Albin Michel, 1994).
Id., *Music, Mysticism and Magic. A Sourcebook*, Londres – New York, Arkana – Routledge and Kegan, 1987.
Goldhammer, Kurt, *Paracelsus. Sein Bild in Haß und Gunst der Zeiten*, Hildesheim, Olms, 1968.
Goltz, Dietliende, *Naturmystik und Naturwissenschaft in der Medizin um 1600*, dans « Sudhoff Archiv », 60 (1976), 51-58.
Gourevitch, Danielle, *Le Triangle hippocratique dans le monde gréco-romain*, Rome, École française de Rome, 1984.
Gozza, Paolo (éd.), *La musica nella rivoluzione scientifica del Seicento*, Bologne, Il Mulino, 1989.
Grabner, Elfriede, *Krankheiten und Heilen. Eine Kulturgeschichte der Volksmedizin in den Ostalpen*, Verlag der Österreichischen Akademie der Wissenschaften, Wien, 1985 (deuxième édition 1997).
Id., *Die « Transplantatio morborum » als Heilmethode in der Volksmedizin*, dans « Österreiche Zeitschrift für Volkskunde », Vienne, 21 (1967), 178-195.
Id., *Adam von Lebenwaldt und die Volksmedizin. Ein steirischer Arzt des 17. Jahrhunderts zwischen Volksheilkunde und Schulmedizin*, dans « Zur Kulturgeschichte In-

ner-Österreichs », Graz, Selbstverlag des Historischen Vereines für Steiermark, 1966, 1-18.

Graesse, J., *Bibliotheca magica et pneumatica*, Leipzig, 1843 (Hildesheim, 1960).

Greengrass, Mark, Leslie, Michael et Raylor, Timothy (éds.), *Samuel Hartlib and Universal Reformation*, Cambridge, 1994.

Greel, Ole Peter et Cunningham Andrew (éds.), *Religio medici : Medecine and Religion in seventeenth-century England*, Scolar Press (Gower House, Croft Road Aldershot Hants GU11 3HR England), 1996.

Grmek, Mirko (éd.), *Storia del pensiero medico occidentale. I. Antichità e Medioevo*, Rome-Bari, Laterza, 1993.

Id., *Storia del pensiero medico occidentale. II. Dal Rinascimento all'inizio dell'Ottocento,* Rome-Bari, Laterza, 1996.

Greiner, Frank, *Les métamorphoses d'Hermès. Tradition alchimique et esthétique littéraire dans la France de l'âge baroque (1583-1586)*, Paris, Honoré Champion, 2000.

Greiner, Frank (éd.), « Chrysopoeia », *Aspects de la tradition alchimique au XVIIe siècle*, actes du colloque international de l'Université de Reims-Champagne-Ardenne (Reims, 28 et 29 novembre 1996), Paris S.E.H.A. & Milan ARCHE.

Groethuysen, Bernard, *Philosophische Antropologie*, « Handbuch der Philosophie », III, A, München, 1931 (trad. fr., Paris, Gallimard, 1951).

Groome, W.W., *Suffolk Leechcraft*, dans « Folklore », VI (1895), 126.

Grosse, Ernst Ulrich, *Sympathie der Natur. Geschichte eines Topos*, Freiburger Beiträge zur Romanischen Philologie (14), München, 1968.

Gusdorf, Georges, *Les sciences humaines dans la pensée occidentale*, Paris, Payot, 1977-84 [refondu dans *Le romantisme* (2 vol.), Paris, Payot, 1993].

Hahn, R., *The Anatomy of a Scientific Institution : The Paris Academy of Sciences (1666-1803)*, Berkeley, University of California Press, 1971 (trad. fr. Paris, 1993).

Halleux, Robert, *Le problème des métaux dans la science antique*, Paris, Les Belles Lettres, 1974.

Id., *Gnose et expérience dans la philosophie chimique de Jean-Baptiste Van Helmont*, dans « Bulletin de l'Académie royale de Belgique » (Classe des Sciences), V, 65 (1979), 217-27.

Id., *Helmontiana*, dans « Academiae analecta, Koninklijke Academie, Klasse der Wetenschappen », 45 (1983), 35-63.

Hallyn, Fernand, *Les structures rhétoriques de la science. De Kepler à Maxwell*, Paris, Seuil, 2004.

Hand, Wayland D., *Magical Medicine. The Folkloric Component of Medicine in the Folk Belief, Custom, and Ritual of the Peoples of Europe and America*, Berkeley – Los Angeles – Londres, University of California Press, 1980.

Hannaway, Owen, *The Chemist and the Word. The Didactic Origins of Chemistry*, Baltimore & Londres, The Johns Hopkins University Press, 1975.

Id., *Laboratory Design and the Aim of Science. Andrea Libavius versu Tycho Brahe*, dans « Isis », 77 (1986), n° 289, 585-610.

Hasse, Dag Nikolaus, *Avicenna's* De Anima *in the Latin West. The Formation of a Peripatetic Philosophy of the Soul (1160-1300)*, Londres-Turin, Warburg Institute – Nino Aragno Editore, 2000.

Heinecke, B., *Wissenschaft und Mystik bei J.-B. Van Helmont*, thèse de doctorat, Dresde, 1990.

Henry, J., *Atomism and Eschatology : Catholicism and Natural Philosophy in the Interregnum*, dans « British Journal for the History of Science », 15 (1982), 211-39.

Id., *A Cambridge Platonist's Materialism. Henry More and the concept of the Soul*, dans « Journal of Warburg and Courtauld Institutes », 49 (1986), 172-95.

Id., *Occult qualities and experimental philosophy : actives principles in the pre-newtonian matter theory*, dans « History of Science », 24 (1986), 335-381.
Herpin, Alexandre, *William Gilbert et la médecine au XVIe siècle*, Paris, Ballière, 1946.
Heurck, Emile H., van, *L'Onguent armaire et la Poudre de Sympathie dans la Science et le Folklore*, préface du Dr. Robert Justement, Anvers, Imprimerie J. – E. Buschmann, 1915.
Hirsch, A. (éd.), *Biographische Lexicon*, München-Berlin, Urban-Schwarzenberg, 1962.
Höfler, M., *Volkmedizin und Aberglaube in Oberbayern*, Munich, Stahl, 1888.
Hooykaas, R., *The Concept of Element. Its Historical Philosophical Developpement*, Utrecht, 1983 [1933, thèse de doctorat].
Huffman, William H., *Robert Fludd and the End of the Renaissance*, Londres, Routledge, 1988.
Hutin, Serge, *Henry More. Essai sur les doctrines théosophiques chez les platoniciens de Cambridge*, Hildesheim, Olms, 1966.
Id., *Les disciples anglais de Jacob Boehme*, Paris, Denoël, 1960.
Id., *Robert Fludd (1574-1637), alchimiste et philosophe rosicrucien*, Paris, Éditions de l'Omnium littéraire, 1971.
Jacquart, Danielle et Micheau Françoise, *La médecine arabe et l'occident médiéval*, Paris, Maisonneuve et Larose, 1990.
Jahoda, G., *The psychology of superstition*, Londres, The Penguin Press, 1969.
Johnson, Thomas M. et Sargent, Carolyn Fishel (éds.), *Medical anthropology : a handbook of theory and method*, New York – Westport – Londres, Greenwood, 1990.
Jolivet, J., *L'intellect selon Al-Kindi*, Leiden, Publications de la Fondation De Goeje, XXII, Brill, 1971.
Joly, Bernard, *La Rationalité de l'alchimie au XVIIe siècle*, Paris, Vrin, 1992.
Id., *L'ambiguité des paracelsiens face à la médecine galénique*, dans Debru (éd.), 1997, 301-22.
Jönchers, C. G., *Allgemeine Gelehrten-Lexicon*, Hildesheim, Olms, 1961 (Leipzig, 1750[1]).
Id., *Physique stoïcienne et philosophie chimique au XVIIe siècle*, dans Moreau (éd.), 1999, 281-301.
Jones, H., *Pierre Gassendi 1592-1655. An Intellectual Biography*, Nieuwkoop, de Graaf, 1981.
Josten, C.H. (éd.), *Elias Ashmole 1617-1692, his Autobiographical and historical notes (5 vols)*, Oxford, Clarendon Press, 1966.
Jouanna, Jacques, *Hippocrate*, Paris, Fayard, 1992.
Jourdan, Antoine Jacques Louis, *Dictionnaire des sciences médicales. Biographie médicale*, Paris, 1820-25.
Jütte, Robert, *Geschichte der alternativen Medizin : von der Volksmedizin zu den unkonventionnellen Therapien von heute*, München, Beck, 1996.
Kahn, Didier, *Hermès Trismegiste. La "Table d'Emeraude" et sa tradition alchimique*, Paris, Les Belles Lettres, 1994.
Id., *Paracelsisme et alchimie en France à la fin de la Renaissance (1567-1625)*, Thèse de doctorat, Université Paris IV, 1998.
Kargon, R. H. *Atomism in England from Hariot to Newton*, Oxford, University Press, 1966, 77-92.
Kay, Charles, *William Gilbert'Renaissance philosophy of the magnet*, Dissertation Ph.D., University of Pittsburgh, 1981.
Kellaway, Peter, *The Early Histoy of the Reflex*, dans « Journal of the Histoiry of Medicine and Allied Sciences », 7 (1952), 211-249.

Keyser, Paul T., *Science and Magic in Galen's Recipes (Sympathy and Efficacy)*, dans Debru (1997, 175-98).
Kiev, Ari, (éd.) *Magic, Faith and Healing : Studies in Primitive Psychiatry Today*, New York, Free Press of Glencoe – Collier Macmillan Ldt, 1964.
Kirk, Linda, *Richard Cumberland and natural law : secularisation of thought in seventeenth-century England*, Cambridge, J. Clarke, 1987.
Kleinman, Arthur, *Patients and Healers in the Context of Culture. An Exploration of the Borderland between Anthropology, Medicine and Psychiatry*, Berkeley – Los Angeles – Londres, University of California Press, 1980.
Klibansky, Raymond, Panofsky, Erwin, Saxl, Fritz, *Saturn and Melancholy. Studies in the History of natural Philosophy, Religion and Art.* Londres, 1964.
Kobert, Rudolf, *Historischen Studien aus dem pharmakologischen Institute der kaiserlichen Universität zu Dorpat*, 5 vol., Halle, Tausch et Grosse, 1889.
Koyré, Alexandre, *La Philosophie de Jacob Boehme*, Paris, Vrin, 1980 [1929].
Id., *Paracelse*, dans « Revue d'histoire et de philosophie religieuse », 13 (1933), puis dans *Mystiques, spirituels et alchimistes du XVI*[e] *siècle allemand*, Paris, Armand Colin, 1955 (puis Paris, Gallimard, 1971), puis *Paracelse*, Allia, Paris, 1997.
Id., *From the closed world to the infinite universe*, Baltimore, Johns Hopkins Press, 1957 (trad. fr. Paris, Gallimard, 1993).
Id., *Etudes d'histoire de la pensée scientifique*, Paris, Gallimard, 1966.
Kristeller, Paul Oskar, *The Philosophy of Marsilio Ficino*, New York, 1943 (éd. it. Florence, Le Lettere, 1988 [1953]).
Krook, Dorothea, *John Sergeant and his Cercle : A Study of Three Seventeenth-Century English Aristotelians*, Leiden, Brill, 1993.
Kuhn, Thomas, *The Structure of Scientific Revolutions*, Chicago, 1970 [1962] (trad. fr. Paris, Flammarion, 1983).
Laghi, Armando, *Lo « Speculum Lapidum » di Camillo Leonardi*, dans « Atti de primo Congresso Unione Mondiale Soc. di Storia della Farmacia » (1967), 1969, 147-193.
Lasswitz, K.,*Geschichte der Atomistik vom Mittelalter bis Newton*, Hamburg – Leipzig, Voss, 1890 (réimpr., Hildesheim, 1963).
Latham, C., *West Sussex Superstitions*, « Folklore Record », I, 43-44.
Lenoble, Robert, *Mersenne ou la naissance du mécanisme*, Paris, Vrin, 1971 [1943].
Id., *Esquisse d'une histoire de l'idée de nature*, Paris, Albin Michel, 1969.
Lévi-Strauss, Claude, *Anthropologie structurale*, Paris, Plon, 1958.
Id., *La pensée sauvage*, Paris, Plon, 1962.
Lévy, Jean-Paul, *Le pouvoir de guérir. Une histoire de l'idée de maladie*, Paris, Odile Jacob, 1991.
Lichtenstein, A., *Henry More, The Rational Theology of a Cambridge Platonist*, Cambridge Mass., Cambridge University Press, 1962.
Lindberg, D. C. et Numbers, R. L. (éds.), *God and Nature. Historical Essays on Encounter Between Christianity and Science*, Londres-Berkeley-Los Angeles, University of California Press, 1986 (trad. it. Florence, Nuova Italia, 1994).
Lindberg, D. C. et Westman, R.S. (éds.), *Reappraisals of Scientific Revolution*, Cambridge, Cambridge University Press, 1990.
Lippross, Otto, *Logik und Magie in der Medizin*, München, Lehmanns, 1969.
Lloyd, G.E.R., *Polarity and analogy. Two types of argumentation in Early Greek Thought*, Cambridge, Cambridge University Press, 1993 [1966].
Lovejoy, A. O., *The Great Chain of Being*, Cambridge (Mass.), Harvard U. P., 1936.
Luck, Georg, *Arcana mundi, magia e occulto nel mondo greco e romano*, Milan, Fondazione Lorenzo Valla, Mondadori, 1997.

MacDonald, Michael, *Anthropological perspectives on the history of science and medicine*, dans Corsi / Weindling (1983, 61-80).

Malinowski, Bronislav, *Magic, science, religion and other essays*, Glencoe (Illinois), The Free Press, 1936 (trad. it., Rome, Newton Compton, 1976).

Magia Naturalis und die Entstehung der modernen Naturwissenschaften, dans « Studia Leibnitiana » Sonderheft 7, Wiesbaden, Steiner, 1978.

Marcel, Raymond, *Marsile Ficin (1433 - 1499)*, Paris, Les Belles Lettres, 1958.

Martin, Julian, *Francis Bacon, the State, and the Reform of Natural Philosophy*, Cambridge, U. P., 1996.

Marxer, Norbert, *Der Mumien-Begriff bei Theophrast von Hohenheim*, dans « Geschichte der Pharmazie », 46 (1994), 32-34.

Mascall, Eric Lionel, *The secularisation on Christianity*, Londres, Darton, 1965.

Mason, James *The Anatomy of Sorcerie*, Cambridge, John Leggatt, 1612.

Matton, Sylvain, *La Magie arabe traditionnelle*, Paris, Bibliotheca Hermetica, 1977.

Mauss, Marcel H. Hubert, *Esquisse d'une théorie générale de la magie*, dans « Sociologie et anthropologie », Paris, P.U.F., 1950.

Meier, Richard Y., *« Sympathy » in the neurophysiology of Thomas Willis*, dans « Clio Medica », 17 (1982), 95-111.

Mengal, Paul, *Confession et cure d'âme dans la théologie réformée : la laïcisation d'une pratique*, dans « La confession et les confessions », Paris, Didier-Erudition, 1995.

Id., *La constitution de la psychologie comme domaine du savoir aux XVIe et XVIIe siècles*, dans « Revue d'Histoire des sciences humaines », 2 (2000), 5-27.

Id., *Convulsions sociales et convulsions des corps*, dans « L'Hystérie de la *Belgité* », Bologne, CLUEB, 2003.

Merkel, Ingrid et Debus, G. Allen (éds.), *Hermeticism and the Renaissance : Intellectual History and the Occult in Early Modern Europe*, Washinton, The Folger Shakespeare Library; Londres and Toronto, Associated University Press, 1988.

Metzger, Hélène, *Les doctrines chymiques en France du début du XVIIe à la fin du XVIIIe siècle*, Paris, P.U.F., 1923 (1922[1]).

Id. *La méthode philosophique en histoire des sciences : textes 1914-1939*, (éd. Gad Freudenthal), Tours, Fayard, 1987.

Meyer-Hicken, Benno R., *Über die Herkunft der Mumia genannten Substanzen und ihre Anwendung als Heilmittel*, Kiel, Thèse de doctorat, 1978.

Michaud, Louis-Gabriel, *Bibliographie universelle ancienne et moderne*, Paris (Desplaces), Leipzig (Brockhaus), 1843-65.

Monter, William, *Ritual, Myth and Magic in Early Modern Europe*, Brighton (Sussex), The Harvest Press, 1983 [trad. it. Bologne, Il Mulino, 1987].

Moran, Bruce T. (éd.), *Patronage and Institutions : Science, Technology and Medicine at the European Court, 1500-1750*, Rochester (New York) – Woodbridge, 1991(b).

Moran, Bruce T., *The Alchemical World of the German Court. Occult Philosophy and Chemical Medicine in the Circle of Moritz of Hessen*, Sudhoffs Archiv, Heft 29, Stuttgart, Franz Steiner Verlag, 1991(a).

Moreau, Pierre-François (éd.), *Le stoïcisme au XVIe et au XVIIe siècle. Le retour des philosophes antiques à l'Âge classique*, Paris, Albin Michel, 1999.

Moréri, Louis, *Le grand dictionnaire historique*, Paris, Libraires Associés, 1759.

Morley, Christopher, *The powder of sympathy*, New York, Page and Company, 1923.

Mosch, Ervin, *Pulvis Sympathicum : die Werbung für ein Diaphoreticus in Portugal*, dans « Beiträge zur Geschichte der Pharmazie », 28 (1976), 26.

Mottelay, Paul Fleury, *Bibliographical History of Electricity and Magnetism*, Londres, Charles Griffin & Company Limited, 1922.

Moulin, Daniel, *Paul Barbette, M.D. : a seventeenth-century Amsterdam author of best-selling textbooks*, dans « Bulletin of the History of Medicine », vol. 59, 4 (1985), 506-514.
Moutsopoulos, E., *Le problème de l'imaginaire chez Plotin*, Athènes, Grigoris, 1980.
Müller-Jahncke, Wolf-Dieter et Friedrich, Christoph, *Geschichte der Arzneimittelterapie*, Stuttgart, Deutscher Apotheker Verlag, 1996.
Müller-Jahncke, Wolf-Dieter, *Astrologisch-magische Theorie und Praxis in der Heilkunde der frühen Neuzeit*, Sudhoffs Archiv, Heft 25, Stuttgart,Franz Steiner Verlag, 1985.
Id., *Magische Medizin bei Paracelsus und der Paracelsisten : Die Waffensalbe*, dans « Resultate und Desiderate der Paracelsus-Forchung », Peter Dilg (éd.), Stuttgart, Sudhoffs Archiv. Beihefte, 31 (1993), 43-55.
Id., *Paracelse et la démonologie de son temps*, dans « Paracelse et les siens » (1995, 26-34).
Multhauf, Robert, *Medical Chemistry and « The Paracelsians »*, dans « Bulletin of History of Medicine », 28 (1954), 101-125.
Munaret, Jean-Marie-Placide, *Le médecin des villes et des campagnes*, Paris, Baillère, 1862.
Nathan, Tobie, *L'influence qui guérit*, Paris, Odile Jacob, 1994.
Id., *Manifeste pour une psychopathologie scientifique*, dans *Médecins et sorciers*, Paris (Le Plessis – Robinson), Synthélabo, « Les empêcheurs de penser en rond », 1995.
Nauert, Charles G., *Agrippa and the Crisis of Renaissance Thought*, Urbana, University of Illinois Press, 1965 (trad. fr., Paris, Dervy, 2001).
Neibyl, P. H., *Sennert, Van Helmont, and Medical Ontology*, dans « Bulletin of the History of Medicine », 45 (1971), 115-35.
Neuburger, Max, *Die Lehre von der Heilkraft der Natur im Wandel der Zeiten*, Stuttgart, Enke, 1926.
Nève de Mevergnies, *J. B. Van Helmont, philosophe par le feu*, Paris, Droz, 1960 [1935].
Neveux, J.B., *Vie spirituelle et vie sociale entre Rhin et Baltique au XVII*^e^ *siècle*, Paris, Klincksieck, 1967.
Newman, W., *The alchemical sources of Robert Boyle's corpuscular philosophy*, dans « Annals of Science », 53 (1996), 567-585.
North, John D., *Macrocosm and Microcosm in Paracelsus*, dans Dilg-Rudolph (éd.) 1995, 41-58.
Nutton, Vivian (éd.), *Medicine at the courts of Europe, 1500-1837*, Londres-New York, Routledge, 1990 (acte du colloque « Hofmedizin in Europa bis zum Aufklärung », Wolfenbüttel, Herzog August Bibliothek, 1986).
Opsomer, C., *Livre des simples médicines, Codex Bruxellensis IV.1024*, Antwerp, 1980.
Osler, Margaret J., *Descartes and Charleton on Nature and God*, dans « Journal of the History of Ideas », 40 (1979), 445-56.
Id., *Divine Will and the Mechanical Philosophy : Gassendi and Descartes on Contingency and necessity in the Created World*, Cambridge, C.U.P., 1994.
Osler, M. J. (éd.), *Atoms, Pneuma and Tranquility: Epicurean and Stoic Theories in European Thought*, Cambridge, 1991.
Osler, William, *Sir Kenelm Digby's Powder of sympathy : an unfinished essay*, introduction and notes by Kenneth Gerth Huston (1926-1987), Los Angeles, Plantin Press, 1972.
Otto, Rudolf, *Das Heilige*, Breslau, Trewendt et Granier, 1917.

Pagel, Walter, *Religious motives in the medical biology of the 17th century*, dans « Bulletin of History of Medicine », 3 (1935), 277-8.

Id., *Paracelsus. An Introduction to Philosophical Medicine in the Era of Renaissance*, Basel – New York, Karger, 1958 (Reprint avec « Addenda and Errata », Basel, Karger, 1982 ; trad. it. Milan, Mondadori - il Saggiatore, 1989).

Id., *Das medizinische Weltbild des Paracelsus. Seine Zusammenhänge mit Neuplatismus und Gnosis*, Wiesbaden, Franz Steiner, 1962.

Id., *William Harvey's Biological Ideas. Selected Aspects and Historical Background*, Basel – New York, Karger, 1966 (tr. it. A. Carugo, *Le idee biologiche di Harvey*, Milan, 1979).

Id., *Paracesus als Naturmystiker*, dans Faivre-Zimmermann (1979, 52-104).

Id., *J. B. Van Helmont als Naturmystiker*, dans Faivre-Zimmerman (1979, 169-211).

Id., *Joan Baptista van Helmont : Reformer of science and Medicine*, Cambridge, Cambridge University Press,1982.

Id., *Religion and Neoplatonism in Renaissance Medicine* (éd. Marianne Winder), Londres, Variorum Reprints, 1985 [Recueil postume d'article parus entre 1935 et 1981].

Id., *The smiling spleen*, Basel – New York, Karger, 1984.

Panaccio, Claude, *Le discours intérieur,* Paris, Seuil, 1999.

Pancino, Claudia, *Voglie materne : storia di una credenza*, Bologna, CLUEB, 1996.

Paracelse, Paris, Albin Michel, « Cahiers de l'hermétisme », 1980.

Paracelse et les siens (colloque des 15 et 16 décembre 1994 à la Sorbonne), ARIES, n°19, « La table d'émeraude », Paris, 1995.

Pardington, J. R., *A History of chemistry*, vol. 2, Londres, Macmillan, 1961 ; vol. 3, Londres, Macmillan, 1962.

Paulet, Jean-Jacques, *L'antimagnétisme, ou origine, progress, décadence, renouvellement et réfutation du magnétisme animal*, Londres, 1784 (réimpr. Genève-Paris, Slatkine, 1980).

Paulus, Julian, *Paracelsus-Bibliographie 1961-1996*, Heidelberg, Palatina Verlag, 1997.

Pérez-Ramos, Antonio, *Francis Bacon's Idea of Science and the Maker's Knowledge Tradition*, Oxford, Clarendon Press, 1988.

Perifano, Alfredo, *L'Alchimie à la cour de Côme Ier de Médicis : savoirs, culture et politique*, Paris, Honoré Champion, 1997.

Petersson, R. T., *Sir Kenelm Digby*, Cambridge, Harvard University Press, 1956.

Pettigrew, Thomas Joseph, *A History of Egyptian Mummies*, Londres, 1834.

Id., *On superstitions connected with the history and practice of medicine and surgery*, Londres, J. Churchill, 1844, 157-167.

Peuckert, Will-Erich, *Gabalia. Ein Versuch zur Geschichte der magia naturalis im 16. bis 18. Jahrhundert*, Berlin, Erich Schidt Verlag, 1966.

Pohlenz, Max, *Die Stoa : Geschichte einer geistiger Bewegung*, Göttingen, Vandenhoeck & Ruprecht, 1970.

Pogliano, Claudio,*Teorie mediche e farmaci nell'età classica*, dans « Sanità, scienza e storia », Milan, 2 (1987), 97-130.

Poma, Roberto, *Tradition et innovation dans la* Physiologie *de Jean Fernel*, dans « Corpus », Paris, Fayard, 41 (2002), 97- 117.

Popkin, Richard H., *The Third Force in Seventeenth-Century England Thought*, Leiden, Brill, 1992.

Popper, Karl, *Conjectures and refutations*, Londres, Routledge and Kegan, 1963 (trad. fr. Paris, Payot, 1985).

Pörksen, Gunhild, *Paracelsus und der Augenschein-Notizen zum ärztlichen Blick*, dans Schott et Zinguer (1998, 1-12).

Postel, Eugène, *Étude philosophique, historique et critique sur le magnétisme des médecins spagiristes au XVIIe siècle*, Caen, 1860.
Priesner, Claus et Figala, Karin, *Alchemie : Lexicon einer hermetischen Wissenschaft*, München, Beck, 1998.
Pumfrey, Stephen Philip, *William Gilbert's magnetical philosophy : the creation and dissolution of a discipline (1580-1684)*, Londres, Warburg Institute (Thèse de doctorat), 1987.
Putscher, M., *Pneuma, spiritus, Geist : Vorstellung vom Lebensantrieb in ihren geschichtlichen Wandlungen*, Wiesbaden, Steiner Verlag, 1973.
Pyle, Andrew, *Atomism and its Critics*, Bristol, Thoemmes, 1995.
Id., *The Dictionary of Seventeenth-Century British Philosophers (II vol.)*, Bristol, Thoemmes Press, 2000.
Quignard, Pascal, *Le sexe et l'effroi,* Paris, Gallimard, 1994.
Rácek, Milan, *Mumia viva : Kulturgeschichte der Human- and Animalpräparation*, Graz, Autria, Akademische Druck- und Verlagsanstalt, 1990.
Radl, Albert, *Der Magnetstein in der Antike. Quellen und zusammenhänge*, Stuttgart, Franz Steiner Verlag Wiesbaden, 1988.
Radelet de Grave, P., *Les Lignes magnétiques depuis le Moyen Âge jusqu'au milieu du XVIIIe siècle*, Thèse, Louvain, 1975.
Id. et Speiser, D., *Le « De Magnete » de Pierre de Maricourt. Traduction et commentaire*, dans « Revue d'Histoire des Sciences », 28 (1975), 193-234.
Rae, Thomas H. H., *John Dury and the Royal Road to Piety*, Frankfurt, Peter Lang, 1998.
Rather, L. J., *Thomas Fienus' (1567-1631) dialectical investigation of the imagination as cause and cure of body disease*, dans « Bulletin of the History of Medicine », 41 (1967), 349-355.
Rattansi, P. M., *Paracelsus and the Puritan Revolution*, dans « Ambix », 11 (1963).
Id., *The intellectual Origins of the Royal Society*, dans « Notes and Recs. Of the Royal Society », 23 (1968), 136-7.
Reinhardt, Karl, *Kosmos und Sympathie. Neue Untersuchungen über Poseidonius*, München, C. H. Beck'sche Verlagsbuchhandlung, 1925.
Rey, Alain, *Dictionnaire historique de la langue française*, Paris, Le Robert, 1992.
Rey, Roselyne, *Histoire de la douleur*, Paris, La Découverte, 1993.
Ribot, Théodule, *La psychologie des sentiments*, Paris, Alcan, 1896.
Id., *La logique des sentiments*, Paris, Alcan, 1904
Richter, Jürgen, *Die Theorie der Sympathie*, Frankfurt am Main, Peter Lang, 1996 (thèse soutenue en 1993).
Riddle, John M., *Dioscorides on Pharmacy and Medicine*, Austin, University of Texas Press, 1985.
Robertson, William Gerge Aitchison,
The powder of sympathy, dans « Annals of medical history », 7 (1925), 387-393.
Roccatagliata, Giuseppe, *A history of ancient psychiatry*, New York - Westport - Londres, Greenwood press, 1986.
Roger, Jacques, *Jean Fernel et les problèmes de la médecine de la Renaissance*, Paris, Palais de la Découverte, 1960, 1-25.
Id., *Histoire des sciences de la vie*, Paris, Albin Michel, 1963.
Rogers, G.A.J., Vienne, J.M., Zarka, Y.C., (éds.), *The Cambridge Platonists in Philosophical Context. Politics, Metaphysics and Religion*, Dordrecht – Boston – Londres, Kluwer Academic Publishers, 1997.

Romano, Antonella, *La contre-réforme mathémathique. Constitution et diffusion d'une culture mathématique jésuite à la Renaissance (1540-1640)*, École française de Rome, 1999.

Rosen, George, *Madness in Society: Chapters in the Historical Sociology of Mental Illness,* Chicago, University of Chicago Press, 1968.

Rosier-Catach, Irène, *La parole comme acte*, Paris, Vrin, 1994.

Id. *La parole efficace. Signes, pratiques sacrées, institutions*, Paris, Seuil, 2004.

Rossi, Paolo, *Francesco Bacone. Dalla magia alla scienza*, Bari, Laterza, 1957.

Id., *I filosofi e le macchine: 1400-1700*, Milan, Feltrinelli, 1962.

Id., *Clavis Universalis: arti della memoria e logica combinatoria da Lullo a Leibniz*, Milan-Naple, Ricciardi, 1960 (nouvelle édition, Bologna, Il Mulino, 1983).

Id., *La nascita della scienza moderna*, Rome-Bari, Laterza, 1997.

Russo, Lucio, *La rivoluzione dimenticata. Il pensiero scientifico greco e la scienza moderna*, Milan, Feltrinelli, 1996.

Saintyves, Paul, *La guérison des verrues*, Paris, Nourry, 1913.

Scheler, Max, *Wesen und Formen der Sympathie*, Bonn, F. Cohen, 1913 (trad. fr., *Nature et formes de la sympathie. Contribution à l'étude des lois de la vie affective*, Paris, Payot, 2003).

Schmitt, Charles B., *Aristotle and the Renaissance.* Harvard University Press, Cambridge, Massachusetts, and Londres, 1983 (trad. fr. Paris, P.U.F., 1992).

Schneider, Wolfgang, *Paracelsus – Autor der Archidoxis Magica ?*, Veröffentlichungen aus dem Pharmaziegeschichtlichen Seminar der Technischen Universität Braunschweig, Band 23, 1982.

Schofield, R. E., *Mechanism and Materialism : British Natural Philosophy* in *an Age of Reason*, Princeton, Princeton University Press, 1970.

Scholem, Gershom, *Major Trends in Jewish Misticism*, Jerusalem, Schocken, 1941 (trad. fr., *Courants de la mystique juive*, Paris, Payot, 1960, 1983).

Id., *Zur Kabbala und ihrer Symbolism*, Zurich, Rhein, 1960 (trad. angl., New York Schocken, 1965 ; trad. fr., Paris, Payot, 1966).

Schopenhauer, Arthur, *Ueber den Willen in der Natur*, édition Grisebach, 1867 (le chapitre consacré au magnétisme animal et à la magie (t. III, p. 295-323) a été traduit en français par G. Platon dans : Schopenhauer, *Mémoires sur les sciences occultes*, Paris, Leymarie, 1912, p. 1-62).

Schott, Heinz, *Der sympathetische Arzt : Texte zur Medizin im 18. Jahrhundert*, München, Beck, 1998.

Id., *Sympathie als Metapher in der Medizingeschichte*, dans « Würzburger medizinhistorische Mitteilung », 10 (1992), 107-127.

Schott, Heinz et Zinguer, Ilana, (éds)*Paracelsus und seine internationale Rezeption in der frühen Neuzeit. Beiträge zur Geschichte der Paracelsismus*, Leiden – Boston – Köln, Brill, 1998.

Schröder, Gerald, *Oswald Croll*, dans « Pharmaceutische Industrie », 21 (1959), 405-8.

Id., *Studien zur Geschichte der Chemiatrie*, dans « Pharmaceutische Zeitung 111 », 35 (1966), 1246-51.

Secretan, Philippe, *L'analogie*, Paris, P.U.F., 1984.

Sebti, Meryem, *Avicenne. L'âme humaine*, Paris, P.U.F., 2000.

Secret, François, *Les Kabbalistes chrétiens à la Renaissance*, Paris, Arma Artis et Milan, Archè, 1985 [Paris, Dunod, 1964].

Seignolle, Claude, *Les évangiles du diable selon la croyance populaire. Le Grand et le Petit Albert*, Paris, Robert Laffont, 1998.

Sessions, William, *Francis Bacon Revisited*, New York, Twayne, 1996.

Seyfarth, Carly, *Aberglaube und Zauberei in der Volksmedizin Sachsens : ein Beitrag zur Volkskunde des Königsreichs Sachsen*, Hildesheim, Olms, 1979 [1913].
Shapin S. et Schaffer S., *Leviathan and the Air-Pump : Hobbes, Boyle, and the Experimental Life*, Princeton, Princeton University Press, 1985.
Shapiro, Arthur K. and Shapiro Elaine, *The powerful Placebo. From Ancient Priest to Modern Physician*, Baltimore and Londres, The Johns Hopkins U. P., 1997.
Sharp, Lindsay, *Walter Charleton's Early Life, 1620-1659, and the Relationship to Natural Philosophy in Mid-Seventeenth Century England*, dans « Annals of Science », 30 (1973), 311-40.
Shea, W., *The Magic of Numbers and Motion. The Scientific Career of René Descartes*, Nantucket (Mass.), Watson Publishing International, 1991.
Sherwood Taylor, F., *The Alchemist*, Londres, Heinemann, 1951.
Shumaker, Wayne, *The Occult Sciences in the Renaissance (A Study in Intellectual Patterns)*, Berkeley et Los Angeles, University of California Press, 1979 [1972].
Siegel, Rudolph E., *Galen's System of Physiology and Medicine*, Basel, Karger, 1968.
Id., *Galen, on sense perception. His doctrine, observations and experiments on vision, hearing, smell, taste, touch and pain, and their sources*, Basel, Karger, 1970.
Sigerist, Henry E., *Primitive and Archaic Medecine.* vol. 1 de *A History of medecine*, Oxford University Press, 1951.
Simmel, G., *The Sociology of Secrecy and of Secret Societies*, dans « American Journal of Sociology », 11 (1906), 441-98.
Sladek, Mirko, *Fragmente der hermetischen Philosophie in der Naturphilosophie der Neuzeit*, Berna, P. Lang, European University Publications, 1984 (trad. fr., *L'Étoile d'Hermes*, Paris, Albin Michel, 1993).
Smith, Pamela H., *The Business of Alchemy : Science and Culture in the Holy Roman Empire*, Princeton, Princeton University Press, 1994.
Sommervogel, Carlos, *Bibliothèque de la Compagnie de Jésus (12 vols)*, Paris – Bruxelles, éditions de la Bibliothèque S. J. Collège philosophique et théologique, 1960 [1880-1930].
Sournia, J.-C., *Mythologies de la médecine moderne*, Paris, P.U.F., 1969.
Sprat, Th., *A History of Royal Society of London*, Londres, Kegan Paul, réimpr. 1966 [1667].
Stemplinger, Eduard, *Die Transplantation in der antiken Medizin. Ein Beitrag zur geschichte der Volksmedizin*, dans « Archiv für die Geschichte der Medizin », 12 (1920), 33-49.
Id., *Antike und moderne Volkmedizin*, Leipzig, Dieterich, 1925.
Stolberg, Michael, *Das Staunen vor der Schöpfung : « Tota substantia », « calidum innatum », « generatio spontanea » und atomistische Formenlehre bei Daniel Sennert*, dans « Gesnerus », 50 (1993), 48-65.
Strack, Hermann L., *Der Blutaberglaube in der Menschheit, Blutmorde und Blutritus*, München, 1892[4].
Tambiah, Stanley Jeyaraja, *The magic power of words*, dans « Man », 3 (1968).
Id., *Magic, science, religion and the scope of rationality*, Cambridge, U. P., 1990.
Telle, Joachim, *Parerga Paracelsica. Paracelsus in Vergangenheit und Gegenwart*, Stuttgart, Franz Steiner, 1992.
Id., *Analecta Paracelsica. Studien zum Nachleben Theophrastus von Hohenheims im deutschen Kulturgebiet der Frühen Neuzeit*, Stuttgart, Franz Steiner, 1994.
Id., *Paracelsus in Deutschland. Bemerkungen zum Paracelsusbild des 16. und 17. Jahrhunderts*, dans « Paracelse et les siens » (1995, 35-50).
Temkin, Owsei, *On Galen's Pneumatology*, dans « Gesnerus », 8 (1951), 180-9. [réimpr. dans Temkin, 1977, 154-66]

The Elusiveness of Paracelsus, dans « Bull. Hist. Med. », 26 (1952), 201-17, puis dans Temkin (1977, 225-38).
Id., *Galenism: rise and decline of a medical philosophy*, Ithaca (New York), Cornell University Press, 1973.
Id., *The Double face of Janus: and other essays in the history of medicine*, Baltimore-Londres, Johns Hopkins University Press, 1977.
Thomas, Keith, *Religion and decline of magic*, New York, Charles Scribner's Sons, 1971 (trad. it., Milan, Mondadori, 1983).
Thorndike, Lynn, *A History of Magic and Experimental Science*, New York, Columbia University Press, 1923-1957 (1984).
Tirinnanzi, Nicoletta, *Umbra naturae : l'immaginazione de Ficino a Bruno*, Rome, Edizioni di Storia e letteratura, 2000.
Tizac, Gaspard, Ardenne de, *Étude historique et littéraire sur Vital d'Ardiguier*, Paris, Dupret, 1887.
Tornero Poveda, E., *Al-Kindi : la transformacion de un pensamiento religioso en un pensamiento racional*, Madrid, CSIC, 1992.
Travaglia, Pinella, *Magic, Causality and Intentionality. The doctrine of rays in al-Kindî*, Florence, Sismel – Edizioni del Galluzzo, 1999.
Trevisani, Lazare,*Un corrispondente di Cartesio : alcune note su Lazare Meyssonnier (1611/12-1673), medico et astrologo lionese e sulla sua « Belle magie » (1669)*, dans « History and philosophy of the life sciences », 1 (1979), 285-308.
Turnbull, G. H., *Hartlib, Dury and Comenius : Gleanings from Hartlib's Papers*, Londres, Hodder & Stoughton, 1947.
Turner, Robert,*Elisabethan Magic. The Art and the Magus*, Longmead, Elements Books, 1989.
Vannier, L., *L'œuvre de O. Crollius*, dans « Bulletin de la Société Française d'Histoire de la Médecine et ses filiales », 31 (1937), 91-108.
Vasoli, Cesare, *Magia e scienza nella civiltà umanistica*, Bologna, Il Mulino, 1976.
Verbeke, G., *L'évolution de la doctrine du pneuma du Stoïcisme à Saint Augustin*, Paris, Desclée De Brouwer ; Louvain, Éditions de l'Institut supérieur de philosophie, 1945.
Vergnes, *La poudre de sympathie*, dans « Voile d'Isis », 16 (1911), 82-84.
Verschuur, Gerrit L., *Hidden attraction. The history and Mystery of Magnetism*, New York - Oxford, Oxford University Press, 1993.
Vickers, Brian, *Occult and Scientific Mentalities in the Renaissance*, Cambridge / Londres / New York, Cambridge University Press, 1984.
Vincent Thomas, L., *Le cadavre : de la biologie à l'anthropologie,* Bruxelles, 1980.
Vinchon, Jean, *Le lion, le soleil et la poudre de sympathie*, dans « Histoire médicale » (Paris), 15 (1965), 2-8.
Vyse, Stuart A., *Believing in Magic : the Psychology of Superstition*, Oxford, Oxford University Press, 1997.
Walker, Daniel Pickering, *Spiritual and Demonic Magic from Ficino to Campanella*, Londres, Warburg Institute, 1958 (trad. fr. Paris, Dervy).
Id., *The Astral Body in the Renaissance Medicine*, dans « Journal of Warburg and Cortauld Institute », Londres, 21 (1958), 119-33.
Id., *The Ancient Theology : Studies in Christian Platonism from the Fifteenth to the Eighteenth Century*, Londres, Duckworth, 1972.
Id., *La tradition mathématico-musicale du platonisme et les débuts de la science moderne*, dans « Platon et Aristote à la Renaissance », 1976, 249-260.

Id., *Unclean Spirits : Possession and Exorcism in France and England in the Late Sixteenth and Early Seventeenth Centuries*, Philadelphia, University of Pennsylvania Press, 1981.
Id., *Medical Spirits and God and the Soul*, dans Bianchi-Fattori (éd.), 1984.
Id., *La teoria dello spirito musicale di Ficino*, dans Gozza (éd.), 1989, 89-95.
Walker-Bynum, C., *Material Continuity, Personal Survival and the Resurrection of the Body : A scholastic Discussion in Its Medieval and Modern Context*, dans « Fragmentation and Redemption : essays on Gender and the Human Body in Medieval Religion », New York, 1991.
Wear, Andrew, *Medicine in society. Historical essays*, Cambridge, U P, 1992.
Wear, Andrew, French, Roger Kenneth and Lonie, Iain M., *The Medical renaissance of the sixteenth century*, Cambridge-New York, Cambridge University Press, 1985.
Wear, Andrew and French, Roger, *The Medical revolution of the seventeenth century*, Cambridge-New York, Cambridge University Press, 1989.
Webster, Charles, *English medical reformers of the Puritan Revolution*, dans « Ambix », 14 (1967), 29-35.
Id., *The College of Physicians : « Salomon's House » in Commonwealth England*, dans « Bulletin of the History of Medicine », 41 (1967), 393-412.
Id., *Samuel Hartlib and the Advancement of Learning*, Cambridge, Cambridge University Press, 1970.
Id., *The Great Instauration : Science, Medicine and Reform 1626-60*, Londres, Duckworth, 1975.
Id., *The Intellectual Revolution of the Seventeenth Century*, Londres – Boston, Routledge and Kegan, 1974.
Id., *From Paracelsus to Newton. Magic and the Making of Modern Science*, Cambridge, Cambridge University Press, 1982.
Weeks, Andrew, *Boehme : An intellectual Biography of the Seventeenth-Century Philosopher and Mystic*, Albany – New York, State University of New York Press, 1991.
Weidlich, Theodor, *Die Sympathie in der antiken Litteratur*, Stuttgart, K. Hofbuchdruckerei C. Liebich, 1898.
Weill-Parot, Nicolas, *Les "images astrologiques" au Moyen âge et à la Renaissance : spéculations intellectuelles et pratiques magiques (XIIe-XVe siècles)*, Paris, Honoré Champion, 2002.
Weiss, C., *Histoire des réfugiés protestants de France*, Paris, 1853.
West, Robert Hunter, *The invisible world ; a study of pneumatology in Elizabethan drama*, University of Georgia Press, 1939.
Westfall, R. S., *Science and Religion in Seventeenth Century England*, New Haven, Yale University Press, 1958.
Id., *The Construction of Modern Science. Mechanisms and Mechanics*, New York, John Wiley ans Sons, 1971.
Id., *Never at Rest : A biography of Isaac Newton*, Cambridge, Cambridge University Press, 1980.
Weyer, J., *Graf Wolfgang II von Hohenlohe und die Alchemie : Alchemistische Studien in Schloß Weikersheim 1587-1610*, Forschungen aus Württembergisch Franken, vol. 39, Sigmaringen, 1992.
Wickersheimer, Ernest, *La médecine et les médecins en France à l'époque de la Renaissance*, Genève, Slatkine Reprints, 1970 [Paris, 1905].
Wiedemann, A., *Mumie als Heilmittel*, dans « Zeitschrift des Vereins für rheinische und westfälische Volkskunde », 3 (1906), I, 1-38.
Wiesner, Hillary Suzanne, *The cosmology of al-Kindî*, Harvard, U.P., 1993.

Wittgenstein, Ludwig, *Tractatus logico-philosophicus*, Paris, Gallimard, 1961 [1921].
Id., *Investigations philosophiques* [*Philosophische Untersuchungen*, 1953], Paris, Gallimard, 1961, 111-364.
Id., *Remarques mêlées* [*Vermischte Bemerkungen*, 1984], Paris, Flammarion, 2002.
Id., *Bemerkungen über Frazers « The Golden Bough »*. Wittgensteins Nachlass Verwalter, 1967 (trad. it. Rome, Adelphi, 1992 [1975]).
Wunenburger, Jean-Jacques, *L'imagination*, Paris, P.U.F., 1991.
Yates, Frances Amelia, *Giordano Bruno and the Hermetic Tradition*, Londres, Routledge and Kegan, 1964. (trad. it. Rome-Bari, Laterza, 1998 [1969]).
Id., *The Rosicrucian Enlightenment*, Londres, Routledge and Kegan, 1972 (trad. fr., Paris, Dervy, 1990).
Id., *The Occult Philosophy in the Elizabethan Age*, 1979 (trad. fr. Paris, Dervy, 1987)
Id., *Magia e scienza nel Rinascimento*, dans Vasoli (éd.) 1976.
Young, John T, *Faith, Medical Alchemy and Natural Philosophy. Johann Moriaen, Reformed Intelligencer, and the Hartlib Circle*, Aldershot – Brookfield, Ashgate, 1998.
Young, Robert Fitzgibbon, *Comenius in England*, New York, Arno Press, 1932.
Zambelli, Paola, *L'ambigua natura della magia. Filosofi, streghe, riti nel Rinascimento.* Milan, Il Saggiatore, 1991 [Venise, Marsilio, 1996^2].
Zanier, Giancarlo, *Ricerche sulla diffusione e fortuna del « De incantationibus » di Pomponazzi*, Florence, La Nuova Italia, 1975.
Id., *La medicina astrologica e la sua teoria : Marsilio Ficino e i suoi critici contemporanei*, Edizioni dell'Ateneo, Rome, 1977.
Id., *Medicina e filosofia tra '500 e '600*, Franco Angeli, Milan, 1983.
Zapperi, R., *L'uomo incinto. La donna, l'uomo e il potere*, Cosenza, Lerici, 1979.
Zedler, Johann Heinrich, *Großes vollständiges Universal-Lexicon aller Wissenschaften und Künste*, 64 vol., Leipzig – Halle, 1732-1750, suppl. 1-4, 1751-1754 (réimpr. Graz, 1961-4).
Ziller Camenietzki, Carlos, *Jesuits and alchemy in the early seventeenth century : Father Johannes Roberti and the weapon-salve controversy*, dans « Ambix », 48 (2001), 83 – 101.

Remerciements

Une dizaine d'années s'est écoulée depuis le début des recherches qui m'ont conduit à la publication de ce livre. Malgré les améliorations apportées, il reste des lacunes bibliographiques et des travers typiques à la fois du travail universitaire et d'un premier ouvrage. Je crois cependant qu'il aurait été dommage de le garder pour moi et pour une poignée de chercheurs spécialisés.

Le soutien moral et intellectuel de quelques personnes m'a été extrêmement précieux pendant ces années. Tout d'abord, celui de Paul Mengal et Paola Bora, mes directeurs de recherche et amis, qui m'ont suivi pendant sept ans, toujours prodigues de suggestions et de critiques, toujours si généreux de leurs temps. Je les remercie de tout cœur. Merci à mes parents pour leur présence discrète et aimante, à mes collègues et amis Frédéric Gros et Alain Gigandet pour leur encouragement et à tous les chercheurs que j'ai rencontrés dans mes séjours studieux à l'étranger pour le vif intérêt qu'ils ont manifesté à l'égard de mes recherches. Je remercie chaleureusement Pascal Falkowski pour ses relectures patientes ainsi que Peter Schnyder pour avoir accepté de publier ce livre dans sa collection, chez Orizons, et pour son travail éditorial.

Ma reconnaissance va aussi à toutes les personnes qui ont eu confiance dans mon projet de thèse en m'accordant, par le biais des institutions, les moyens financiers nécessaires au déroulement serein de mes recherches dans des bibliothèques françaises ou étrangères : la Mission Historique Française en Allemagne, et, à l'Université Paris 12, Francis Claudon, directeur de l'école doctorale de LSH ainsi que José Kany-Turpin et Pierre Chiron qui ont dirigé l'équipe de recherche (LIS) à laquelle j'appartiens et qui ont rendu possible la publication de cet ouvrage.

TABLE DES MATIÈRES

www.ingramcontent.com/pod-product-compliance
Lightning Source LLC
LaVergne TN
LVHW021140061026
849535LV00002B/310
* 9 7 8 2 2 9 6 0 6 3 7 0 9 *